北京中医药大学特色教材系列

中药药理学

供中药学、中医学、护理学等专业用

主编 孙建宁◀

中国中医药出版社

·北京·

图书在版编目（CIP）数据

中药药理学/孙建宁主编．—北京：中国中医药出版社，2014.1（2021.2 月重印）
（北京中医药大学特色教材系列）
ISBN 978 - 7 - 5132 - 1625 - 8

Ⅰ．①中…　Ⅱ．①孙…　Ⅲ．①中药学—药理学—中医药院校—教材　Ⅳ．①R285

中国版本图书馆 CIP 数据核字（2013）第 216401 号

中 国 中 医 药 出 版 社 出 版
北京经济技术开发区科创十三街 31 号院二区 8 号楼
邮政编码　100176
传真　010 64405721
山东润声印务有限公司印刷
各地新华书店经销

*

开本 850×1168　1/16　印张 23.5　字数 549 千字
2014 年 1 月第 1 版　2021 年 2 第 5 次印刷
书　号　ISBN 978 - 7 - 5132 - 1625 - 8

*

定价　69.00 元
网址　www. cptcm. com

前　言

　　实施科教兴国和人才强国战略，实现从人力资源大国向人力资源强国的转变、从高等教育大国向高等教育强国的转变，必须不断提高高等学校的教育教学质量。高水平教材是高质量教育的重要保证。贯彻《国家中长期教育改革和发展规划纲要》(2010－2020年)，深化教育教学改革，实施教育质量工程，提高高等学校教育教学质量，必须不断加强高等学校的教材建设。

　　为深入贯彻落实《教育部财政部关于实施高等学校本科教学质量与教学改革工程的意见》和《教育部关于进一步深化本科教学改革全面提高教学质量的若干意见》及北京市相关文件精神，切实加强我校教材建设，依据《北京中医药大学本科教学"质量工程"实施纲要》，于2008年启动了北京中医药大学自编特色教材建设工程。自编特色教材以全面提高教学质量为目标，以打造高水平教材品牌为要求，充分挖掘学校优势特色专业资源，充分发挥重点学科的龙头引领作用，充分调动专家教授参与教材建设的积极性，通过立项、扶持、开发一批体系新、内容新、方法新、手段新的高水平自编教材，为提高学校教育教学质量，培养创新人才提供有力的支持和服务。

　　北京中医药大学自编特色教材从最初的立项到书稿的形成都遵循着质量第一、特色突出的原则。每一个申请项目都要经学校教学指导委员会初选，再由校内外专家组成评审委员会，对入围项目进行答辩和评审，教材书稿形成后又由校内外专家进行审读，严把质量关。

　　北京中医药大学自编特色教材是我校专家学者多年学术研究和教学经验的精品之作。教材作者在编写中，秉承"勤求古训，博采众方"之原则，以"厚德济生"之精神，认真探求经典的医理药方，系统总结临床的思维与技能，努力做到继承与创新相结合，系统与特色相结合。本套自编特色教材既适合在校学生学习使用，也适合专业课教师教学参考，同时也有利于中医药从业人员的知识更新。

　　北京中医药大学自编特色教材的出版，得到了中国中医药出版社的鼎力支持，在此表示衷心感谢！

北京中医药大学
2013年1月

编写说明

　　中药药理学教学内容是几十年中药研究成果的精华，反映本学科领域的最新科技成果。本次编写的《中药药理学》是北京中医药大学自编特色教材，针对目前全国高等中医院校课程时数偏少的情况，参照 2010 年版《中华人民共和国药典》及中医药行业专业技术职称考试的要求，重新遴选了重点药物，使教材实用性更强，不仅适用于我国高等中医药院校学生，也适用于其他医药学专业人员学习、参考。

　　中药药理学的研究和教学内容分两部分，即中药药效学和中药药动学。中药药效学是用现代科学的理论和方法，研究和揭示中药药理作用产生的机理和物质基础；本教材从对每味中药饮片、有效部位、有效成分三个物质层面阐述其作用特点，明示了常用中药作用产生的机理和物质基础，研究深度已达分子水平、基因水平，从现代科学的角度，认识和理解中药理论的内涵。中药药动学是研究中药及其化学成分在体内的吸收、分布、代谢和排泄过程及其特点；本教材选取部分研究结果，以反映该领域的研究动态。部分中药涉及毒理作用研究，主要纳入的是毒理参数，由于是不同实验室的研究结果，仅供参考。本教材各论每章还针对功效，结合重点中药，增加了有代表性的中药复方的研究内容，以加强学生临床应用知识的拓展。

　　本教材在编写形式上采取每章开始设置［导学］，对该章的教学目的提出具体要求。在药理作用论述中，插入［关联提示］，将重要的相关基础知识和研究进展引入，使学生更易理解和掌握。

　　本教材的编写由北京中医药大学中药药理学教学团队集体完成，限于我们的学术水平，书中难免有不足之处，敬请广大师生提出宝贵意见，以便再版时修订提高。

《中药药理学》编委会

2013 年 6 月

目 录

总 论

各 论

总 论

第一章

绪 论

导学

本章介绍了中药药理学的学科任务和研究内容；中药药理学的发展简史以及中药药理学发展展望。

学习重点

中药药理学的概念，中药药理学的学科任务和研究内容。

学习要求

1. 掌握中药药理学的概念。

2. 熟悉该学科的任务和研究内容。

3. 了解中药药理学的发展简史。

4. 了解中药药理学研究的发展趋势。

第一节 中药药理学的学科任务和研究内容

中药药理学（Pharmacology of Chinese Materia Medica）是以中医药基本理论为指导，运用现代科学方法，研究中药和机体相互作用及作用规律的一门学科。中药药理学的研究内容分两部分，即中药药效学和中药药动学。中药药效学是用现代科学的理论和方法，研究和揭示中药药理作用产生的机理和物质基础。中药药动学是研究中药及其化学成分在体内的吸收、分布、代谢和排泄过程及其特点。

中药药理学的学科任务现已明确：首先是要阐明中药防治疾病的作用和作用机理。要借助生物技术的发展，从新的高度认识中药药效的作用机制，以推动中药现代化的进程。其二，指导临床合理用药，提高疗效，降低不良反应。中药药理学研究要与中药临床应用研究密切结合，为提高中药疗效，促进中医药应用科学的发展作贡献。其三，促进中医药理论的进步。几十年中药药理学研究成果的积累，对现代中医药理论的进步起到了推动作用。目前对中药药性理论、归经理论，以及中药清热解毒、攻里通下、活血化瘀、扶正固本等作用，已初步建立了与之相关的现代科学概念。第四，参与中药新药的开发。中药新药的开发是以中药制剂的有效性、安全性和质量可控性为基本条件，中药药理学承担药效学和毒理学研究任务，这不仅为临床提供了许多高效低毒的中药新药制剂，也推动了中药药理学自身的发展。第五，促进中西医结合。中药药理学是中西医结合的产物，中药药理学学科的发展，与中西医结合学科的发展共进。中药药理学的发展也将促进中医药的现代化和国际化。

第二节　中药药理学的发展简史

中药药理学的发展史与诸多中药学其他学科类似，是逐步发展的过程。初期可以认为就是人类寻找药物治疗疾患的行为，如便秘时寻找大黄根来泻下，可以说是初步实践。以后则是把古代本草、方书中对中药功效和不良反应的记载作为中药临床药理学的理论依据。虽然当时受科技水平的限制，药物的作用机制无法说清，但根据药物的自然特征进行推理，是一种十分积极的思维。现代中药药理学（即利用动物试验，科学的分析观察药物的作用和作用机制，以及作用的物质基础）开始于20世纪20~40年代，我国学者陈克恢等对中药麻黄进行了化学成分和药理作用的研究，发现麻黄的主要化学成分是生物碱，如麻黄碱。麻黄碱具有拟肾上腺素作用。研究成果一经发表就引起学术界极大关注。相继被研究的中药还有草乌、延胡索、五倍子、防己、莽草、闹羊花等几十味中药，出现了中药药理作用研究的一段高潮。这一时期的研究不仅起到开创性的作用，而且形成了一条延续至今的中药药理研究思路，即从天然药材中提取其化学成分，通过筛选研究确定其药效。但当时的不足是研究脱离了中医药理论的指导，与植物药的研究模式极为相似。

第二个高峰时期大约在20世纪50~80年代。中华人民共和国成立以后，在国家和行业部门的指导和支持下，中药药理作用的研究有了更为广泛和深入的发展。中药对呼吸系统、心血管系统、中枢神经系统作用，以及抗感染和抗肿瘤作用研究取得显著成就。标志性成果有丹参、川芎、冠心Ⅱ号方活血化瘀作用研究，延胡索镇痛镇静作用研究，桔梗及满山红祛痰镇咳作用研究，清热解毒药抗菌抗病毒作用研究等。在初步揭示了这些中药药理作用的同时，还发现和确定了许多中药的有效成分。如小檗碱、苦参碱、川芎嗪、丹参酮、青蒿素、葛根黄酮、麝香酮等。该时期中药药理研究发现，许多中药除具有与功效主治相关的药理作用之外，还具有一些新发现的药理作用。如发现枳实、青皮等含有对羟福林成分，静脉注射具有心血管活性，但口服易在肠道内破坏，因而传统的中药煎剂口服显现不出此等作用。又如黄连、苦参的抗心律失常作用，雷公藤的免疫抑制作用等皆具代表性。

近十多年来中药药理学的发展更为迅速，重视了中药复方的整体研究，明确中药复方药理作用多层次、多靶点的概念，强调中药复方作用的多效性，并通过整体复方的分离提取寻找有效部位或单体。另外，中药作用机理研究在方法和手段上有长足的进步，中药血清药理学是近十余年来才兴起的一门实验方法学，它是指将中药或中药复方经口给动物灌服一定时间后采集动物血液，分离血液，用此含有药物成分的血清进行体外实验的一种实验方法。中药血清药理学是近年来中药药理中的热门话题，也是中药复方研究中采用的重要方法之一。从方法学上解决了中药复方直接应用于离体实验的困难，使中医学研究能在体内实验中直接与分子生物技术相结合，便于应用细胞学和分子生物学手段，从基因、基因产物、药物受体和酶活性等诸方面阐述药理机制，从而推动中医学现代化的进程。但是作为一门实验方法学，中药血清药理学尚处于探索阶段，其理论体系还有待完善，尤其是实验操作如给药方案、给药禁食、采血时间、含药血清的处置、添加方式等问题仍有待解决。2000 年，国内学者梅建勋、张伯礼与陆融创新提出脑脊液药理学方法，用含药脑脊液代替含药血清进行体外中药神经药理学研究，它将可能成为继血清药理学之后，又一种中药药理学的体外研究方法。

　　分子生物学技术上取得的巨大进步，为中药的发展开辟了许多新的中药研究领域，如基因技术、基因组学与蛋白质组学技术可从分子水平上去阐明中药及其复方的分子作用机理。目前研究最成熟、应用最广泛的是基因芯片，基因芯片是利用核酸杂交原理来检测未知分子，它是将待分析样品通过与芯片中已知碱基序列的 DNA 片段互补杂交，从而确定样品中的核酸序列和性质，对基因表达的量及其特性进行分析。基因芯片技术应用于中药研究，可将中药作用的所有靶基因全部显示出来，通过基因表达谱和表达产物的差比性分析，可能揭示中药复方的作用靶点、作用环节和作用过程。

　　随着现代色谱、光谱及计算机生物信息学的发展，将中药化学、化学分析及中药药理研究相结合，共同组成新的学科群体，有利于提示中药药理作用的多环节、多靶点的物质基础，研究中常采用高效液相色谱－质谱法、高效液相色谱－电子喷雾离子化质谱法，高效液相色谱－核磁共振法、高效毛细血管电泳－质谱法及分子生物色谱技术，可提高中药复方活性物质的筛选率。

　　中药药理学是中药专业的一门专业课，也是中医专业的一门基础课。中药药理学的教学以及教材的不断建设，将会极大地促进中药药理学的发展。现代医学的发展对传统医药学的发展是一种挑战和鞭策，中药药理学的发展必须采用多学科合作，相互渗透，协同攻关，争取新的突破和进展。

第三节　中药药理学发展展望

一、提高中药药理基础研究水平

　　中药药理研究是中医学、中西医结合医学、中药学领域运用最广泛的研究手段之一，目前中药药理的基本研究模式是应用现代生物学技术，选择与某病有关的药效学指标，说明某方药治疗某病的药理机制。由于中药在其作用方面表现为多靶点、多环节、多层次的调节方式，治疗疾病重点在于调整机体功能状态，发挥机体的抗病能力，是个动态的作用过程。因此中药疗效产生的原因既可能来自已知的病理、生理和防治机制，也可能来自未知的病理、生理和防治机制，故仅采用传统药理学指标很难全面科学地阐释中药的药理作用。进行研究手段和方法的创新，提高中药药理基础研究水平，冲破目前只用现代生物医学知识去阐释中药药理的观念束缚，对促进中医学、中西医结合医学、中药学的发展具有重大的现实意义。

中药有效部位或有效成分进入人体，发挥作用，必然会引起从遗传信息到整体功能实现中的分子、细胞、器官、整体多个层面的结构与功能状态的改变，以疗效为核心，从中药分子与生命分子的相互作用找切入点，以分子群体的变化来揭示中药分子调节规律，大力开展中药分子药理学研究，是中药药理研究的新思路。

中药基因组学通过现代科学技术手段结合传统中药理论和现代科学理论，将中药的药性、功能及主治与其对特定疾病相关基因表达和调控的影响关联起来，在分子水平上用现代基因组学，特别是功能基因组学的理论来诠释传统中药理论及作用机制。即在基因水平探讨中药作用的机制和原理。如以自发性狼疮小鼠为模型，利用小鼠 8192 点基因芯片分析以清热活血法配伍的中药复方对 MRL/lpr 自发性狼疮小鼠的狼疮性肾炎的疗效，芯片结果显示两组间差异表达（2 倍以上）的基因共 279 条，其中下调基因为 226 条，主要包括免疫炎症反应相关基因和细胞外基质代谢系统相关基因等，这对以炎症反应和增殖为主的狼疮性肾炎具有重要意义。

然而，疾病的发生及药物的分子机制仅以基因表达谱的变化并不能完全推测蛋白的变化，蛋白质翻译后的修饰、细胞定位和转移只能在蛋白水平上检测，只有直接研究蛋白质在特定条件下的表达情况，才能更深入地了解蛋白质的表达、分布、加工、修饰及相互作用等信息，中药蛋白质组学通过现代科学技术手段结合传统中药理论和现代科学理论，将中药的药性、功能及主治与其对特定疾病相关蛋白的表达和调控的影响关联起来，在分子水平上用蛋白质组学来诠释传统中药理论及作用机制，它特有的整体性和系统性特点与中医学本质特征很相似，能更好阐释中药复方在调节机体功能状态过程中涉及的细胞、器官、整体多个层面的系统关联性。如研究四物汤促进血虚证小鼠骨髓造血、减轻辐射引起损伤的机制，发现四物汤可使血虚证小鼠血清中下降的 DNA 依赖蛋白激酶、肌细胞增强蛋白、马达蛋白、肌动蛋白结合蛋白有所恢复，表明四物汤可通过对血虚证小鼠血清中的蛋白影响而促进骨髓造血，减轻辐射引起的损伤。随着蛋白质组学技术本身的不断发展和成熟，及与其他生物学技术的不断融合，将能解码更多中药复方药效学的分子机制。

二、加强与中药功效相关的系统药理作用研究

综合运用整体动物疾病模型、病证结合模型以及利用多种生物学等方法建立的细胞模型进行中药功效相关的系统药理作用研究，对全面揭示中药作用的实质具有重要的意义。如温里药具有"温经、通脉、止痛"功效，治疗寒湿痹痛有效，已有的研究多在抗炎、镇痛方面，而对"温经"功效的实质和在寒湿痹痛治疗中的作用研究不足。又如祛痰药只重视对呼吸道的祛痰作用研究，而对呼吸道外由"痰浊"引起的证的作用研究很少。此外，目前对按传统中药分类的解表药、清热药、泻下药、利水药、活血化瘀药以及补益药等的药理作用已基本清楚，但对每类中药按照药性及功效进行不同分类药物的对比研究不够。如解表药

中的辛凉解表药和辛温解表药、清热药中的清热解毒药和清热泻火药、止血药中的凉血止血药与温经止血药、祛风药中的平肝息风药与平肝潜阳药等药理作用的异同没有进行系统研究，尚需模拟临床证候建立不同证的动物模型进行研究和归纳。

三、加强中药药效物质基础研究

由于中药化学成分的复杂性，传统的提取分离手段步骤多、选择性差，加之中药在炮制、煎煮过程中存在着动态化学变化和新成分的生成，导致阐明中药药效物质基础的难度很大，利用现代高效色谱手段及其联用技术进行中药全成分范畴的系统分离和分析，同时建立起多个生物活性或药理活性指标同时跟踪筛选，采用模式识别和人工神经元网络等方法，进行化学物质量变、质变与药效变化的相关性研究，是中药药理作用物质基础研究的新思路。如用气相色谱－质谱联用（GC－MS）的方法，通过分析透过大鼠血脑屏障的石菖蒲成分，研究石菖蒲治疗脑病的物质基础。结果表明石菖蒲中的榄香素、β－细辛醚、α－细辛醚等能透过大鼠血脑屏障发挥直接作用，由此推断石菖蒲对脑病治疗作用是榄香素、β－细辛醚、α－细辛醚等成分综合作用的结果。

中药中多种药用部位或一种有效部位中的多种药用成分，同样可以利用各种现代筛选模型和筛选技术，以一种药理作用为主要因素，研究部位间、成分间或部位与成分之间的相互促进、相互抑制的协同关系，初步阐明现代中药不同于西药而发挥综合治疗作用的机制。如以饥饿性气虚模型小鼠T淋巴细胞百分数为指标，探讨当归补血汤发挥益气功效的有效部位；以急性失血性血虚模型小鼠血红蛋白为指标，探讨当归补血汤发挥补血功效的有效部位。结果证明全方益气的药效物质基础主要存在于正丁醇与水层的极性区间，可能主要是黄芪的多糖、苷类及当归水溶性物质；补血药效物质基础主要存在正丁醇与醋酸乙酯的极性区间，可能主要是黄芪的苷类、苷元及当归的酚性物质等。

中药复方含有复杂的化学成分，其药理作用是其所含的多种药效成分作用于机体病理生理过程而产生的综合效应。与中药复方组合化学结合开展复方药理学研究是复方研究的新思路。中药复方组合化学研究不同于直接测定成分法，它以中药复方为天然组合化学库，在中医药理论的指导下确定能反映该方剂主治病证的药理学指标，通过组分或单体成分的组合筛选，找出其活性最强的组分构件，确定方剂"有用分子的构成"。目前在中药复方化学研究中采用了最新实验研究的手段，如超导二维核磁共振谱、软电离质谱、基质辅助激光解析飞行时间质谱、串联质谱、电子喷雾液质联用色谱等分离分析技术联合运用，为中药复方的化学成分和体内成分分析研究提供了简便、快速高效的技术手段，使中药复方的药理学研究能结合活性部位和成分而进行，促进中药复方的药理作用和作用机理的研究不断深入。如在研究银翘散的有效物质基础过程中，以抗流感病毒为药效评价指标，从银翘散整个复方中筛选，分离出高效低毒的有效部位（抗病毒、解热、镇痛、抗炎）和化学成分，建立其高效液相指纹图谱，对有效成分进行确定和结构鉴定，探讨其有效成分及其量的变化与配伍、药效学之间的内在联系，这样既省去了许多药效学试验，同时又能客观评价复方化学多组分间相互作用所产生的药效增强效应和多靶点作用的优势。

四、加强中药安全性研究

安全有效是中药生存发展的立足之本，中药毒性现代研究是中药研究的薄弱环节，随着中药的广泛应用，中药不良反应和毒性问题越来越受到重视。目前，中药安全性研究除了进行中药本身固有毒性成分的研究，中药产品中的混杂物如重金属含量超标以及中药不当配伍产生的毒性研究外，中药遗传毒理学研究以及中药抗诱变性的研究也已开始开展。

由于中药为多种成分联合作用于多个靶器官，因此在中药毒理学研究中，还涉及联合用药（拆方分析、减毒/增毒）的实验工作，和化学药品相比，其安全性评价具有特殊性和较大难度。中医临床治疗上的重要特点之一是辨证施治，中药毒理学的研究应有中医"证"的内容，在进行药物安全性评价时，不仅要观察药物对血液系统、脏器功能这些指标的影响，还要注意中药所引起的"不良征候"，如长期服用寒凉药会损伤脾阳。

由于中药化学成分的多样性和复杂性，中药毒代动力学的研究尚处于探索阶断。中药毒代动力学是运用药物动力学的原理和方法定量地研究毒性剂量下中药在动物体内的吸收、分布、代谢、排泄过程的特点，进而探讨中药的致毒机制和毒性发生、发展的规律性。通过多学科的共同努力，以期实现中药毒代动力学研究方法学上的突破，建立合理的毒代动力学分析方法，进行中药中有毒成分质量控制，才能指导临床用药安全，适应国际化要求。

五、与临床研究相结合，进行中药复方整体药效的评价

中药复方是在中医药理论指导下，在临床应用的反复实践中总结出来的。因此从整体功效入手，与临床研究相结合，探讨中药复方多途径、多靶点的作用环节对中药复方的研究是十分必要和重要的，也是中医药从整体出发治疗疾病的理论基础。如补益药是中药所独有的药物类别，补益中药复方则是中医临床防治疾病的重要手段，金匮肾气丸作为汉代张仲景所创名方之一，受到历代医家的推崇，原方主治肾阳不足所致的腰膝酸痛，少腹拘急，身半以下常有冷感，小便不利或尿频，以及痰饮，脚气，消渴等证。近年来又发现许多新的治疗作用，十多年来有关金匮肾气丸临床应用研究报道逾百篇，其治疗范围涉及神经、内分泌、免疫、消化、循环、呼吸、泌尿、生殖等多个系统，涵盖内、外、妇、儿、口腔、眼、耳、鼻、喉、皮肤、老年病等多个学科的众多疾病，充分体现了中医独具特色的异病同治法则。在临床研究基础上，对金匮肾气丸的药理作用进行了全面的评价，动物实验结果表明金匮肾气丸具有提高机体免疫功能、抗衰老、抗突变、抗辐射损伤、调节神经体液、改善心血管功能和血糖、血脂代谢等多方面的作用，这些研究不仅为金匮肾气丸的临床新用提供了科学的实验证明，也为客观、全面评价金匮肾气丸的药效打下基础。因此，将药理学研究结果扩大到临床研究中去，并在临床研究中丰富和发展，是揭示中药复方药理作用机理不可缺少的重要环节。

第二章

中药药性的现代药理研究

导学

本章主要介绍中药药性的现代药理研究内容。

学习重点

中药四气、五味、归经的现代药理研究。

学习要求

1. 掌握中药四气的现代药理研究：中药药性对中枢神经系统功能、自主神经系统功能、内分泌系统功能、基础代谢的影响以及寒凉药的抗感染和抗肿瘤作用。

2. 掌握中药五味的现代药理研究：辛味药、酸味药、甘味药、苦味药、咸味药与所含化学成分及药理作用间的关系。

3. 熟悉中药归经理论研究现状：归经与药理作用、体内分布之间的关系。

4. 了解对中药有毒无毒的现代认识以及中药的常见不良反应。

中药药性理论是对中药作用性质和特征的概括，是以人体为观察对象，依据用药后的机体反应归纳出来的，是几千年来临床用药经验的总结。中药药性理论是中药理论的核心，是中医药理论体系的重要组成部分，主要包括四气（四性）、五味、归经、升降浮沉及有毒和无毒等。

第一节　中药四气的现代药理研究

中药四气，是指中药寒、热、温、凉四种药性，又称为四性。它主要反映药物影响人体阴阳盛衰、寒热病理变化的作用性质，是中药的主要性能之一。四气中温热与寒凉属于两类不同的性质。温次于热，凉次于寒，即在共同性质中又有程度上的差异。四气以外，还有一些平性药，其寒热偏性不明显；实际上其药性也有偏温或偏凉的不同，其性平是相对而言的，仍未超出四性的范围。因此，中药四气实质上可以看做是寒（凉）、热（温）二性。药性寒热温凉是从药物作用于机体所发生的反应概括出来的，是与所治疾病的寒热性质相对应的。一般而言，能减轻或消除热证的药物，即具有清热、凉血、泻火、清虚热、滋阴等功能的药物，其药性属于寒性或凉性。反之，能减轻或消除寒证的药物，即具有祛寒、温里、助阳等功能的药物，其药性属于温性或热性。正如《内经》所云："寒者热之，热者寒之。"

现代研究针对中医临床寒热病证的表现与机体各系统功能活动变化的关系，结合不同寒热药性药物的治疗效果，发现病证的寒热和中药四气涉及机体活动的多个方面，主要体现在对中枢神经系统、自主神经系统、内分泌系统、基础代谢功能的影响等方面。

一、对中枢神经系统功能的影响

临床上，热证患者常见一些中枢兴奋症状，如精神振奋、语声高亢、小儿高热时易致的惊厥，甲状腺功能亢进症患者（辨证为阴虚证）常有的情绪激动等症状。相反，寒证患者通常表现为中枢抑制状态，如精神倦怠、安静、语声低微等症状。寒证患者经温热药物治疗或热证患者经寒凉药物治疗后，中枢神经系统症状可获得明显改善，提示药物的寒热之性与中枢神经系统功能有关。

实验研究发现，实验动物给予寒凉药（灌胃龙胆草、黄连、黄柏、金银花、连翘、生石膏等）或温热药（灌胃附子、干姜、肉桂等）造成"寒证"或"热证"，可出现类似于寒证或热证患者的中枢神经系统功能的异常变化，同时脑内兴奋性或抑制性神经递质含量也发生相应变化。对寒证动物给予电刺激后，观察到寒证大鼠痛阈值和惊厥阈值升高，提示动物中枢处于抑制功能增强状态；而对热证动物给予电刺激后，热证大鼠痛阈值和惊厥阈值降低，提示动物中枢处于兴奋功能增强状态。寒证（虚寒证）模型大鼠（知母、石膏灌服3周），脑内兴奋性神经递质去甲肾上腺素（NA）和多巴胺（DA）含量降低，而抑制性神经递质5-羟色胺（5-HT）含量升高，但经热性温阳药（附子、干姜）或温性补气药（党参、黄芪）灌服治疗3日，则使脑内NA和DA含量升高、5-HT含量降低，给药治疗7日作用更显著。进一步研究显示，寒性药（知母、石膏）或热性药（附子、干姜）给大鼠连续灌服3周，热性药组大鼠的脑神经元酪氨酸羟化酶活性显著增高，同时脑内NA含量增加、5-HT含量显著降低，表现出中枢兴奋状态。寒性药则抑制酪氨酸羟化酶，减少动物脑内NA、DA的合成，明显增高5-HT含量，表现出中枢抑制状态。

关联提示2-1
酪氨酸羟化酶可催化酪氨酸转变为多巴，多巴经多巴脱羧酶作用生成DA，DA经多巴胺β-羟化酶催化进一步转变为NA。

此外，实验研究发现，许多寒凉药具有抗惊厥、解热、镇痛等中枢抑制作用，如钩藤、羚羊角等具有抗惊厥作用，黄芩、栀子、苦参等具有镇静作用，金银花、板蓝根、连翘、穿心莲、知母、栀子、柴胡、葛根等具有解热作用。温热药，如五味子、麻黄、麝香等则具有中枢兴奋作用。然而，有关中药四气影响中枢神经系统功能的物质基础研究则相对较少。

综上所述，多数寒凉药具有中枢抑制作用，而多数温热药具有中枢兴奋作用。

二、对自主神经系统功能的影响

临床观察发现，寒证或热证患者常有自主神经功能紊乱的症状。寒证患者主要表现为形寒肢冷，口不渴，小便清长，大便稀溏，咯痰稀薄等。热证患者主要表现为面红目赤，口渴喜饮，小便短赤，大便秘结等。根据寒证和热证患者的唾液分泌量、心率、体温、呼吸频率、收缩压和舒张压六项定量指标制定自主神经平衡指数。观察到寒证患者的自主神经平衡指数偏低，即交感神经-肾上腺系统功能偏低，表现为唾液分泌量多、心率减慢、基础体温偏低、血压偏低、呼吸频率减慢。而热证患者自主神经平衡指数偏高，即交感神经-肾上腺系统功能偏高，出现相反的变化。依据"寒者热之，热者寒之"的治疗原则，对寒证、热证患者分别应用温热药和寒凉药为主的方剂治疗后，随着临床症状的好转，其自主神经平衡指数也逐渐转向正常化。

实验研究发现，用寒凉药或温热药给动物长期服用后，也观察到类似的自主神经功能紊乱的症状。如以寒凉药（知母、生石膏、黄连、黄芩、龙胆草）饲喂大鼠2~3周，可使大鼠心率减慢，尿中儿茶酚胺排出量减少，血浆中和肾上腺内多巴胺β-羟化酶活性降低，并可使尿中17-羟皮质类固醇（17-OHCS）排出量减少，耗氧量降低。将家兔甲状腺全部切除造成"甲低"阳虚证模型，模型动物的体温降低、心率减慢，同时，体温和心率出现峰值时间的昼夜节律发生异常变化。用温热性的温肾助阳方药（熟附子、肉苁蓉、菟丝子、淫羊藿、巴戟天、黄芪、山药、熟地黄、何首乌、当归）治疗后能纠正"甲低"阳虚证模型大鼠的低体温、慢心率和昼夜节律异常变化。

受体水平研究表明，中药四气对自主神经的递质、受体以及环核苷酸水平有一定影响。临床发现，寒证、阳虚证患者副交感神经-M受体-cGMP系统的功能亢进，寒证患者尿中cGMP的排出量明显高于正常人，阳虚患者血中cGMP也占优势。寒证、阳虚证患者分别服用温热药和助阳药后，细胞内cAMP水平升高，使失常的cAMP/cGMP比值恢复正常。相反，热证、阴虚证患者的交感神经-β受体-cAMP系统的功能偏高，热证患者尿中cAMP含量明显高于正常人，阴虚患者血中cAMP也占优势。热证、阴虚证患者分别服用寒凉药和滋阴药后能提高细胞内cGMP水平，使失常的cAMP/cGMP比值恢复正常。研究发现温热药能通过提高正常大鼠脑组织腺苷酸环化酶（AC）mRNA表达，使AC活性增强而引起cAMP的合成增加，显示出药物的温热之性；寒凉药则相反，它能降低AC mRNA表达，使AC活性抑制而引起cAMP的合成减少，显示出药物的寒凉之性。大鼠注射T_3或醋酸氢化可的松可造成甲状腺功能亢进及肾上腺皮质功能亢进的阴虚证模型，这两种阴虚证模型大鼠脑、肾β受体的最大结合点位数值均显著升高，M受体的变化与β受体变化相反。滋阴药知母、生地、龟甲均可使阴虚证模型动物升高的β受体的最大结合点位数值降低，而使降低的M受体最大结合点位数值升高，呈现双向调节作用。小鼠饮服含有甲硫氧嘧啶的水形成甲状腺功能减退的"甲减"阳虚证模型，其副交感神经-M受体-cGMP系统功能亢进，温热药附子、肉桂能减少"甲减"阳虚证模型小鼠脑内M受体数，降低cGMP系统的反应性并使之趋于正常。

综上所述，多数寒凉药能降低交感神经活性、抑制肾上腺皮质功能、升高细胞内cGMP水平，而多数温热药能提高交感神经活性、增强肾上腺皮质功能、升高细胞内cAMP水平。

三、对内分泌系统功能的影响

中药四气可明显影响机体的内分泌系统功能。动物长期给予温热药对其甲状腺、肾上腺皮质、卵巢等内分泌功能有兴奋作用，而寒凉药则使这些内分泌功能受抑制。大鼠注射 T_3 造成"甲亢"阴虚证模型，出现阴虚症状和血清中 T_3、T_4 含量增高。用寒凉滋阴药龟甲能纠正"甲亢"阴虚证大鼠的症状，并使血清 T_3、T_4 值明显下降。寒证动物肾上腺皮质对促肾上腺皮质激素（ACTH）反应迟缓，注射 ACTH 后其尿液 17 – OHCS 含量达峰值的时间与对照组比较出现延迟反应。寒证动物注射促黄体生成素释放激素（LRH）后，血液孕酮含量达峰的时间也出现延迟。用温热药治疗后，尿中 17 – OHCS 含量及血液孕酮含量的达峰时间提前。而热证大鼠注射 ACTH 和 LRH 后，尿中 17 – OHCS 及血液孕酮含量的变化接近对照组。用温热药复方（附子、干姜、肉桂方；或党参、黄芪方；或附子、干姜、肉桂、党参、黄芪、白术方）饲喂寒证（虚寒证）大鼠，可使动物血清促甲状腺激素（TSH）含量升高、基础体温提高，促进肾上腺皮质激素合成和释放，缩短动情周期，促黄体生成素释放增多。

在用地塞米松造成的大鼠下丘脑 – 垂体 – 肾上腺皮质轴抑制模型中，大鼠血浆皮质酮及子宫细胞质中雌激素受体的含量均降低，但用温阳药（附子、肉桂、肉苁蓉、补骨脂、淫羊藿、鹿角片）治疗后，血浆皮质酮和血浆雌二醇含量明显升高，子宫细胞质中雌激素受体的含量增加，接近正常水平，雌二醇与雌激素受体的亲和力提高。说明温热药附子、肉桂对下丘脑 – 垂体 – 肾上腺皮质轴受抑大鼠的肾上腺皮质、性激素（雌激素）水平、子宫雌激素受体及雌二醇与受体的亲和力等异常改变具有保护和治疗作用。

综上所述，大多数温热药对内分泌系统功能具有一定的促进作用。如鹿茸、肉苁蓉、人参、刺五加、黄芪、白术、熟地黄、当归、何首乌可兴奋下丘脑 – 垂体 – 肾上腺轴功能；附子、肉桂、紫河车、人参、黄芪、何首乌能兴奋下丘脑 – 垂体 – 甲状腺轴功能；附子、肉桂、鹿茸、紫河车、补骨脂、冬虫夏草、淫羊藿、蛇床子、仙茅、巴戟天、肉苁蓉、海马、蛤蚧、人参、刺五加、五味子对下丘脑 – 垂体 – 性腺轴功能具有兴奋作用。

四、对基础代谢功能的影响

临床研究表明，寒证或阳虚证患者基础代谢偏低，热证或阴虚证患者基础代谢偏高。实验研究发现，热性药附子、肉桂、干姜等组成的复方，麻黄附子细辛汤以及麻黄、桂枝、干姜、肉桂等均能提高实验大鼠、小鼠的耗氧量；而寒凉药生石膏、龙胆草、知母、黄柏等组成的复方则明显降低大鼠耗氧量。温热药鹿茸能提高大鼠脑、肝、肾组织耗氧量，促进糖原分解。寒性方药黄连解毒汤使大鼠肛温降低，寒冷环境中仍使其体温下降，而温热药能延迟寒冷环境中大鼠的死亡时间和延缓体温下降。以上表明中药四气对机体能量代谢有一定影响。

寒凉药或温热药可通过影响垂体 – 甲状腺轴功能和细胞膜钠泵（$Na^+ – K^+ – ATP$ 酶）活性，而纠正热证（阴虚证）或寒证（阳虚证）异常的能量代谢。

阴虚证患者和阳虚证患者血清 T_3 和 T_4 的含量均显著低于正常人，而阳虚证患者又显著低于阴虚证患者。阳虚证患者血清 T_3 和 T_4 的含量分别比正常人降低 50%、32%，分别比阴虚证患者降低 33%、21%。将家兔甲状腺全部切除造成"甲低"阳虚证模型，模型动物体温降低，产热减少，温肾助阳复方可纠正其低体温变化。给大鼠皮下注射 T_3 造成"甲亢"

阴虚证模型，动物产热增加，水分蒸发丢失多，出现饮水量增加、尿量减少、血浆黏度增高，能量消耗增加使体重减轻。用寒凉性的滋阴药龟甲能纠正"甲亢"阴虚证大鼠的上述症状，并使血清中升高的 T_3 和 T_4 值明显下降。温热药附子、肉桂等则具有兴奋下丘脑 – 垂体 – 甲状腺轴功能的作用。

细胞膜钠泵活性与热证（阴虚证）或寒证（阳虚证）异常的能量代谢有密切关系。经测定，肾阳虚证患者的红细胞膜钠泵活性显著低于正常人（比正常人降低 32.39%），其 ATP 分解产热减少，表现出一系列虚寒症状。肾阳虚证患者经用温阳方药（附片、淫羊藿、菟丝子、补骨脂、肉苁蓉等）治疗半年至 1 年后，其红细胞膜钠泵活性均有明显增高，接近正常人水平。慢性支气管炎肾虚型患者红细胞中 ATP 含量明显降低，经温热药菟丝子和淫羊藿治疗 1～2 年后，其红细胞中 ATP 含量接近正常人水平。表明温热药淫羊藿等可通过兴奋红细胞膜钠泵活性、调整细胞糖代谢提高细胞贮能和供能物质 ATP 含量，纠正寒证（阳虚证）患者的能量不足。对大鼠持续使用地塞米松可出现明显的"耗竭"现象，类似于临床阳虚证表现，其红细胞膜钠泵的活性明显低于正常对照组，温热药淫羊藿具有促进其钠泵恢复活性的作用。此外，补益药中温热性的仙茅、肉苁蓉、菟丝子及平性药黄精、枸杞子等均能显著地升高小鼠红细胞膜钠泵的活性。相反，寒凉药生地黄、知母、黄连、黄柏、大黄、栀子等都具有抑制红细胞膜钠泵活性的作用，可抑制热证（阴虚证）患者的产热。知母的主要有效成分知母菝葜苷元是一个细胞膜钠泵抑制剂。大鼠饲喂甲状腺素可致肝、肾和小肠黏膜的钠泵活性升高，灌胃知母菝葜苷元可使其钠泵活性恢复正常。生地黄抑制钠泵活性的主要有效成分是地黄梓醇。

关联提示 2 – 2

甲状腺激素可增强机体产热效应，其增加组织基础代谢率的作用与诱导 $Na^+ – K^+ – ATP$ 酶（钠泵）的产生有关。$Na^+ – K^+ – ATP$ 酶促进细胞的 $Na^+ – K^+$ 交换，提高机体耗氧率，并消耗 ATP。

综上所述，多数温热药可增强能量代谢，多数寒凉药可抑制能量代谢。

五、寒凉药的抗感染及抗肿瘤作用

细菌、病毒等病原体引起的急性感染，常有发热、疼痛等临床症状，一般属于热证，需用寒凉药为主的方药进行治疗。清热药、辛凉解表药的药性多属寒凉，是中医广泛用于治疗热证的药物，其中许多药物都具有一定的抗感染疗效。如清热解毒药金银花、连翘、大青叶、板蓝根、野菊花、白头翁、贯众等以及辛凉解表药菊花、柴胡、葛根、薄荷、桑叶等具有抗菌、抗病毒、抗炎、解热等多种与抗感染相关的药理作用。许多寒凉药还具有增强机体免疫功能的作用，如穿心莲、鱼腥草、野菊花、金银花、黄连、牡丹皮等能增强巨噬细胞的吞噬能力，加速病原微生物和毒素的清除。有些寒凉药如白花蛇舌草、穿心莲的制剂在体外无显著的抗菌、抗病毒作用，但临床用于治疗感染性疾病有效，主要是通过增强机体免疫功能而发挥抗感染的疗效。

许多寒凉性的清热解毒药对动物实验性肿瘤有抑制作用。在临床治疗恶性肿瘤的中药中，以寒凉性的清热解毒药所占的比例最大，如喜树（喜树碱、羟基喜树碱）、野百合（野百合碱）、鸦胆子（鸦胆子油乳剂）、三尖杉（三尖杉酯碱）、长春花（长春新碱）、青黛

（靛玉红）、冬凌草（甲素、乙素）、山豆根（苦参碱）、肿节风（挥发油、总黄酮）、藤黄（藤黄酸）、斑蝥（斑蝥酸钠）、山慈菇（秋水仙酰胺）、龙葵（龙葵碱）、穿心莲、七叶一枝花、白花蛇舌草、白英（白毛藤）、半枝莲等。

近年来，研究人员对中药四气的现代本质进行了初步探索。如基于生物热动力学理论，认为中药药性功能实质上是中药与生物机体间的相互作用，而这种相互作用可能是物理反应，也可能是化学反应，但任何反应发生时均伴随着能量的转移和热变化，而这些变化和转移均可用微量量热学等热力学方法加以检测，用热力学第二定律加以刻画，从而有助于揭示中药四气的现代科学内涵。有人则主张基于系统生物学，尤其是代谢组学方法，以研究机体生物标志物及其变化规律为主线，从而建立药性测定方法和评价体系。

在中药四气的物质基础研究方面，也有相关报道。如认为无机盐类中药结晶水的存在，是此类中药表现出寒凉药性的重要因素；中药化学成分的分子多样性决定了中药药性本质上的多样性，并决定了中药对机体的作用往往是多靶点机制。对176种中药铁、锰、铜、锌四种元素含量、比例与药性的相关性进行分析，结果发现热性中药含锰高，而寒性中药含铁高。

总之，中药四气是一个非常复杂的问题，在进行理论和实践创新的同时，应开展多学科协作研究。

关联提示 2-3

微量量热学：是热化学和量热学的分支学科，主要研究微量量热法的理论基础、实验技术、热谱解析和应用。一切物理、化学和生物的变化过程均伴随着热量的发生，这些过程的伴生热量往往是很微小的。可用微量量热计来测定这些微小的热量。

第二节 中药五味的现代药理研究

辛、酸、甘、苦、咸，称为五味。同四气一样，五味是中药的固有属性。其含义有两方面：一是根据味觉器官辨别出来的，是味觉所感到的真实滋味，其物质基础是药物的化学成分，不同成分有不同味道；一是根据药物的功效归纳的，与药物功效有关，反映了药物的实际性能，不同味的药有不同的功能。作为中药性能中的五味，主要是用以反映药物作用在补、泄、散、敛等方面的特征性。如酸味药包括了酸碱性完全对立的两类药，呈酸性的物质为有机酸等，而呈碱性的物质主要是鞣质。将含酸碱性完全对立的两类药同归于"酸味药"，其根本原因是酸味药和涩味药的功能一致，即"酸敛收涩"。

现代研究揭示，五味、化学成分、药理作用三者之间存在一定规律性。

一、辛味药

辛味药主要含挥发油，其次为苷类、生物碱等。辛味药主要分布于芳香化湿药、开窍药、温里药、解表药、祛风湿药和理气药中。如常用的8种芳香化湿药均为辛味药，其共同的特点是都含有芳香性挥发油。厚朴、广藿香、苍术、佩兰、砂仁含挥发油分别为1%、

1.5%、1%～9%、1.5%～2%和1.7%～3%，白豆蔻、草豆蔻和草果也含挥发油。常用的开窍药（麝香、冰片、苏合香、石菖蒲、樟脑、蟾酥）也均为辛味药，除蟾酥外也主要含挥发油。辛味药在温里药、解表药、祛风湿药和理气药中，分别占91.7%、85.2%、65%和61%。

辛味药能行能散，具有健胃、化湿、开窍、行气等功效。现代研究表明，辛味药具有扩张血管、改善微循环、调整肠道平滑肌运动、发汗、解热、抗炎、抗病原微生物等作用。如麻黄所含挥发油（左旋A－松油醇）可发汗；桂枝所含挥发油（桂皮醛和桂皮油）可发汗解热，并能健胃、解痉、镇痛。健胃作用是芳香化湿药的重要作用，其作用机制与其增加胃黏膜血流量、提高血清胃泌素水平和增强胃黏膜组织抗自由基损伤等作用有关。开窍药具有辛香走窜之性，麝香、冰片、苏冰滴丸、冠心苏合丸具有扩张冠脉、抗心肌缺血、抗心绞痛的作用，与中医"温通开窍"可治心痛的理论相符。

二、酸味药

酸味药主要含有机酸类成分，其次是鞣质。在42种常用酸涩味药中，单酸味者16种，单涩味者14种，酸涩味者12种。单酸味药主要含有机酸类成分，单涩味药主要含鞣质。如五倍子含鞣质60%～70%，诃子含鞣质20%～40%，石榴皮含鞣质10.4%～21.3%。酸涩药主要分布于收涩药和止血药中。

酸与涩都能收能涩，具有敛肺、涩肠、止血、固精、敛汗等功效。现代研究表明以上功效与止血、收敛止泻、抑菌、抗炎等药理作用相关。当鞣质与烧伤表面、局部出血组织、胃溃疡面等部位接触后，能与组织蛋白质结合生成不溶于水的化合物（鞣酸蛋白），沉淀或凝固于组织表面形成致密的保护层，有助于局部创面止血、修复、愈合，以及免受刺激。如含鞣质多的涩味药紫珠、棕榈炭、侧柏叶、地榆等均具有较好的止血作用。如诃子（酸涩）含水解鞣质，有强大的收敛作用。

三、甘味药

甘味药的化学成分以糖类、蛋白质、氨基酸、苷类等机体代谢所需的营养成分为主。绝大多数的补虚药、消食药和安神药为甘味药，在利水药、止血药中甘味药也占有较大的比例。

甘能补、能缓、能和，具有补虚、缓急止痛、缓和药性或调和药味等功效。现代研究表明，以上功效与补充营养、调节机体免疫功能、影响神经系统功能、缓解平滑肌痉挛等作用相关。如甘草所含甘草酸和多种黄酮类成分都具有缓解平滑肌痉挛的作用，体现了其"缓急止痛"功效。

四、苦味药

苦味药主要含生物碱和苷类成分。常用中药中苦味药有188种，其中寒凉者104种，温热者50种，平性者34种。苦味药主要分布在清热药、泻下药、涌吐药、理气药、活血药和祛风湿药中。

苦能泄、能燥，具有清热、祛湿、降逆、泻下等功效。现代研究表明以上功效与抗病原微生物、抗炎、杀虫、平喘、止咳、致泻等作用相关。如清热药中的苦寒药黄连、黄芩、黄柏、北豆根、苦参等均主要含生物碱，皆具有抗菌、抗炎、解热等作用；栀子、知母等主要含苷类成分，具有抗菌、解热、利胆等作用；苦寒泻下药大黄和番泻叶均因含番泻苷而具有泻下、抗菌和止血作用。

在毒性方面，50 种有毒药中有苦味药 23 种，值得注意。

五、咸味药

咸味药主要含有碘、钠、钾、钙、镁等无机盐成分。咸味药的数量较少，主要分布在化痰药和温肾壮阳药中，多为矿物类和动物类药材。

咸能软能下，具有软坚散结或泻下等功效。如化痰药中的咸味药海藻、昆布、海蛤壳、海浮石、瓦楞子、礞石等均具有化痰、软坚的功效。现代研究表明以上功效与抗肿瘤、抗炎、抗菌、致泻、影响免疫系统等作用有关。如昆布、海藻内服，用以治疗瘿瘤（单纯性甲状腺肿）。

药性理论还有升、降、沉、浮和阴阳学说等方面的研究，请参考相关著作，不在本教材中赘述。

第三节　中药归经理论的现代药理研究

归经理论是中药药性理论的重要组成部分。"归"有归属之意，"经"是人体脏腑经络及所属部位的概称。归经就是药物选择性地作用于一定的脏腑经络，是药物对机体治疗作用及适应范围的归纳。中医学认为每种病证都是脏腑或经络发病的表现，因而某药能治疗某些脏腑经络的病证，就归入某经。如 53 种壮阳中药全部入肾经，符合"肾病用肾药"的药性理论。桔梗、款冬花能治疗咳嗽气喘的肺经病，归肺经。天麻、全蝎、羚羊角能治疗手足抽搐的肝经病，归肝经。黄连可泻心火、除心烦，归心经。黄芩偏于泻肺火、清肺热，归肺经。大黄能泻下，可治疗实热、便秘，归大肠经。可见，中药的归经是从功效和观察药物的疗效后总结出来的，就是药物的作用所及或药物效应的定向、定位，是药物功效与药理作用部位的综合。有的中药有归入两经或数经的情形，说明这种中药的治疗作用范围较大。

现代研究表明，归经主要与中药的药理作用及有效成分的分布有关。

一、归经与药理作用

中药归经理论来源于长期的临床实践，是以疗效为基础的，故中药的药理作用同归经之间存在着相关性。对 429 种常用中药的药理作用与归经进行分析，发现两者之间存在着明显的规律性联系。如具有抗惊厥作用的钩藤、天麻、羚羊角、地龙、牛黄、全蝎、蜈蚣等 22 种中药均入肝经，入肝经率达 100%，显著高于不具有抗惊厥作用的中药（42.9%），这与中医理论认为"肝主筋"、"诸风掉眩，皆属于肝"相吻合。又如具有泻下作用的大黄、芒硝、番泻叶、芦荟、火麻仁、郁李仁、牵牛子等 18 种中药入大肠经率亦达 100%，明显高于其他 411 种中药（10.5%），这符合于大肠是传导之腑的中医理论。具有止血作用的仙鹤草、白及、大蓟等 21 种中药入肝经率 85.3%，也符合"肝藏血"的中医理论。具有止咳作用的杏仁、百部、贝母等 18 种中药，有祛痰作用的桔梗、前胡、远志等 23 种中药，有平喘作用的麻黄、地龙、款冬花等 13 种中药，入肺经率分别为 100%、100% 和 95.5%，符合"肺主呼吸"、"肺为贮痰之器"的中医理论。当归对血液循环系统、子宫平滑肌和机体免疫功能的药理作用，与其归心、肝、脾经有关。

二、归经与有效成分的分布

中药的有效成分在体内的分布是归经的重要依据。分析归经与中药有效成分在体内的分布情况，发现两者存在密切联系。对 23 种中药的有效成分在体内的分布与中药归经进行分析，发现其中 20 种中药归经所属的脏腑与其有效成分分布最多的脏腑基本一致（61%）或大致相符（26%），符合率高达 87%。如用 ^{14}C - 鱼腥草素给小鼠静脉注射后，发现该成分绝大部分由呼吸道排出，这为鱼腥草归肺经提供了依据。放射自显影技术观察到 ^{3}H - 川芎嗪被肝脏、胆囊摄取率最高，这种分布与川芎归肝、胆经的理论相符合。将 ^{3}H - 麝香酮给小鼠灌服后，主要分布于心、脑、肺、肾等血液供应充足的组织和器官，并能迅速透过血脑屏障进入中枢神经系统，这与麝香归心经、通关利窍、开窍醒脑的传统认识相符。

此外，还有学者从微量元素含量、环核苷酸水平及受体学说与归经的关系方面进行了初步探索。①与微量元素的关系：微量元素的"归经"假说认为微量元素也是中药的有效成分，是中药归经的重要物质基础之一。对 180 多种中药的微量元素与归经的关系进行统计分析，发现归肝经的中药富含 Fe、Zn、Cu、Mn，而肝脏是微量元素 Fe、Cu、Mn、Zn 富集的部位。补肾中药补骨脂、肉苁蓉、熟地、菟丝子等经测定 Zn、Mn 络合物含量较高，由于 Zn、Mn 等微量元素在机体的生殖、发育过程中发挥重要作用，可以认为含高量 Zn、Mn 是这些补肾中药归肾经的物质基础。②与环核苷酸的关系：许多中药可以通过调节体内环核苷酸（cAMP、cGMP）浓度或比值而反映出药物对某脏器组织的选择性作用。6 种中药（五味子、鱼腥草、汉防己、天麻、桔梗、延胡索）对动物不同脏器组织中环核苷酸水平的影响是不同的，分析发现环核苷酸含量变化显著的脏器，与各药传统的归经有较大的相近性。③与受体学说的关系：中药的有效成分或有效部位与相应受体具有较强的亲和力，可通过激动或阻断受体而产生相应的药理作用，这种亲和力的存在是中药归经理论的基础之一。认为中药归经就是药物选择性作用于不同受体的结果，如细辛归心经，其所含消旋去甲乌药碱具有兴奋心肌 β_1 受体作用。

综上所述，目前中药归经的实验研究取得了一定成果，同时也存在诸多问题。比如，有研究提示归经理论中所指的脏腑与现代解剖学器官组织之间并非单纯的一一对应关系，而是一种具有交叉重叠的网络关系。对于药物归经的理解，更应重视药物产生效应的所在部位。要阐明中药归经的实质，还需做大量的工作。

第四节 中药毒性的现代药理研究

一、对中药有毒和无毒的现代认识

中药的毒性也是药性的组成部分。中医对"毒"的认识主要分三方面：①泛指一切中药，如"神农尝百草之滋味，水泉之甘苦……一日而遇七十毒"，《周礼·天官冢宰》云："医师掌医之政令，聚毒药以供医事。"等。②指药物的偏性。"毒"（偏性）的概念是广义的，认为毒性是中药最基本的性能之一，是一种偏性，以偏纠偏就是药物治疗疾病的基本原则。③现代意义上，是指中药（尤其是含有毒成分的中药）在不合理应用时出现的不良反应。在临床应用中，药物毒性是确定药物剂量、使用久暂、配伍等的重要依据，已成为指导临床用药的基本原则。为了确保用药安全，许多本草书籍在有毒药物性味之下标注出"大毒"、"小毒"，表示该药具有一定毒性，而用之不当会导致中毒。

二、中药的不良反应

中药不良反应的原因较多，如中药品种混乱、误用、用量过大、用药时间过长、炮制不当、管理不当、辨证不准、不合理的中西药并用，不合理改变给药途径、剂型、工艺以及提取方法等。某些中药（如铅、汞类及黄药子等）在体内分解排泄缓慢，长期应用正常剂量也可能发生蓄积中毒。再者，生理与病理状态存在差异，生理最大承受量与病理状态的承受量不同，预防保健用药量与治疗量也不同。

常见的中药不良反应有如下几类。

1. 副作用 副作用是指在治疗剂量下所出现的与治疗目的无关的药理作用。如当归有活血养血润肠之功效，当用其养血活血的功效时，润肠功效（可引起轻泻或使慢性腹泻者症状加重）则成为副作用。中药成分复杂，药理作用多样，因而其副作用是客观存在的。副作用可表现在多个方面，单味药使用时尤为突出。通过组方配伍，副作用可明显减轻。

2. 毒性反应 毒性反应是指用药剂量过大或用药时间过长所引起的对机体的损害性反应，包括急性毒性反应和长期/慢性毒性反应。多数有毒中药治疗剂量与中毒剂量接近或相当，安全性低，易引起中毒反应。

（1）急性毒性

①中枢神经系统毒性反应：常见的中毒症状为唇舌和肢体发麻、头痛、眩晕、烦躁不安、意识模糊、抽搐、惊厥、昏迷、瞳孔缩小或放大、牙关紧闭，甚至死亡。可发生上述反应的中药有：马钱子、川乌、草乌、附子、雪上一枝蒿、细辛、生天南星、黄药子、苦豆子等。如马钱子主要含有番木鳖碱（士的宁），毒性大，成年人服 5～10mg 即可发生中毒现象，30mg 可致死亡。因乌头类药物（乌头、川乌、草乌、附子、雪上一枝蒿）中毒的报道较多，应引起足够的重视。

②心血管系统毒性反应：常见的中毒症状有心悸、胸闷、心律失常、血压升高或降低、

循环衰竭，甚至死亡。可引起心血管毒性的中药有：含乌头碱类药物如川乌、草乌、附子、雪上一枝蒿等；含强心苷的药物如蟾酥、罗布麻叶、万年青、黄花夹竹桃、北五加皮等。

③呼吸系统毒性反应：常见的中毒症状有呼吸困难、咳嗽咳血、急性肺水肿、呼吸肌麻痹、呼吸衰竭，甚至窒息死亡。可致中毒的中药有：苦杏仁、桃仁、李子仁、枇杷仁、白果、商陆等。苦杏仁、桃仁、李子仁、枇杷仁、白果等含有氰苷、氢氰酸，氰苷可水解生成氢氰酸；氢氰酸能抑制细胞色素氧化酶，使细胞氧化反应停止，引起组织窒息。商陆严重中毒时可致中枢神经及呼吸中枢麻痹，但经加工处理（煎煮、蜜制、乙醇浸取等）后毒性明显降低。

④消化系统毒性反应：常见的毒性症状有恶心、呕吐、食欲不振、腹痛、腹胀、腹泻、消化道出血、黄疸、肝肿大、肝炎、肝细胞坏死等。寒凉中药大剂量口服后常有胃肠道刺激作用。黄芩、芒硝、柴胡、茵陈等可引起胃部不适；黄连、苦参、青蒿、秦艽、茵陈等可引起恶心；鸦胆子、苦参、青蒿、生大黄、秦艽等可引起呕吐；生大黄、生地黄、番泻叶、芫花、常山等可引起腹痛；巴豆、黄芩、黄连、苦参、生地黄、常山、北豆根等可引起腹泻；斑蝥中毒可致急性胃肠炎；苍耳子、黄药子、苦楝子、雷公藤等可引起肝脏损害。

⑤泌尿系统毒性反应：常见的毒性症状有腰痛、尿频、浮肿、尿少、尿闭、尿毒症、肾功衰竭等。对肾脏有毒性的中药有：斑蝥、关木通（马兜铃科）、青木香（马兜铃的根）和广防己（马兜铃科）等。如斑蝥是治疗癌肿、顽癣的药物，其所含斑蝥素对人和动物的肾脏有很强的毒性，还可引起肝脏和心脏的毒性。人口服斑蝥素 30mg 可致死亡。关木通、广防己、青木香等已不作药物使用，因其含有的马兜铃酸在人体内有蓄积性，对肾脏的损害存在剂量-毒性依赖关系，主要特征是引起肾小管坏死。

⑥造血系统毒性反应：常见的毒性症状有白细胞减少、溶血性贫血、紫癜、再生障碍性贫血，甚至死亡等。对造血系统有毒性的中药有斑蝥、狼毒、雷公藤等。有报道，穿琥宁注射液较长时间（10 日以上）静脉滴注后可导致血小板减少症，葛根素注射液可引起溶血性贫血。

（2）长期毒性　长期服用或多次服用中药或中成药所引起的毒性反应，称为慢性毒性或长期毒性。根据 103 种中药的动物长期毒性试验组织病理学检查结果，中药长期毒性损伤的"靶器官"中，以肝、肾、胃肠的发生率最高，其次是心肌、骨髓、肺、中枢神经、内分泌腺体。

3. 过敏反应　动物药中的蛋白质，植物药中的多糖易以抗原或半抗原引发过敏反应，尤其是过敏体质的患者。轻者表现为皮疹、荨麻疹、红斑、皮肤黏膜水泡，严重者出现剥脱性皮炎、过敏性休克等。有 150 余种中药口服后可能引起过敏反应，如僵蚕、蜈蚣、全蝎、蝉蜕、斑蝥、土鳖虫、狼毒、鸦胆子、天花粉、黄药子等。中药注射剂所致过敏反应的发生率较高，如鱼腥草注射液、葛根素注射液、双黄连注射液等。

4. 致畸胎、致癌、致突变　动物实验和临床研究均有报道，长期应用某些中药可产生致畸、致癌、致突变的特殊毒性反应。如雷公藤、槟榔、款冬花、千里光、石菖蒲、广防己、关木通、马兜铃、细辛、土荆芥、雄黄、砒霜、土贝母、野百合等均有致突变作用或致癌作用。雷公藤为免疫抑制中药，广泛用于类风湿性关节炎、慢性肾炎、红斑性狼疮等自身免疫性疾病的治疗。在治疗中观察到雷公藤对人体外周淋巴细胞染色体有损伤作用，长期接触可使细胞染色体畸变。雷公藤也可使小鼠细胞染色体畸变。槟榔产地的居民多有嚼食槟榔的习惯，其口腔癌、食道癌及胃癌的高发生率可能与此习惯有关。槟榔和大腹皮均含有槟榔碱，水解后成为水解槟榔碱，对大鼠、田鼠和小鼠均有致癌作用。款冬花含类似克氏千里光碱，以含款冬花花粉的饲料饲喂大鼠，可引起肝血管内皮瘤。千里光含千里光碱，也可诱发大鼠产生肝癌。广防己、青木香、马兜铃、关木通含马兜铃酸，该成分具有抗癌和抗感染作用，但马兜铃酸又是一种致突变剂，能引起染色体损害，对啮齿类动物有较强的致癌作用。雄黄、砒霜以及枯痔散、紫金丹（锭）、牛黄解毒丸（片）、牛黄清心片、牛黄镇惊丸、安宫牛黄丸等均含有砷的化合物，而砷化物具有致突变和致癌作用。已证明砷可诱发皮肤癌、支气管癌和肝癌。土贝母和野百合具有抗癌和致癌的双重作用。

此外，有研究发现反复、长期应用中药或中成药可能产生依赖性，一旦停药可出现戒断症状，对此应予以重视。

关于中药毒性要有正确的认识，既不能盲目地认为中药安全无毒，也不能不切实际地夸大。加强有毒中药的监管，深入开展中药毒性相关研究，建立符合国际标准的中药安全性评价体系，已成为亟待解决的问题。

三、有毒中药的开发利用

有毒中药（详见 2010 年版《中华人民共和国药典》收载）的应用是中医药的特色之一。长期的中医药临床实践证明，毒性中药对于疾病的防治具有十分积极的意义，尤其在救治疑难重症方面每起沉疴，因此素有"以毒攻毒"之说。如汉代张仲景在《伤寒杂病论》中使用乌头、附子等 24 种有毒中药治疗各种急难病证，清代名医叶天士则善用蜈蚣、水蛭、全蝎等有毒动物药治疗各种顽症痼疾。

合理利用和开发有毒中药是对中药毒性认识的升华。近年来，有毒中药及其制剂的开发取得了可喜进展。研究人员从毒性中药中发现了多种抗癌、抗病毒、抑菌、抗凝血等活性成分，有些已经成为治疗恶性肿瘤、血栓性疾病以及其他疑难病症的良药，在现代临床治疗中发挥出重要作用。如用三氧化二砷（砒霜）治疗急性早幼粒细胞白血病，眼镜蛇毒制剂治疗小儿麻痹后遗症，蝮蛇毒制剂治疗血栓或血友病等，取得了较好的疗效。

第三章

影响中药药理作用的因素

导学

本章介绍影响中药药理作用的因素。

学习重点

影响中药药理作用的药物因素。

学习要求

1. 掌握影响中药药理作用的因素：药物因素、机体因素和环境因素。

2. 掌握影响中药药理作用的主要药物因素：品种；产地；栽培；采收与贮藏；炮制；剂型、制剂工艺和给药途径；配伍与禁忌。

3. 熟悉影响中药药理作用的主要机体因素：生理因素（年龄、性别、体质、情志、遗传等）；病理因素（肝、肾功能等）。

4. 了解影响中药药理作用的主要环境因素。

　　影响中药药理作用的因素有诸多方面，主要包括三大因素，即：药物因素、机体因素、环境因素。其中药物因素涉及药物的基原（品种）、产地、栽培、采收季节、贮藏、炮制、剂型、制剂、剂量等，机体因素包括年龄、性别、精神状态、生理状态、病理状态、遗传特质等；环境因素包括气候、地域、生活条件、时辰等。这些因素都会对中药药理作用产生明显影响，进而影响中药的临床疗效。

第一节　药物因素

一、品种

　　中药品种繁多，至今已达12000余种，常用药500余种，以植物药为主。其中有很多中药的植物来源有多种，还有很多药物"同名异物"或"同物异名"。不同植物来源的中药所含成分的种类及含量有所差异，故而影响药物的作用及疗效。

　　中药材品种繁多，混用、误用、乱用等混乱现象比较突出。以常用中药大青叶及板蓝根为例，《图经本草》记载："蓝有数种，有菘蓝，可以为淀者，亦为马蓝。"《本草纲目》曰："蓝凡五种，各有主治，蓼蓝叶如蓼，菘蓝叶如白菘，马蓝叶如苦荬，俗中所谓板蓝者；吴蓝长茎如蒿而花白色；木蓝长茎如决明。谓其茎叶皆深青，故名。"据统计，全世界有 30 余种菘蓝属植物，我国有 6 个品种和 1 个变种。《中国药典》2010 年版规定，大青叶为十字花科菘蓝属植物菘蓝 *Isatis indigotica* Fort. 的干燥叶，其干燥根为板蓝根，但市售大青叶和板蓝根的来源可多达 5 个不同科属的植物。其中在我国华东、华南和西南等南方地区，板蓝根的来源为爵床科板蓝属植物马蓝 *Baphicacanthus cusia* (Nees) Bremek. 的根茎及根，称为"南板蓝根"。二药功效、主治有相似之处，经常通用。但对菘蓝和马蓝药用部位的化学成分、指纹图谱等方面研究后发现，菘蓝和马蓝是完全不同的 2 种药用植物，化学成分差异较大，在临床中应该区别使用，不可将二药混淆。

大黄为重要的泻下药，其致泻的主要成分是结合型蒽苷。药典规定的正品大黄植物来源有 3 种，分别是掌叶大黄 *Rheum palmatum* L.、唐古特大黄 *Rheum tanguticum* Maxim. ex Balf. 或药用大黄 *Rheum officinale* Baill.，其所含的结合型蒽苷含量高，泻下作用明显。而其他混杂品种如华北、天山等大黄中结合型蒽苷含量低，泻下作用差。从测定半数有效量（ED_{50}）来看，正品大黄的 ED_{50} 为 326 ~ 493mg/kg，而非正品大黄的 ED_{50} 为 3579 ~ 5000mg/kg。有的甚至用量大于 5000mg/kg 时，泻下作用仍不明显。可见中药的品种和植物来源对药理作用和临床疗效有巨大影响。

二、产地

中药大多来源于天然的植物和动物，各自生长分布的区域性很强。不同地区的土壤、气候、日照、雨量等自然环境条件有差异，对动、植物的生长发育有着不同程度的影响，因此中药产地不同对药物质量的影响也很大。许多名贵药材，都有特定的产地，如四川的贝母、附子、黄连，内蒙的甘草，云南的三七、茯苓、木香，山西的黄芪、党参，西藏的红花，吉林的人参等等，因质量高，疗效好，历史上被称为"道地药材"而享有盛名。"道地药材"概念的形成也反映出古人对于产地影响药物作用已有深刻认识。

产地之所以可影响药物作用，主要是因为土壤条件对植物药内在成分有很大影响。《本草蒙筌》言："凡诸草木、昆虫，各有相宜地产。气味功力，自异寻常。"同一味中药产地不同，质量就有差异。仍以板蓝根和大青叶为例，以其主要有效成分靛蓝、靛玉红为指标对不同生长环境（产地）的板蓝根和大青叶进行测定，结果表明，不同产地的板蓝根、大青叶中靛蓝、靛玉红含量存在显著差异，板蓝根的有效成分总含量以陕西汉阴为最高（16.27mg/kg），其次为宁夏隆德（15.67mg/kg）、安徽亳州（14.9mg/kg）。又如：绿原酸为金银花抗菌作用的主要活性成分，其含量在河南、山东一带道地产品中为 4% ~ 7.59%，而其他非道地产品的含量大多在 3% 以下。又如长白山的野山参，东北各省及朝鲜、日本的园参，不但含人参总皂苷的总量不同，而且皂苷种类及含量也不一样。

三、栽培

从保护天然野生资源、维护自然环境等角度出发，采用人工栽培技术生产中药对于中医药的长期可持续发展有重要意义。但人工栽培毕竟脱离了药材本身的天然生长环境，加之大量转基因技术用于植物栽培，可改变植物的天然属性，可能使栽培品种与野生品种的药理作用有所差异，进而影响临床疗效。

四、采收与贮藏

1. 采收季节 中药品质的优劣，与采收季节密切相关。植物的根、茎、叶、花、果实、种子或全株的生长和成熟期各不相同，故中药材的采收时节也就随入药部位的不同而异。《千金药方》云："早则药势未成，晚则盛势已歇。"《本草蒙筌》指出："采未老枝茎，汁正充溢，摘将开花蕊，气尚包藏。实收已熟，味纯，叶采新生，力倍。"药农的民谚："当季是药，过季是草。""三月茵陈四月蒿，五月砍来当柴烧。九月中旬采麻黄，十月山区五味找。知母黄芪全年采，唯独春秋质量高。"等等，均说明按季节采收药材的重要性。例如，八月采收的人参，其人参皂苷含量为1月采收的人参皂苷含量的3倍以上；青蒿所含抗疟成分青蒿素在7~8月花前叶盛期含量最高达6%，开花后含量下降；臭梧桐在5月开花前采摘，有效成分含量高，降压作用强，开花后采集的叶，降压作用减弱；薄荷在其开花盛期采收，挥发油含量最高，发汗、解热作用最强。可见药物采收时间对药品的质量有重要的影响。另外，多年生植物根类药材的品质还同植物生长期限有关。通常认为人参、何首乌等药材以生长年限长者为好，但亳白芍所含芍药苷的含量以2年生者最高，随生长期的延长，芍药苷的含量逐年下降，4年生的含量不到2年生的一半。故应以区别对待。

2. 贮藏条件 中药的贮藏保管条件对中药质量有直接影响。《本草蒙筌》云："凡药贮藏，宜常提防。倘阴干曝干，烘干未尽去湿，则虫蛀、霉垢、朽烂，不免为害。"可见贮藏不当会造成中药材霉烂、虫蛀、走油等现象，从而影响中药药理作用及临床疗效的发挥。

中药贮藏保管应保持干燥、低温、避光。如在日照、高温（40℃~60℃）、高湿（相对湿度在74%以上）的条件下贮存6个月的刺五加，其所含有的丁香苷几乎完全损失。供提取小檗碱的原料药三棵针，在见光和避光的条件下存放3年后，其小檗碱的含量分别降低54.1%和39.83%，可见光照可加速药材中小檗碱的丢失。苦杏仁中止咳平喘的有效成分苦杏仁苷性质不稳定，在贮存过程中因受温度、湿度等因素的影响，易被苦杏仁酶等分解，苦杏仁苷的含量可降低10.5%~18.5%。可见，中药的保管和贮藏，是影响中药质量、药理作用和临床疗效的重要因素之一。

五、炮制

中药炮制是体现中医用药特点的重要内容之一，炮制前后，中药的化学成分发生改变，药理作用及临床疗效也随之而有差异。炮制对中药药理作用的影响体现在如下方面：

1. 消除或降低药物毒性或副作用 炮制可降低有毒中药的毒性或副作用，保证临床用药的安全有效。如乌头属植物是一类重要的有毒植物，也是我国最早有记载的药用有毒植物之一，其所含二萜类双酯型生物碱－乌头碱有剧毒，人口服0.2mg乌头碱即可致中毒，3~4mg即可致死亡。故乌头类药物须经加热炮制后入药。经炮制后，乌头碱水解生成苯甲酰单酯型乌头碱或进一步水解为氨基醇类乌头原碱，其毒性仅为双酯型乌头碱的1/200~

1/4000，毒性大大降低。又如水飞雄黄可大部分除去所含有的剧毒的三氧化二砷（As_2O_3）。另外砂炒马钱子使其所含士的宁和马钱子碱减少，被转化的异士的宁和异马钱子碱毒性降低。上述事例均体现炮制消除或降低药物毒性的作用。

2. 增强疗效 延胡索镇痛的主要成分是生物碱，水煎溶出量很少，经醋炮制后生物碱与醋酸结合成醋酸盐，水溶性增加，可使水煎液中生物碱的溶出量增加近一倍，因此醋制能提高延胡索的镇痛作用。苦杏仁镇咳、平喘的有效成分是苦杏仁苷，而与苷共存的还有苦杏仁酶，当温度、湿度适宜时，酶可促进苦杏仁苷分解，有效成分减少，镇咳平喘作用也随之降低。苦杏仁经加热炮制后，酶被破坏，苷分解减少，炮制品苦杏仁苷的煎出率比生品可提高 1.73 倍，药理活性大大提高。

3. 加强或突出某一作用 中药通常含有多种复杂成分，因而具有多重药理作用。经过炮制加工，由于可发生化学成分的转变，甚至产生新的化学物质。因而药理作用和临床疗效也随之变化。

例如，大黄具有泻热通肠、凉血解毒、逐瘀通经功效，其泻下作用的有效成分为结合型蒽苷，经炮制成制大黄之后，结合型蒽苷因受热分解而含量减少，而具有抗菌作用的游离型蒽苷含量增加，故生大黄泻下作用强，炮制后则抗菌作用增强，泻下作用减弱。何首乌为补血药，生品中的结合型蒽醌衍生物具缓下作用，经炮制后的制首乌结合型蒽醌衍生物水解，含量减少，而游离蒽醌衍生物和糖的含量明显增加，故补益作用增强而泻下作用降低。炉甘石生品主要成分为碳酸锌，而氧化锌含量很少，经煅制发生分解反应，生成氧化锌，后者有消炎收敛作用，可外用以收湿敛疮。

六、剂型、制剂工艺和给药途径

1. 剂型 《神农本草经》云："药性有宜丸者，宜散者，宜水煮者，宜酒渍者，并随药性，不得违越。"即是对不同制剂剂型影响药物作用的描述。

中药最常用的剂型为口服制剂，包括汤剂、丸剂、冲剂、片剂、散剂、胶囊等。口服中药制剂中的有效成分在体内的吸收，通常要经过两个过程，首先药物要从制剂中释放，并溶解于胃肠液中，然后再通过生物膜被吸收进入血液。药物由于剂型和制剂因素上的差别而有不同的释放性，可影响体内药物的吸收时间和吸收率，从而影响药物的作用。一般而言，口服液体剂型如汤剂、口服液吸收快；口服固体剂型如冲剂、散剂、片剂、胶囊剂等，其崩解速度直接影响有效成分的吸收和药效。如蜜丸"牛黄解毒丸"释放速度比糖衣片"牛黄解毒片"的释放速度慢 2~3 倍。说明体积过大的丸剂不利于吸收。

2. 制剂工艺 人口服葛根黄豆苷元固体分散物胶囊和市售胶囊后不同时间取血测定血药浓度，最高血药浓度前者为后者的 12 倍，生物利用度前者约为后者的 5 倍。可见同样为胶囊剂，因制剂工艺不同使内含药物的分散度不同可影响药物的生物利用度，进而影响药物的疗效。

汤剂是传统中药剂型，历代医家十分重视煎煮中药的方法和条件。《医学源流论》云："煎药之法，最宜深究，药之效不效，全在于此。"充分说明了煎煮药物的方法（即工艺）与药效密切相关。药物性质、质地及用药目的不同，煎煮的方法和条件应不同，如煎煮汤剂所用水量的多少、火候的大小及时间的长短等，都会直接影响药物有效成分的溶出和药效的发挥。对大黄10种不同煎煮方法进行泻下作用和抑菌作用比较，结果表明大黄后下和加酒浸泡过夜、然后短时煎煮其蒽苷溶出率最高，泻下作用最强；随着煎煮时间延长，蒽苷转变成苷元，泻下作用减弱，抗感染作用增强。一般而言，含有挥发油类成分的药物，煎煮时的火力要大，时间要短，如解表药薄荷、紫苏等，或者后下，如芳香性药物豆蔻、砂仁等；补益药如人参、当归等煎的火力要小，时间稍长；化石、矿石类药如龙骨、牡蛎等应先煎久煎。

煎煮方法除影响药物有效成分的溶出外，药物在共煎的过程中还可能有新的成分产生，进而影响药物的作用和疗效。如研究桂枝汤分煎、合煎对药效的影响时发现，对流感病毒性肺炎的抑制、抗炎、镇痛等作用，合煎优于分煎。生脉散由人参、麦冬、五味子组成，从三味药的合煎液中分离得到一个复方产生的新成分——5-羟甲基-2-糠醛，药理研究证实该新成分与生脉散药效直接相关，而在人参、麦冬、五味子各单味药的分煎液中均未见有这一成分。说明方药合煎与分煎后合用在药物作用上有所差别。

虽然中药组方合煎并非都有新成分产生，大部分研究结果也显示各中药分煎制成颗粒后组方应用与整方合煎作用无明显差异，但确有部分研究结果显示，分煎后组方应用制剂作用与整方合煎制剂疗效不同。因此，有关这方面的研究尚需深入进行。

关联提示3-1

超微粉碎可将细胞打碎，使中药材细胞破壁率>95%，细胞经破壁后，胞内有效成分充分暴露，使储存于细胞内和细胞间的有效成分直接接触到提取用溶剂，或直接与机体受体结合而发挥治疗效果。

研究表明：人体肠胃对颗粒达到最佳吸收的细度为15μm左右。一般中药微粉粒径界定为0.1~75μm，中药超微粉粒径界定为0.1~10μm。中药材经超微粉碎后颗粒可达到最佳吸收细度水平，药物有效成分在胃肠道的溶解度明显增加，从而加快药物起效时间，增加药物的生物利用度。除了口服给药以外，中药局部贴敷、穴位给药及透皮吸收等传统治疗方法也都将随着超微粉碎技术的应用而提高生物利用度，发挥更好的治疗效果。

此外，近年发展的纳米颗粒技术、定位释药技术等新型制药技术逐步运用于中药制药领域，对中药制剂的疗效将产生积极影响。

3. 给药途径 同一中药或复方给药途径不同，除影响机体对药物的吸收及血药浓度，从而影响药理作用的强度外，甚至还能产生完全不同性质的作用。如枳实、青皮的水煎液口服，未见有升高血压的记载，制成注射液，却表现有升血压作用，可用于防治休克。因此，中药的剂型改革，制剂工艺的优化，对中药疗效的发挥具有非常重大的意义。

七、配伍和禁忌

中药配伍是中医用药的主要形式，即按病情的需要和药物性能，选择两种以上药物配合应用，以达到增强药物疗效，调节药物偏胜，减低毒性或副作用的目的。配伍得当，可增强疗效，降低毒性；配伍不当，则降低疗效，甚至产生不良作用。

古人用"七情"反映中药配伍的结果，即：单行、相须、相使、相畏、相杀、相恶、相反。"独行（单行）者不用相辅也，相须者同类不可离也，相使者我之佐使也，相畏者受彼之制也，相杀者制彼之毒也，相恶者夺我之能也，相反者两不相合也。"具体而言：①相须，指两种功用相似的药物配合应用，可相互增加疗效。如清热泻火的石膏、知母均能退热，石膏退热快，但作用弱而短暂，知母退热缓，但作用强而持久，两者合用，退热快且作用强而持久。黄连与连翘同用对金黄色葡萄球菌的抑菌力比单用黄连强 6 倍以上。②相使，指两种功用不同的药物配伍，能互相促进，提高疗效。如补气的黄芪与祛湿的茯苓合用，能相互增强补气利水的功能。③相畏，指一种药物制约另一种药物的性能或抑制另一种药物的毒性或烈性。如截疟七宝散中，常山有抗疟作用，但有较严重的恶心、呕吐等消化道反应，散剂中配伍槟榔，不影响常山的抗疟作用，却可使呕吐反应减少 3~4 倍，说明截疟七宝散中，常山通过槟榔的相畏，抑制了呕吐反应。④相杀，指一种药物能够减轻或消除另一药物的毒性。如绿豆能杀巴豆毒。⑤相恶，指一种药物的功效能被另一种药物削弱或破坏，或两者的功效均降低或丧失，如黄芩能减低生姜的温性。在白虎加人参汤中，知母、人参都有降血糖作用，但两药合用却使降血糖作用减弱甚至消失。⑥相反，指两种药物合用后，可产生毒性反应或副作用。如甘草反芫花，实验证明，甘草与芫花合用 LD_{50} 减小，毒性增大。因此，相须、相使配伍，发挥了增效协同作用，相畏、相杀配伍能减低或消除毒性，均为用药之所求；相恶配伍在药效上产生拮抗作用，相反配伍则出现较多的不良反应或增强毒性，这两种配伍为用药之所忌。

需要提醒注意的是："七情"仅概括了药物之间最基本的配伍模式，组方配伍还要遵循"君、臣、佐、使"的配伍理论，才能使药物发挥最佳疗效。

根据中医药理论，君药为治疗主病和主证的药物；臣药为辅助君药治疗主病或主证的药物；佐药为治疗兼证或制约君药偏性的药物；使药为引经或起调和作用的药物。这样的组方原则经近代研究在很大程度上证明有其合理性。如"活络丹"为治疗风寒湿痹的名方，方中"君药"制川乌、制草乌均为辛热有毒之品，功能祛风除湿，温经止痛；制天南星燥湿化痰，祛风止痉，消肿止痛为"臣药"，辅助君药发挥作用；乳香、没药行气活血，通络止痛，辅佐君臣发挥作用为"佐药"；地龙、陈酒通经活络，助药势且引药入经为"使药"。诸药配合形成除寒湿痰浊，活血化瘀，调和营卫，疏通经络，消肿止痛的功效。方中多味药物虽有毒性，组方使用却安然无恙，说明合理的配伍用药改变了单味药物的性能，影响药物的作用。又如桂枝汤能解热、发汗、抗炎、镇痛、抑制流感病毒增殖、增强免疫功能。实验证明，桂枝汤全方的作用明显优于方中诸药的各种组合，其中减去任何一味药都会影响疗效，说明方中各药合理配伍取得最大的药理效果，方剂配伍中的相互作用产生了综合效应。

为了保障用药安全，避免毒性副作用的发生，还必须注意用药禁忌。七情中的相反、相恶是复方配伍禁忌中应当遵循的原则。此外，古人还总结出十八反、十九畏。请参见相关章节学习有关现代对十八反、十九畏的认识。

用药安全还必须注意妊娠禁忌。某些药物可损害胎儿甚有堕胎作用，应作为妊娠用药禁忌。根据药物对孕妇和胎儿危害程度不同，可分为禁用和慎用两类。禁用药大多是毒性较大或药性峻烈的药物。如水蛭、虻虫、三棱、莪术、巴豆、大戟、芫花、麝香、斑蝥等。慎用药大多是破气、行滞、通经、活血以及辛热、滑利、沉降的药物，如桃仁、大黄、附子、肉桂、牛膝、川芎、丹皮等。

近代研究证明许多中药的确对妊娠过程有不良影响，如古人认为"半夏动胎"，试验发现半夏汤灌胃给药可使妊娠大鼠阴道出血率、胚胎死亡率比正常对照组显著增高，注射给药对小鼠胚胎有致畸作用，证实半夏的确可影响妊娠过程。又如芫花为传统的妊娠禁忌用药，研究发现芫花中的芫花萜、芫花素可引起多种怀孕动物发生流产，原因可能是该药可引起子宫内膜炎症，使溶酶体破坏，促进前列腺素合成释放增加，使子宫平滑肌收缩而导致。此外莪术中的萜类和倍半萜类化合物、牡丹皮的有效成分牡丹酚等均有抗早孕作用。水蛭、冰片、麝香酮等对小鼠有一定终止妊娠的作用。妊娠禁忌中药的研究，对孕妇安全用药，提高人口素质有重要意义，也可以从中寻找优生节育中药新药。

第二节 机体因素

中药药理作用通过影响机体固有的生理生化过程、改变疾病的病理进程而产生，故患者机体的生理条件和病理状况等机体因素可影响药物的体内过程，进而影响中药药理作用。

一、生理状况

生理状况包括年龄、性别、体质、情志、遗传等，均可影响药物药理作用。

年龄不同对药物的反应不同，尤以幼儿和老年人表现突出。婴幼儿处于发育阶段，各器官系统尚未发育完善，而老年人的肝、肾等器官系统功能逐渐减退，都会影响药物有效成分的吸收、代谢和排泄，表现为对药物的耐受性较差，容易出现不良反应，因此用药量应相对减少。另外老年人体质多虚弱，祛邪攻泻之品，不宜多用，而幼儿为稚阳之体，不可峻补，滋补药不宜多用。

性别不同对药物的反应也有差异。女性在月经、怀孕、分娩、哺乳等时期，对不同药物的敏感性不同。如月经期应不用或少用峻泻药及活血化瘀药，以免导致月经过多或出血不止。红花、大戟、麝香、地龙等能兴奋子宫，半夏有致畸作用，孕期均应避免服用，以免导致流产和对胎儿发育造成不良影响。

体质虚弱、营养不良者对药物的耐受性较差，用攻、泻、祛邪药物时宜适当减量。

情志、精神状态等也会影响药物作用，且患者的精神状况与药物的疗效密切相关。面对疾病保持乐观情绪者可增强对疾病的抵抗能力，有利于疾病的治愈和恢复，作为医生通过鼓励病人树立战胜疾病的信心，使其在精神上得到安慰，有助于发挥药物的治疗作用。研究显示，安慰剂对许多慢性疾病，如神经官能症、高血压、心绞痛等有效率可达 30% ~ 50%。充分说明精神作用对疾病的治疗至关重要。在使用有效药物的同时应充分激发、利用病人的良好情绪，可提高药物的治疗效果。相反，忧郁、悲观、烦躁情绪，将使药物疗效下降。在新药临床评价时，为了排除精神因素可能带来的影响，必须遵循双盲原则，并设立安慰剂对照。另外，个体差异、高敏性、耐受性以及特异质体征等，均可影响中药的药理作用。

关联提示 3 - 2

肠内正常菌群对药物的代谢能力十分强大，不同类型的细菌能够产生不同的酶，并能催化不同类型的药物代谢反应。肠内菌对药物的作用主要为分解反应，使药物分子量相对减小，极性减弱，脂溶性增强，往往伴有药效或毒性成分的产生和加强。

中药是一种多成分药物，多以口服形式给药，肠内菌群的代谢作用更为重要。很多药物经肠内细菌代谢后发挥作用。如在肠内菌的作用下黄芩中的黄芩苷转化成黄芩素，抗过敏作用增强；山栀子中的栀子苷转化为京尼平，促进胆汁分泌的作用加强；番泻苷 A 和 B 是大黄和番泻叶的主要成分，它们本身并没有泻下活性，口服后在肠内经菌群代谢生成有泻下活性的大黄酸蒽酮。

肠内菌群对药物的代谢作用受许多因素的影响。如种族差异、饮食及抗菌药物的使用、代谢适应与酶抑制等，起作用不仅在于菌群本身，而且与它们所寄居的宿主内的特定环境有关。

二、病理状况

机体所处的病理状况不同，对药物的作用也有影响，如肝病患者的肝脏功能低下，药物容易积蓄，甚或中毒。肾功能低下的患者排泄功能减弱，药物或其代谢产物不易排出体外，也可致蓄积或中毒。此外，机体所处的机能状态不同，药物的作用可能也不同。如黄芩、穿心莲等，只对发热病人有解热作用，对正常体温没有影响。玉屏风散能使机体低下的免疫功能增强，又能使过亢的免疫功能趋向正常。当归能使痉挛状态的子宫平滑肌舒张，也能使松弛状态的子宫平滑肌收缩力增强，呈现双向调节作用。人参大补元气、补脾益肺、生津安神，适用于气虚证。实证、热证而正气不虚者，用之不但无益，反而有害。

第三节　环境因素

人类的生命现象是一个复杂的过程，内而五脏六腑，外而言行视听都是相互联系、不可分割的整体，人类离不开与自然、天时、地理、气候及人事、环境的密切关系。这些环境因素诸如地域、气候条件、饮食起居、家庭条件等，均对机体的情志、健康及药物的治疗作用产生影响。

中医认为"天人相应"，人与自然是密切联系的统一体。为了适应自然界时间周期的变化，人的生理、生化功能、病理情况也会相应地发生改变，呈现一定的周期规律，"生物钟"使人体的各种生理活动不以人意志为转移地保持严格的节律性，药物的效应和毒副反应也常随之而有所差异。时辰药理学即依据人体生物学的时间特性，研究药物作用随时间变化的函数规律，以指导临床合理用药。

研究发现，^{3}H－天麻素于不同时辰给大鼠用药，体内过程呈现昼夜变化。戌时（20：00）给药，吸收快，见效快，作用明显；辰时（8：00）给药，血药达峰最迟，药效差；丑时（2：00）给药，血药浓度－时间曲线下面积（AUC）最小，反映生物利用度低。雷公藤的乙酸乙酯提取物的急性毒性试验以中午 12：00 的动物死亡率最高，20：00 至次晨 8：00 给药动物死亡率最低。另外，给小鼠静脉注射参附注射液，午夜 0 时给药的 LD_{50} 为 9.862g/kg，中午 12 时给药为的 LD_{50} 为 8.308g/kg，中午给药的药物毒性大于午夜给药。上述例子均说明了时辰因素对药理作用的重要影响。药物效应与时间的关联是和药物在体内的代谢变化分不开的，而药物在体内的代谢又主要与肝药酶有关。不少研究结果表明，这些酶的活性具有昼夜节律性变化。因此研究药物的择时使用具有积极意义。

第四章

中药药理作用的特点和研究方法

导学

本章介绍了中药药理作用的特点，中药及复方配伍研究概况，中药药动学研究概况，中药药理研究中病证动物模型的应用。

学习重点

中药药物代谢动力学的基本概念，中药及复方配伍研究的常用方法。

学习要求

1. 掌握中药药物代谢动力学的基本概念。

2. 熟悉中药药理作用的特点；熟悉中药体内过程、测定中药药物代谢动力学参数常采用的方法及原理。

3. 了解中药药物代谢动力学研究的意义；拆方研究的具体方法；中药复方配伍的药理学研究；中药药理研究中病证动物模型的应用。

第一节　中药药理作用的特点

中药具有多个成分，中药治疗疾病是通过多种途径和环节，作用于多个靶点产生整合调节而发挥治疗作用的，因此中药既有与西药相同的某些基本作用规律，又有其自身的一些作用特点。

一、中药药理作用与中药功效

研究和认识与中药功效相关的药理作用，是中药药理学的基本任务。研究表明，中药药理作用与中药功效大部分是一致的。如解表药"发散表邪、解除表证"的功效与该类药抗病原微生物、抗炎、解热、镇痛，以及提高机体免疫功能等作用有关；祛风湿药"祛除风湿、解除痹痛"的功效与抗炎、镇痛以及抑制免疫功能作用有关；温里药"温肾回阳"的功效与强心、升压和扩血管作用有关。但是，中药药理作用与中药功效之间还存在差异性。一方面，中药药理研究结果未能证实与某些中药功效相关的药理作用。如传统理论认为，大多数辛温解表药具有较强的发汗作用，但除麻黄、桂枝、生姜等被证实具有促进汗腺分泌或扩张血管促进发汗之外，其他解表药则未（或尚未）被证明有促进汗腺分泌作用。苦参具有利尿功效，但未见与之有关的药理作用报道。另一方面，研究发现了某些与传统中药功效无明显关系的药理作用。如葛根改善心肌血氧供应、改善脑循环等心血管作用，地龙的溶栓作用、枳实的升压作用未见中医文献记述。中药药理学的研究结果对临床用药有积极的指导意义。

二、中药作用的差异性

中药作用的差异性表现在种属差异和个体差异。中药药理学是通过研究中药对动物（正常动物和病理模型动物）的作用来揭示中药药理作用的机理和物质基础。大多数中药对人和动物的作用基本一致，如动物实验发现黄连有抗心律失常作用，临床用于治疗心律失常也有效；丹参对人和动物抗血栓作用一致等。由于人与动物在生理病理等方面的差异，因此动物实验结果尚不能完全显示中药对人的作用。如人口服茯苓煎剂可出现利尿作用，但家兔和大鼠灌胃均未发现有明显的利尿作用；丹皮酚对动物有降压作用，但对人却未见作用；巴豆对人有腹泻作用，但对小鼠却不致泻。中药作用尚存在个体差异，除与年龄、性别、精神状态等因素有关外，中医药理论还特别强调人的体质对用药的影响，如阳盛或阴虚之体，慎用温热之剂；阳虚或阴盛之体，慎用寒凉之药。至于阳盛阴虚或阳虚阴盛之体的实质尚待研究。

三、中药作用的量效关系

中药药理作用的量效关系与化药相比其规律性较复杂，由于方法学等问题，大多数中药尤其是粗制剂的有效剂量的范围往往比较窄，量效关系很难表现，故在评价药效的量效关系时，要根据具体情况。某些中药有效成分作用的量效关系比较明确，如附子强心作用有效成分去甲乌药碱，对离体蟾蜍心脏有强心作用，浓度在 $1 \times 10^{-8} \sim 5 \times 10^{-6}$ g/mL 范围内，心肌收缩力增加达 22% ~98%。又如小檗碱在 0.1~300μmol/L 范围内，可剂量依赖性地降低兔窦房结动作电位 4 相去极化速率，降低慢反应细胞的自律性。

四、中药作用的时效关系

中药药理作用存在时效关系，某些中药有效成分或注射剂，可通过药代动力学的研究，显示其时效关系。但中药煎剂口服给药作用的潜伏期、峰效时间以及生物半衰期等是经常困扰我们的问题。在尚无理想的方法揭示中药粗制剂时效关系的情况下，有学者通过中药血清药理研究，提出多数中药煎剂给动物灌胃后 1~2 小时内采血，可能得到血药浓度较高的血清。起效较慢的中药灌胃，每日 2 次，连续给药 2 日，第 3 日给药 1 次，即连续给药 5 次，可基本达到稳态血药浓度。

五、中药作用的双向性

中药双向调节的定义是指某一中药既可使机体从机能亢进状态向正常转化，也可使机体从机能低下状态向正常转化，因机体所处病理状态之不同而产生截然相反的药理作用，最终使机体达到平衡状态。目前对于中药双向调节的机理尚未完全了解，现在普遍认为，中药作用的双向性与中药所含不同化学成分有关，同一种中药所含的拮抗性成分是其产生双向调节作用的物质基础，当作用相反的两种成分同时作用于机体时，机体的反应在很大程度上取决于当时的机能状态。如人参皂苷 Rg 类兴奋中枢，人参皂苷 Rb 类抑制中枢。当机体处于不同生理或病理状态下，人参表现出不同的作用，起到调整平衡作用。

第二节　中药及复方配伍研究

中药配伍，是指按照病情的需要和药物的特点，选择性地将两味或两味以上的中药配合在一起使用。药物通过合理的配伍应用，能够增强疗效，消除或缓解某些药物对人体的不利影响，扩大治疗范围，适应复杂多变的病情。中药配伍应用是中医用药的基本形式，亦是中医用药的特色及其疗效优势的基础。综合运用多种技术和方法，深入探索中药配伍规律，深刻揭示其科学内涵，能够为临床用药提供新依据，为中药创新研究提供新思路，具有重要的现实意义。因此，中药配伍研究是中药药理学研究的重要内容。

一、整方研究

方剂是依据严谨的中医药配伍理论，将药物有机配伍而成。药效是复方整体的作用。因此，首先要进行全方研究，这有助于药效学研究，并说明药效与临床治疗作用之间的相关性。全方研究虽在揭示中药复方的配伍规律方面存在不足，但在进行全方药物筛选，增强复方与所治病证的针对性，并优化中药复方，以寻求药味和药量的最优组合方面仍然是必须进行的基础工作。

二、拆方研究

拆方研究是在中医药理论指导下，按照中药复方的不同治法或君、臣、佐、使配伍将复方按组成药味拆成各单味药或去掉某类作用性质及功效相近的药物组后观察疗效的变化，从而达到分析方中药物作用特点及作用原理的目的。它不仅可以阐明中药复方配伍的科学性，也是优化方剂配伍，筛选方剂的有效成分的一种很好的方法。目前对传统名方半夏泻心汤、补阳还五汤、四物汤、麻杏石甘汤、旋覆代赭汤、小柴胡汤、三生饮、补中益气汤、真武汤、四逆汤、炙甘草汤等都进行了拆方研究。如中药七味方民间用于引产，经拆方研究，从栝楼根中分离提取得到天花蛋白，临床证实天花蛋白对中期引产具有良好作用，在对当归芦荟丸治疗慢性粒细胞白血病的临床和实验药理研究发现复方中主要有效药是青黛，从青黛中又发现有效成分靛玉红，对该化合物结构修饰发展成抗慢性粒细胞白血病新药异靛甲。目前拆方研究的具体方法如下：

1. 单味研究法　此法是将中药复方各组成药物分别与全方进行比较，从中发现起主要作用的药物，并揭示各药物之间的协同、拮抗等配伍关系。如十全大补汤能明显提高巨噬细胞消化免疫复合物的能力，将组成该方的单味药作相同实验，仅地黄有作用，可见地黄在此药效中占主导地位。

2. 药对研究法　药对可形成中药复方的核心部分，药对研究有利于探索复方的配伍规律。以六味地黄汤为例，根据相反相成理论将全方拆为一补一泻（地黄＋泽泻、山茱萸＋丹皮、山药＋茯苓）及三补三泻（地黄＋山茱萸＋山药、泽泻＋丹皮＋茯苓）五个药对，研究结果表明，三补、山茱萸＋丹皮、山药＋茯苓组血糖水平较正常对照组明显降低，尤以三补组最明显；而全方、三泻、熟地＋泽泻作用不明显；全方、三补、三泻、地黄＋泽泻、山茱萸＋丹皮组对肝糖原含量均具有明显升高作用，提示六味地黄汤方中的药对从不同角度对糖代谢发挥调节作用。

3. 药物组间关系研究法　按功效、性味关系将中药复方分成不同组分，探讨药物组与组之间作用关系和组方理论。如六味地黄汤可分成"三补"和"三泻"两种组方，分组后对高龄鼠的过氧化脂质却无明显影响，对肝脂褐质虽有一定作用，但不如全方。这说明了组方的优势及方剂配伍的价值。又如四物汤为补血的代表方，有明显的抗贫血作用，而补气方四君子汤的抗贫血作用较弱，但其与四物汤全方组成八珍汤后，抗贫血作用显著增强。表明补气药可增强补血药的补血效能，进一步证实了中医补气生血理论的科学性。

4. 撤药分析法　从复方中撤出一味或一组药物后进行实验，用以判断撤出的药味对原方功效影响的研究方法。黄芩汤由黄芩、芍药、甘草、大枣组成，逐一将全方中君药黄芩、臣药芍药，佐药甘草和使药大枣减去，同步与全方进行实验比较，全方减去君药黄芩后，对大鼠回肠平滑肌的收缩运动由抑制转为兴奋作用，而分别减去芍药、甘草和大枣后作用变化不大，可见君药黄芩在全方中起主导地位。

5. 聚类分析法　以方中药的性味归经为特征，运用模型数学中的聚类分析方法，对复方中作用不同的药物进行分类，通过数理统计分析，建立多元回归方程来揭示同类功效中药复方组方规律，探索其中同种药物的配伍关系和用量规律，据此探讨复方的组方规律。采用本法对半夏泻心汤、旋覆代赭汤等7味药以上的28个经方进行模糊聚类分析，发现各方类别的划分与组方原则相符。

6. 正交设计法　按一定的正交设计表将一个方剂中的药物（因素）和剂量（水平）按一定规律设置，然后遵循这种规律性设计，以最少的实验次数，得出尽可能最佳的实验结果，并可分析主要药、次要药、药物之间的交互作用。如采用正交设计法对茵陈胆通汤进行拆方分析，按一定的排列组合法至少需要进行256次，而采用正交设计法仅需进行16次，不仅减少了实验次数，而且有利于分析出复方的最佳配伍量。但正交实验用方差分析及F值检验，计算较繁，特别是对因素多、水平多的中药复方更是感到困难。

7. 均匀设计法　按一定的均匀设计表安排，该方法舍弃了正交设计的整齐可比的特点，而让试验点在试验范围内充分/均匀分布，所以需安排的试验次数仅与水平数相等（而正交设计试验次数是水平数平方的整数倍），大大减少了试验次数，节省了大量的时间和经费。均匀设计试验的结果可通过计算机进行多元统计处理，经回归方程分析各因素对试验结果的影响，可定量预测优化条件。

上述试验设计法，以正交设计法和均匀设计法多用。

三、中药复方配伍的药理学研究

在中药复方配伍的药理学研究方面，主要是观察药物配伍后能否产生协同或拮抗作用以及药物间的不同配伍比例与药理效应变化之间的关系。

1. 协同作用 药物配伍组成方剂，主要目的在于增强协同作用，提高疗效，使全方发挥更好的治疗效果。如川乌、防己是中药治疗风湿病的常用传统用药，研究发现川乌与防己配伍既能明显抑制免疫增高小鼠的迟发性变态反应，明显抑制佐剂诱发的关节炎，又能提高免疫能力低下小鼠巨噬细胞的吞噬能力，对细胞免疫有双向调节作用，而单味药却无此作用。芍药甘草汤中的配伍原则是相使为用，机理研究发现芍药苷可通过一种皂苷与细胞膜结合来改变细胞膜的理化结构，起到快速调节的作用，而甘草有效成分 FM_{200} 通过调节胃黏膜中 cAMP 的含量，达到调节胃酸分泌和保护胃黏膜的作用。故芍药、甘草的配伍使复方镇痛、抑制胃酸分泌和消炎作用得到加强，从而提高疗效。

2. 拮抗作用 方中诸药相伍也能相反相成，临床应用于降低毒副反应。如马钱子为中药止痛要药，内服外用均可治风湿痹痛，但因毒性太大而应用受限，临床多用甘草以解毒。观察了马钱子单煎剂、甘草单煎剂和马钱子单煎剂分别给药、甘草单煎剂和马钱子单煎剂的混合液、甘草和马钱子的合煎液对小鼠的毒性作用，结果表明仅有甘草与马钱子的混煎剂可以减少腹腔注射后小白鼠的 LD_{50}。白芍也对乌头有减毒增效作用，乌头碱是毒性成分，又是有效成分。两药的水煎剂中，随着白芍配伍比例的增加，乌头碱的含量相对稳定，芍药苷煎出量明显增加，而后者与乌头碱的镇痛、抗炎有协同作用。

3. 中药配伍比例与复方药理效应的关系 中药配伍的比例为历代医家所重视，由于各药的配伍比例不同，其临床疗效有显著差异。配伍剂量的研究证明，不同剂量配伍可导致复方功效强弱、性质等方面发生变化。因此，如何在众多比例中寻找最佳的比例，是方剂配伍研究的一个重要内容。酸枣仁汤为治疗失眠的经典方，采用均匀设计以小鼠的自发活动次数为指标进行了研究，方中除酸枣仁外，其余四药对镇静的贡献大小依次为茯苓、川芎、知母、甘草，并找到酸枣仁、甘草、知母、茯苓、川芎最优化比例为 12：1：2：10：2，此比例与《金匮要略》原方的比例较为接近，证实了经典方用药的合理性。研究不同配伍比例的交泰丸对小鼠睡眠时间和大脑 5-羟色胺和 5-吲哚乙酸（5-HIAA）水平的影响，结果发现黄连与肉桂以 10：1 配伍最佳，此比例也符合原方用量比例。从剂量因素分析黄芪在当归补血汤中的作用特点，结果表明当归补血汤内黄芪与当归的剂量比为 5：1 的常规配伍时，免疫增强作用最明显，若固定当归剂量，增加黄芪剂量（如 2 倍、4 倍剂量）或减少黄芪剂量（1/2 剂量）均不能提高免疫功能，说明中药复方特定的药效应存在最佳的配伍比例，即使选方正确，配伍合理，而配伍比例不当也难以奏效。

第三节　中药药动学研究

中药药物代谢动力学（Pharmacokinetics of Traditional Chinese Medicine, Pharmacokinetics of TCM)，简称中药药代动力学，是在与中药药理学研究相互渗透的基础上，应用药代动力学原理研究中药活性成分、组分及中药单、复方在体内吸收、分布、代谢、排泄的动态变化规律，并用数学函数加以定量描述的一门科学。中药药代动力学的研究有助于阐明和揭示中药作用机制及药效的物质基础，方剂组方原理及配伍规律；有助于指导中药制剂的工艺筛选、质量控制及剂型改革；特别是对于临床指导合理用药，设计及优化中药临床给药方案，进行中药的治疗药物监测具有重大的实用价值。

我国中药药代动力学的发展大致经历了三个阶段。第一阶段（1949～1970年），主要进行活性成分的体内过程研究，但并未应用现代药代动力学理论对实验数据作动力学分析。第二阶段（1970～1990年），采用高灵敏的现代分析仪器和测定方法，并普遍应用动力学模型理论对中药有效成分及单味中药如丹参、人参、银杏叶、甘草等进行药代动力学研究，其研究方法出现了一些创新，中药药代动力学得到了迅速发展。第三阶段（1990年至今），中药药物代谢动力学研究转向中药复方，并提出了很多新理论、新方法。如"证治药代动力学"、"辨证药代动力学"、"复方散弹理论"等，极大丰富和活跃了中药药代动力学研究。

一、中药体内过程的研究内容

1. 吸收　药物从给药部位进入血液循环的过程称为吸收，血管内给药不存在吸收。血管外注射给药时，药物主要通过毛细血管内皮细胞内隙，以滤过方式迅速进入血液。吸收速度主要受注射部位血管丰富程度和药物分子大小影响。

口服给药是最常用的给药途径，吸收是药物从消化道内向循环系统转运的过程。很多因素可影响胃肠道对药物的吸收，如药物的理化性质，药物的剂型，以及各种生理因素，如胃排空速度，胃肠道血流动力学状况，肠道转运时间、药物的外排作用、首过效应等。中药的吸收首先要通过肠屏障，肠屏障对药物的吸收是具有选择性的。P-糖蛋白能够将已经吸收的大量P-糖蛋白底物通过外排作用重新送回肠腔，降低药物的生物利用度，在肠屏障中发挥重要的作用。很多中药成分都是P-糖蛋白底物，有一些还是P-糖蛋白抑制剂，可能通过抑制P-糖蛋白功能增加其他药物的吸收，剂量大时引起毒副反应。中药的活性成分易受到胃肠道的酸碱环境、肠内菌群、肠黏膜药物代谢酶的处置。目前已发现多种中药有效成分被肠道菌群代谢后发生转化，产生出具有较强药理活性的代谢产物，如具有水溶性糖部分的葡糖苷成分，这类化合物在肠道内难以吸收，生物利用度低，肠内滞留时间较长而易受到肠道菌群的作用。它们经肠菌代谢后被水解，生成苷元而发挥其药理作用。由于成分复杂，中药吸收应着重对以下内容进行研究：①探讨中药可吸收和不能吸收的部分；②中药有效成分的吸收机制、吸收速率、吸收量、生物利用度；③口服时消化道对中药的影响及肝脏的首过效应；④中药配伍及中西药配伍对有效成分的影响；⑤中药吸收的影响因素等。目前吸收模型有Caco-2模型、消化道、透皮和鼻腔的离体及在体吸收模型等。利用这些吸收模型可研究中药的吸收特征，如用大鼠鼻腔重循环模型，阐明补骨脂素和异补骨脂素的鼻黏膜吸收符合零级动力学。

2. 分布　药物从给药部位吸收进入血液循环后，随血流分布到全身的各个组织器官，这种药物在血液和组织之间的转运现象称为分布。药物在体内的分布受很多因素影响，重点研究以下内容：①药物－血浆蛋白结合率：大多数药物在血浆中均可与血浆蛋白不同程度地结合而形成结合型药物，它与未结合的游离型药物同时存在于血液中。结合型药物不能跨膜转运，成为药物在血液中的一种暂时储存形式，只有游离型药物可透过血管壁分布到作用部位发挥作用。药物与血浆蛋白可逆性结合会影响药物在体内的分布、转运速度以及作用强度和消除速率。研究中药与血浆蛋白的结合率有助于了解药物的起效快慢、作用强弱和药效维持长短等，也可了解中药与中药或中药与西药配伍后在蛋白结合上的竞争及排挤等情况。②体内屏障：通常认为机体的各种屏障，如血脑屏障、血眼屏障、血睾屏障、胎盘屏障都可影响药物的分布。研究中药能否通过血脑屏障可了解有无中枢作用；研究中药通过胎盘屏障和进入乳汁情况，可了解中药在妇女妊娠期和授乳期的用药禁忌等情况。如麝香药动学研究发现，其有效成分麝香酮具有吸收快、分布广、迅速透过血脑屏障，在中枢神经系统蓄积量较高等特点，为麝香"通诸窍，开经络"等传统功效提供了依据。③体液 pH 和药物解离度：由于各种体液的 pH 不同（细胞内液 pH 为7.0，细胞外液为7.4）弱酸性药物在较碱性的细胞外液中解离增多，因而细胞外液浓度高于细胞内液，升高血液 pH 可使弱酸性药物由细胞内向细胞外转运，降低血液 pH 则使弱酸性药物向细胞内转移，弱碱性药物则相反，易进入细胞，且在细胞内解离型者多，不易透出，故细胞内浓度略高。④特殊亲和力：药物与组织细胞结合是由于药物与某些组织细胞成分具有特殊的亲和力，药物在这些组织中的浓度高于血浆游离药物浓度，使药物的分布具有一定的选择性，如碘主要集中在甲状腺；长春花生物碱可与组织中的微管蛋白结合，微管蛋白浓度高的组织往往药物含量高；弱碱性药物可与酸性磷脂结合，从而在酸性磷脂含量高的组织中分布更多等。有关中药这方面的报道不多，不过亦不能忽视。

3. 代谢　药物代谢是指药物在体内所经历的化学结构的变化。一般将药物代谢分为相互衔接的2个过程，即 I 相反应和 II 相反应。I 相反应是导入功能基的反应，是母体药物分子本身通过氧化、还原、水解等途径引入极性基团的过程，通过引入或脱去功能基团（－OH，－NH_2，－SH）使原形药生成极性增高的代谢产物。若 I 相反应产物具有足够的极性，则易被肾脏排泄。但许多 I 相代谢物并不被迅速排泄，而是进入 II 相反应。II 相反应为结合反应，I 相反应产物与内源性物质（葡萄糖醛酸、硫酸、醋酸、甘氨酸等）结合、或经甲基化、乙酰化后生成水溶性大、极性强、药理惰性的化合物，易于排出体外。药物经生物转化后，其代谢物药理活性变化较为复杂，一般药物可经代谢而转变为无活性或活性降低的代谢产物，但发现有些药物必须经过生物转化才能生成具有药理活性的代谢物，还有不少药物的代谢产物具有相当的毒性。研究中药可吸收成分的代谢途径，中药可吸收成分的代谢产物，有无活性代谢物、有无增活或出现毒性现象对于指导临床合理用药具有极其重要的作用。中药给药后，可对整体动物的血、尿、粪或胆汁等体液或组织进行分析，研究药物的代谢转化，亦可采用大鼠肝及肝微粒体模型，进行体外代谢研究。如口服参附汤后，对大鼠尿进行分析，发现人参皂苷在肠内经细菌代谢后以代谢产物 Compound K 形式吸收进入体内。

4. 排泄　体内药物及其代谢产物通过排泄器官排出体外的过程，称为药物的排泄。人体主要的排泄途径有：肾脏经尿排泄、经肝脏自胆汁排泄、经肠道自粪排泄以及唾液、乳汁和呼吸道排泄等。中药排泄的主要途径为经肾脏随尿排出。游离的原形药物和代谢物均可通过肾小球毛细血管壁小孔隙滤入原尿中，也有少数弱酸、弱碱药物可在近曲小管上皮细胞，以主动转运方式分泌入原尿中。原尿中的原形药物仍可以被肾小管重吸收，代谢物因极性高，一般不会被重吸收。除经肾脏排泄外，部分药物及其代谢物，可随胆汁经胆道系统排入十二指肠。进入肠腔的药物及其代谢物排出体外，亦有一些药物或代谢物，可重新被肠道吸收，形成肝肠循环。某些含有生物碱的中药，可从偏酸性的乳汁中排泄，因此哺乳期妇女用药时必须注意。目前主要围绕以下内容进行研究：①中药的主要排泄途径：确定中药经尿、粪、胆汁排泄的比例及排泄速率。经肾排泄的中药，确定尿中有效成分的原型和/或活性代谢物，有无肾小管主动分泌和被动再吸收，肾功功不全时对排泄的影响；经胆汁排泄的中药，有无肝肠循环，粪便中含有中药或其代谢物。②其他排泄途径，如皮肤、肺、乳汁等。③影响因素：中药配伍及中西药配伍对有效成分排泄的影响；尿液 pH、利尿药对中药排泄的影响等。

二、中药体内药量动态变化规律的研究内容

药物进入体内后，体内总药量及各部位的药量受吸收、分布、代谢、排泄的影响，随着时间的变化而处于一种动态变化之中，体内药量随时间变化的关系称为"时-量关系"。药物效应的强弱由体内药量决定，随着体内药量的变化，药物在体内的效应也随时间处于动态变化中，效应随时间变化的关系称为"时-效关系"。与化学药品相比较，中药时-量关系和时-效关系的研究有很大的特殊性。

1. 中药时-量关系 时-量关系可用药物-时间曲线加以描述。以时间为横坐标，药物的数量（如血中药量、血药浓度、尿药排泄速度、累计尿药量等）为纵坐标作出曲线，用数学方法对这些曲线进行分析，阐明药物的体内过程动态变化规律。对于可用化学方法进行浓度测定的中药，目前多以血药或尿药数据进行研究，其中以血药浓度研究较多。此研究方法与西药药代动力学研究基本相似。首先获得药物浓度-时间数据，再运用动力学分析方法（包括房室模型方法和统计矩方法），通过药代动力学计算机软件处理，定量计算出中药药代动力学参数。其基本参数主要有吸收定量参数：药峰浓度（C_{max}）和达峰时间（T_p）、生物利用度（F）；分布定量参数：表观分布容积（V_d）；消除定量参数：消除速率常数（K_e）与消除半衰期（$t_{1/2}$）、清除率（CL）等。多次给药时，还可计算出稳态血药浓度（C_{ss}）、平均坪值浓度（$\bar{C}$）和负荷剂量（X_0^*）等参数。但这些参数的测定主要适用于单一成分的药代动力学研究，但中药成分复杂，进入体内产生药效的成分可能多样，被检测成分的代谢动力学不一定能代表其他成分以及作为一个整体的体内过程，且被检出成分并不完全是该方的有效成分，或唯一的有效成分。如何对复方中多种成分或"活性分子群"进行吸收、分布、代谢和排泄的分析，正是目前在探索的问题。

2. 中药时-效关系 药物的时-效关系取决于时-量关系，尤其是直接取决于药物作用靶部位的时-量关系。对于化学药品而言，药代动力学研究多以检测血药浓度的经时变化（时-量关系）为基本手段，由此间接推测药物的时-效关系。而中药的研究有很大的特殊性，很多中药及其方剂目前还难以测定血药浓度，由于药物效应由药量决定，因而可以通过测定体内效应（包括药效和毒效）探求中药的时-效关系，再间接推算药物的时-量关系，

从而进行中药的药代动力学研究。这种方法是我国学者提出的具有中药特色的"生物效应法"。

3. 中药时–量关系和时–效关系的联合研究 由于中药复方的复杂性，单独进行时–量关系或时–效关系研究，均难以全面合理地阐明中药复方的药代动力学规律，因此有学者将这两种方法结合起来，进行药代动力学–药效学动力学（PK–PD）联合模型研究，将药动学和药效学相结合，以建立更加合理的中药药代动力学的研究方法，更合理地指导临床用药。

三、中药药代动力学研究方法

目前，中药药物代谢动力学的研究方法可分为两大类。一类主要以血药浓度法为主要研究手段，针对有效成分或指标成分明确的中药进行的药物动力学研究；另一类主要以生物效应法为研究手段，对成分尚不明确的中药进行的药物动力学研究。

1. 血药浓度法 血药浓度法分为直接血药浓度法和中药效应成分血药浓度法两类。

（1）直接血药浓度法 直接血药浓度法与通常的化学药物的药代动力学研究方法完全相同，适合于已分离提纯的中药活性成分的药代动力学研究，目前应用该法研究的中药活性物质成分已在 160 种以上，包括生物碱类、苷类、萜类、内酯类、有机酸类、酚类等活性物质成分，有代表性的研究成分有：四氢巴马汀、岩白菜素、补骨脂素、阿魏酸、天麻素、青藤碱、汉防己甲素等。但该法所获得的资料只能说明活性成分本身的药代动力学特点，未必能够反映含有这种成分的中药及其方剂的药代动力学特点。如采用 HPLC 法，对兔口服阿魏酸单体、当归、当归配伍芍药后的药动学特征进行比较，结果表明三种不同给药组阿魏酸的吸收存在差异，阿魏酸单体吸收速度 > 当归组 > 当归芍药组，说明不能单纯用单体成分代替中药或复方进行研究。

（2）中药效应成分血药浓度法 该方法在目前的中药药代动力学研究中应用较多，它采取单味中药或者复方制剂给药，用复方中某味中药的效应明确的某一或某几个成分代表全方，通过计算这些有效成分的药代动力学参数，用以说明中药单味药、复方的吸收、分布、代谢和排泄的特点，如茵陈五苓散以 6,7–二甲基香豆素为指标，银黄制剂以黄芩苷和绿原酸为指标，川芎丹参煎剂以川芎嗪为指标，小柴胡汤以甘草次酸和黄芩苷为指标等进行药代动力学研究。

近年来为了更客观的反映中药整体的药动学过程，进行中药多组分药物动力学的研究，即同时测定数种有效成分的血药浓度。如口服大黄药液后，用高效液相色谱法测定四种蒽苷元在家兔血液中的浓度，并与大黄酸单体给药在兔体内的药动学过程进行比较，结果表明，两种方式给药所得药动学参数具有很大差异，认为单一组分的药动学过程不能代表中药整体的药动学过程，只有多组分药动学参数才能对临床用药具有实际指导意义。

2. 生物效应法 中药成分复杂，特别是传统的中药给药方式以煎剂服用，有效成分在水煎过程中可发生挥发、分解、共溶、助溶、吸附、水解、取代、中和及沉淀等一系列十分复杂的物理化学变化，使有效成分溶出减少或溶出增加。此外，由于多种化学成分可发生药效动力学和药代动力学相互作用。因此，血药浓度法存在很大的局限性。由于药效的变化取决于体内药量的变化，因此可以通过测定药物的效应强度，包括量效关系、时效关系来反映体内药量的变化。基于此，1970 年后出现了通过测定生物效应进行药动学研究的方法。目前常见的方法有：药理效应法、药物累积法。

（1）药理效应法　药理效应法是以药物的效应强度，包括量效关系、时效关系为基础的研究药代动力学的方法。药理效应法目前已广泛地用于中药及其复方，特别是有效成分不明的中药及其复方的药代动力学研究。Smolen 法是目前我国最为广泛采用的一种进行中药单味药及复方药动学研究的药理效应法，由 20 世纪 70 年代 Smolen 提出。该法首先测定多剂量组药效经时过程，建立时－效曲线和量－效曲线，经过一定变换后得出"生物相药物浓度－时间"曲线，据此分析药物的动力学特征，求算动力学参数。此外尚有一些简化的方法，如效量半衰期法、效应半衰期法。药理效应法体现了中药复方配伍的整体性，但中药复方的药理作用是多方面的，采用药理效应法进行药动学研究的关键是如何选择合适的药理效应指标，原则上应是复方的主要药理作用，与临床适应证相一致，且检测指标灵敏，可定量测定。

（2）毒理效应法　20 世纪 80 年代初我国学者赫梅生等提出用急性累计死亡率估算药动学参数的方法。该法将药代动力学中血药浓度多点动态检测原理与动物急性死亡率测定药物蓄积性的方法相结合，首先测定 LD_{50} 与量－效关系，间隔不同时间给予 $1/2\ LD_{90}$，测定两次给药后的死亡率，由不同时间死亡率，根据量－效关系换算出体存量，再对时间－体存量进行动力学分析，计算药代动力学参数。在此基础上，20 世纪 90 年代出现 LD_{50} 补量法，该法与急性累计死亡率法原理相同，优点是结果更精确、误差小、死亡指标在曲线中段。但使用动物数增加，分组、给药及时间设计上更复杂。毒理效应法研究药动学，适用于药理效应和毒理效应是同一组分产生的中药药动学研究，有助于了解药物毒效衰减规律，指导临床安全用药。具有指标明确易测、方法简便易行等优点。但由于该法在于观测毒效指标，体内药动学过程可能与药效不平行，因此用此法获得的药动学参数为"表观参数"。如川芎挥发油、马钱子散、陆英煎剂等均可采用此法求算药动学参数。

（3）其他生物效应法　20 世纪 80 年代，日本学者建立了血清药理学法，采用中药复方口服给药后，采集含药血清进行体外药理实验，近年来国内将该法运用于中药复方的药动学研究，如以抑制血小板释放 5－HT 作用为指标，用含药血清测定出量－效关系和时－效关系，再进行动力学分析，计算动力学参数。该法以离体的药理效应反映复方有效成分在体内的动态变化和复方的配伍原则，提示复方在体内发生的活性成分的变化。此外，具有抗病原微生物作用的中药及复方，可通过微生物法测得相关药动学参数。微生物法已广泛用于抗菌药物的效价测定，其原理主要是含有试验菌株的琼脂平板中抗菌药扩散产生的抑菌圈直径大小与抗菌药浓度的对数呈线性关系。故可利用这一原理选择适宜的敏感菌株测定体液中抗菌中药的浓度，然后按照药物动力学原理确定房室模型，并计算其药物动力学参数。该法简便易行，但特异性不高，测定的结果包括具有抗菌活性的代谢物。

第四节　中药药理研究中病证动物模型的应用

在中药药理研究中，应用较多的动物模型主要有两类；一类是"病"的模型，另一类是中医"证"的模型，中药药理疾病动物模型分为诱发性疾病动物模型和自发性疾病动物模型。诱发性疾病动物模型是研究者通过使用物理、化学、生物等因素作用于动物，造成动物组织、器官或全身一定的损害，出现某些人类疾病的功能、代谢或形态结构方面的改变，如发热动物模型、糖尿病动物模型、肥胖症动物模型等；自发性疾病动物模型是指实验动物未经任何有意识的人工处理，在自然情况下，发生染色体畸变、基因突变，并通过定向培育而保留下来的疾病模型，如无胸腺裸鼠、重症肌无力小鼠、青光眼兔、高血压大鼠、肥胖症小鼠等。中药药理证候动物模型是指在中医药理论指导下，在动物身上复制的中医药证候，如肾虚证、脾虚证、肺虚证、心虚证、血瘀证、血虚证、肝郁证、寒证、热证、痹证、里实证、厥脱证、温阻证、温病等证候动物模型。目前，中药防治疾病的实验研究，大多借鉴西医学现有的动物模型。这些模型均为模拟现代医学发病原理进行复制，因此中药复方的特色及优势在动物实验中就难以得到体现和发挥，无法切实表达复方的临床效用。寻求现代医学病症和中医辨证分型之间的内在联系，建立中医证候的客观综合指标体系，复制出符合该指标体系的中医证候动物模型，将全方位、多层次、多靶点的指标检测纳入药物疗效评价标准，已成为现代中药复方药理研究中迫切需要解决的问题之一。

中医病证结合动物模型是现代中医学研究的突破口之一。病证结合动物模型是指在动物身上复制的既有中医证候表现，又有现代医学疾病表现的动物模型，病证结合动物模型是中药新药有效性评价的工具，可为中药新药研制和开发、中药药理研究提供坚实的实验基础。如中国中医科学院西苑医院以冠心病为切入点，在病证结合动物模型方面进行了积极有益的探索。采用冠脉介入法球囊拉伤冠状动脉内皮，复合高脂饲料喂养的方式，在实验小型猪体内建立新的冠心病痰瘀互结与瘀血阻脉两个常见证型的动物模型；采用证候客观化评分的方法，模拟动物在中医证候四诊方面表现，并从生物学角度对其进行系统评价研究，建立了病证结合动物模型的拟临床评价方法。这项研究突出了临床观察与实验研究的结合，缩小了模型动物的客观表现与血瘀证实际临床表现的差距，从而保证了所复制冠心病证候动物模型与临床的相关性。

各 论

第五章

解 表 药

导学

本章介绍常用解表药的基本药理作用、作用原理，以及单味中药麻黄、桂枝、柴胡、葛根，中药复方桂枝汤和银翘散的药理作用。

学习重点

解热药的主要药理作用；麻黄、桂枝、柴胡、葛根的药理作用。

学习要求

1. 掌握解表药的基本药理作用：发汗、解热、抗炎、镇痛、抗病原微生物、免疫调节及抗变态反应作用。

2. 掌握麻黄的主要药理作用有：发汗、平喘、利尿、解热、抗炎、抗病原微生物。

3. 掌握桂枝的扩张血管、促进发汗、解热、抗炎作用。

4. 掌握柴胡的解热、保肝和抗炎作用。

5. 熟悉葛根的解热和对心血管系统的作用。

6. 熟悉桂枝汤和银翘散的药理作用和现代应用。

第一节 概 述

表证是指外邪侵犯人体浅表部位（皮肤、肌肉、经络）所致的疾病。相当于现代医学的上呼吸道感染及传染病的初期症状。表证常分为表热证和表寒证。表寒证的特点是寒象较明显，表现为恶寒或恶风较重、发热轻、无汗或有汗、苔薄白、脉浮紧或浮缓。表热证的特点是热象较明显，表现为发热重、恶寒轻、口渴、咽痛、舌质红、苔薄黄、脉浮数。中医认为有一分恶寒，就有一分表证。现代医学认为恶寒是由于皮肤血流量减少，体表温度降低所致，同时也是上呼吸道感染的发病原因之一。当寒冷刺激时，呼吸道黏膜血管收缩，局部缺血，抵抗力降低，造成寄生在上呼吸道的病原微生物（细菌、病毒等）乘机侵入黏膜上皮细胞，生长繁殖，导致炎症反应而出现诸多临床症状。

凡以发散表邪，解除表证为主要作用的药物称为解表药。解表药主要具有发汗之功效，通过发汗而达到发散表邪的目的，从而解除表证。部分药物兼有利尿消肿、止咳平喘、透疹止痛等作用。解表药根据其性味和临床功效的不同，分为两类：辛温解表药（发散风寒药），多属辛温，适用于表寒证，代表药物有麻黄、桂枝、荆芥、防风等；辛凉解表药（发散风热药），多属辛凉，适用于表热证，代表药物有柴胡、葛根、牛蒡子、薄荷、菊花等。

发汗、解热、抗病原微生物的作用是解表药发散表邪功效的主要药理学基础，部分药物还具有抗炎、镇痛、免疫调节等作用，这有助于增强其解热、抗病原微生物的功效。现代研究认为解表药与其功效有关的主要药理作用如下。

1. 发汗 中医学认为本类药物一般都有发汗或促进发汗的作用，通过发汗使表邪从汗而解，有所谓"其在皮者，汗而发之"，"体若燔炭，汗出而散"的理论，可见发汗是中医治疗表证的重要方法之一。发汗的方式有两种，即温热性发汗和神经性发汗，前者是指受到体内外温度的刺激（如发热或外界的温度高于体温）时，全身汗腺分泌汗液；后者是精神紧张或情绪激动时的出汗。解表药的发汗多属于温热性发汗，依据的是辛温解表药服用后身体有温热感。麻黄碱能使处于高温环境中的人出汗快而多，古人用辛温解表方剂如麻黄汤等也强调"温服"和"温覆"。解表药的发汗机制可能是：直接影响汗腺功能，促进汗液分泌；通过改善血液循环而促进发汗。

解表药中以辛温解表药的发汗作用较强。

2. 解热 本类药物大多有不同程度的解热作用，使实验性发热动物的体温降低，以柴胡作用最显著，桂枝、荆芥、防风、葛根、紫苏、浮萍，包括银翘散、桑菊饮、麻杏石甘汤、九味羌活汤等也有一定的退热效果。其解热机制可能是：通过发汗或促进发汗；通过抗炎、抗菌和抗病毒等作用而促使体温下降；通过扩张皮肤黏膜血管，增加散热等而使体温下降；通过影响脑内活性物质，如 cAMP、PGE，进而影响中枢的体温调节功能。此外，麻黄挥发油、细辛挥发油、柴胡皂苷、葛根素、桂枝煎剂等还能使正常动物的体温下降。

解表药中以辛凉解表药的解热作用较强。

3. 抗炎 呼吸道炎症是表证的常见症状。解表药中大部分有抗炎作用，如柴胡、麻黄、生姜、辛夷、细辛、银翘散、桑菊饮、桂枝汤等，对多种实验性炎症有明显的抑制作用。抗炎机制可能与下列因素有关：抑制组胺或其他炎性介质的合成和释放；增强肾上腺皮质的分泌功能；抑制花生四烯酸代谢；清除自由基。

4. 镇痛、镇静 头痛、周身痛和关节痛是表证的常见症状。本类药物中柴胡、麻黄、桂枝、细辛、防风、紫苏、生姜、辛夷，以及银翘散、桑菊饮、桂枝汤等对多种动物的实验性疼痛均有明显的镇痛作用。镇痛作用在外周，部分药物（如细辛）是通过中枢部位发挥镇痛作用。部分药物还有镇静作用，使动物的自主活动减少，或者能加强中枢抑制药的作用；复方制剂桑菊饮、紫葛解肌汤、升麻葛根汤也有类似作用。

5. 抗病原微生物 表证是外邪客表所致，细菌、病毒、寒冷等均可视为外邪。体外实验证明，麻黄、柴胡、桂枝、生姜、紫苏、细辛、防风、薄荷、桑叶、牛蒡子等对多种细菌，如金黄色葡萄球菌、溶血链球菌、肺炎链球菌、大肠杆菌、伤寒杆菌、痢疾杆菌，以及某些致病性皮肤真菌均有一定的抑制作用。另外，麻黄、桂枝、柴胡、紫苏、菊花等对某些病毒（如呼吸道病毒）也有一定的抑制作用。本类药物的抗菌实验是在体外进行的，由于实验用药物均为粗制剂，因此其抗病原微生物的作用只是一个参考。然而临床应用本类药物治疗上呼吸道感染有比较好的效果，可能是药物的综合作用的结果。

6. 免疫调节及抗变态反应 柴胡、苏叶、葛根、麻黄汤、麻杏石甘汤、桂枝汤等能促进巨噬细胞的吞噬作用，增强机体非特异性的免疫功能，提高机体抗病能力，有利于解除表证。部分药物尚能提供特异性免疫功能。此外，麻黄、桂枝、葛根汤、小青龙汤等对变态反应有抑制作用，可缓解和治疗过敏性疾病。

综上所述，解表药的发汗、解热、抗炎、镇痛和抗病原微生物作用是解除表证的药理学基础，同时增强免疫功能对解除表邪也具有积极的作用。常用解表药的主要药理作用和用途见表5-1。

表5-1 解表药主要药理作用总括表

类别	药物	发汗	解热	抗菌	抗病毒	镇痛	镇静	抗炎	抗过敏	其他作用
辛温解表药	麻黄	+	+	+	+	+		+	+	平喘、利尿、升血压、兴奋中枢神经系统
	桂枝	+	+	+	+	+	+		+	利尿、强心、扩血管
	细辛		+	+		+	+	+		平喘、祛痰、强心、升压
	生姜	+			+	+		+	+	止吐、促消化液分泌
	荆芥		+	+	+	+	+	+	+	止血、抗氧化
	防风		+	+	+	+	+	+		促进免疫功能
	紫苏	+	+	+	+	+				止咳、祛痰、平喘、止血
	羌活		+	+	+	+	+	+	+	
	藁本		+			+	+		+	
	白芷		+	+		+	+			光敏作用
	苍耳子					+	+			
	辛夷花		+		+				+	平喘、降压
	香薷			+	+	+	+			
辛凉解表药	柴胡		+		+	+	+	+	+	保肝、利胆、降脂
	葛根		+			+			+	改善心脑血管功能
	薄荷		+	+	+	+	+	+		祛痰、止痒、保肝、利胆
	桑叶		+	+						
	菊花			+	+	+				祛痰、镇咳

续表

类别	药物	发汗	解热	抗菌	抗病毒	镇痛	镇静	抗炎	抗过敏	其他作用
辛凉解表药	牛蒡子		+	+		+	+			降压、增加冠脉血流量
	蔓荆子			+		+	+			利尿
	升麻					+	+	+		
	浮萍		+							

第二节 常用药物

麻 黄

本品为麻黄科植物草麻黄 *Ephedra sinica* Stapf、中麻黄 *E. intermedia* Schrenk et C. A. Mey. 或木贼麻黄 *E. equisetina* Bge. 的干燥草质茎。主要活性成分为 l – 麻黄碱（l – ephedrine），占生物碱总量的 80% ~ 85%；其次为 d – 伪麻黄碱（d – pseudoephedrine），含量为 0.481% ~ 1.382%；以及微量的 l – N – 甲基麻黄碱、d – 甲基麻黄碱、去甲基麻黄碱、去甲基伪麻黄碱和麻黄碱。麻黄碱性质稳定，口服有效。从挥发油中分离出 32 种化合物，含量较高的有 $\alpha, \alpha, 4$ – 三甲基 – 3 – 环己烯 – 甲醇（$\alpha, \alpha, 4$ – trimethyl – 3 – cyclohexen – 1 – methanol）、β – 松油醇（β – terpineol）、麻黄噁唑酮（ephedroxane）等。麻黄中黄酮类化合物包括芹菜素（apigenin）、小麦黄素（tricin）、山奈酚（laemplerol）、芹菜素 – 5 – 鼠李糖（apigenin – 5 – rhamnoside）等。麻黄味辛、微苦，性温。归肺、膀胱经。

【药动学】大鼠用麻黄提取物灌胃后，麻黄碱血药浓度 – 时间曲线呈一室模型，半衰期 0.65 小时；伪麻黄碱血药浓度 – 时间曲线呈一室模型，半衰期 1.11 小时、清除速率 0.62/小时。

【药理作用】

1. 与功效主治相关的药理作用 麻黄具有发汗解表、宣肺平喘和利尿消肿之功效，用于感冒，胸闷喘咳，风水浮肿，支气管哮喘等。《本草正义》："麻黄轻清上浮，专疏肺郁，宣泄气机，是为治感第一要药，虽曰解表，实为开肺，虽曰散寒，实为泄邪，风寒固得之而外散……后人以麻黄治水肿气喘，小便不利诸法，虽曰皆取解表，然以开在内之闭塞，非以逐在外之感邪也。"与麻黄功效主治有关的药理作用如下。

（1）发汗 麻黄为辛温解表之峻品，其发汗作用为几千年临床实践所证实。近代实验研究证实麻黄水煎剂、水溶性提取物、麻黄挥发油、麻黄碱、l – 甲基麻黄碱等均有发汗作用。其发汗特点是：口服和注射给药均有发汗作用，起效快，作用强，持续时间长，处于温热环境、配伍（与桂枝）后发汗作用更明显。麻黄的发汗机制尚不清楚，可能与下列因素有关：①阻碍汗腺导管对钠离子的重吸收，而导致汗液分泌增加；②兴奋 α 受体使汗液分泌增加；③通过兴奋中枢神经的有关部位促进汗液的分泌，因为在麻醉和局部神经损伤的情况下，麻黄的发汗作用受到影响。

此外，麻黄根有止汗的作用。

（2）平喘 近代研究证实麻黄碱、伪麻黄碱、挥发油是麻黄平喘的主要成分，$l-\alpha-$萜品烯醇和2,3,5,6-四甲基吡嗪是近年来从麻黄中分离出来的新平喘成分。麻黄的平喘作用起效较慢，温和而持久，且口服有效。

麻黄的平喘机制主要是：①直接兴奋支气管平滑肌β受体，激活腺苷酸环化酶，升高细胞内cAMP浓度，使平滑肌松弛；②直接兴奋支气管黏膜血管平滑肌α受体，血管收缩，血管壁通透性下降，黏膜水肿减轻，对哮喘的发作和预防有效；③促进去甲肾上腺素能神经和肾上腺嗜铬细胞释放去甲肾上腺素和肾上腺素，间接的发挥拟肾上腺素作用；④阻止过敏介质组胺、5-羟色胺、白三烯等的释放。

（3）利尿 麻黄的多种成分均有利尿作用，以$d-$伪麻黄碱利尿最强，静脉注射利尿作用较快，可持续0.5~1小时。口服利尿作用稍弱。麻黄的利尿作用有剂量限制，量大反而使尿量减少。其利尿机制可能是通过扩张肾血管，增加肾小球的滤过率，或是阻碍肾小管对钠离子的重吸收，从而产生利尿作用。

（4）解热、抗炎 麻黄挥发油对多种实验性发热动物有解热作用，对正常小鼠的体温也有降低作用。麻黄的多种成分、多种制剂（水提取物和醇提取物）均有抗炎作用，以伪麻黄碱最强，且口服和注射都有效。新发现的杂环化合物（如麻黄噁唑酮）也有抗炎作用。麻黄的抗炎作用环节是：对炎症早期的血管通透性增加有抑制作用；抑制炎症后期肉芽组织的形成；对抗致炎物质的作用。其机制可能与抑制花生四烯酸的释放和代谢有关。

另外，麻黄碱能抑制过敏介质的释放，麻黄水和醇提取物能降低血清素水平，并具有抗补体作用，因此麻黄有抗过敏作用。

关键提示5-1

正常人的体温为37℃（华氏98.6°F）左右。体温在1日内会发生一定的波动，清晨2~6时体温最低，下午4~7时最高，昼夜的温差不会超过1℃。发热是指体温高于正常范围0.5℃。发热不外乎致热原与非致热原两种因素作用的结果，发热病机简要示意图见图5-1。丘脑体温调节中枢通过产热和散热的平衡，维持体温恒定。散热主要是通过增加皮肤血流量和汗腺的分泌；产热是通过增加代谢和骨骼肌寒战。

关键提示5-2

炎症是指具有血管系统的活体组织对各种损伤因子的刺激，所发生的一种以防御反应为主的基本病理过程。表现为红、肿、热、痛和功能障碍，也伴有发热、末梢血白细胞计数改变等全身反应。局部血管扩张，血流缓慢，血浆及中性白细胞等血液成分渗出到组织内。急性炎症反应的特征是血管变化和渗出性改变，有三个相互关联的过程：①血流动力学的改变（炎性充血）。②血管壁通透性增高（炎性渗出）。③白细胞游出和聚集（炎性浸润）。慢性炎症是在致炎因子、组织崩解产物或某些理化因子的刺激下，炎症局部的巨噬细胞、内皮细胞和纤维母细胞增生。在某些情况下，炎症病灶周围的上皮细胞或实质细胞也发生增生，具有限制炎症的扩散和修复作用，但也可以带来组织粘连和功能障碍等不良后果。

（5）抗病原微生物 体外实验证实，麻黄煎剂、麻黄挥发油对甲、乙型溶血性链球菌，金黄色葡萄球菌，流感嗜血杆菌，肺炎双球菌，炭疽芽孢杆菌，白喉棒状杆菌，大肠埃希

图 5-1 发热病机简要示意图

菌，奈瑟菌属等均有不同程度的抑制作用。麻黄挥发油对亚甲型流感病毒有明显抑制作用，对感染甲型流感病毒 PR8 株小鼠有治疗作用。

（6）镇咳、祛痰 麻黄碱、麻黄水提取物可明显抑制二氧化硫和机械性刺激所致的咳嗽反射，强度是可待因的 1/20。麻黄挥发油有祛痰作用。

2. 其他药理作用

（1）中枢神经系统 麻黄碱脂溶性高，易通过血脑屏障，在治疗剂量下即兴奋大脑皮层，引起精神兴奋和失眠症状。麻黄碱亦能兴奋中脑、延脑呼吸中枢和血管运动中枢。麻黄挥发油和水煎液有镇痛作用，麻黄挥发油有中枢镇静作用。

（2）强心、升高血压 麻黄碱能直接和间接兴奋 α、β 肾上腺素能神经受体，对心脏有正性肌力和频率作用，收缩血管、升高血压。升高血压的特点是作用缓慢、温和、持久，但反复应用易产生快速耐受性。

（3）抑制和收缩平滑肌 麻黄碱对离体豚鼠回肠的自发收缩有抑制作用，也可对抗乙酰胆碱和 5 - 羟色胺收缩肠管的反应。然而，麻黄碱对动物子宫和输精管平滑肌有兴奋作用。

（4）其他 麻黄水提取物能明显降低肾衰模型大鼠血尿素氮和肌酐水平，麻黄提取物的水溶液静脉注射有利胆作用，麻黄多糖 A、B、C、D、E 有降血糖的作用。

表 5-2 麻黄药理作用以及主要物质基础小结

功效	药理作用	主要有效成分、部位或提取物
发汗、解表	发汗	挥发油、麻黄碱、l-甲基麻黄碱
	解热	挥发油
	抗炎	d-伪麻黄碱、麻黄噁唑酮
	抗病原微生物	挥发油

功效	药理作用	主要有效成分、部位或提取物
宣肺、平喘	缓解支气管痉挛	挥发油、麻黄碱、伪麻黄碱、$l-\alpha-$ 萜品烯醇、2,3,5,6－四甲基吡嗪
	镇咳	麻黄碱
	祛痰	挥发油
	抗过敏	麻黄碱
利尿、消肿	促进排尿	$d-$伪麻黄碱
其他	中枢兴奋	麻黄碱
	兴奋心脏	麻黄碱
	升高血压	麻黄碱
	抑制和兴奋平滑肌	麻黄碱

【毒理与不良反应】麻黄毒性较小，其所含的麻黄碱毒性较伪麻黄碱大。麻黄碱对大鼠皮下注射的 LD_{50} 为 650mg/kg；10% 麻黄挥发油乳剂对小鼠腹腔注射的 LD_{50} 为 14mg/kg。麻黄水提物小鼠腹腔注射的 LD_{50} 为 650mg/kg。麻黄挥发油小鼠腹腔注射的 LD_{50} 为 1.35mL/kg，灌胃 LD_{50} 为 2.79mL/kg。麻黄对小鼠的毒性反应为眼球突出，举尾反应，紫绀和眼眶内出血等。

人服用过量（治疗量的 5~10 倍）可引起烦躁不安、失眠、心悸、高血压等，甚至导致心肌梗死或死亡。

【现代应用】

1. 感冒 麻黄汤、小青龙汤等麻黄的复方制剂可治疗普通感冒和流感。

2. 支气管哮喘 麻黄碱口服，可用于预防哮喘的发作，对急性发作效果差。

3. 预防和治疗低血压状态 麻黄碱可防治脊椎麻醉引起的低血压。口服可治疗低血压。

4. 鼻塞 0.5%~1% 麻黄碱溶液滴鼻，可治疗鼻黏膜充血引起的鼻塞。

5. 肾炎 以麻黄为主的方剂，如麻黄连翘赤小豆汤能改善肾炎病人的全身浮肿症状。

桂 枝

本品为樟科植物肉桂 *Cinnamomum cassia* Presl 的干燥嫩枝。其有效成分是挥发油，油中主要成分是桂皮醛（cinnamic aldehyde），约占 62.29%~78.75%；其次为桂皮酸（cinnamic acid）及少量的乙酸桂皮酯（cinnamyl acetate）、乙酸苯丙酯（phenylpropyl acetate）、原儿茶酸（protocatechuic acid）、香豆素（coumarin）等。桂枝辛、甘，性温。归心、肺、膀胱经。

【药理作用】

1. 与功效主治相关的药理作用 桂枝具有发汗解肌，温通经脉，助阳化气，平冲降逆之功效。《本草汇言》曰："桂枝，散风寒，逐表邪，发邪汗，止咳嗽，去肢节间风痛之药也。"《本草纲目》则曰："桂枝透达营卫，故能解肌而风邪去，脾主营，肺主卫，甘走脾，辛走肺也。"与桂枝功效主治相关的现代药理作用如下。

（1）扩张血管、促进发汗　桂枝单用发汗力弱，与麻黄配伍，则发汗作用增强。研究证明，桂皮油能扩张血管、改善血液循环、促使血液流向体表，从而有利于发汗和解热。

（2）解热、镇痛　桂皮醛、桂皮酸、桂枝汤对实验性发热家兔具有解热作用，并使正常小鼠的体温降低。其解热作用可能是皮肤血管扩张，使散热增加，以及促进发汗的结果。桂枝煎剂或水提取物及总挥发油给小鼠灌胃，能提高痛阈值。桂枝复方制剂镇痛作用更强。

（3）抗炎、抗变态反应　桂枝煎剂和桂枝挥发油对多种致炎物质所致的急性炎症有抑制作用，能降低血管的通透性。桂枝挥发油能抑制小鼠棉球肉芽肿。桂枝的抗炎作用可能与抑制组胺合成，抑制前列腺素 E 的合成和释放，以及清除自由基有关。桂枝不仅能抑制肥大细胞脱颗粒作用，减少过敏介质的释放，还能抑制补体活性，从而表现出抗变态反应的作用。

（4）抗病原微生物　体外实验证实，桂枝水煎剂和醇提取物对金黄色葡萄球菌、大肠埃希菌、伤寒沙门菌等有抑制作用；桂皮油、桂皮醛对结核分枝杆菌有抑制作用；水煎剂对亚甲型流感病毒京科 68－1 株和孤儿病毒（ECHO11）均有抑制作用。

（5）保护心脏和改善微循环　桂枝水煎剂注射给药能增加冠状动脉和营养血流量，桂枝蒸馏液能降低大鼠离体心脏缺血再灌注室颤发生率，改善心脏功能。桂枝能减少心肌乳酸脱氢酶、磷酸肌酸激酶的释放，提高超氧化物歧化酶（SOD）活性，减少过氧化脂质（LPO）的生成。桂枝水煎剂可扩张外周血管，改善微循环，增加体表温度。桂皮醛在体外有抑制血小板聚集和抗凝血酶作用。

2. 其他药理作用

（1）镇静、抗惊厥　桂枝水提取物、挥发油、桂皮醛可抑制小鼠自主活动，增强巴比妥类药物的催眠作用，对抗苯丙胺的中枢神经兴奋作用，对药物（士的宁、烟碱）和听源性惊厥有一定的对抗作用。

（2）其他　桂枝有利尿作用。桂皮醛注射给药有抗肿瘤作用。桂皮醛还能促进胃肠平滑肌蠕动，增强消化功能。桂皮酸有利胆作用。

表 5－3　　　　　　　　　　桂枝药理作用以及主要物质基础小结

功效	药理作用	主要有效成分、部位或提取物
发汗、解肌	发汗	桂皮油
	解热	挥发油、桂皮醛、桂皮酸
	镇痛	挥发油、桂皮醛、桂皮酸
	抗病原微生物	桂皮油、桂皮醛
	抗炎	桂皮油
	抗过敏	桂皮油

续表

功效	药理作用	主要有效成分、部位或提取物
温通经脉 助阳化气	抑制血小板聚集	桂皮醛
	抗凝血酶	桂皮醛
	保护心脏	水煎剂
	改善微循环	水煎剂
其他	镇静、抗惊厥	桂皮油、桂皮醛
	促进肠蠕动、助消化	桂皮醛
	促进胆汁分泌	桂皮酸

【毒理与不良反应】桂皮醛对小鼠的 LD_{50} 分别为：静脉注射 132mg/kg；腹腔注射 610mg/kg；口服 2225mg/kg。桂枝对小鼠的毒性作用和半数致死量有显著的昼夜差异，白天的毒性和致死作用较夜间明显增强。

本品辛温助热，易伤阴动血，凡温热病及阴虚阳盛之证、血证和孕妇忌服。

【现代应用】

1. 预防流行性感冒 复方桂枝气雾剂（桂枝和香薷组成）喷咽喉部位，有一定疗效。

2. 降血压 桂枝、甘草、附子各 15 g 代茶饮，有降压作用。

3. 风湿性关节炎 以桂枝为主，配伍其他药应用，有一定疗效。

4. 其他 桂枝与有关药物配伍还可治疗多种疾病，如对冠心病、慢性心功能不全、月经不调、痛经、心性和肾性水肿、癫痫、胃和十二指肠溃疡、肿瘤等。

柴 胡

本品为伞形科植物柴胡（*Bupleurum chinense* DC.）、狭叶柴胡（*Bupleurum scorzoneri folium* Willd.）等的干燥根。主要含柴胡皂苷（saikosaponins a、b、c、d）四种，并含 α - 菠菜甾醇（α - spinasterol），豆甾醇（stigmasterol），挥发油（柴胡醇 bupleurmol、丁香酚 eugenol），脂肪油和多糖等。此外，柴胡还含有生物碱，黄酮类，葡萄糖，氨基酸，山柰苷等。柴胡味苦、辛，性微寒。归肝、胆经。

【药动学】以镇痛药效为指标研究柴胡的药动学，结果发现柴胡的最低起效剂量为 0.11g/kg，吸收速率常数为 $0.30h^{-1}$，消除速率常数为 $0.14h^{-1}$，效应呈现半衰期、效应消除半衰期、效应达峰时间及效应维持时间分别为 2.31、4.95、4.76 和 15.3 小时。

【药理作用】

1. 与功效主治相关的药理作用 柴胡具有和解表里、疏肝解郁、升举阳气之功效。主治感冒发热，寒热往来，月经不调。《本草正义》曰："柴胡，用此者用其凉散，平肝之热。其性凉，故解寒热往来，肌表潮热，肝胆火炎，胸胁痛结，兼治疮疡，血室受热；其性散，故主伤寒邪热未解，温病热盛，少阳头痛，肝经郁证。"

（1）解热 中医用柴胡治寒热往来的半表半里之热有确切的疗效。这种现象相当于现代医学的化脓性炎症、风湿热及疟疾。《本草纲目》曰："盖热有在皮肤、在脏腑、在骨髓，非柴胡不可。"可见柴胡治疗热性疾病的重要性。实验证明，柴胡煎剂、柴胡醇浸膏、柴胡挥发油及粗皂苷对多种原因（如注射发酵牛奶、伤寒－副伤寒菌苗）引起的实验性动物发热，均有明显的解热作用，且能使正常动物体温降低。解热的主要成分是柴胡皂苷、皂苷元 A 和挥发油，其中挥发油的解热作用最强，且毒性小。柴胡挥发油中的丁香酚、己酸、γ－十一酸内酯和对－甲氧基苯二酮是解热的主要成分。现代医学认为 cAMP 是重要的发热介质之一，可引起下丘脑体温调节中枢的体温调定点升高，而造成机体发热。实验显示，柴胡挥发油能抑制下丘脑部位 cAMP 的合成和释放，从而抑制体温调定点的上移，使体温降低，产生解热作用。

（2）抗病原微生物　体外实验证明，柴胡对金黄色葡萄球菌、溶血性链球菌、霍乱弧菌、结核杆菌、钩端螺旋体有一定的抑制作用；对流感病毒具有较强的抑制作用；也可抑制肝炎病毒、牛痘病毒；对抗 I 型脊髓灰质炎病毒导致的细胞病变作用。柴胡注射液对单纯疱疹病毒性角膜炎有效，对流行性出血热病毒也有一定的作用。柴胡水提取物可降低病毒性肺炎小鼠的肺指数和死亡率。

（3）抗炎　柴胡粗皂苷、柴胡皂苷、柴胡挥发油均有抗炎作用，对正常或去肾上腺大鼠由多种致炎剂引起的炎症反应均有抑制作用。口服和注射给药均有效，但注射给药的抗炎作用强于口服给药。抗炎机制与下列因素有关：降低血管通透性；抑制白细胞游走和肉芽组织增生；兴奋下丘脑－垂体－肾上腺内分泌轴，最终使糖皮质激素分泌增加而产生抗炎作用；直接抑制致炎物质组胺、5－羟色胺的释放等。

（4）促进免疫功能　柴胡多糖、柴胡水提取物（高分子组分）能促进机体的免疫功能。柴胡多糖可提高枯否（Kupffer）细胞的吞噬功能，增强自然杀伤细胞的功能，提高病毒特异性抗体滴度，提高淋巴细胞的转化率和皮肤迟发型超敏反应。柴胡皂苷在小剂量时可促进脾细胞 DNA 合成和 IL－2 的产生，但大剂量则抑制 DNA 的合成。

（5）保肝利胆　柴胡皂苷、柴胡醇、α－菠菜甾醇对多种原因所致的动物实验性肝损伤有治疗作用，能使丙氨酸转氨酶（ALT）和门冬氨酸转氨酶（AST）显著降低，肝细胞变性、坏死减轻，能促进肝功能恢复。临床也证实柴胡降酶幅度大、速度快，复方制剂降酶作用最强，如小柴胡汤、逍遥散等。柴胡的保肝机制可能是：柴胡皂苷对生物膜（如线粒体膜）有直接的保护作用；柴胡皂苷能促进脑垂体分泌促肾上腺皮质激素（ACTH），进而促使糖皮质激素类分泌增加，而减轻对肝脏的损害，并能减轻外源性糖皮质激素所致的肾上腺萎缩作用；促进肝细胞 DNA 的合成，抑制细胞外基质的合成，有利于肝细胞的恢复。

柴胡能使实验动物胆汁排出量增加，并使胆汁中的胆酸、胆色素和血中胆固醇浓度降低，其利胆有效成分是所含的黄酮类成分。醋炙柴胡利胆作用最强。

（6）降血脂　柴胡皂苷、皂苷元 A 和 B、柴胡醇、α－菠菜甾醇对实验性高脂血症动物的胆固醇、甘油三酯和磷脂水平均有降低作用，其中甘油三酯下降尤为显著；还能加速胆固醇及其代谢产物从粪便中排泄，从而使血脂下降。但柴胡对正常家兔血清胆固醇无明显影响。

（7）镇静、镇痛、镇咳　柴胡煎剂、总皂苷、柴胡皂苷元对中枢神经系统有明显的抑制作用，使动物的自主活动减少，条件反射抑制，延长巴比妥类药物的睡眠时间，拮抗中枢兴奋药的作用。正常人服用柴胡后表现为嗜睡等中枢神经系统抑制现象。

柴胡煎剂、柴胡皂苷对多种实验性疼痛模型动物表现为镇痛作用，提高动物的痛阈值，该作用可部分被纳洛酮所拮抗。

柴胡、柴胡粗皂苷、柴胡皂苷元有较好的镇咳作用。柴胡总皂苷的镇咳强度略低于可待因。柴胡皂苷元注射给药，镇咳作用良好。

（8）对内脏平滑肌的作用　柴胡粗皂苷可明显增强乙酰胆碱对豚鼠、家兔离体肠肌的收缩作用，而柴胡复方则能对抗乙酰胆碱、氯化钡、组胺等引起的肠痉挛。柴胡还有兴奋子宫的作用。柴胡粗皂苷、柴胡多糖对多种实验性胃黏膜损伤模型有保护作用。

2. 其他药理作用

（1）影响物质代谢　柴胡皂苷 a、c、d 混合物可促进动物体内蛋白质的合成。柴胡皂苷能增加肝糖原的合成，促进葡萄糖的利用，抑制脂肪的分解。

（2）抗辐射　注射柴胡多糖对接受 γ 射线照射的小鼠有保护作用，可提高存活率，保护脾脏和骨髓等组织，并促进胸腺细胞合成 DNA 的速度。

（3）其他　柴胡能抑制水负荷大鼠的排尿，但大剂量则促进排尿。此外，柴胡还有降低 SOD 活性，抑制艾氏腹水癌细胞，抑制胰蛋白酶和抗癫痫等作用。

表 5-4　　　　　　　　　　柴胡药理作用以及主要物质基础小结

功效	药理作用	主要有效成分、部位或提取物
和解表里	解热	挥发油、柴胡皂苷、皂苷元 A
	抗病原微生物	水提取物
	抗炎	柴胡粗皂苷、挥发油、柴胡皂苷
	促进免疫功能	多糖
疏肝解郁	保肝利胆	柴胡皂苷、柴胡醇、α-菠菜甾醇
	降血脂	柴胡皂苷、皂苷元 A 和 B、柴胡醇、α-菠菜甾醇
	镇静	柴胡皂苷、柴胡皂苷元
	镇痛	柴胡皂苷
	镇咳	柴胡粗皂苷、柴胡皂苷元
	解痉	柴胡粗皂苷
其他	抗辐射	多糖

【毒理与不良反应】柴胡毒性小，柴胡皂苷和煎剂有溶血作用，但口服时并不明显。口服较大剂量时可出现嗜睡，并有深睡现象。还可出现腹胀、食欲减退等。柴胡注射液能引起过敏反应，严重时脉搏细弱、体温骤降、血压下降、心率减慢，以及溶血反应，个别患者有意识丧失，甚至心跳停止。应予以注意。

大叶柴胡 *Bupleurum longiradiatum* Turcz. 的干燥根茎，表面密生环节，有毒，不可当柴胡用。

【现代应用】

1. 发热 柴胡注射液、柴胡口服液、柴胡糖浆对感冒、流感、肺炎、支气管炎、扁桃体炎、疟疾等引起的发热均有较好的解热作用，柴胡注射液给小儿滴鼻解热疗效高。

2. 病毒性肝炎 柴胡注射液或复方柴胡制剂（小柴胡汤、甘柴合剂）对急慢性肝炎，均有较好的疗效。

3. 高脂血症 柴胡注射液肌内注射可明显降低甘油三酯。

4. 流行性腮腺炎 柴胡注射液肌内注射疗效较好。

葛 根

本品为豆科植物野葛 *Pueraria lobata*（Willd.）Ohwi 的干燥根。其成分主要为黄酮类化合物，有大豆苷（daidzin，黄豆苷）、大豆苷元（daidzein，黄豆素）、葛根素（puerarin）等。还含有尿囊素、β-谷甾醇、淀粉等。葛根味甘、辛，性凉。归脾、胃、肺经。

【药动学】 葛根素口服吸收差，正常人静脉注射后，在体内分布广，消除快。葛根素给犬静脉注射后，药动学呈二室模型：$t_{1/2\alpha}$ 为 6.0 分钟；$t_{1/2\beta}$ 为 57.4 分钟。葛根总黄酮口服给药，在小鼠体内主要分布在肾、脾、心、肝、脑和肺等脏器。

【药理作用】

1. 与功效主治相关的药理作用 葛根具有升阳解肌、透疹止泻、除烦止渴之功效。主治外感发热头痛，项背强痛，口渴，消渴，麻疹不透，热痢，泄泻。《药品化义》曰："葛根，根主上升，甘主散表……能理肌肉之邪，开发腠理而出汗，属足阳明胃经药，治伤寒发热，鼻干口燥，目痛不眠，疟疾热重。"现代药理作用如下。

（1）解热 葛根所含黄酮类物质是其解热作用的成分。葛根煎剂、乙醇浸膏、葛根素等对实验性发热动物均有解热作用，葛根素作用尤为突出。野葛的解热作用与阿司匹林相似，特点为起效快，药后 3~5 小时解热作用最明显。甘葛藤作用较弱，维持时间也较短，但两者均可使体温降至正常水平以下。其解热机制可能与以下环节有关：葛根使皮肤血管扩张，促进血液循环而增加散热。葛根素则通过阻断中枢部位的 β 受体而使 cAMP 生成减少，产生解热效应。

（2）降血糖、降血脂 中医所谓消渴证大致相当于现代医学的糖尿病。葛根煎剂有轻度降血糖作用，有效成分是葛根素，与相关药物配伍治疗糖尿病效果显著。葛根素灌胃给药，可降低四氧嘧啶性高血糖小鼠的血糖水平，作用持续 24 小时，并改善糖耐量。但葛根素对肾上腺素性高血糖小鼠，则无降血糖作用。葛根素对大鼠晶状体醛糖还原酶（AR）有抑制作用。

葛根素注射给药可明显降低血清胆固醇。葛根口服液有显著对抗大鼠饮酒所致血清载脂蛋白 A_1（ApoA$_1$）的降低，以及甘油三酯的升高作用。

（3）对内脏平滑肌的作用 葛根含有收缩和舒张内脏平滑肌两种成分。葛根丙酮提取物 PA$_3$、PM$_4$、PM$_5$ 和甲醇提取物 PM$_2$、PM$_4$ 对离体豚鼠回肠有松弛作用，而甲醇提取物 PM$_3$、PM$_5$ 作用相反。丙酮提取物 PA$_3$、PA$_5$ 以及甲醇提取物 PM$_2$ 对离体大鼠子宫有罂粟碱样松弛作用。葛根去黄酮后的水提取物 MTF – 101 对离体小鼠小肠有乙酰胆碱样作用。葛根中的黄豆苷元对小鼠离体肠管有解痉作用，可对抗乙酰胆碱引起的肠管痉挛。

2. 其他药理作用 实验及临床研究证实，葛根具有良好的活血通脉功效，主要体现在心血管方面。

（1）抗心肌缺血 葛根总黄酮、葛根素是影响心脏功能的主要成分。其中葛根素是一种 β 受体阻断剂，给麻醉犬静脉注射后可使心率减慢，扩张冠状动脉，总外周阻力减少，心耗氧量减少，同时还能改善心肌氧和乳酸的代谢，提高心肌工作效率。葛根水煎剂、醇浸膏能对抗垂体后叶素诱发的动物心肌缺血，葛根素对缺血和缺血再灌注心脏有保护作用，减少乳酸和 TXA_2 的生成，以及肌酸激酶的释放，保护心肌超微结构，改善微循环障碍。

此外，葛根总黄酮、葛根素、大豆苷元、多糖等显示有抗实验性肿瘤作用。葛根总黄酮、葛根素有抗氧化作用，可减少组织丙二醛（MDA）、过氧化脂质（LPO）含量，增加超氧化物歧化酶（SOD）活性。葛根总黄酮能降低动物全血黏度和血小板黏附率，明显抑制二磷酸腺苷（ADP）诱导的体内血栓形成。

（2）抗心律失常 葛根乙醇提取物、大豆苷灌胃后能明显对抗氯化钡、乌头碱所致大鼠心律失常，预防氯化钙所致的大鼠心室纤颤，减少氯仿所致小鼠室颤发生率。葛根素灌胃及静脉注射能明显对抗乌头碱、氯化钡、氯仿 – 肾上腺素诱发的兔心律失常。葛根抗心律失常机制目前认为是：降低心肌细胞膜对 K^+、Na^+、Ca^{2+} 的通透性，而使心脏抑制 β 受体阻断效应。

（3）扩张血管 葛根素、葛根总黄酮静脉注射后，对外周血管具有一定的扩张作用。葛根水煎剂、醇浸膏、葛根总黄酮、葛根素、大豆苷元对高血压模型动物均有一定的降压效果。葛根素、大豆苷元能降低血浆肾素和血管紧张素水平，葛根素尚可降低血浆儿茶酚胺含量。其降压机制可能是：阻断 β 受体效应；抑制肾素 – 血管紧张素系统；影响血浆儿茶酚胺类代谢；改善血管的反应性（顺应性）。葛根降压作用温和可能与其同时含有降压与升压的物质有关。

葛根总黄酮、葛根素给麻醉犬注射用药可使脑血管扩张，脑血流量增加，改善脑循环。葛根能减弱去甲肾上腺素所致的脑动脉血管收缩，也能减弱乙酰甲胆碱所致的脑动脉血管扩张，能使处于异常状态的脑血管功能恢复至正常水平。葛根素静脉注射能消除去甲肾上腺素引起的微循环障碍，加快血流速度。葛根、葛根素对视网膜微循环也有改善作用。

（4）其他 ①葛根素在体外能抑制 ADP 诱导的血小板聚集，在体内能抑制 ADP 诱导的血栓形成，葛根总黄酮能降低血液黏度和血小板黏附率。②葛根煎剂、总黄酮和醇提取物有促进学习记忆的作用，能改善东莨菪碱、D – 半乳糖引起的记忆障碍。③葛根总黄酮和葛根素有抗氧化作用，减少组织 MDA、LPO 的含量，增加 SOD 活性。④葛根总黄酮、葛根素、大豆苷元、多糖有抗实验性肿瘤作用。

表 5 – 5　　　　　　　　　　葛根药理作用以及主要物质基础小结

功效	药理作用	主要有效成分、部位或提取物
升阳解肌	解热	葛根素
透疹止泻	扩张血管	葛根素、葛根总黄酮
	解痉	黄豆苷元
除烦止渴	降血糖	葛根素
活血通脉	抗心肌缺血	葛根总黄酮、葛根素
	抗心律失常	大豆苷
	降血压	葛根总黄酮、葛根素、大豆苷元
	降血脂	葛根素
	抑制血小板聚集	葛根素
其他	抗肿瘤	葛根总黄酮、葛根素、大豆苷元、多糖
	促进学习记忆	葛根总黄酮
	抗氧化	葛根总黄酮、葛根素

【毒理与不良反应】 葛根总黄酮小鼠腹腔注射测得 LD_{50} 为 5. 97g/kg，灌胃给药 LD_{50} 为 10. 11g/kg。

少数患者口服葛根片后有头胀感，减量后可消失。个别病人静脉滴注葛根素后出现皮疹、皮肤瘙痒症状，对症处理即可。

【现代应用】

1. 偏头痛　葛根片口服有效。

2. 突发性耳聋　口服葛根片或葛根乙醇提取物片，葛根总黄酮肌内注射或葛根素静脉注射均有较好效果。

3. 冠心病、心绞痛　可静脉滴注或静脉注射葛根素。葛根片或葛根复方制剂口服，有较好治疗效果。

4. 高血压病　用葛根片治疗伴有项强颈痛的高血压病，可明显改善症状。

5. 感冒、头痛、发热　常用葛根复方制剂（如葛根汤、桂枝加葛根汤等）。

6. 麻疹初起、发热、疹出不畅　用升麻葛根汤治疗。

第三节　常用方剂

桂 枝 汤
《伤寒论》

【组成】桂枝、芍药、炙甘草、生姜、大枣。

【药效与主治】解肌发汗，调和营卫。主治风寒束表，营卫不和之证（头痛发热、汗出恶风、鼻鸣干咳、苔白不渴、脉浮缓或浮弱者）。

【药动学】以发汗、解热等药效法探讨桂枝汤药物动力学参数。发现桂枝汤给动物灌服发汗作用的最低起效剂量为 0.47g/kg，相当于临床等效剂量的效应消除半衰期为 2.62 小时，效应维持时间为 8.95 小时，效应达峰值时间为 1.64 小时。以酵母性发热大鼠的解热效应探讨桂枝汤的药动学参数，发现桂枝汤解热最小起效量为 0.42g/kg，作用维持时间 10.6 小时，体内相当药量的消除半衰期为 1.34 小时。桂枝汤灌服对新斯的明诱发小鼠肠蠕动亢进抑制的最低起效量为 0.186g/kg，相当于临床等效剂量的效应消除半衰期为 5.87 小时，效应维持时间为 33.74 小时，效应达峰值时间为 2.89 小时。

【药理作用】

1. 抗菌、抗病毒　桂枝汤有一定的抗菌作用。桂枝汤水煎剂体外对金黄色葡萄球菌、甲型链球菌、枯草杆菌、变形杆菌和铜绿假单胞菌均有一定的抑制作用。若在桂枝汤中加入一定的三甲氧苄氨嘧啶（TMP）则对变形杆菌、枯草杆菌的抑制作用可提高 4 倍和 8 倍，对表皮葡萄球菌、链球菌、铜绿假单胞菌和大肠杆菌的抑制作用可提高 1 倍，但对金黄色葡萄球菌的抑制作用反而减弱。拆方研究发现方中以甘草的抑菌效果最强，桂枝、白芍居中，生姜最弱。

病毒作为外邪之一，可侵入人体致病。桂枝汤有较强的抗病毒作用。小鼠灌服桂枝汤煎剂，每日 1 次，连续 5 天，能明显抑制由流感病毒亚洲甲型鼠肺适应株 FM_1 滴鼻感染所致的肺炎。表现为模型小鼠的肺部炎症反应和肺指数（肺重/体重）降低，肺组织中增殖的病毒颗粒显著减少，单核巨噬细胞的吞噬功能增强。体外实验观察到桂枝汤对副流感病毒 – Ⅰ、RSV、dV_3、AdV_7、ECHO11、$CoxB_4$、$CoxB_5$、$CoxB_6$、HSV – Ⅰ、HSV – Ⅱ有不同程度的抑制作用。此外，含桂枝汤大鼠血清对所试 HSV – Ⅰ、HSV – Ⅱ、$CoxB_4$、$CoxB_5$ 等病毒致细胞病变也有抑制作用，且血清在 20℃保存 3 个月后仍然有效。正交设计法组方分析结果表明：在抑制流感病毒在肺内增殖方面，全方合煎优于分煎；桂枝汤中以芍药的作用最强，大枣次之；甘草、生姜同芍药有协同作用，生姜、甘草间亦有协同作用；而生姜同桂枝、大枣有拮抗作用。在促进病鼠网状内皮系统（RES）吞噬活性上，又以大枣作用最佳，甘草次之。大枣、生姜、芍药与甘草和桂枝与生姜有协同作用；而芍药又有拮抗大枣的作用。啜粥、温覆能提高桂枝汤的药效。

2. 抗炎、解热、降温　桂枝汤煎剂对小鼠角叉菜胶性足肿胀、二甲苯所致皮肤毛细血管通透性增加，均有明显抑制作用。组方分析研究发现，全方合煎抗炎作用最强，方中桂枝是本方抗炎作用的主要药物，其他药味有协助桂枝的抗炎作用。桂枝汤于致炎前 3 天开始灌胃给药，可显著抑制佐剂性关节炎大鼠的急性足爪肿胀和继发性足肿胀，明显抑制继发性关节炎关节液中 IL – 1β、TNF – α 的活性，表明桂枝汤抗炎作用机制之一可能与抑制炎症细胞因子和炎症介质的生成有关。

动物实验表明桂枝汤有明显的解热和降温作用。桂枝汤灌服对啤酒酵母、霍乱 – 伤寒 – 副伤寒甲乙四联菌苗、白细胞介素 1、干扰素和肿瘤坏死因子等所致的动物实验性发热有明显解热作用。桂枝汤对酵母致大鼠发热模型解热作用的同时，模型动物血清 IL – 1、TNF –

α，血浆和下丘脑 PGE_2 水平降低。

此外，桂枝汤口服还能使正常动物的体温降低。

3. 镇静、镇痛 桂枝汤具有较强的镇静、镇痛作用。《伤寒论》中记载："太阳病，头痛、发热、汗出、恶风，桂枝汤主之。"桂枝汤能使小鼠的自主活动减少，并能增强戊巴妥钠对中枢的抑制作用；热板法和醋酸扭体法实验表明，桂枝汤能延长痛反应时间和减少扭体次数，提高痛阈值，量效关系明显。桂枝汤全方合煎的镇痛作用强于分煎。还有资料报道，小鼠对疼痛刺激反应的敏感性，以及桂枝汤的镇痛作用都有显著的昼夜节律性变化。

4. 镇咳、祛痰、平喘 桂枝汤煎剂给小鼠灌服，能延长氨水刺激诱致的咳嗽时间；增加气管内酚红的分泌量；豚鼠灌服桂枝汤，能使组胺刺激所致的实验性哮喘发生潜伏期延长。

5. 对体温的双向调节作用 在桂枝汤的体温双向调节研究中，首先在实验动物身上制备病理状态的体温变化，即用皮下注射酵母法制造大鼠发热模型，用腹腔注射安痛定法制造大鼠低体温模型。然后，将桂枝汤灌胃给予病理模型动物，观察其体温的变化，同时观察动物下丘脑组织中与体温调节密切相关的生物活性物质的变化，解释桂枝汤与体温调节的分子机制。结果表明，桂枝汤对动物体温具有双向调节作用，既使发热的动物体温降低，也使体温偏低的动物体温升高。

在机制研究中，发现发热大鼠下丘脑组织中 15－羟基前列腺素脱氢酶（15－PGDH）活性降低，桂枝汤剂量依赖性地对抗该酶活性的降低，并使发热大鼠的体温恢复正常。相反，低体温大鼠该酶的活性有升高趋势，桂枝汤降低该酶活性，并加速体温恢复正常。在探讨发热和低体温大鼠下丘脑可溶性一氧化碳合酶（NOS）的活性变化，以及与桂枝汤对之影响的研究中，发现发热大鼠 NOS 的活性显著升高，而低体温大鼠 NOS 活性明显降低。桂枝汤剂量依赖性地对抗发热大鼠下丘脑 NOS 活性的升高，与其解热作用平行；但在低体温模型上可进一步降低该区 NOS 的活性，与抗低体温作用呈负相关。此外，在模型大鼠下丘脑组织磷酸化 cAMP 反应元件结合蛋白（pCREB）活性、前列腺素 E_2（PGE_2）含量及环加氧酶（COX）活性、腺苷酸环化酶（AC）活性与环磷酸腺苷（cAMP）含量等指标观察的实验中发现，桂枝汤能使发热大鼠的 pCREB 活性降低，低体温大鼠的 pCREB 活性变化不明显；使发热大鼠下丘脑 PGE_2 含量明显降低，低体温大鼠 PGE_2 含量明显提高，对两种模型大鼠下丘脑细胞中 COX 活性的影响不明显；桂枝汤显著抑制 cAMP 含量，相反对低体温大鼠可显著增强其下丘脑中 AC 活性，升高异常降低的 cAMP 含量。另外，桂枝汤能拮抗神经降压素（NT）的降体温作用；能抑制 5－羟色胺（5－HT）脑室注射引起的发热反应，并在解热和抗低体温的同时，显著降低发热大鼠下丘脑中 5－HT 含量，升高代谢产物 5－羟吲哚醋酸（5－HIAA）含量，反之升高低体温大鼠下丘脑 5－HT 含量、降低 5－HIAA 含量；桂枝汤能通过促进下丘脑中过量的去甲肾上腺素或乙酰胆碱的灭活，拮抗或部分拮抗它们的降体温或发热作用；桂枝汤可部分通过干扰蛙皮素受体及其功能，发挥解热效应，如上调受体或提高结合活性。

在桂枝汤有效部位 A（Fr. A）双向体温调节作用的研究中发现，Fr. A 在双向调节体温的同时，明显拮抗低体温大鼠下丘脑热休克蛋白 70（HSP_{70}）含量的降低，对发热大鼠下丘

脑 HSP_{70} 含量具有一定的降低作用。对桂枝汤中分离获得的化学单体邻甲氧基桂皮醛的研究发现，不同浓度的邻甲氧基桂皮醛与体外培养的大鼠脑微血管内皮细胞共同孵育，采用内源性致热因子 IL-1 刺激后，其表现出剂量依赖地下调 COX-1、COX-2 活性及 PGE_2 含量。

6. 对汗腺分泌的双向调节作用 桂枝汤对汗腺分泌有双向调节作用。桂枝汤对正常及汗腺分泌受抑的流感病毒感染小鼠，有促进其发汗的作用。表现出维持时间短、起效快等特点，有利于发热。在大鼠以阿托品和安痛定注射造成其汗腺分泌抑制和亢进的病理模型，应用桂枝汤后也能分别增强和抑制汗腺的分泌。

7. 对免疫功能的双向调节作用 桂枝汤对正常动物的非特异性免疫功能无明显影响，但对流感病毒感染所致病毒性肺炎，并伴有免疫功能降低的小鼠，桂枝汤可改善感染动物的免疫功能，使血中炭粒廓清率维持在正常水平。桂枝汤对迟发性超敏反应有明显的抑制作用，能促进抗内毒素抗体的产生，还能提高小鼠对高温环境的耐受能力。桂枝汤对痹证小鼠 T 淋巴细胞具有调节作用，免疫荧光标记流式细胞仪计数发现，模型小鼠全血中 $CD3^+$、$CD4^+$、$CD8^+$ T 细胞在应用桂枝汤后数量降低。桂枝汤降低脾脏来源的 T 淋巴细胞对丝裂原刀豆蛋白 A（ConA）激活的增殖反应系数，但对 B 淋巴细胞对丝裂原细菌脂多糖（LPS）激活的增殖反应系数无影响。结果提示，桂枝汤能减少痹证外周血中 T 淋巴细胞数量，且对脾脏中淋巴细胞的功能有抑制作用。桂枝汤可以明显升高痹证（胶原诱导免疫性关节炎）小鼠肠黏膜免疫系统中降低的 $CD4^+$、$CD8^+$ T 淋巴细胞及 SIgA 数量，说明桂枝汤可以增强痹证小鼠肠道黏膜免疫功能，从而可能诱导免疫耐受和免疫抑制。桂枝汤含药血清能阻断 LPS 和 Poly 刺激的小鼠巨噬细胞 RAW2647 的 TLR_3 高表达，阻断 TLR_3 胞内信号转导的 MyD_{88} 依赖和非依赖两条途径，抑制相关基因表达产物 TNF-α、IFN-β 过度分泌，具有 TLR_3 拮抗剂样作用。桂枝汤也可直接作用于接头蛋白 MyD_{88}、TRAM 和 TRIF，影响 TLR_4 信号转导的 MyD_{88} 依赖和非依赖性途径，抑制 TNF-α、IFN-β 的过度分泌。以脾虚动物模型为研究对象，发现桂枝汤能调高脾虚大鼠血清 IgG、IgM 的含量，同时降低脾虚大鼠血清补体 C_3 的含量；桂枝汤可使脾虚大鼠 NF-ATcmRNA 的表达下调，进而 IL-α mRNA 的表达下调，同时 IFN-γ mRNA 的表达上调，使 Th_1 和 Th_2 分化趋于平衡。

8. 对胃肠运动的双向调节作用 桂枝汤可抑制新斯的明引起的小鼠胃排空加快、肠推进加速，也可拮抗阿托品引起的胃排空减慢、肠推进减弱，使偏亢或偏抑的胃肠功能状态趋于正常，但对正常动物却无明显的影响。桂枝汤胃肠调节的机制与影响胃动素、胃泌素、生长抑素及血管活性肠肽（VIP）水平有关。桂枝汤有效部位 B（Fr. B）对胃肠运动亦有双向调节作用，Fr. B 可拮抗阿托品所致胃肠运动受抑大鼠的下丘脑和空肠组织 cAMP 含量，以及蛋白激酶 A（PKA）、蛋白激酶 C（PKC）活性与胃窦组织 PKA 活性的降低。然而，桂枝汤对新斯的明所致胃肠运动亢进大鼠，Fr. B 可升高胃窦组织 PKA、下丘脑和空肠组织 PKC 的活性，但对 cAMP 含量无明显影响。

9. 对血压的双向调节作用 无损伤大鼠尾脉搏测压法发现，桂枝汤能明显降低自发性高血压大鼠血压，并能明显升高复方降压片所致低血压大鼠的血压。桂枝汤有效部位 Fr. A 和 Fr. E 明显降低自发性高血压大鼠的血压，Fr. B 明显升高复方降压片所致低血压大鼠的血压。桂枝汤影响大鼠血管活性物质，如内皮素（ET）、神经降压素（NT）、血管活性肠肽

（VIP）等含量，是其发挥血压双向调节作用的机制之一。

此外，桂枝汤还具有抗过敏、降血糖、增加心肌血流量、改善胃肠消化传导和解痉止痛等药理作用。动物模型还显示，该方能有效地防治颈椎病和慢性胰腺炎。

【现代应用】

1. 普通感冒、流行性感冒、呼吸道炎症等 上百例临床资料报道，效果较好。

2. 出汗异常 用本方加味治疗绝育术后自汗、盗汗、低热、外感多汗、局限性多汗症以及黄汗症均有一定的疗效。

3. 颈椎病、肩周炎 用本方加葛根治颈椎病有效。本方加草乌浸酒治肩周炎有效。

4. 过敏性疾病 桂枝汤对荨麻疹、多形红斑、皮肤瘙痒、过敏性鼻炎等过敏性疾患有效。

5. 妇科病 本方对产后感冒、高热、妊娠反应、阴痒等均有疗效。

此外，桂枝汤或加减方对阵发性心动过速、病毒性心肌炎、多发性动脉炎、软组织损伤、冻疮、面瘫、神经性头痛、下肢静脉曲张等均有一定的疗效。

银 翘 散
《温病条辨》

【组成】 连翘、银花、苦桔梗、薄荷、竹叶、生甘草、荆芥穗、淡豆豉、牛蒡子、芦根。

【功效与主治】 辛凉解热，清热解毒。主治风热感冒、发热头痛、咳嗽、口干、咽喉疼痛。

【药动学】 以对酵母所致发热大鼠的解热效应为指标，发现银翘散解热作用的最小起效剂量为 0.18g/kg，作用期为 6.4 小时，体内生物相当药量的消除半衰期为 1.1 小时。以发汗为观察指标，发现银翘散一般在药后 1.5～2.0 小时到达作用峰值，效应消除半衰期为 3.90 小时。以抑制二甲苯所致小鼠皮肤毛细血管通透性增高为指标，测得银翘散的抗炎药效半衰期为 4.53 小时，达峰值时间为 2.31 小时，作用维持时间为 16.23 小时。

【药理作用】

1. 解热 动物实验表明，银翘散煎剂、袋泡剂、丸剂、滴鼻剂、颗粒剂、蜜丸等对多种致热原所引起的家兔或大鼠实验性发热均有明显的解热作用。在银翘散的解热作用机制研究中，基本排除了其通过对内毒素的灭活，而产生解热作用的可能性。进一步研究发现银翘散为中枢性解热药，其作用机制不全同于解热镇痛药物。此外，通过以伤寒－副伤寒甲乙混合菌苗作为激活物，观察银翘散对体外培养单核细胞合成释放内生性致热原（endogenous pyrogen，EP）的影响，结果表明其对 EP 合成无明显影响，提示银翘散的解热作用可能在于阻断 EP 产生以后的环节。传统认为"香气大出，即取服，勿过煮"。在银翘散不同的煎煮时间对致热大鼠体温，以及下丘脑 cAMP 含量影响的研究中发现，银翘散对酵母致热大鼠具有明显的解热作用，效果以煮沸后 3～6 分钟为优，解热作用与降低发热大鼠下丘脑组织中 cAMP 的含量有关。

2. 镇痛 动物实验表明，银翘解毒颗粒剂、丸剂、片剂、滴鼻剂等可明显提高小鼠热板法的痛阈值和减少醋酸所致的小鼠扭体次数。

3. 促进汗腺分泌　银翘散煎剂给大鼠灌服，可促进汗腺分泌，但起效慢，维持时间较长。

4. 抗菌、抗病毒　银翘散浓缩袋泡剂、煎剂在体外对金黄色葡萄球菌、乙型溶血性链球菌、甲型链球菌、肺炎球菌、卡他球菌、白喉杆菌、大肠杆菌、铜绿假单胞菌等有一定的抑制作用。体外对流感、登革热、合疱和单疱等病毒，也呈不同程度的抑制作用。银翘散煎剂连续给药 5 天，对甲 3（H3N2）亚型流感病毒小鼠肺炎有抑制作用，降低肺指数，但对小鼠的死亡保护作用和延长生命作用不明显。银翘散对甲 1 型流感病毒、流感病毒 FM_1、流感 A_2 病毒感染的小鼠具有保护作用，能提高存活率、延长平均存活时间和减少肺炎性病变。银翘散对以犬肾传代细胞（MDCK）为载体的体外试验显示，其对甲 1 型流感病毒 FM_1 株、Kumamoto 流感 A_2（H2N2）病毒株无明显的抑制作用，且对接种于人肺 KMB_{17}、MDCK、Hep－2、Hela 细胞上的鼻病毒 R_{14} 型、流感病毒 A 型 FM_1 株、呼吸道合胞病毒、腺病毒 7 型所导致的细胞病变亦无明显抑制作用。结合体内抗病毒有效的结果，提示银翘散的抗病毒作用可能是通过提高宿主的抗病毒功能而实现的。流感病毒亚洲甲型鼠肺适应株（FM_1）感染胸腺缺陷小鼠，银翘散可通过降低血清中 IFN－γ 的表达而减轻炎性损伤；同样病毒株感染快速老化小鼠（SAM）造成急性呼吸道感染模型，银翘散表现出降低炎性因子 TNF－α 和升高 IFN－γ 在血清中的浓度来减少炎性损伤。此外，鸡胚法显示银翘散对 H_9 亚型、H_5 亚型禽流感病毒有直接灭活作用。

5. 抗炎　银翘散煎剂、片剂、袋泡茶、滴鼻剂和银翘解毒颗粒剂等均有明显的抗炎作用。如本方对致炎剂组胺、前列腺素 E 所致小鼠皮肤毛细血管通透性增加有抑制作用，以抗组胺性渗出为佳。但拮抗醋酸及 5－羟色胺所致皮肤或腹腔毛细血管通透性亢进的作用不明显。本方煎剂、袋泡茶、颗粒剂、丸剂、片剂对大鼠蛋清性足肿胀和巴豆油，或二甲苯所致小鼠耳郭肿胀均有明显的抑制作用。

6. 对免疫功能的影响　炭粒廓清试验表明，银翘散能使小鼠吞噬指数和吞噬系数增加，但对环磷酰胺所致的小鼠体液免疫抑制无明显对抗作用。银翘散具有增强小鼠非特异性免疫功能和细胞免疫功能的作用，提高小鼠的游泳耐力时间和免疫抑制小鼠网状内皮系统的吞噬功能，以及外周血 $CD4^+T$ 细胞的数量及免疫器官指数，且以煮沸后 3 分钟效果为佳。

【现代应用】

1. 普通感冒　用银翘散粗末治疗风热感冒 1150 例，服药 1 天后，热度普遍下降，感冒症状迅速减轻，平均 2.7 天痊愈。

2. 流行性感冒　用银翘散治疗流感 50 例，服药后症状明显减轻，体温很快下降，平均 2~4 天痊愈。

3. 肺炎、急性支气管炎　银翘散能明显改善本病的症状，缩短病程。

4. 急性传染病　用本方煎剂治疗麻疹、流行性腮腺炎、乙型脑炎、流脑、出血热、登革热、猩红热、钩端螺旋体病、风疹、急性结膜炎、睑腺炎、小儿急性肾炎等均有一定的治疗效果。

5. 皮肤变态反应性疾病　如药物性皮炎、荨麻疹、牛皮癣、湿疹和水痘，用本方加减均可收到较好效果。

此外，本方对疖肿、痤疮、急性子宫内膜炎、产褥热、急慢性胃炎、小儿急性肾炎、小儿手足口病等也有一定的疗效。

第六章

清 热 药

导学

本章介绍清热药的基本药理作用及常用单味中药栀子、知母、黄芩、黄连、苦参、金银花、板蓝根（大青叶）、青蒿，以及中药复方黄连解毒汤、白虎汤的药理作用。

学习重点

清热药的主要药理作用；栀子、黄芩、黄连、金银花、板蓝根（大青叶）、青蒿以及复方黄连解毒汤的药理作用。

学习要求

1. 掌握与清热药"清泄里热"功效相关的主要药理作用：抗病原体、抗细菌毒素、抗炎、解热、镇静镇痛、调节机体免疫功能、抗肿瘤等。

2. 掌握栀子的主要药理作用：镇静镇痛、解热降温、抗炎、保肝利胆、抗病原体、抗肿瘤、止血等；掌握黄芩的主要药理作用：抗病原体、抗炎、调节免疫、解热、保肝、利胆、抗肝纤维化、镇静等；掌握黄连的主要药理作用：抗病原体、抗毒素、抗腹泻、抗炎、解热、镇静催眠、降血糖、降血脂、抗溃疡、抗肿瘤及其对心血管系统的影响（正性肌力作用、负性频率作用、抗心律失常、降压、抗心肌缺血等）；掌握苦参的主要药理作用：抗病原体、抗炎、调节免疫、抗肿瘤、解热、止泻、抗心律失常、抗心肌缺血等；掌握金银花的主要药理作用：抗病原体、抗内毒素、抗炎、解热、提高免疫等；掌握板蓝根（大青叶）的主要药理作用：抗病原体、提高免疫功能、保肝等；掌握青蒿的主要药理作用：抗疟原虫、抗菌抗病毒、解热、镇痛、抗炎、调节免疫等。

3. 掌握与上述药物作用相关的主要物质基础及作用机制。

4. 熟悉清热药的其他药理作用。

5. 熟悉栀子、知母、黄芩、黄连、金银花、板蓝根（大青叶）、青蒿的现代应用；熟悉白虎汤、黄连解毒汤的主要药理作用和现代应用。

6. 了解与里热证相关的主要病理变化；了解石膏、黄柏、苦参、连翘、鱼腥草、牡丹皮、赤芍、紫草等的主要药理作用。

第一节 概 述

凡以清解里热为主要作用的药物称为清热药。清热药药性寒凉，具有清热泻火、解毒、凉血、清虚热等功效，用以治疗里热证。根据里热证不同类型和药物性能的差异，清热方药主要可分为：①清热泻火药：如石膏、知母、栀子等。②清热凉血药：如犀角、生地黄、玄参等。③清热燥湿药：如黄芩、黄连、黄柏等。④清热解毒药：如银花、大青叶、连翘、板蓝根等。⑤清虚热药：青蒿、地骨皮、银柴胡等。

里热证主要是由于外邪入里化热，或因内郁化火所致的一类证候。从现代医学角度看，里热证涉及多种传染性、感染性疾病。例如，外邪入里化热时的高热、汗出、口干、烦躁、神昏谵语等证候与各种急性传染病、急性感染性疾病，特别是伴全身毒血症时的表现相似。脏腑偏胜，郁而化火（热）的表现与现代医学中各种器官或组织的感染性疾病相似，同时包括由此引起的一些并发症状，如肺热引起的咳嗽多痰；胃热引起的头痛、牙龈肿痛；肝火上炎引起的目赤肿痛、头痛眩晕；肝胆湿热所致的黄疸、胁痛；肠胃湿热引起的腹泻、痢疾、呕吐等。

里热证也包括某些出血性疾病、肿瘤及过敏性疾病等内科非感染性疾病。例如血分实热则表现为某些疾病引起的斑疹和鼻衄、牙龈出血、吐血、便血，以及烦躁、神昏谵语等中枢兴奋症状。另外，中医认为，肿瘤的发生与毒邪有关，其病程中热毒为患的阶段中医辨证为里热证。

里热证还有实热、虚热之别，虚热多由精亏血少、阴液大伤而内生，出现口干唇燥、虚烦不寐、盗汗，可见于现代医学中大病后期体质虚弱，以及结核病等。

由于里热证的主要病因是病原微生物感染，临床可见发热、炎症、疼痛、中枢兴奋等症状表现。因此清热药的抗感染作用是其"清解里热"功效的主要药理学基础，而抗病原体作用是抗感染的主要作用环节，同时还有解热、抗炎、抗过敏、影响机体免疫功能、抗肿瘤等作用。主要药理作用如下。

1. 抗病原体 病原体可视为外邪，是引起各种感染、炎症性疾病的主要因素。现代药理研究发现，清热药不仅对细菌、真菌，而且对病毒、螺旋体、原虫等各种病原体都有不同程度的抑制作用。其中清热解毒药、清热燥湿药的抗菌、抗病毒作用最为显著。

（1）抗菌

①抗菌谱：不同清热药抗菌范围有所不同。如金银花、连翘、黄芩、黄连、大青叶、板蓝根、鱼腥草、连翘、北豆根等对革兰阳性菌、革兰阴性菌都有一定的抑制作用；知母、蒲公英、黄柏有抗变形链球菌作用；黄连、黄芩、秦皮等对幽门螺旋杆菌有抑制作用。黄连、黄柏、黄芩、蒲公英、苦参等对多种皮肤真菌也有效。

②抗菌有效成分：已经明确的清热药的抗菌有效成分有黄芩素（黄芩）、绿原酸、异绿原酸（金银花）、小檗碱（黄连、黄柏、三棵针）、癸酰乙醛（鱼腥草）、β－二甲基丙烯酰紫草醌（紫草）、穿心莲内酯（穿心莲）、秦皮乙素（秦皮）、苦参碱（苦参、山豆根）、连翘酯苷（连翘）、色胺酮（板蓝根、青黛）、原白头翁素（白头翁）等。但大部分清热方药

的抗菌物质基础尚不清楚。

③抗菌作用机制：清热药的抗菌作用机制涉及多个环节，但大部分清热药的抗菌机理尚未完全阐明。黄连、黄柏、龙胆草等抗菌作用可能包括以下环节：破坏菌体结构，细胞膜出现皱缩并折入胞浆内；抑制核酸、蛋白质合成；干扰糖代谢等。

（2）抗病毒　中药具有广谱的抗病毒作用。①抑制呼吸道病毒：金银花（绿原酸）、板蓝根（靛玉红及其衍生物）、黄芩、鱼腥草（鱼腥草素、丹桂醛、辛醛、甲基正壬基酮）、银翘散、双黄连与清开灵等。②抑制柯萨奇病毒（CV）：苦参（苦参碱）、黄芩、黄连、栀子、双黄连粉针等。③抑制肝炎病毒：苦参（苦参碱、氧化苦参碱）、黄芩、黄柏等。④抑制 HIV 病毒：连翘、黄连、紫花地丁、紫草、穿心莲内酯、黄芩素和黄芩黄素等。

中药的抗病毒机制一般认为涉及以下几个环节：①直接杀灭病毒；②抑制和阻滞病毒的复制；③延缓病毒所引起的细胞病变；④提高宿主免疫功能，诱生干扰素，加强抗病毒能力。

（3）杀虫　青蒿的有效成分青蒿素可杀灭红细胞内期的疟原虫，控制发作时症状，具有高效、速效、低毒的特点。青蒿素衍生物如二氢青蒿素、蒿甲醚、蒿乙醚和青蒿琥酯等的结构更加稳定，抗疟作用增强。此外黄连及其成分小檗碱可抗阿米巴原虫。

应当注意的是，清热药的抗感染作用与抗生素的作用完全不同。体外实验结果显示，一般无论清热药的单味药还是其有效成分的抗菌作用强度均不及抗生素，但清热药及其方药用于急性感染性疾病可显著改善全身症状，临床疗效确切。由此说明清热药治疗感染性疾病的作用是通过多种作用环节产生的。除抗病原体作用外，清热药的抗细菌毒素、解热、影响免疫功能等作用均对治疗感染性疾病起到积极作用。

2. 抗细菌毒素

（1）降解内毒素　黄连、金银花、大青叶、板蓝根、蒲公英、败酱草、黄连解毒汤等能够直接中和、降解内毒素或破坏其正常结构，同时，能抑制内毒素诱导的炎症介质合成与过度释放。

（2）拮抗外毒素　小檗碱能使霍乱弧菌毒素所致腹泻潜伏期延长以及腹泻程度减轻，显示其有抗外毒素的作用。

清热药还可增强机体对内毒素的清除作用，或是增强肠道屏障功能从而防止肠源性内毒素侵入血液等。

关联提示 6 -1

一般细菌毒素可分为两类：外毒素（exotoxin）和内毒素（endotoxin）。

外毒素是一种毒性蛋白质，是细菌在生长过程中分泌到菌体外的毒性物质。主要由革兰阳性菌产生，如白喉杆菌、破伤风杆菌、肉毒杆菌、金黄色葡萄球菌以及少数革兰阴性菌。外毒素主要有两大类：一类是在体外产生并引起食物中毒的外毒素，如肉毒杆菌产生的肉毒毒素和金黄色葡萄球菌产生的肠毒素。它们所致的疾病不是传染过程，而是由于食入含有这类毒素的食物引起的中毒过程。另一类外毒素是在体内产生，并具有重要致病作用，如白喉杆菌产生的白喉毒素、破伤风杆菌产生的破伤风痉挛毒素、乙型溶血型链球菌产生的红疹毒素，以及霍乱弧菌产生的肠毒素等。

外毒素不耐热、不稳定、抗原性强，可刺激机体产生抗毒素，可中和外毒素，用作治疗。

内毒素的主要化学成分是脂多糖中的类脂 A 成分，是革兰阴性菌的细胞壁外壁层上的特有结构。内毒素为外源性致热原，它可激活中性粒细胞等，使之释放出一种内源性热原质，作用于体温调节中枢引起发热。此外还可引起微循环障碍、内毒素休克及弥散性血管内凝血（DIC）等。细菌内毒素在生活状态时不释放出来，只有当细菌死亡自溶或黏附在其他细胞时，才表现其毒性。内毒素耐热而稳定，抗原性弱。

3. 抗炎 炎症是急性感染性疾病产生里热证最重要的病理过程。急性炎症的临床表现有局部常见红、肿、热、痛；全身症状可见发热、脉数、苔黄、尿赤等，尽管炎症原因各异，出现的部位可以不同，但上述这些症状是共同的。大多数清热类方药具有抗急性炎症反应的作用，如对二甲苯所致小鼠耳肿胀、角叉菜胶所致大鼠足肿胀等急性渗出性炎症有显著的抑制作用，并能降低组胺等引起的毛细血管通透性增加。

关联提示 6-2

炎症反应可分为早、中、晚三期，即血管反应、细胞反应及组织增生三个阶段。早期炎症（急性炎症）主要表现是毛细血管扩张、通透性增加，出现渗出和水肿；中期炎症主要是白细胞向炎症部位聚集及血小板聚集；晚期炎症以组织增生为特点。

清热药的抗炎作用机制主要有：①兴奋垂体-肾上腺皮质系统，抑制炎症反应，如知母、穿心莲等。②抑制各种炎症介质的合成与释放，如黄芩、紫草等抑制环氧化酶、脂氧化酶，使前列腺素 E、白三烯 B_4（LTB_4）等的合成、释放减少。

4. 对神经系统的作用

（1）解热 发热是里热证的重要表现。本类药物可使发热患者的体温下降，石膏、知母、苦参、金银花、大青叶、龙胆草、赤芍、丹皮等对动物实验性发热模型均有明显退热作用。栀子醇提物和青蒿水提物还能使动物的正常体温降低，产生降温作用。

（2）镇静和镇痛 栀子、牡丹皮、赤芍、牛黄、苦参（氧化苦参碱、苦参碱）等具有镇静作用。苦参碱、槐果碱还可抑制动物的痛反应，具有镇痛作用。

5. 调节免疫功能 清热药对免疫功能的影响较为复杂，不同药物的作用表现不同。

（1）免疫增强作用 多数清热药能提高机体的免疫功能，增强机体的抗病能力。①增强非特异性免疫，如蒲公英、金银花、鱼腥草、穿心莲、黄连、黄芩（黄芩苷）、栀子等可提高白细胞的数量，提高白细胞、巨噬细胞、网状内皮细胞吞噬能力。②增强特异性免疫，如金银花、黄连、黄芩、山豆根等可促进淋巴细胞转化，提高细胞免疫；金银花、黄柏、山豆根等促进机体产生抗体，提高体液免疫。

（2）免疫抑制作用 如苦参可抑制小鼠巨噬细胞吞噬功能，抑制 T 细胞增殖，并抑制抗体形成细胞的产生，抑制抗体的生成，对非特异性免疫和特异性免疫功能均有抑制作用。另外黄芩及其所含的黄芩苷、黄芩素可抑制 I 型变态反应，能对抗过敏反应。

6. 抗肿瘤作用 肿瘤为毒邪。热毒是促使肿瘤发生、发展和病情恶化的因素之一，清热解毒是中医治疗恶性肿瘤的基本治则之一。研究证实许多清热解毒药如苦参、紫草、北豆根、金银花、青黛等有较强的抗肿瘤活性，同时可控制肿瘤及周围的炎症水肿，能起到减轻症状，控制肿瘤发展的作用。

7. 其他 牡丹皮、牛黄等清热药还有不同程度的镇静、降压、保肝、利胆等作用，黄连、苦参等可影响心血管系统功能，知母具有改善学习记忆作用。

综上所述，清热药清泄里热功效与该类药抗病原体、抗毒素、抗炎、解热、镇痛、调节机体免疫功能及抗肿瘤等药理作用有关。

第二节　常用药物

常用清热药的主要药理作用如下。

表 6 – 1　　　　　　　　　常用清热药的主要药理作用总括表

类别	药物	抗病原体	抗毒素	抗炎	解热	调节免疫功能	抗肿瘤	其他作用
清热泻火药	栀子	+		+	+			镇静催眠、镇痛、保肝利胆
	知母	+		+	+		+	抗交感、降血糖、镇静、镇咳等
	石膏			+	+	+		
清热燥湿药	黄芩	+	+	+	+	+	+	降压、降血脂、保肝
	黄连	+	+	+		+	+	降压、抗心律失常、抗溃疡
	黄柏	+						降压、抗溃疡
	苦参	+		+	+	+	+	止泻、抗心律失常、抗溃疡
清热凉血药	牡丹皮	+		+	+	+		降压、抗心律失常、镇静
	赤芍	+		+	+		+	抗血栓、保肝、镇静、解痉
	紫草	+		+		+		保肝、止血、降血糖
清热解毒药	金银花	+	+	+	+	+	+	降血脂、利胆、抗早孕
	大青叶	+		+	+	+		保肝
	板蓝根	+		+	+	+		保肝、降血脂
	鱼腥草	+	+	+				
	穿心莲	+	+	+	+	+	+	抗血小板聚集、保肝利胆
	连翘	+		+	+	+		止吐、保肝
清虚热药	青蒿	+		+	+	+	+	镇痛、降压
	地骨皮	+			+	+	+	降血糖、降血脂
	胡黄连	+						利胆

一、清热泻火药

栀　子

本品为茜草科植物栀子 *Gardenia jasminoides* Ellis 的干燥成熟果实。主要成分为环烯醚萜苷类，包括栀子苷（gardenoside，jeminoidin）、去羟栀子苷（京尼平苷，geniposide）、京尼平－龙胆双糖苷（genipin－1－β－D－gentiobioside）和山栀苷（shanzhiside）等。栀子果实中含多种微量元素：Fe、Mn、Zn、Cu、Mo、V 和 Ni 等，其中 Fe 的含量最高。此外栀子还含有 D - 甘露醇、α - 藏红花苷元、β - 谷甾醇、熊果酸、齐墩果酸和豆甾醇。栀子味苦，性寒。归心、肺、三焦经。

【药动学】给家兔灌胃栀子苷提取物与直肠给予提取物的 T_{max} 分别为（39.99 ±2.58）和（30.56 ±2.5）分钟；C_{max} 分别为（2.40 ±0.88）和（25.43 ±6.87）μg/mL；AUC 分别为（684.93 ± 111.84）和（3158.56 ± 517.77）μg/（min·mL）；$t_{1/2}$（K_e）分别为（167.60 ±8.63）和（59.60 ±4.63）分钟。

【药理作用】

1. 与功效主治相关的药理作用 栀子具有泻火除烦，清热利尿，凉血解毒功效。主治热病心烦，黄疸尿赤，血淋涩痛，血热吐衄，目赤肿痛，火毒疮疡；外治扭挫伤痛。朱震亨谓本品能"泻三焦火，清胃脘血，治热厥心痛，解热郁，行结气"。《药性论》称栀子能"利五淋，主中恶，通小便，解五种黄病，明目。治时疾、除热及消渴、口干、目赤肿痛"。

（1）镇静、镇痛 栀子醇提物腹腔注射或灌胃给药均能减少小鼠自发活动，延长环己烯巴比妥钠睡眠时间，其所含熊果酸还可对抗戊四氮所致中枢兴奋，是其镇静作用有效成分之一。

栀子醇提物及去羟栀子苷（京尼平苷）能抑制小鼠由醋酸等化学物质所引起的扭体反应，具有明显的镇痛作用。

（2）解热和降温 栀子生品或炮制品的醇提物对酵母所致大鼠发热有明显解热作用，其生品作用较强。栀子醇提物还能使正常动物（大、小鼠）体温显著、持久下降，其中熊果酸是解热和降温作用有效成分之一。

（3）抗炎 栀子多种提取物（水、甲醇、乙醇、乙酸乙酯提取物）及其所含去羟栀子苷（京尼平苷）对多种急性、亚急性以及慢性动物实验性炎症有抑制作用，如抑制二甲苯所致小鼠耳郭肿胀、甲醛及角叉菜胶所致大鼠足肿胀、大鼠棉球肉芽组织增生等，还可降低醋酸所致小鼠腹腔毛细血管通透性增加，对于Ⅱ型胶原蛋白诱导的类风湿性关节炎模型大鼠足肿胀的程度也有抑制作用，显示明显的抗炎作用。此外对外伤所致小鼠和家兔实验性软组织损伤有明显治疗效果。

（4）保肝、利胆 栀子具有显著保肝作用。栀子不同炮制品对四氯化碳所致小鼠急性肝损伤有明显保护作用，以生品作用为强，炒炭无效。栀子水煎液对半乳糖胺引起的大鼠暴发性肝炎有明显的保护作用，可降低死亡率。对异硫氰酸 α - 萘酯所致大鼠急性黄疸模型，可使血清胆红素、ALT 和 AST 均明显降低。栀子正丁醇提取物对 Anit 所致肝组织灶性坏死、胆管周围炎和片状坏死等病理变化有明显保护作用。此外栀子对乙肝病毒 DNA 聚合酶有一定抑制作用。

栀子具有显著利胆作用。栀子水煎液口服能使小鼠胆囊收缩。其浸出液能抑制结扎胆管的家兔血中胆红素的生成，降低血中胆红素含量。其醇提物和藏红花苷、藏红花酸、栀子苷、栀子素、京尼平苷均可促进胆汁分泌。人口服栀子煎剂后，经胆囊 X 光片可见胆囊收缩，容积缩小，也表明栀子促进胆汁排泄。

（5）抗病原体 栀子具有抗细菌、抗真菌、抗病毒及抗虫等作用。如对金黄色葡萄球菌、卡他球菌、淋球菌、脑膜炎双球菌等细菌以及毛癣菌、黄癣菌、小芽孢癣菌等多种皮肤真菌均有不同程度的抑制作用，对乙肝病毒 DNA 聚合酶也有抑制作用。腹部感染日本血吸虫尾蚴小鼠，以栀子煎液和青蒿素混合液灌胃治疗，能使小鼠减虫率明显高于单用青蒿素组，肝脏未发现虫卵结节，多数虫体滞留在肝脏，虫体活动力差，有死虫。

（6）抗肿瘤 熊果酸具有抗肿瘤作用，对 HL-60 人早幼粒细胞白血病、REH 人急性淋巴细胞白血病、Raji-淋巴瘤的增殖均表现出了一定的抑制作用。熊果酸还可增强机体的免疫功能，促进 T、B 淋巴细胞的增殖和分化，增强外周血细胞功能，减轻肿瘤放射后造血组织的损伤。此外栀子苷可抑制体外培养的 B16 恶性黑素瘤细胞增殖。

（7）止血 栀子炭的乙酸乙酯部位、正丁醇部位、水部位可明显缩短小鼠的凝血时间，显示具有止血作用。

2. 其他药理作用

（1）影响消化系统功能 朱震亨谓本品能"泻三焦火，清胃脘血……"现代药理学研究显示栀子对消化系统功能具广泛影响。

①影响胃肠运动及胃液分泌：低浓度栀子乙醇提取液能兴奋大鼠、兔小肠运动，高浓度则抑制。静脉注射京尼平苷和京尼平能抑制大鼠自发性胃蠕动及毛果芸香碱诱发的胃收缩，但作用短暂。十二指肠给予京尼平可减少幽门结扎大鼠胃液分泌，降低总酸度。

②抗胃黏膜损伤：栀子总苷可显著降低阿司匹林诱导的胃黏膜损伤模型大鼠的胃黏膜损伤指数，降低胃组织中 ICAM-1 的表达，对胃黏膜具有保护作用。

③保护胰腺细胞：栀子及其提取物能促进大鼠胰腺分泌，降低胰酶活性，对胰腺细胞膜、线粒体膜、溶酶体膜均有稳定作用，能使胰腺细胞膜结构、功能趋于正常。促进胰腺分泌以京尼平作用最强，降低胰酶活性以京尼平苷作用最显著。

（2）抗脑损伤 栀子苷及栀子总环烯醚萜苷可减轻脑血管损伤（出血、缺血）后脑水肿及神经细胞缺失，减少小胶质细胞浸润，并改善组织病理学变化。

（3）降压 栀子煎剂和醇提物对麻醉或正常清醒的猫、大鼠灌胃或腹腔注射均有较持久的降压作用。切断两侧迷走神经或给予阿托品后，其降压作用显著减弱或完全消失，故认为其降压作用部位在中枢，主要通过增强延脑副交感神经中枢紧张度而发挥降压效应。

此外，栀子还有抑制心肌收缩力、防治动脉粥样硬化等作用。

表 6-2　　　　　　　　　　栀子药理作用以及物质基础小结

功效	药理作用	主要有效成分、部位或提取物
泻火除烦	镇静	熊果酸
	镇痛	栀子醇提物及去羟栀子苷（京尼平苷）
	降温和解热	熊果酸

续表

功效	药理作用	主要有效成分、部位或提取物
清热利尿 凉血解毒	抗炎	多种提取物（水、甲醇、乙醇、乙酸乙酯提取物）及其所含去羟栀子苷（京尼平苷）
	利胆	栀子苷、栀子素、去羟栀子苷（京尼平苷）
	保肝	生品作用为强，炒炭无效。栀子水煎液
	抗病原体	水煎液
	抗肿瘤	熊果酸、栀子苷
	止血	栀子炭的乙酸乙酯部位、正丁醇部位、水部位
其他	影响消化系统功能	栀子总苷、京尼平苷和京尼平
	抗脑损伤	栀子苷、栀子总环烯醚萜苷
	降压	醇提物

【**毒理与不良反应**】栀子醇提物对小鼠腹腔注射的 LD_{50} 为 17.1g/kg，灌胃为 107.4g/kg。大剂量栀子及其有效成分对肝脏有一定毒性作用。山栀乙醇提取物 4g/kg 或京尼平苷 250mg/kg 给大鼠灌胃，每日 1 次，共 4 日，肝微粒体酶 P_{450} 含量以及对硝基苯甲醚脱甲基酶活性明显下降，给药组大鼠肝脏呈灰绿色。早期日本学者油田正树等也发现，大鼠连续服用京尼平 50mg/kg，5 周后肝、脾等脏器均染成青色（灰绿色）。

【**现代应用**】

1. 急性黄疸型肝炎 栀子煎剂治疗急性黄疸型肝炎有一定疗效。

2. 关节扭伤及软组织损伤 生栀子粉用蛋清和面粉调敷患处，或用温水调成糊状，加少许酒精调敷均有效。

3. 急性卡他性结膜炎 用栀子泡水当茶饮治疗急性卡他性结膜炎，有较好疗效。

知 母

本品为百合科植物知母 *Anemarrhena asphodeloides* Bge. 的干燥根茎。含多种甾体皂苷，主要有知母皂苷（timosaponin），包括知母皂苷 A‑Ⅰ、A‑Ⅱ、A‑Ⅲ、A‑Ⅳ、B‑Ⅰ、B‑Ⅱ及 B‑Ⅲ型等，其皂苷元主要为菝葜皂苷元（sarsasapogenin）等。此外，还含黄酮类，如芒果苷（mangiferin），异芒果苷（isomangiferin）和知母聚糖（anemarans）A、B、C、D等。知母味苦、甘，性寒。归肺、胃、肾经。

【**药理作用**】

1. 与功效主治相关的药理作用 知母具有清热泻火，生津润燥的功效。主治外感热病，高热烦渴，肺热燥咳，骨蒸潮热，内热消渴，肠燥便秘。《本草纲目》曰："知母之辛苦寒凉，下则润肾燥而滋阴，上则清肺金而泻火。"《本草新编》曰："知母泻肾中之热，而亦泻胃中之热。"《本经》称本品"主消渴热中"。

（1）抗病原体 体外试验显示，知母对伤寒杆菌、痢疾杆菌、白喉杆菌、金黄色葡萄球菌、肺炎双球菌等有一定抑制作用。知母乙醇、乙醚等提取物对结核杆菌有较强的抑制作用，并可减轻结核杆菌感染小鼠的肺部病变，芒果苷是其抗结核杆菌的有效成分之一。

知母对某些致病性皮肤真菌及白色念珠菌也有不同程度的抑制作用。异芒果苷及芒果苷还具有显著的抗单纯疱疹病毒作用，可阻止 HSV - I 在细胞内的复制。

（2）**解热** 知母皮下注射对大肠杆菌所致的家兔高热有明显的预防和治疗作用。其知母解热的主要有效成分是菝葜皂苷元、知母皂苷，解热特点是慢而持久，解热机理与抑制前列腺素合成以及抑制细胞膜上 $Na^+ - K^+ - ATP$ 酶，使产热减少有关。

关联提示 6 - 3

整体试验中给予甲状腺素可致大鼠肝、肾及小肠黏膜 $Na^+ - K^+ - ATP$ 酶显著升高，同时灌服菝葜皂苷元 25mg/只，可使其恢复正常水平。由于钠泵在肠黏膜上皮及肾曲小管中均能促进水分吸收，钠泵活性过高可引起产热增加，大便干结，尿短赤等而与阴虚内热证相符，故认为知母滋阴清热功效与其抑制钠泵活性，使产热减少有关。

（3）**抗炎** 知母所含芒果苷有显著抗炎作用，50mg/kg 灌胃或腹腔注射，对鹿角菜胶所致大鼠足跖水肿及棉球肉芽肿有显著抑制作用。

（4）**对交感神经和 β 受体功能的影响** 临床上阴虚病人多有多巴胺 - β - 羟化酶活性增强、β 受体 - cAMP 系统功能偏亢的现象。知母及其皂苷元能使血、脑、肾上腺中多巴胺 - β - 羟化酶活性降低，去甲肾上腺素（NA）合成和释放减少；能抑制过快的 β 受体蛋白质合成，下调过多的 β 受体；能使阴虚模型动物脑、肾中 β 受体功能下降，血中 cAMP 含量减少。因此知母可使阴虚患者交感神经和 β 受体功能降低，改善其临床症状。

此外，知母还能调节失调的 β 受体和 M 受体功能，使之恢复正常。

（5）**降血糖** 《本经》记载本品"主消渴热中"。现代药理研究显示，其生津润燥功效与降血糖作用有关。

知母水提物和多糖对正常家兔有降血糖作用，对四氧嘧啶糖尿病家兔和小鼠以及胰岛素抗血清所致糖尿病动物的降血糖作用更明显，并可降低尿酮体水平。

目前认为，知母能促进横膈、脂肪组织对葡萄糖的摄取，使横膈中糖原含量增加，但肝糖原含量下降。知母皂苷还可抑制 α - 葡萄糖苷酶活性，从而显著提高糖耐量，降低餐后血糖。此外知母还可抑制醛糖还原酶（AR）活性，从而改善糖尿病引起的白内障、角膜、视神经及外周神经的病变。知母降血糖的主要有效成分为知母皂苷和知母多糖。

（6）**降血脂** 知母皂苷有降血脂作用，可明显降低实验性高脂血症鹌鹑血清 TC、TG、LDL、HDL 含量，提高 HDL/TC 比值，缩小斑块面积，减轻动脉粥样硬化程度。

2. 其他药理作用

（1）**改善学习记忆** 知母和知母皂苷元可促进衰老早期小鼠脑内 M 受体的合成，从而增加脑 M 受体数量，改善其学习记忆能力。知母皂苷元也能促进老年大鼠学习记忆能力。但对东莨菪碱所致青年小鼠记忆障碍却无明显影响，对脑胆碱酯酶（ChE）活力也无明显影响，表明其改善学习记忆能力作用不是通过兴奋 M 受体或抑制 ChE 活力而产生。

关联提示 6 - 4

中枢胆碱能神经功能与学习记忆关系密切，胆碱酯酶抑制剂、胆碱受体激动剂等对老年痴呆患者的认知功能障碍和记忆力损害有一定改善作用。

（2）抗肿瘤　知母可抑制胃癌细胞 MKN45 生长并诱导细胞凋亡，对人肝癌移植裸大鼠模型也有一定的抑制作用。

恶性肿瘤与细胞膜钠泵密切相关，肿瘤细胞和宿主细胞中钠泵活性均明显增高，知母能显著抑制 $Na^+ - K^+ - ATP$ 酶，有助于抑制癌瘤生长和宿主存活，并减少机体能量消耗。

此外，知母成分芒果苷有明显镇静、利胆作用；异芒果苷有明显镇咳、祛痰、强心、利尿作用。

表6-3　　　　　　　　　　　知母药理作用以及物质基础小结

功效	药理作用	主要有效成分、部位或提取物
清热泻火	抗病原体	芒果苷、异芒果苷等
	解热	菝葜皂苷元、知母皂苷
	抗炎	芒果苷
	抗交感	皂苷元
	镇静、利胆	芒果苷
生津润燥	降血糖	知母多糖、知母皂苷
	降血脂	知母皂苷
其他	改善学习记忆	知母皂苷元
	抗肿瘤	水提物
	镇咳、祛痰、强心、利尿	异芒果苷

【现代应用】

1. 急性传染、感染性疾病　用知母配伍石膏（白虎汤）等治疗流行性出血热、肺炎、流行性脑膜炎、乙型脑炎、钩端螺旋体病等有一定疗效。

2. 糖尿病　常与天花粉、麦冬等配伍，用于糖尿病的治疗。

3. 肺结核潮热或肺热咳嗽　可单用知母。肺热咳嗽用二母散疗效较好。

4. 前列腺肥大症　可与黄柏等配伍应用。

二、清热燥湿药

黄　芩

本品为唇形科草本植物黄芩 *Scutellaria baicalensis* Georgi 的干燥根。其主要化学成分为黄酮类，包括黄芩苷（baicalin）、黄芩素（黄芩苷元，baicalein）、汉黄芩苷（wogonoside）、汉黄芩素（wogonin）、千层纸素 A（oroxylinA）、黄芩新素Ⅰ（skullcapfavone Ⅰ）、黄芩新素Ⅱ（skullcapflavone Ⅱ）等。除黄酮类外，黄芩还含有 β - 谷甾醇、苯甲酸、葡萄糖醛酸和多种微量元素。黄芩味苦，性寒。归肺、胆、脾、小肠及大肠经。

【药动学】黄芩苷静脉注射在大鼠体内药动学过程符合二室开放模型。黄芩苷肌肉注射吸收快（达峰时间 $T_{max}=0.4$ 小时），且吸收较完全（血药浓度曲线下面积高，$AUC=89.27\%$），消除半衰期 $t_{1/2\beta}=0.62$ 小时。黄芩苷口服给药则吸收缓慢，T_{max} 为 $7\sim16$ 小时，AUC 较低（$22\sim36\%$）。黄芩苷经肾排泄，原形药约占 $4\%\sim8\%$。

黄芩素的相对生物利用度远远大于黄芩苷（约为后者的 200.9%），提示：将黄芩苷制备成黄芩素后可提高其口服生物利用度，进而提高临床疗效。

【药理作用】

1. 与功效主治相关的药理作用　黄芩具有清热燥湿，泻火解毒，止血，安胎功效。用于湿温、暑温，胸闷呕恶，湿热痞满，泻痢，黄疸，肺热咳嗽，高热烦渴，血热吐衄，痈肿疮毒，胎动不安。《本草经疏》云："其性清肃，所以除邪；味苦所以燥湿；阴寒所以胜热，故主诸热。诸热也，邪热与湿热也。"《别录》言："疗痰热、胃中热。"

（1）抗病原体

①抗细菌：黄芩具有广谱的抗菌作用，对常见的致病菌如金黄色葡萄球菌、乙型链球菌、脑膜炎球菌、白喉杆菌、炭疽杆菌、痢疾杆菌、铜绿假单胞菌、伤寒杆菌、副伤寒杆菌、变形杆菌、霍乱弧菌、淋球菌及其幽门螺旋杆菌等均有抑制作用。生黄芩的抗菌作用优于炮制品，但冷浸黄芩的作用比加热处理者低。黄芩对大肠杆菌耐药质粒（R 质粒）具有消除作用，作用 24 小时的消除率为 $5\%\sim24.2\%$。

黄芩苷还有抗内毒素作用，能减轻内毒素对细胞膜结构的损伤作用。

②抗真菌：黄芩水浸剂对多种皮肤真菌有抑制作用，黄芩苷元对尖孢镰刀菌和白色念珠菌的生长有抑制作用。黄芩素对皮肤病酵母型真菌有较高选择性抑制作用，作为外用抗酵母型真菌的天然化合物，可用于治疗人类真菌感染和皮肤黏膜真菌如念珠菌病、隐球菌病、真菌头皮屑和指甲念珠菌感染等。

③抗病毒：黄芩及其提取物体外对流感病毒、流行性出血热病毒、乙型肝炎病毒等多种病毒具有抑制作用。主要有效成分为黄芩苷和黄芩素。黄芩苷及黄芩苷元还能抑制免疫缺陷病毒（HIV-1）及免疫缺陷病毒逆转录酶（HIV-1RT）的活性，黄芩苷元作用强于黄芩苷。

另外黄芩与柴胡等配伍，还能抑制流感病毒对鸡胚的感染，降低病毒感染小鼠的死亡率，减轻其肺部病变。

（2）抗炎　黄芩及其所含黄芩素、黄芩苷、黄芩新素Ⅱ等对多种炎症反应均有抑制作用。如黄芩茎叶总黄酮口服给药，对二甲苯致小鼠耳肿胀和甲醛致大鼠足跖肿胀均有明显的抑制作用；黄芩水煎醇沉液给大鼠灌胃可明显抑制酵母性足肿胀。黄芩甲醇提取物、黄芩素、黄芩苷灌胃，均能抑制大鼠角叉菜胶性足肿胀。黄芩素及汉黄芩素对大鼠佐剂性关节炎也有抑制作用。黄芩甲醇提取物及黄酮单体还能抑制醋酸引起的小鼠腹腔毛细血管通透性增加，但对棉球肉芽肿作用不明显。

黄芩抗炎作用与抑制炎性介质的生成和释放有关，黄芩新素Ⅱ、汉黄芩素、汉黄芩苷、黄芩素等均能抑制大鼠腹膜肥大细胞释放组胺（HA），黄芩素、黄芩苷等通过抑制花生四烯酸代谢中环氧酶与脂氧酶，从而抑制前列腺素 E_2（PGE_2）和白细胞三烯（LTs）的生成，减轻炎性介质扩张血管、增加血管壁通透性及白细胞的趋化作用。

关联提示 6 -5

磷脂酶 A_2（PLA_2）是炎症、内毒素损伤细胞功能的关键酶。内毒素在机体内作用于单核巨噬细胞以及毛细血管内皮细胞，使 PLA_2 激活并增加，PLA_2 特异性作用于细胞膜上酯酰键，水解磷脂产生溶血磷脂和花生四烯酸（AA），AA 则经环氧化酶途经产生前列腺素（PGE_2）、血栓素 A（TXA_2）及白三烯（LTs）等介质，同时形成大量氧自由基，引起脂质过氧化。

（3）调节免疫 黄芩素及其衍生物具有抗变态反应活性。黄芩、黄芩苷、黄芩素等能稳定肥大细胞膜，能够抑制由抗原 - 抗体反应诱发的肥大细胞脱颗粒过程，减少组织胺、慢反应物质（SRS - A）等变态反应介质的释放，从而产生抗变态反应作用，尤其对 I 型变态反应（过敏反应）作用显著。

关联提示 6 -6

I 型变态反应常因多种外来过敏原引起，由 IgE 抗体介导，引起肥大细胞释放血管活性胺（HA、5 - HT）及其他炎性介质，导致全身和局部的过敏反应。

黄芩苷、黄芩素等对致敏豚鼠离体回肠及气管有明显的解痉作用，黄芩苷对实验性哮喘也有一定的抑制作用。黄芩免疫抑制作用的环节包括：①稳定肥大细胞膜，减少炎性介质释放。黄芩苷及黄芩苷锌可减少致敏豚鼠离体肺灌流液中慢反应物质（SRS - A）的含量，黄芩苷也能显著抑制肥大细胞释放组胺；②影响花生四烯酸代谢，抑制炎性介质的生成。黄芩苷明显抑制钙离子载体 A_{23187} 诱导的大鼠腹腔巨噬细胞 PGE_2 合成增加。

另有研究显示，黄芩具有提高机体免疫功能作用。黄芩苷锌络合物腹腔注射，连续 5 日，能明显提高小鼠腹腔巨噬细胞吞噬百分率和吞噬指数，并使血清溶菌酶含量及红细胞补体 C_3bR 酵母花环形成百分率明显提高。黄芩苷剂量在 $10 \sim 320\mu g/mL$ 范围内，可使自然杀伤（NK）细胞活性随剂量增加而增强，剂量大于 $640\mu g/mL$ 时，NK 细胞活性反而明显降低，说明黄芩苷增强 NK 细胞活性与浓度有依赖关系。

（4）解热 黄芩、黄芩苷、野黄芩苷对内毒素等多种实验性体温升高动物模型均有降低体温的作用，并呈一定的量 - 效关系。黄芩苷对正常体温大鼠无降温作用。

（5）保肝、抗肝纤维化、利胆 黄芩泻火解毒，主治"诸热黄疸"。黄芩及黄芩提取物等对半乳糖胺、四氯化碳等诱导的多种实验性肝损伤均具有保护作用，黄芩的乙酸乙酯萃取物和正丁醇萃取物还可抑制四氯化碳所致原代培养大鼠肝细胞损伤后的 ALT 升高。

黄芩茎叶总黄酮明显减少 CCl_4 诱导的肝纤维化模型大鼠肝组织中 α - 平滑肌肌动蛋白的表达，降低血清 ALT、AST 活性和肝组织羟脯氨酸含量，肝组织病理改变明显好转，纤维组织增生明显减少。提示黄芩茎叶总黄酮通过抑制肝星形细胞的活化达到抗肝纤维化作用。

黄芩的保肝和抗肝纤维化作用可能与抗氧自由基损伤有关。黄芩茎叶总黄酮灌胃可增加小鼠肝匀浆中谷胱甘肽过氧化物酶（GSH - PX）的活性，明显降低过氧化脂质（LPO）的含量；千层纸素 A、汉黄芩素、黄芩新素 II、黄芩素、黄芩苷等，口服或体外给药能抑制氯化亚铁和抗坏血酸的混合物激活的肝脏脂质过氧化作用。黄芩黄酮对 NADPH - ADP 引起的体外肝脏脂质过氧化作用也有明显抑制作用。

此外，黄芩及黄芩素等有利胆作用，可增加实验动物胆汁分泌量。

（6）镇静　中医认为火邪为阳邪，其性炎上，引起心烦失眠等症。黄芩清热泻火，有中枢抑制作用，能减少小鼠自发活动，协同阈下催眠量的戊巴比妥钠催眠作用。

（7）对血液系统影响　黄芩有止血功效，主治血热吐衄，但对血液系统的作用较为复杂。黏毛黄芩、滇黄芩、薄叶黄芩中的黄芩苷水溶性成分具有促凝血和明显的延长纤维蛋白溶解活性作用，而黄芩及甘肃黄芩的水溶性成分则无明显作用。另有研究认为，黄芩素、汗黄芩素、千层纸素、黄芩新素等能不同程度地抑制胶原、ADP、花生四烯酸诱导的血小板聚集，抑制凝血酶诱导的纤维蛋白原转化为纤维蛋白，产生抗凝血作用。

2. 其他药理作用

（1）降血脂、抗动脉粥样硬化　口服汉黄芩素，黄芩新素Ⅱ，可升高实验性高脂血症大鼠血清高密度脂蛋白胆固醇（HDL－C）水平，黄芩新素Ⅱ还能降低血清总胆固醇（TC）水平，黄芩素、黄芩苷能降低血清甘油三酯（TG）含量。黄芩茎叶总黄酮也有明显降血脂及抗动脉粥样硬化作用。

（2）抗氧自由基损伤　除通过抗氧自由基损伤发挥保肝作用之外，黄芩对心、肺、晶状体等的氧自由基损伤也有保护作用。黄芩苷连续腹腔注射 3 天，可对抗阿霉素引起的心肌脂质过氧化损伤，提高小鼠心肌超氧化物歧化酶（SOD）和 GSH－PX 活性，降低丙二醛（MDA）含量，从而减轻自由基对心肌的损伤。黄芩苷对过氧亚硝基阴离子（$ONOO^-$）致大鼠肺损伤也有明显保护作用。黄芩苷还可对抗亚硒酸钠诱导的白内障晶状体损伤，提高晶状体的抗氧化能力。

（3）对心血管系统功能的影响

①降压：黄芩水浸液、黄芩提取物静脉注射可引起动物血压下降，反复给药无快速耐受现象，黄芩茎叶总黄酮对慢性肾动脉狭窄型高血压模型大鼠也具有显著的降压作用。黄芩苷有扩血管作用，可对抗 NA、KCl 及 $CaCl_2$ 所致的大鼠离体主动脉条收缩，量效反应曲线右移，但最大收缩效应降低。近来研究发现黄芩苷可降低大鼠主动脉平滑肌细胞内游离钙浓度，推测其降压作用与阻滞钙通道有关。

②抗心肌缺血：黄芩苷对大鼠心肌收缩性能有明显抑制作用，使心肌耗氧量减少，可对抗异丙肾上腺素所致大鼠急性心肌损伤，使缺血心电图 S－T 段异常抬高数减少，血清磷酸肌酸激酶（CPK）降低。黄芩茎叶总黄酮灌胃，对静脉注射垂体后叶素引起的大鼠心肌缺血有明显的对抗作用，并可增加离体豚鼠的冠脉流量。

③抗心律失常：黄芩茎叶总黄酮灌胃，对乌头碱诱发大鼠的心律失常、大鼠冠脉结扎复灌性心律失常及电刺激家兔心脏诱发室颤均有明显的对抗作用，可增加哇巴因诱发豚鼠心律失常的阈剂量，但对致死剂量无明显影响。

此外，黄芩茎叶总黄酮灌胃，可明显延长小鼠常压缺氧的存活时间，增强动物的抗缺氧能力；黄芩苷、黄芩素能降低实验性糖尿病大鼠醛糖还原酶（AR）活性，减轻糖尿病慢性并发症，使晶状体、肾脏病理变化得到明显改善。黄芩中酚性苷类能减轻放射引起的组织损伤，提高小鼠存活率。

表 6 - 4 黄芩药理作用以及物质基础小结

功效	药理作用	主要有效成分、部位或提取物
清热燥湿 泻火解毒	抗病原体	黄芩苷、黄芩素
	抗炎	黄芩素、黄芩苷、黄芩新素、汉黄芩素
	调节免疫	黄芩苷、黄芩素
	解热	黄芩苷
	镇静	水提物
	保肝、利胆	总黄酮
止血	促凝血	黄芩苷
其他	降血脂、抗动脉粥样硬化	黄芩素、黄芩苷、汉黄芩素、黄芩新素 II
	降压、抗心肌缺血	黄芩苷
	抗心律失常	总黄酮
	抗氧自由基损伤	黄芩苷

【毒理与不良反应】 犬口服浸剂每日 15g/kg，连续 8 周，除可见粪便稀软外，未见其他明显毒性。小鼠皮下注射的致死量分别为：醇提物 6g/kg，黄芩苷 4g/kg，汉黄芩苷 4g/kg。小鼠腹腔注射黄芩苷的 LD_{50} 为 3.081g/kg。家兔静脉注射黄芩生浸剂 2g/kg 可引起死亡。

【现代应用】

1. 小儿呼吸道感染、急性支气管炎及扁桃体炎。
2. 急性菌痢。
3. 病毒性肝炎，包括急性肝炎、慢性迁延性肝炎。
4. 其他感染 如疖疗、外痈、蜂窝组织炎、深部脓肿及急性胰腺炎等。

黄 连

本品为毛茛科植物黄连 *Coptis chinensis* Franch. （习称味连）、三角叶黄连 *Coptis deltoidea* C. Y. Cheng et Hsiao. （习称雅连）或云连 *Coptis teeta* Wall. （习称云连）的干燥根茎。黄连含多种生物碱，包括小檗碱（黄连素，berberine）、黄连碱（coptisine）、掌叶防己碱（巴马亭，palmatine）、药根碱（jatrorrhizine）、表小檗碱（epiberberine）、甲基黄连碱（worenine）、非洲防己碱（columbamine）、木兰花碱（magnoflorine）等。其中以小檗碱含量最高，黄连、三角叶黄连及云连中小檗碱含量均超过 4%，是黄连所含重要有效成分。黄连中非生物碱成分有阿魏酸（ferulic acid）和绿原酸（chlorogenic acid）等。黄连味苦，性寒。归心、脾、胃、肝、胆、大肠经。

【药动学】 小檗碱口服不易吸收，血中浓度较低，人一次口服 0.4g，30 分钟后血中含量仅为 100μg/L 左右。季铵型小檗碱不易透过血脑屏障。小檗碱主要经过肝脏代谢，代谢产物经肾脏排泄，尿中原形物较少。

小鼠灌胃给予黄连生物碱，给药 15 分钟后胃黏膜黄连生物碱浓度达到高峰，之后缓慢降低，黄连生物碱的吸附量在 50~400mg/kg 给药剂量范围内随给药剂量的增大而增加，呈良好的正相关性。按一级动力学计算，黄连生物碱在胃黏膜的半衰期 $t_{1/2}$ 为 194 分钟。黄连生物碱在小鼠胃黏膜吸收迅速，清除则较慢，用大鼠肠外翻模型研究黄连代表提取物小檗碱和巴马亭不同剂量在不同肠段的体外肠吸收特征，结果发现均符合零级动力学，其吸收形式为被动吸收。

给大鼠静脉注射或鼻腔给予小檗碱，分别在给药后 12 个时间点采血和分离海马组织，结果表明小檗碱血药浓度–时间曲线经拟合二房室模型，鼻腔给药的生物利用度 3.05%，在海马中的直接转运率为 52.66%。

灌胃给药，比较黄连常规粉体、超微粉体和纳米粉体中小檗碱在大鼠体内的药代动力学参数。结果，三组小檗碱的药代动力学最佳模型均为一室开放模型，与纳米粉体比较，黄连超微粉体和常规粉体中小檗碱的相对生物利用度分别为 82.42% 和 55.13%。说明黄连粉体经超微化和纳米化后吸收相增大，可显著提高黄连中小檗碱的生物利用度。

【药理作用】

1. 与功效主治相关的药理作用　黄连具有清热燥湿，泻火解毒之功效。主治湿热痞满，呕吐，泻痢，黄疸，高热神昏，心火亢盛，心烦不寐，血热吐衄，目赤吞酸，牙痛，消渴，痈肿疔疮；外用可治疗湿疹，湿疮，耳道流脓。《本草正义》记载："黄连大苦大寒，苦燥湿，寒胜热，能泄降一切有余之湿火，而心、脾、肝、肾之余热，胆、胃、大小肠之火，无不治之。上以清风火之目病，中以平肝胃之呕吐，下以通腹痛之滞下，皆燥湿清热之效也。"

（1）抗病原体　黄连清热燥湿，泻火解毒之功效主要以抗病原体作用为基础。

①抗菌：黄连及小檗碱具有广谱抗菌作用，对多种细菌、结核杆菌及真菌等有抑制或杀灭作用。黄连和小檗碱的抗菌作用基本一致，在体外对金黄色葡萄球菌、溶血性链球菌、大肠杆菌、铜绿假单胞菌、痢疾杆菌、伤寒杆菌、霍乱弧菌、炭疽杆菌等均有抑制作用，黄连对人型结核杆菌有明显抑制作用。黄连及三黄注射液（等量黄连、黄芩、黄柏组成）还具有抗真菌作用。巴马亭、药根碱对卡尔酵母菌、白色念珠菌等有抗菌作用。黄连煎液及小檗碱在体外及体内均有一定的抗阿米巴作用。小檗碱对多种流感病毒及新城鸡瘟病毒有抑制作用。

酒黄连、姜黄连和萸黄连与黄连比，体外抗铜绿假单胞菌作用加强，但抗金黄色葡萄球菌、伤寒杆菌、痢疾杆菌、溶血性链球菌、变形杆菌的作用强度无明显变化。黄连、黄芩、甘草水煎液单味或不同比例配伍后对金黄色葡萄球菌生长的抑制作用发生影响。黄连与黄芩配伍，黄连的抑菌作用未见降低；黄连与甘草配伍，无论比例如何，配伍后黄连的抑菌作用均呈降低趋势；当三药同时配伍时，黄连的抑菌作用不变，或反增强。小檗碱与抗菌增效剂甲氧苄啶合用抗菌作用显著性增强。

黄连低浓度抑菌，高浓度杀菌。抗菌作用环节可能是：a. 破坏细菌结构。超微结构观察发现，黄连最低杀菌浓度 0.66g/mL 能引起金黄色葡萄球菌中隔变形、弯曲和粗细不一，在细胞质和拟核中，染色颗粒消失、细胞质变"苍白"，核糖体处出现高电子密度的团块。将石膏样癣菌接种在 40% 黄连药液培养基中培育，7 日后可引起真菌细胞膜明显皱缩，反折入胞浆内，呈憩室样，胞浆内细胞器消失。b. 抑制细菌糖代谢，黄连能抑制酵母菌及细菌糖代谢的中间环节丙酮酸的氧化脱羧过程。c. 抑制核酸、蛋白质合成，小檗碱能干扰肺炎球菌^{14}C - 苯丙氨酸，^{14}C - 胸腺嘧啶核苷及^{14}C - 尿嘧啶核苷的掺入作用，影响核酸代谢。小檗碱还能抑制霍乱弧菌的 RNA 和蛋白质合成。

②抗病毒：黄连对柯萨奇病毒、流感病毒、风疹病毒、单纯疱疹病毒、新城鸡瘟病毒等有抑制作用，黄连及其主要成分，包括小檗碱、黄连碱、甲基黄连碱、巴马亭、药根碱和表小檗碱具有抗疱疹病毒（HSV）作用。黄连的水提取液稀释 30 倍后对兔角膜细胞 I 型单纯疱疹感染的病原仍有抑制作用。

（2）抗细菌毒素、抗腹泻　黄连及小檗碱能提高机体对细菌内毒素的耐受能力，改善多种细菌毒素引起的毒血症。

黄连和小檗碱可对抗大肠杆菌、霍乱弧菌毒素引起的腹泻，并减轻小肠绒毛的水肿、分泌亢进等炎症反应，降低死亡率。此外小檗碱对蓖麻油及番泻叶等引起的非感染性腹泻也有对抗作用。

（3）抗炎　小檗碱对二甲苯引起的小鼠耳肿胀、大鼠角叉菜胶性足跖肿胀以及棉球肉芽肿等急、慢性炎症均有明显抑制作用。小檗碱可抑制乙酸引起的小鼠腹腔毛细血管通透性增高，以及组胺引起的大鼠皮肤毛细血管通透性增加。黄连其他成分如药根碱及黄连碱也有显著的抗炎作用。小檗碱抗炎作用与其抑制炎症过程的某些环节有关。小檗碱能显著抑制趋化因子 ZAP 诱导的中性粒细胞趋化作用，抑制酵母多糖诱导的多形核白细胞化学发光反应，对白细胞系产生的羟自由基及过氧化氢导致的化学发光亦有显著的抑制作用。静脉滴注小檗碱可明显降低大鼠炎症组织中前列腺素 E_2（PGE_2）的含量。小檗碱还能明显降低中性粒细胞中磷脂酶 A_2（PLA_2）的活性，减少炎性介质的生成。

（4）解热　黄连注射液对白细胞致热原（LP）所致家兔发热有明显解热作用，并能降低脑脊液中 cAMP 含量，说明黄连可通过抑制中枢发热介质的生成或释放产生解热作用。

（5）镇静催眠　黄连具有中枢抑制作用，可泻心火、解热毒，缓解因心火亢盛、躁扰心神导致的心悸、失眠、多梦等症状。小檗碱可使动物自发活动减少，对戊巴比妥钠的催眠作用有协同效应，可缩短后者引起小鼠入睡的潜伏期，并使睡眠时间延长。

小檗碱、黄连碱均为季铵类的生物碱，因不易透过血脑屏障而中枢抑制作用较弱，叔胺类生物碱，如四氢小檗碱、四氢黄连碱，因易透过血脑屏障而使中枢抑制作用增强。

（6）降血糖、降血脂　黄连可清胃热，对胃火炽热、消谷善饥、烦渴多饮的中消证有效。黄连水煎液及小檗碱口服给药可使正常小鼠血糖下降，呈量 - 效关系，给药后 2 ~ 4 小时内，降血糖作用最强，6 小时后作用逐渐消失。小檗碱一次灌胃给药对葡萄糖和肾上腺素引起的血糖升高均有降低作用，连续灌胃给药 15 日，对自发性糖尿病 KK 小鼠有降血糖作用，并能改善糖耐量，对四氧嘧啶致糖尿病小鼠也有降血糖作用。小檗碱还可降低非胰岛素依赖性糖尿病模型大鼠（小剂量 STZ 负荷高热量饲料诱发）的高胰岛素血症，并可使糖尿病鼠的晶体、肾脏醛糖还原酶活性明显下降，尿蛋白呈下降趋势，同时明显改善肾小球病理变化。说明小檗碱不仅有降血糖作用，且对糖尿病性并发症也有一定作用。

小檗碱灌胃对小鼠胰岛素分泌及小鼠给葡萄糖负荷后的胰岛素释放均无明显影响，对正常小鼠肝细胞膜胰岛素受体数目及亲和力亦无明显影响，说明小檗碱的降血糖作用与胰岛素的释放等因素无关。小檗碱能降低肝脏和膈肌糖原含量，抑制丙氨酸为底物的糖原异生作用，升高血中乳酸含量。因此推测，小檗碱的降血糖作用是通过抑制肝脏的糖原异生和/或促进外周组织的葡萄糖酵解作用产生的。近年研究结果显示，小檗碱长期给药可提高胰岛素敏感指数，改善胰岛素抵抗。

对于高脂血症模型大鼠给予小檗碱治疗，可剂量性依赖性地降低总胆固醇（TC）、三酰甘油（TG）和低密度脂蛋白胆固醇（LDL－C）水平，并可预防高脂膳食诱导的家兔动脉粥样硬化。

（7）抗溃疡 黄连及小檗碱具有抗溃疡作用，对盐酸－乙醇引起的胃黏膜损伤、应激性胃溃疡以及大鼠醋酸性胃溃疡等多种实验性胃溃疡均有明显保护作用，可抑制溃疡发生、促进愈合。小檗碱抗溃疡作用与其抑制胃酸分泌、抑制氧自由基产生、促进自由基（·OH）清除、减轻脂质过氧化等作用有关。此外，黄连对幽门螺杆菌有较强的抑制作用，这可能是黄连治疗溃疡病的作用途径之一。

（8）抗肿瘤 小檗碱可抑制结肠癌、胃癌、食管癌、肝癌等多种肿瘤细胞。与化疗药呋喃氟尿嘧啶、环磷酰胺、5－氟尿嘧啶、顺氯氨铂、长春碱等合用可延缓对这些药物耐药性的产生。

2. 其他药理作用

（1）对心血管功能的影响 中医认为"心主血脉"，心火亢盛可引起多种心血管系统功能失常。黄连解毒泻火，并以泻心经实火见长，其抗心律失常等作用可能与此功效有关。但小檗碱对心血管系统的作用非常广泛，有些药理作用与功效之间的关系尚不清楚。

①正性肌力：小檗碱在一定剂量范围内，对动物离体心脏及整体心脏均显示出正性肌力作用。小檗碱在 $0.1 \sim 300\mu mol/L$ 的剂量范围内，呈剂量依赖性地增加离体豚鼠乳头状肌收缩力，当浓度达 $300\mu mol/L$ 时，乳头状肌收缩力增加50%，作用可持续40分钟。小檗碱对右心房肌也产生正性肌力作用。

小檗碱有抗心力衰竭作用，静脉注射0.1%小檗碱，对静脉滴注戊巴比妥钠引起衰竭的豚鼠心脏，可使左心室内压变化最大速率（ $\pm dp/dt_{max}$ ）上升；静脉注射和口服小檗碱均可使心衰模型犬心输出量增加，左室舒张末压下降（LVEDP），心率减慢。小檗碱静脉注射对清醒状态大鼠也有一定的强心作用。

小檗碱可促进心肌细胞外 Ca^{2+} 内流，使细胞内 Ca^{2+} 浓度增加，其正性肌力作用的机理与增加心肌细胞内 Ca^{2+} 浓度有关。值得注意的是，小檗碱增强心肌收缩力的作用仅在小剂量范围内明显，用量过大反而抑制心肌收缩力。

②负性频率：小檗碱静脉注射，可使清醒大鼠心率先加快而后缓慢持久地减慢。小檗碱 $300\mu mol/L$ 可使离体豚鼠右心房自发节律减慢15%。小檗碱对肾上腺素引起的心率加快有非竞争性拮抗作用。

③对心肌电生理特性的影响：a. 对慢反应细胞（兔窦房结、房室结细胞），小檗碱 0.1 、1 、10 、$30\mu mol/L$ 能剂量依赖性地降低动作电位4相除极化速率，降低自律性；降低0相除极化最大速率（ V_{max} ）及振幅，减慢传导；延长动作电位时程及有效不应期，消除折返

冲动。小檗碱对兔窦房结的抑制作用不被阿托品所拮抗。b. 对快反应细胞（右心房界嵴细胞）小檗碱也有延长动作电位时程和有效不应期作用，但需较高浓度，对动作电位振幅及 V_{max} 的影响不明显。犬静脉注射小檗碱 1mg/kg，继以每分钟 0.2mg/kg 恒速静脉输入，可使心房及心室有效不应期及功能不应期延长。

④抗心律失常：小檗碱具有显著的抗心律失常作用，可对抗多种原因诱发的实验性心律失常。例如，小檗碱可使 $CaCl_2$ 诱发的小鼠室性早搏（VE）、室性心动过速（VT）、室性纤颤（VF）的发生率降低，增加诱发 VE、VT、VF 以及心室停搏所需乌头碱的用量，对 $BaCl_2$、肾上腺素诱发的大鼠室性心律失常、$CaCl_2$ – Ach 诱发的小鼠房颤（扑）也均有对抗作用，并能提高电刺激所诱发的家兔室颤阈值。小檗碱还能降低结扎冠状动脉引起的犬缺血性心律失常（室早、室颤）的发生率。另外，药根碱也有抗心律失常作用。

小檗碱抗心律失常作用机制可能与前述降低心肌自律性、延长动作电位时程及有效不应期，消除折返冲动有关。哇巴因诱发的心律失常与其抑制 $Na^+ – K^+ – ATP$ 酶，使心肌细胞内 Na^+ 增加有关，小檗碱能选择性地对抗哇巴因诱发的动物室性心律失常，提示其抗心律失常作用可能与抑制心肌 Na^+ 内流作用有关。大剂量小檗碱可抑制豚鼠心乳头状肌缓慢内向离子电流（Isi），显示 Ca^{2+} 通道阻滞作用。

⑤降压：小檗碱静脉给药，对麻醉犬和清醒大鼠均能产生明显的降压作用。降压同时伴后负荷和心率下降，而左室心肌收缩力加强，说明心率减慢及外周阻力降低是小檗碱降压作用主要环节。利用大鼠肛尾肌标本及兔主动脉条标本，发现小檗碱 0.3、1、3 $\mu mol/L$ 可使去氧肾上腺素（α 受体激动剂）引起的平滑肌收缩累积量 – 效曲线平行右移，最大效应不变，提示小檗碱对 α 受体有竞争性拮抗作用，但其作用强度不如哌唑嗪。药根碱对麻醉、清醒大鼠以及肾性高血压大鼠亦有显著的降压作用，其降压作用的机理也与 α 受体阻断作用有关。

⑥抗心肌缺血：小檗碱腹腔注射能显著缩小大鼠冠脉结扎后 24 小时的心肌梗死范围，抑制血清游离脂肪酸的增高，降低梗死后病理性 Q 波的发生率，对缺血性心肌具有保护作用。

体外细胞实验发现，小剂量盐酸小檗碱（10$\mu g/mL$）对缺氧性损害心肌细胞的搏动、乳酸脱氢酶释放、细胞存活率、细胞超微结构均有较明显的保护作用，而大剂量（30$\mu g/mL$）盐酸小檗碱则可加重缺氧引起的心肌细胞损害。

此外，近年大量实验室研究结果显示，小檗碱还具有抗心肌肥厚、心脏保护以及抑制血管内膜增生与血管重塑等多方面心血管活性。

（2）抗脑缺血 采用激光多普勒流量仪动态监测软脑膜微循环的变化，发现小檗碱能扩张麻醉小鼠脑膜血管，增加局部血流量。小檗碱能提高动物缺血再灌流早期（120 分钟）海马 CA_1 区神经元内线粒体、粗面内质网和高尔基体对缺血的耐受性，减轻缺血再灌流晚期（7 天）海马 CA_1 区迟发性神经元死亡程度，降低继发性癫痫的发生率，对缺血再灌注引起的脑组织损伤有明显的保护作用。小檗碱抗脑缺血作用还与抗氧自由基作用及抑制"缺血"性损伤诱导的神经细胞内游离钙浓度（$[Ca^{2+}]_i$）异常有关。小檗碱能显著升高脑缺血时 SOD、GSH – Px 活力，降低丙二醛（MDA）含量，对缺氧/缺糖诱导的 $[Ca^{2+}]_i$ 的升高有明显的抑制作用。

小檗碱还有抗血小板聚集、调节胃肠运动、保肝、抗肺损伤、改善学习记忆等作用。

表6-5　　　　　　　　　黄连药理作用以及物质基础小结

功效	药理作用	主要有效成分、部位或提取物
清热燥湿 泻火解毒	抗病原体、抗内毒素、抗炎、解热、镇静催眠、降血糖、抗溃疡、抗肿瘤	小檗碱
其他	强心、抗心律失常、降压、抗脑缺血	小檗碱

【毒理与不良反应】 小檗碱口服不易吸收，因而口服给药时毒性很小。大剂量（15mg/kg）静脉注射可使麻醉兔出现全心抑制，在16只兔中有4只兔出现结性心律，心脏的传导系统严重受抑。以0.1%小檗碱给犬静脉恒速滴注，小剂量时兴奋心脏，给药至180～270分钟时，动物血压下降，心肌收缩抑制而死亡。小鼠腹腔注射盐酸小檗碱的LD_{50}为24.3mg/kg，灌胃给药LD_{50}为392mg/kg。

小檗碱口服治疗心律失常，14%患者可出现上腹部不适，便秘或腹泻等胃肠道症状，肝功能、血常规及尿常规均无异常改变。口服小檗碱片或肌内注射小檗碱偶可引起过敏性反应，出现药疹、皮炎、血小板减少症，曾报道肌肉注射出现过敏性休克。

【现代应用】

1. 感染性疾病　单味黄连及小檗碱治疗细菌性痢疾，疗效肯定。盐酸小檗碱现为治疗痢疾肠炎的常用药。黄连水煎液局部浸泡，治疗有窦道的指骨骨髓炎有效。黄连酒外用滴耳治疗单纯性中耳炎疗效满意。小檗碱口服治疗衣原体或支原体引起的尿道炎，有一定疗效。小檗碱口服慢性胆囊炎。

2. 糖尿病　小檗碱片口服治疗2型糖尿病。

3. 心脑血管性疾病　如心律失常（包括室早、房早、结早、房颤等）、动脉硬化性脑梗死、高脂血症等。

4. 烧伤　将无菌敷料蘸黄连煎液覆盖创面，治疗Ⅱ度烧伤，用药12～23日，均获痊愈。

5. 胃及十二指肠溃疡、萎缩性胃炎　小檗碱口服有效。与维酶素、雷尼替丁三联治疗幽门螺杆菌阳性十二指肠球部溃疡，疗效满意。

黄连复方还用于治疗呼吸道感染、急性肾盂肾炎、焦虑症及失眠等。

苦 参

本品为豆科植物苦参 *Sophora flavescens* Ait. 的干燥根。主要成分为生物碱和黄酮类化合物。现已分离出的生物碱多达20余种，目前认为具有药理活性的5种主要生物碱是：苦参碱（matrine）、氧化苦参碱（oxymatrine）、槐果碱（脱氢苦参碱，sophocarpine）、槐胺碱（sophoramine）及槐定碱（sophoridine）。其他生物碱还有槐醇碱（sophoranol）、N-甲基野靛碱（N-methylcytisine）、臭豆碱（anagyrine）、赝靛叶碱（baptifoline）。黄酮类化合物如苦参醇（kurarinol）、苦醇A-O（kushenol A-O）、苦参素（kusherin）等。苦参中还含有二烷基色原酮、醌类和三萜皂苷以及多种游离氨基酸、脂肪酸、蔗糖、芥子酸十六酯等。苦参味苦，性寒。归心、肝、胃、大肠、膀胱经。

【药动学】苦参碱和氧化苦参碱在家兔体内的药动学过程符合二室模型，分布相半衰期（$t_{1/2\alpha}$）分别是 4.4 分钟和 5.8 分钟，消除相半衰期（$t_{1/2\beta}$）分别是 79.2 分钟和 29.6 分钟；表观分布容积（V_d）分别是 3.93L/kg 和 1.94L/kg。氧化苦参碱大鼠体内药动学过程与家兔体内过程相似。

【药理作用】

1. 与功效主治相关的药理作用　苦参具有清热燥湿、杀虫、利尿功效，主治热痢便血，黄疸，尿闭，赤白带下，阴肿阴痒，湿疹，湿疮，皮肤瘙痒，疥癣麻风。《本经》云："主心腹气结，癥瘕积聚，黄疸、溺有余沥，逐水，除痈肿。"

（1）抗病原体

①抗菌：苦参对金黄色葡萄球菌、乙型溶血性链球菌、痢疾杆菌、大肠杆菌、变形杆菌及结核杆菌、麻风杆菌等均有抑制作用，主要活性成分为苦参碱、氧化苦参碱等。苦参水煎液体外可抑制多种皮肤真菌，如毛癣菌、黄癣菌、小芽孢癣菌和红色表皮癣菌等。苦参醇、氧化苦参碱对引起口腔龋齿的变形链球菌有较明显的抗菌作用。苦参醇浸膏于体外能杀灭阴道滴虫。

②抗病毒：苦参碱于体内、外均有抗柯萨奇 B 组病毒作用，能消除该病毒引起的细胞病变，延长病毒感染小鼠的存活时间，作用与药物浓度存在剂量依赖关系。

苦参、苦参碱、氧化苦参碱制剂能抑制乙型肝炎病毒（HBV）复制，改善肝炎患者的症状与体征。氧化苦参碱对 HBV 基因表达有直接的抑制作用，具体表现为：a. 抑制含 HBV 基因转染的 Hep - G22.2.15 细胞分泌 HBsAg 和 HBeAg；b. 抑制乙肝病毒转基因小鼠抗原的表达；c. 显著降低鸭 HBV（DHBV）感染鸭血清 DHBV - DNA 水平。

此外，氧化苦参碱可明显降低丙型肝炎患者细胞内 HCV RNA 水平，抑制 HCV 增殖。

苦参及其生物碱的抗病毒作用与其诱导白细胞产生 α - 干扰素有关。

（2）抗炎　苦参水煎液及苦参生物碱均有显著的抗炎作用。苦参注射液、氧化苦参碱腹腔注射，均能抑制大鼠蛋清性足肿胀。苦参碱肌肉注射，可明显对抗巴豆油诱发小鼠及大鼠耳壳肿胀性炎症，对角叉菜胶诱发的大鼠后肢肿胀、腹腔注射冰醋酸诱发的毛细血管通透性增加也有显著的抑制作用。苦参碱对大鼠棉球肉芽组织增生性炎症，或无明显影响，或产生抑制作用，出现两种不同报道。

苦参碱及氧化苦参碱对正常小鼠以及摘除肾上腺小鼠均显示抗炎作用，提示苦参碱的抗炎作用与垂体 - 肾上腺系统无明显关系。苦参碱能降低小鼠腹腔毛细血管通透性，抑制红细胞的溶血现象，对细胞膜产生稳定作用，提示苦参的抗炎作用可能与膜稳定作用有关。

（3）调节免疫　苦参具有双向免疫调节作用。苦参碱、氧化苦参碱、槐果碱、槐胺碱及槐定碱一般均呈现免疫抑制作用，对 T 细胞介导的免疫反应有不同程度的抑制效应，亦可显著抑制依赖 T 细胞的致敏红细胞（SRBC）抗体反应。氧化苦参碱对 Ⅰ～Ⅳ型过敏反应均有抑制作用。比较 5 种生物碱（苦参碱、槐胺碱、氧化苦参碱、槐定碱、槐果碱）的免疫抑制作用，其中苦参碱的免疫抑制作用较强，而槐果碱作用较弱。

同时氧化苦参碱也可明显提高荷瘤小鼠免疫功能并产生抑瘤效应，可抑制丝裂霉素 C 引起的小鼠外周血中白细胞的减少，对放射治疗肿瘤引起的白细胞减少有升高作用。氧化苦参碱可使低反应性的人扁桃体淋巴细胞增殖能力提高，而对高反应性的人扁桃体淋巴细胞及正常小鼠脾细胞增殖则表现为抑制作用，显示双向调节。

（4）抗肿瘤 苦参生物碱对多种实验性肿瘤均有抑制作用，仅在作用强度和瘤株上有所差别。对小鼠艾氏腹水癌，苦参碱、脱氧苦参碱、氧化苦参碱和苦参总生物碱均有较显著的抑制作用，能延长荷瘤小鼠生存时间，其中氧化苦参碱的作用最强。苦参对小鼠肉瘤 S180、小鼠实体性宫颈癌（U14）也有不同程度的抑制作用。苦参提取液作诱导分化剂，有促人红白血病细胞株 K562 向粒系和红系分化成熟的作用。复方苦参水溶液体外对结肠癌细胞 SW480 有明显的抑制作用，而且这种抑制作用呈现浓度和时间的依赖性，光镜及电镜下可见胞核固缩，荧光染色增强，胞核碎裂，凋亡小体形成等凋亡形态学变化。苦参及其成分抗肿瘤作用环节可能包括：①诱导癌细胞凋亡；②促进癌细胞分化；③抑制癌细胞 DNA 合成；④直接细胞毒作用；⑤抑制肿瘤转移。

用苦参碱治疗各种晚期癌肿，能减轻症状，延长存活期，且不破坏正常白细胞的产生，甚至能升高白细胞，提高机体抵抗力。其作用具有低毒性、无抑制骨髓、无机体免疫功能抑制等抗肿瘤化疗药无可比拟的优点。

（5）解热 苦参注射液或氧化苦参碱给家兔静脉注射，可抑制四联菌苗引起的体温升高，有明显解热作用，给正常大鼠腹腔注射，可使体温显著降低，产生降温作用。

（6）止泻 苦参主治热痢便血，苦参碱灌胃能明显延长灌服炭末小鼠黑便排出潜伏期，延缓蓖麻油性湿粪排出时间，减少小鼠排粪量，但对小鼠小肠推进功能未见明显影响。

2. 其他药理作用

（1）抗心律失常 给大鼠静脉注射苦参总碱，能显著提高诱发心律失常及心脏停搏乌头碱用量，推迟心律失常发生的时间；使引起豚鼠室性心动过速、心室纤颤及心脏停搏哇巴因用量明显高于对照组。苦参总碱对氯化钡诱发的大鼠心律失常及氯仿、肾上腺素诱发的猫心室纤颤也有一定的对抗作用。静脉注射苦参碱能显著对抗乌头碱、氯化钡、结扎冠脉所致心律失常，减慢心率，明显延长心电图 P－R 及 Q－T 间期。苦参碱能减慢离体右心房自动频率，使左房最大驱动频率降低，抑制乌头碱、哇巴因和儿茶酚胺（肾上腺素、去甲肾上腺素、异丙肾上腺素）诱发的心房节律失常。氧化苦参碱对离体兔心房的兴奋性无明显影响，但能缩短功能不应期（FRP），减少右心房的自动节律，并使氯化钙引起的正性频率降低。

槐定碱、槐胺碱及槐果碱也有抗实验性心律失常作用，但作用强度不如前者。此外，苦参总黄酮也有抗实验性心律失常作用。

苦参碱型生物碱抗心律失常作用与降低异位节律点自律性及消除折返冲动（减慢传导）有关。苦参碱及氧化苦参碱能对抗儿茶酚胺引起的离体心房自律性增加，提示可通过阻断 β 受体发挥抗心律失常作用。

（2）抗心肌缺血 苦参水煎醇沉液、苦参总碱能减轻垂体后叶素引起的急性心肌缺血，可增加冠脉流量，并改善 ST 段下降和 T 波低平等缺血性心电图变化。苦参注射液能使离体兔耳灌流量明显增加，认为其抗心肌缺血作用可能与扩张冠脉及外周血管，增加心肌血氧供应和降低心肌耗氧量有关。

（3）其他 苦参及其生物碱还具有抗动脉粥样硬化、抗心肌肥大、抗心血管重构、镇静、平喘、抗溃疡、抗糖尿病以及保肝、抗肝纤维化等作用。

表 6-6 苦参药理作用以及物质基础小结

功效	药理作用	主要有效成分、部位或提取物
清热燥湿、杀虫	抗病原微生物	苦参碱、氧化苦参碱
	抗炎	生物碱、苦参碱、氧化苦参碱
	增强免疫	氧化苦参碱
	抑制免疫	苦参碱、氧化苦参碱、槐果碱、槐胺碱、槐定碱
	抗肿瘤	生物碱（氧化苦参碱作用最强）
	解热	氧化苦参碱
	止泻	苦参碱
其他	抗心律失常	生物碱
	抗心肌缺血	苦参总碱
	抗动脉粥样硬化、抗糖尿病以及保肝、抗肝纤维化等	生物碱

【毒理与不良反应】苦参急性中毒的主要表现是对中枢神经系统的影响，苦参总碱 $0.5 \sim 1.82\text{g/kg}$ 灌胃，小鼠出现间歇性抖动和痉挛，进而出现呼吸抑制，数分钟后心跳停止。认为呼吸麻痹是苦参中毒致死的主要原因。

苦参注射液小鼠尾静脉注射的 LD_{50} 为 5.29mL/kg（含氧化苦参碱大于 $10\mu\text{g/kg}$）；苦参总碱小鼠腹腔给药 LD_{50} 为（147.2 ± 14.8）mg/kg，灌胃给药 LD_{50} 为（586.2 ± 80.46）mg/kg；苦参碱小鼠肌肉注射的 LD_{50} 为（74.15 ± 6.14）mg/kg；氧化苦参碱小鼠肌注 LD_{50} 为（256.74 ± 57.36）mg/kg；苦参总黄酮小鼠静脉注射的 LD_{50} 为（103.1 ± 7.66）g/kg。

亚急性毒性实验结果显示，苦参注射液，苦参混合生物碱静脉注射和腹腔注射，均未显示明显毒性作用，小鼠体重、血象和脏器基本正常。给犬肌肉注射苦参结晶碱 0.5g，每日 1 次，连续 2 周，多数动物出现食量减少，体重减轻，但肝、肾功能和血象无明显毒性改变。

【现代应用】

1. 急慢性肠炎，如急性菌痢、滴虫性肠炎、梨形鞭毛虫病以及慢性结肠炎等。

2. 滴虫性阴道炎、霉菌性阴道炎。

3. 皮肤病：苦参片、苦参总碱、苦参注射液治疗急慢性湿疹、荨麻疹、药物性剥脱性皮炎、大疱松解坏死性皮炎以及肛门周围皮肤炎（外用）。

4. 心律失常。

5. 肿瘤。

6. 病毒性肝炎：可降低血清谷丙转氨酶和总胆红素，并清除病毒。

三、清热解毒药

金银花

本品为忍冬科木质藤本植物忍冬 *Lonicera japonica* Thunb. 的干燥花蕾或带初开的花。主要化学成分为绿原酸类化合物，即绿原酸（chlorogenic acid）和异绿原酸（isochlorogenic acid）。另外还含有黄酮类化合物如木犀草素（luteolin）、木犀草素 – 7 – O – 葡萄糖苷、忍冬苷，以及肌醇、挥发油、皂苷等。金银花味甘，性寒。归肺、心、胃经。

【药理作用】

1. 与功效主治相关的药理作用 金银花具有清热解毒功效，主治外感发热、疮痈疔肿、热毒泻痢。《本草纲目》云："一切风湿气，及诸肿毒、痈疽、疥癣、杨梅诸恶疮，散热解毒。"

（1）抗病原体 金银花具有广谱抗菌作用。在体外对多种革兰阳性菌如金黄色葡萄球菌、溶血性链球菌、肺炎球菌，革兰阴性菌如脑膜炎双球菌、淋球菌、痢疾杆菌、大肠杆菌、伤寒杆菌、百日咳杆菌、铜绿假单胞菌等有不同程度的抑制作用，也可抑制结核杆菌。金银花于体内也有抗菌作用，能降低铜绿假单胞菌感染小鼠死亡率，减轻大肠杆菌引起的实验性腹膜炎。连翘、青霉素等合用，抗菌作用互补或增强。金银花的抗菌成分主要为绿原酸和异绿原酸，黄酮类及挥发油也可能有一定抗菌活性。

金银花水提物于体内及体外均有明显的抗病毒活性。体外实验显示金银花能抑制流感病毒京科 68 – 1 株、孤儿病毒 ECHO11 株、单纯疱疹病毒等所致细胞病变，体内给药能提高动物抗病毒感染能力，减轻炎症反应，降低死亡率。

（2）抗内毒素 金银花可减少内毒素引起的小鼠死亡数，对内毒素引起的发热有解热作用，并加速内毒素从血中清除。

（3）抗炎 金银花对角叉菜胶和新鲜鸡蛋清引起的大鼠足跖肿胀以及大鼠巴豆油性肉芽囊肿均有明显抑制作用，可减少炎性渗出、抑制肉芽增生。

（4）解热 金银花及其复方制剂银翘散、银黄注射液等具有一定解热作用。

（5）提高免疫功能 金银花能提高小鼠腹腔炎性细胞及外周血白细胞的吞噬能力，增加小鼠血清溶菌酶的活性，从而提高机体的非特异性免疫功能。

2. 其他药理作用 金银花有效成分绿原酸类化合物有明显的利胆作用；金银花煎剂可减少胆固醇在肠道的吸收，降低血清胆固醇水平；绿原酸能缩短凝血及出血时间，有止血作用；金银花醇提物对小鼠、犬、猴等均有抗早孕作用；金银花水及醇浸液对肉瘤和艾氏腹水癌有一定的细胞毒作用，具抗肿瘤活性。

表 6 - 7 金银花药理作用以及物质基础小结

功效		药理作用	主要有效成分、部位或提取物
清热燥湿		抗病原体、抗内毒素、解热、抗炎、增强免疫	绿原酸、异绿原酸、黄酮类、挥发油
其他	利胆		绿原酸类
	止血		绿原酸
	抗早孕		醇提物

【毒理与不良反应】金银花水浸剂口服，未见对实验动物呼吸、血压、尿量等有明显影响，提示无明显毒性。幼年大鼠灌服绿原酸的 LD_{50} 大于 1g/kg，腹腔注射大于 0.25g/kg。

临床应用金银花一般不良反应较少，但曾有金银花注射液引起过敏性休克的报道，银黄注射液也可引起过敏反应，故使用含金银花的注射剂应注意过敏反应。

【现代应用】

1. 急性上呼吸道感染 金银花及其多种复方制剂广泛用于治疗感冒、流感、上呼吸道感染等，退热快，疗效明显。

2. 小儿肺炎 金银花注射液或与黄芩配伍，治疗小儿肺炎逾百例，疗效显著。

3. 急性扁桃体炎 采用金银花注射液治疗，可使体温较快下降，局部红肿渗出等炎症反应消退。

4. 其他 金银花与黄连、黄芩、连翘等配伍治疗多种感染性疾病，如急性菌痢、皮肤化脓性感染、急慢性湿疹、钩端螺旋体病等。

大青叶 板蓝根

大青叶为十字花科植物菘蓝 *Isatis indigotica* Fort. 叶。板蓝根为菘蓝的根。大青叶的主要化学成分有菘蓝苷（大青素 B，isatan B）、靛蓝（indigo）、靛玉红（indirubin）、色胺酮（tryptanthrine），以及挥发油等。靛蓝（indigo）为菘蓝苷的水解产物。板蓝根主要化学成分为靛蓝、靛玉红，但含量不及大青叶，另含多糖等。大青叶、板蓝根味苦，性寒。归心、胃经。

【药理作用】

1. 与功效主治相关的药理作用 大青叶、板蓝根具有清热解毒、凉血消斑功效，主治热毒入血，发斑神昏，咽喉肿痛，丹毒口疮等。《本草正》云："治温疫热毒发狂，风热斑疹，痈疡肿痛，除烦渴。止鼻衄、吐血，凡以热兼毒者，皆宜蓝叶捣汁用之。"

（1）抗病原体 大青叶对多种细菌如金黄色葡萄球菌、肺炎球菌、链球菌、白喉杆菌，以及伤寒杆菌、大肠杆菌、流感杆菌、痢疾杆菌等均有抑制作用。还能抑制乙型脑炎病毒、腮腺炎病毒及钩端螺旋体等。所含的色胺酮对多种致病性皮肤真菌有抑制作用。

板蓝根对细菌、病毒、钩端螺旋体、真菌等多种病原体有抑制作用。板蓝根抗病毒作用突出，对流感病毒、腺病毒、出血热肾病综合征病毒（HFRSV）、乙型肝炎病毒（HBV）等多种病毒均有抑制或杀灭作用。其抗病原体的主要有效成分为靛蓝和靛玉红。

（2）提高机体免疫功能 板蓝根多糖能提高机体免疫功能，作用表现包括：①增加正常小鼠脾脏重量，并可对抗氢化可的松所致脾脏萎缩，但对胸腺无明显影响；②增加正常小鼠外周血白细胞、淋巴细胞数，并可对抗氢化可的松的抑制作用；③提高网状内皮系统的吞噬能力，促进炭粒廓清；④促进溶血素抗体生成；⑤增强二硝基氟苯诱导的小鼠迟发型变态反应等。

（3）保肝　大青叶、板蓝根均有显著的保肝作用，靛蓝混悬液灌胃对四氯化碳引起的动物肝损伤有明显保护作用。

2. 其他药理作用　板蓝根注射液及靛玉红有抗白血病作用，板蓝根多糖有降血脂作用。

表6-8　　　　　　　　　　大青叶与板蓝根药理作用以及物质基础小结

功效	药理作用	主要有效成分、部位或提取物
清热解毒、凉血消斑	抗病原体	靛蓝和靛玉红
	增强免疫	多糖
	保肝	靛蓝
其他	降血脂	多糖
	抗白血病	靛玉红

【**毒理与不良反应**】大青叶、板蓝根口服不良反应较少，偶有胃肠道反应。板蓝根注射液可引起过敏，主要为皮肤过敏反应，但曾有过敏性反应致死的报道，需加以注意。

【**现代应用**】

1. 上呼吸道感染　大青叶、板蓝根是治疗上呼吸道感染的常用中药。板蓝根对病毒性感冒尤为常用，退热效果显著。常用板蓝根制剂有板蓝根片、板蓝根冲剂、板蓝根注射液等。

2. 扁桃体炎、咽炎　板蓝根冲剂治疗慢性滤泡性咽炎、干燥性咽炎、慢性扁桃体炎等，疗效显著。

3. 急性传染性肝炎　大青叶煎剂、板蓝根各种制剂均为常用，能明显缓解症状，促进肝功能好转。板蓝根穴位注射对乙型肝炎病毒表面抗原携带者，可促进 HBsAg、HbeAg 转阴。

4. 流行性乙型脑炎及流行性脑脊髓膜炎　大青叶、板蓝根，或与其他清热药配伍应用，可使体温下降，症状改善。大青叶与板蓝根及各种板蓝根制剂，也常用于带状疱疹、单纯疱疹、疱疹性口腔炎等病毒感染性疾病。

四、清虚热药

青　蒿

本品为菊科植物黄花蒿 *Artemisia annua* L. 的干燥地上部分。主要含倍半萜类的青蒿素（artemisinin），青蒿甲、乙、丙、丁、戊素（artemisinin Ⅰ～Ⅴ），青蒿酸（artemisic acid），青蒿酸甲酯（methyl arteannuate），青蒿醇（artemisinol）等，此外还有黄酮香豆素类成分及挥发性成分。青蒿味苦、辛，性寒。归肝、胆经。

【药动学】给小鼠灌服 ^3H – 青蒿素后很快吸收，血药浓度 0.5 ~ 1 小时达高峰，4 小时下降一半，72 小时血中仅有微量残留。药后 0.5 小时即可分布到各组织，1 小时达高峰，以肝、肾含量较高，其次为肺、脾、心、脑。4 小时各组织中的药物浓度均明显下降，但脑内药物浓度比较稳定。给药 8 小时后，有 27% 从尿中排出；24 小时后，有 84% 从尿、粪排出。

给小鼠腹腔注射青蒿素后，体内过程符合二室开放模型，$t_{1/2\alpha}$ 为 0.95 小时，$t_{1/2\beta}$ 为 1.87 小时。

【药理作用】

1. 与功效主治相关的药理作用 青蒿具有清热解暑，除蒸，截疟功效。主治暑邪发热，阴虚发热，夜热早凉，骨蒸劳热，疟疾寒热，湿热黄疸等。《本草新编》谓本品："专解骨蒸劳热，尤能泻暑热之火。"《本草纲目》曰："青蒿治疟疾寒热。"

（1）抗疟原虫 青蒿素是青蒿的抗疟有效成分，具有高效、速效、低毒等特点。青蒿素的衍生物蒿甲醚、青蒿酯钠也具有良好抗疟作用，对鼠疟、猴疟和人疟均有明显的抑制作用。体内试验证明，青蒿素对疟原虫红细胞内期有直接杀灭作用，但对红细胞前期和外期无影响。

青蒿抗疟机理主要是影响疟原虫的膜结构，首先是抑制疟原虫表膜、食物胞膜、线粒体膜，其次是核膜、内质网膜；并对核内染色物质有一定的影响。其作用方式主要是影响了表膜 – 线粒体的功能，阻断以宿主红细胞质为营养的供给。青蒿素分子结构中所独有的过氧基是产生抗疟作用的必要基团。

关联提示 6 – 7

由于青蒿素与以往所有抗疟药结构完全不同，因此这类新药的发现为抗疟药的研究开辟了一个全新的领域，并被国际同行称为抗疟药研究史上的里程碑。对青蒿素化学结构进行改造，人工合成的二氢青蒿素、蒿甲醚、蒿乙醚、青蒿酯钠和青蒿琥酯等衍生物，保留了原有的过氧化物桥结构，稳定性更好，杀伤疟原虫的作用更强，对鼠疟、猴疟和人疟均有明显的抑制作用，对耐药性的疟疾也有很好的治疗作用，且是至今唯一未出现明显抗药性的抗疟药。

（2）抗菌、抗病毒 青蒿水煎液对葡萄球菌、卡他球菌、炭疽杆菌、白喉杆菌有较强的抑菌作用，对金黄色葡萄球菌、痢疾杆菌、铜绿假单胞菌、结核杆菌等也有一定的抑菌作用。青蒿酸乳剂对枯草杆菌、金黄色葡萄球菌、白色葡萄球菌有一定的抑菌作用。青蒿酯钠对金黄色葡萄球菌、福氏痢疾杆菌、大肠杆菌、卡他球菌、甲型和乙型副伤寒杆菌及铁锈色小孢子癣菌、絮状表皮癣菌均有一定的抑菌作用。1% 的青蒿挥发油对多种皮肤癣菌有抑杀作用。

另外，青蒿素对流行性出血热病毒、流感病毒有抑制作用。青蒿中的谷甾醇和豆甾醇也有一定的抗病毒的效果。

（3）解热、镇痛、抗炎 青蒿水提物、乙酸乙酯提取物、正丁醇提取物均有明显的解热作用，能使实验性发热动物的体温下降，青蒿水提物还可使正常动物的体温下降。在花前期采的青蒿解热作用强，提示青蒿的解热活性物质在花前期含量较高。

青蒿水提物对化学刺激法和热刺激法引起的疼痛反应有明显抑制作用。

青蒿水提物对大、小鼠蛋清性、酵母性关节肿胀和二甲苯所致小鼠耳壳肿胀有明显的抑制作用。莨菪亭是其抗炎成分之一。

（4）调节免疫　目前认为青蒿素及其衍生物对免疫系统主要表现为抑制作用。实验室和临床研究结果证实，青蒿素、青蒿素类衍生物（如青蒿琥酯）以及以青蒿为主的中药复方对多种免疫性疾病有显著疗效，如红斑狼疮、风湿或类风湿性疾病、免疫性肠炎、光敏性皮肤病等，可有效改善临床症状和实验室指标，并减少激素用量。

青蒿素类衍生物也具有免疫增强作用，如对皮质激素所致免疫功能低下的动物，青蒿素可使降低的淋巴细胞转化率增高，又可使升高的血浆 cAMP 降低；在高疟原虫血症时，又可使低下的血浆 cAMP 升高。

青蒿琥酯可促进 Ts 细胞增殖，抑制 Th 细胞产生，阻止白细胞介素和各类炎症介质的释放，从而起到免疫调节作用。

2. 其他药理作用

青蒿素对血吸虫成虫具有明显的杀灭作用；青蒿琥酯、青蒿酸有抗肿瘤作用；青蒿素有抑制心脏、降压等作用。

表 6 - 9　　　　　　　　　　　青蒿药理作用以及物质基础小结

功效	药理作用	主要有效成分、部位或提取物
清热解暑、除蒸	抗菌、抗病毒	青蒿素、挥发油
	解热、镇痛、抗炎	水提物、乙酸乙酯提取物、正丁醇提取物
	调节免疫	青蒿素及其衍生物
截疟	抗疟原虫	青蒿素及衍生物
其他	抗肿瘤	青蒿琥酯、青蒿酸
	抑制心脏、降压	青蒿素

【毒理与不良反应】青蒿油乳剂给小鼠灌胃的 LD_{50} 为 2.10g/kg。青蒿素给小鼠灌胃的 LD_{50} 为 5.10g/kg。青蒿琥酯能诱发孕鼠骨髓细胞微核，抑制骨髓造血，而且能通过胎盘屏障损伤胎肝有核细胞。静脉注射青蒿琥酯的 LD_{50} 小鼠为 0.77g/kg，大鼠为 0.55g/kg。青蒿酯钠还有明显的胚胎毒作用。

少数病人口服青蒿浸膏片后出现恶心、呕吐、腹痛、腹泻等消化道症状。青蒿注射液偶可引起过敏反应。

【现代应用】

1. 疟疾　青蒿素制剂及青蒿素治疗间日疟、恶性疟有良好疗效，特别是对抗氯喹疟疾和脑型恶性疟疗效突出。在疗效、低毒方面优于氯喹和其他抗疟药。缺点是复发率高。

2. 高热　青蒿水煎液或注射液对各种发热均有一定的疗效。

3. 皮肤真菌病和神经性皮炎　青蒿油搽剂外用，对手、足、体、股癣和神经性皮炎均有效。

4. 其他　青蒿及其有效成分对慢性支气管炎、鼻衄、口腔黏膜扁平苔癣、盘形红斑狼疮、尿潴留等均有一定的治疗效果。

第三节 常用方剂

白虎汤

《伤寒论》

【组成】 石膏、知母、甘草、粳米。

【功效与主治】 具有清热泻火、生津止渴功效。主治阳明经热盛或温病热入气分，证见身大热，汗大出，大烦渴，脉洪大或滑数之"四大症"者，也可用于胃火亢盛之头痛、牙痛、消渴等。

【药理作用】

1. 解热 本方有明显的解热作用，可使由内毒素致发热的家兔体温下降。应用白虎汤治疗大叶性肺炎引起的高热不退、小儿外感发热、风湿热等，临床疗效较好。

关联提示 6 – 8

白虎汤解热作用机制及拆方研究

本方以石膏为君药，现代研究显示石膏主要成分为含水硫酸钙（$CaSO_4 \cdot 2H_2O$），能促进巨噬细胞吞噬白细胞致热原（LP）所产生的内源性致热物质，使体温降低，是解热作用的重要成分。

单味石膏煎剂可升高人体的血钙浓度（石膏内服经胃酸作用使一部分变成可溶性钙盐，至肠吸收入血可增加血清钙离子浓度，钙离子可抑制神经元应激），而钙离子可作用于体温调节中枢的视前区下丘脑部（PO/AH）系统，对产热中枢、渴感中枢、出汗中枢有明显的抑制作用，可解除烦渴感觉。又因为钙离子的升高可降低 Na^+/Ca^{2+} 的比值，使体温下降。实验发现，血钙浓度增加到 0.499mmol/L 时有较好的退热作用，当其达到 0.79884mmol/L 时实验动物全部退热，而去除钙离子后退热作用消失。

方中臣药知母具有抗病原体、解热、抗炎等作用，对感染性发热有治疗作用，此外还可延缓肝脏对糖皮质激素的分解，降低能量合成，抑制机体的热量产生，也有利于降低体温。

石膏的退热作用较快但短暂，知母退热虽缓和但作用持久，两者合用可迅速退热，且作用持久。且实验表明，去钙白虎汤和不含石膏的粳米、甘草剂均无清热作用。显示本方配伍的合理性。

2. 抗病原体 白虎汤煎剂对葡萄球菌、溶血性链球菌、肺炎双球菌、伤寒杆菌、痢疾杆菌、大肠杆菌、霍乱弧菌等有不同程度的抑制作用，并能显著降低感染流行性乙型脑炎病毒小鼠的死亡率。

白虎汤对支原体有抑制作用，通过透射电镜观察白虎汤对鸡毒支原体（MGPG31）的形态和超微结构的影响，发现白虎汤主要作用于繁殖期支原体，影响细胞膜通透性和形态而起到抑制作用。对于感染 MGPG31（MG）的艾维茵鸡，白虎汤可保护肺Ⅱ型上皮细胞和支气管 Clara 细胞，从而维持肺组织结构。

3. 抗炎 白虎汤可抑制大鼠角叉莱胶足跖肿胀，单味药中知母抗炎作用最强，两两配伍中，知母石膏组作用最强，3 味药材配伍作用提高，但去知母的白虎汤抗炎作用减弱，与单味药及不同药物配伍比较，全方抗炎作用最强，体现组方配伍的合理性。

通过对白虎汤及其配伍组 HPLC 指纹图谱与抗炎作用进行相关分析，发现来源于知母的色谱峰与抗炎强度呈正相关性，进一步说明，知母是白虎汤发挥抗炎作用的重要基础。

4. 其他作用

（1）提高免疫　白虎汤水煮醇沉剂能增强小鼠腹腔巨噬细胞吞噬功能，提高血清溶菌酶的含量，促进淋巴细胞转化。

（2）降血糖、降血脂　白虎汤加减方对链脲佐菌素（STZ）、四氧嘧啶糖尿病小鼠有降血糖作用，除明显降低血糖值以及降低糖化血红蛋白、红细胞山梨醇含量外，还可改善血管内皮细胞功能，提示可用于治疗糖尿病血管并发症；白虎汤可降低血清总胆固醇和三酰甘油。

【现代应用】

1. 发热　如小儿高热、外感发热、流行性出血热、风湿热、癌性发热等。

2. 麻疹逆证　根据患者临床症状加减，并按患者体质及年龄调整药量，每日服用 1 剂，连服 2 日，疹回期用益气养阴、清解余邪法。

3. 固定正牙引起的口腔不良反应　白虎汤加味煎液漱口，可有效缓解口腔灼痛、异味和牙龈炎、牙龈增生等症状。

4. 2 型糖尿病。

5. 老年性痴呆　能改善患者失语、失认、阅读书写障碍等症状。

6. 急性脑出血和重型颅脑损伤　在常规治疗基础上加用白虎汤，可使体温明显下降，神经功能缺损评分改善，长期生存质量明显提高。

7. 银屑病　白虎汤加减治疗本病，具有清热、泻火、解毒、滋阴的功效。

8. 其他　白虎汤加减还可治疗重症药物性皮炎、婴儿病毒性肠炎、三叉神经痛、精神性食欲亢进等。

黄连解毒汤
《外台秘要》

【组成】黄连、黄芩、黄柏、栀子。

【功效与主治】具有泻火解毒功效，被认为是清热解毒的代表方。主治实热火毒、三焦热盛，证见壮热烦狂、口燥咽干、错语不眠，或热病吐血、衄血；或热甚发斑、痈肿疔毒、舌红苔黄、脉数有力，也用于湿热黄疸、痢疾等病证。

【药动学】黄连解毒汤中盐酸小檗碱、黄芩苷、栀子苷在正常大鼠体内的药代动力学研究结果显示：盐酸小檗碱和黄芩苷在大鼠血浆中的药–时过程符合一室开放模型，栀子苷在大鼠血浆中的药–时过程符合二室开放模型，主要药动学参数如下。

表 6－10　　　盐酸小檗碱、黄芩苷和栀子苷在正常大鼠体内的主要药代动力学参数

参数	单位	盐酸小檗碱	黄芩苷	栀子苷
A	$\mu g/mL$	9.71 ± 2.83	189.02 ± 37.03	99.77 ± 28.79
α	min^{-1}	–	–	0.03 ± 0.01

续表

参数	单位	盐酸小檗碱	黄芩苷	栀子苷
β	min^{-1}	–	–	0.0006 ± 0.0001
B	$\mu g/mL$	–	–	3.61 ± 1.07
K_{α}	min^{-1}	0.06 ± 0.01	0.012 ± 0.003	0.05 ± 0.01
K_e	min^{-1}	0.001 ± 0.0004	0.007 ± 0.0003	–
$t_{1/2\alpha}$	min	–	–	79.02 ± 22.38
$t_{1/2\beta}$	min	–	–	13031.81 ± 5817.76
$t_{1/2K_{\alpha}}$	min	28.66 ± 9.86	62.33 ± 15.28	31.10 ± 11.01
$t_{1/2 K_e}$	min	941.35 ± 105.14	427.41 ± 78.10	–
K_{21}	min^{-1}	–	–	0.02 ± 0.01
K_{10}	min^{-1}	–	–	0.0013 ± 0.0005
AUC	$\mu g/ (mL \cdot min)$	6978.32 ± 1285.11	96906.91 ± 16608.13	69334.66 ± 15650.92
$T (peak)$	min	119.43 ± 49.04	199.63 ± 27.12	99.46 ± 28.73
C_{max}	$\mu g/mL$	7.55 ± 2.84	113.65 ± 14.34	5.02 ± 1.52

在病理状态下,黄连解毒汤中上述成分的药动学参数有所变化,如黄芩苷在糖尿病大鼠体内的 C_{max}、AUC 明显增加,$t_{1/2}$ 显著延长。而栀子苷在脑缺血状态下的血药浓度及吸收效果均优于正常状态,且消除较慢,在体内停留的时间延长。

【药理作用】

1. 抗菌、抗内毒素 黄连解毒汤对多种细菌有抑制作用,其中对金黄色葡萄球菌、表皮葡萄球菌、乙型链球菌、变形杆菌、痢疾杆菌等的抑制作用较强。对甲型链球菌、大肠杆菌、伤寒杆菌、铜绿假单胞菌、沙雷菌等抑制作用弱。用琼脂平板稀释法测定黄连解毒汤的最小抑菌浓度值(MIC)为 $1600\mu g/mL$。方中各药在抗菌作用上具有协同效果,单用黄连或小檗碱,金黄色葡萄球菌、痢疾杆菌易产生抗药性,耐药菌可在原抑菌浓度 32 倍环境生长。用本方则可提高抗菌作用,耐药菌株仅能在 4 倍抑菌浓度环境生长,说明细菌对黄连解毒汤较之小檗碱难于形成耐药性。

黄连解毒汤能对抗内毒素所致低血糖,并可使内毒素血症时肾、脑等重要生命脏器的营养性血流量增加,并能降低内毒素所致大、小鼠的休克死亡率。黄连解毒汤可提高网状内皮系统的吞噬功能,加速内毒素的廓清,并可直接中和细菌毒素。

2. 抗炎 黄连解毒汤水煎剂可显著抑制醋酸致小鼠腹腔毛细血管通透性增加及二甲苯所致小鼠耳肿胀,并抑制角叉菜胶所致小鼠气囊内白细胞的游出,减少 PGE_2 的生成。在体外实验中,黄连解毒汤显著抑制 Con A 所致的内毒素血症小鼠淋巴细胞的增殖。

黄连解毒汤的抗炎作用主要与抑制炎症因子生成有关,如 IL-1、IL-2、NO、PGE_2、TNF-α、TNF-β 等。黄连解毒汤含药血清既可抑制非致炎状态下中性粒细胞与血管内皮细胞的黏附作用，也可抑制致炎因子所诱导的中性粒细胞与血管内皮细胞的黏附，这可能是其抗炎作用机制之一。

关联提示 6－9

肠道中细菌和毒素的移位在启动全身性炎症性反应中起枢纽性和扩增器作用，是导致多器官功能障碍综合征（MODS）发病的一个重要因素。MODS 患者的肺组织出现肺泡间隙的广泛炎性渗出和肺泡膜增厚，肝脏局部细胞坏死，在坏死区域周围有炎性细胞形成的"晕"，胃肠黏膜表现为局部坏死。通过腹腔内注射酵母多糖液体石蜡混悬液可复制过度炎症反应性 MODS 大鼠模型。黄连解毒汤显著降低上述 MODS 模型大鼠血浆丙氨酸转氨酶活性和肌酐浓度，减慢呼吸、心率，明显改善小肠、肝、肾和肺脏等组织病理变化，呈现对 MODS 大鼠脏器一定的保护作用。

3. 解热 黄连解毒汤对多种发热性疾病如中风后高热、关节炎发热等均显示较好解热疗效，对啤酒酵母、五联疫苗等致热的模型动物均有明显解热作用，且作用持续时间长。

4. 抗脑缺血、缺氧 黄连解毒汤提取物可缩小单侧大脑中动脉阻塞大鼠的脑梗死范围，减轻神经症状，也可对抗结扎大鼠双侧颈总动脉造成的急性不完全性脑缺血损伤，降低缺血引起的脑水肿、提高 SOD 活力、降低过氧化脂质含量。黄连解毒汤能提高小鼠缺氧条件下对氧的利用能力，显著延长小鼠存活时间。其所含黄芩提取物能减少缺氧状态下脑线粒体能量的消耗，同时还能保护线粒体膜的完整性。

关联提示 6－10

SOD（超氧化物歧化酶，superoxide dismutase）是机体内天然存在的超氧自由基清除因子，能消除生物体在新陈代谢过程中产生的有害物质。具有抗氧化、抗疲劳、抗衰老预防慢性病及其并发症等作用。

LPO（过氧化脂质，lipid peroxidation）是氧自由基与多聚不饱和脂肪酸反应的产物。正常情况下，LPO的含量极低；但在病理情况下，脂质过氧化反应增强可导致 LPO 升高。LPO 升高表明细胞及细胞膜的结构和功能受损。

5. 改善学习记忆 黄连解毒汤煎剂对东莨菪碱所致记忆获得障碍、$NaNO_2$ 所致记忆巩固障碍、乙醇所致记忆再现障碍、D－半乳糖所致衰老性记忆障碍以及脑缺血再灌注导致的记忆障碍均有显著改善，并能显著增加脑血流量。

6. 抗肿瘤 黄连解毒汤可抑制小鼠移植性肝癌 H22 实体瘤的生长，其含药血清体外可显著抑制人结肠癌 Swille、人肺腺癌 SPC－A－1、人胃癌 SGC－7901 及人乳腺癌细胞 MCF－7 的生长。

7. 降血糖、降血脂 黄连解毒汤能对抗四氧嘧啶诱导的小鼠血糖升高，也明显降低链尿佐菌素（STZ）所致糖尿病大鼠血糖，调节胰岛素抵抗大鼠脂质代谢，且可增强胰岛素敏感性并促进胰岛素释放。

8. 其他作用

（1）促进创面愈合 黄连解毒汤具有清热解毒，消肿生肌功效，能将受损组织中代谢产物及时排除，解除微循环障碍，祛腐生新为组织提供营养，促进创面愈合。其作用环节包括：①改善微循环，加速新陈代谢，调节结缔组织代谢，抑制异样组织增生；②抗炎镇痛，并可防止创面感染，减轻局部炎症反应性水肿；③本身含有多种营养物质，可直接参与局部营养，为黏膜生长及创面愈合提供所需物质。

（2）抑制血小板聚集、抗凝血 黄连解毒汤提取物能明显延长血浆凝血酶原时间、白陶土活化部分凝血活酶时间及凝血酶时间，并显著抑制 ADP 诱导的血小板聚集。

（3）保肝 黄连解毒汤可抑制 D - 半乳糖胺所致的肝损伤，可抑制肝损害进展，其作用与抑制肝甘油三酯蓄积、肝细胞膜损伤、中性粒细胞浸润以及脂质过氧化有关。

【现代应用】

1. 多器官功能障碍综合征 多器官功能障碍综合征（MODS）患者的中医证型以实热证、实热兼腑气不通证为主要表现，加味黄连解毒汤结合西医治疗能明显改善 MODS 患者器官功能，延缓器官衰竭的进一步恶化，降低 MODS 患者病死率。

2. 支原体肺炎及外感发热。

3. 老年性痴呆 口服黄连解毒汤可改善老年性痴呆（心肝火旺型）患者的智力和生活能力。

4. 脑血管疾病及脑血管障碍后遗症 包括脑梗死、脑出血及中风后高热等，黄连解毒汤可降低神经功能缺损评分。

5. 心血管疾病 如急性病毒性心肌炎，高血压病。

6. 消化系统疾病 如肝炎、十二指肠溃疡，出血性胃炎、肠炎，溃疡性结肠炎，急性上消化道出血等。

7. 神经精神疾病 对创伤后应激紊乱引起的心理障碍，可改善焦躁症状；对精神分裂症、躁狂抑郁症、癫痫性精神病患者的兴奋、失眠有效。对精神分裂症恢复期患者的抑郁、罪恶感、被害幻想、兴奋症状等有特效。

8. 外科疾病 如急性白血病化疗后骨髓抑制期肛周感染、急性化脓性淋巴结炎、顽固性鼻出血等。

9. 皮肤病 如特异性皮炎、荨麻疹、痤疮、皮肤瘙痒、银屑病、尖锐湿疣、口唇疱疹、顽固性湿疹、带状疱疹等。

10. 急性痛风性关节炎、过敏性紫癜。

11. 妇科病症 如青春期功能性子宫出血、继发性闭经、更年期综合征、经前紧张症等。

第七章

泻 下 药

导学

本章介绍泻下药的基本药理作用，以及常用单味中药大黄、芫花，中药复方大承气汤的
药理作用。

学习重点

泻下药的主要药理作用；大黄、芫花、大承气汤的药理作用。

学习要求

1. 掌握泻下药的基本药理作用：泻下、利尿、抗感染、抗炎、抗肿瘤。

2. 掌握大黄的主要药理作用：消化系统包括泻下、保肝利胆、胃黏膜保护、抗急性胰
腺炎的作用；泌尿系统包括利尿、改善肾功能；血液系统包括止血、改善微循环、降血脂的
作用；其他包括抗菌，抗炎，抗肿瘤，免疫抑制等。

3. 熟悉芫花的主要药理作用，如利尿、泻下、兴奋子宫平滑肌、镇咳祛痰、抗菌、抗
肿瘤等。

4. 熟悉大承气汤的药理作用和现代应用。

第一节 概 述

凡能引起腹泻或润滑大肠，促进排便的药物称为泻下药。泻下药具有泻下通便、消除积
滞、通腑泄热、祛除水饮等功效。主要用于热结便秘、寒积便秘、肠胃积滞、实热内结，以
及水肿停饮等所表现的里实证。泻下药药性多苦寒或甘平，多入胃、大肠经。根据泻下强
度，泻下药一般可分为：润下药，如火麻仁、郁李仁等；攻下药，如大黄、芒硝、番泻叶、
芦荟等；峻下逐水药，如芫花、甘遂等。

里实证主要是由于肠胃实热内结、阴亏津枯，或水饮内停所引起的一类证候。现代医
学认为肠胃实热内结的病因是胃肠道蠕动功能减弱、急性单纯性肠梗阻、粘连性肠梗阻、
蛔虫性肠梗阻、急性胆囊炎、急性阑尾炎、急性胰腺炎等急腹症。也见于急性感染性疾
病引起的高热、神昏、谵语、烦躁、惊厥等证候。所谓阴亏津枯引起的肠推进性蠕动减
弱所致的便秘，多见于老年人、幼儿，以及产后便秘者、大病后期和术后体弱者。水饮

内停的证候与现代医学的胸膜炎、肝硬化腹水、右心功能不全的表现相似，主要表现为胸腹部积水。

里实证的主要病因是胃肠道蠕动功能减弱，或病原微生物感染等，其病理过程包括便秘、发热、腹痛、炎症等。药物的泻下作用是泻下药治疗里实证的药理学基础，同时该类药物还具有抗炎、抗菌、抗病毒、利尿、抗肿瘤等作用。主要药理作用如下。

1. 泻下　本类药物虽成分有别，但都能通过不同的作用机制刺激胃肠道黏膜，使肠蠕动增加而致泻。根据作用特点，泻下药可分为：刺激性泻药，如大黄、番泻叶、芦荟、牵牛子、巴豆、芫花等；容积性泻药，如芒硝；润滑性泻药，如火麻仁、郁李仁。大黄、番泻叶、芦荟的致泻成分为结合型蒽醌苷，该成分口服后抵达大肠，在细菌酶的作用下水解成苷元，刺激大肠黏膜下神经丛，使肠蠕动增加而排便。牵牛子中的牵牛子苷，巴豆中的巴豆油，芫花中的芫花酯均能刺激肠黏膜，产生剧烈的泻下作用。芒硝的主要成分是硫酸钠，在肠内不易被吸收，致使肠内渗透压升高，大量水分保留在肠腔，使肠容积增大，肠管扩张，机械性的刺激肠壁引起肠蠕动增加而致泻。火麻仁、郁李仁则因含脂肪油可润滑肠道，加之脂肪油在碱性肠液中能产生脂肪酸，温和的刺激肠壁使蠕动增加，促进排便。

2. 利尿　芫花、大戟、商陆、牵牛子、大黄等均有不同程度的利尿作用。用芫花煎剂给大鼠灌胃，明显增加尿量，同时尿中钠的排出量亦增加。大戟对大鼠实验性腹水模型亦有明显的利尿作用。大黄中所含的蒽醌有轻度利尿作用，其机制与抑制肾小管上皮细胞 $Na^+ - K^+ - ATP$ 酶有关。

3. 抗感染　大黄、芦荟中含有的大黄素、大黄酸、芦荟大黄素等对多种致病菌，以及某些真菌、病毒和阿米巴原虫有抑制作用。商陆煎剂，芫花水、醇提取物，以及番泻叶、巴豆等对肺炎球菌、流感杆菌、痢疾杆菌、某些皮肤真菌有不同程度的抑制作用。甘遂、大戟对革兰阴性菌、革兰阳性菌中的多种细菌有效，且对某些病毒、真菌以及致病性原虫均有抑制作用。

4. 抗炎　大黄、商陆有明显的抗炎作用，能抑制炎症早期水肿及后期的肉芽组织的增生。大黄素可抑制单核细胞、吞噬细胞分泌肿瘤坏死因子 α（TNT－α），白细胞介素 1、6、8（IL－1、IL－6、IL－8）等炎症因子，同时还能抑制由内毒素诱导的上述细胞因子的分泌。商陆皂苷能兴奋垂体－肾上腺皮质系统，从而发挥抗炎作用。大黄的抗炎机制可能与抑制花生四烯酸代谢有关。

芦荟、芒硝也有一定的抗炎作用。

5. 抗肿瘤　大黄、芦荟、商陆、大戟、芫花均有抗肿瘤的作用。大黄酸、大黄素、芦荟大黄素能抑制小鼠黑色素瘤、乳腺癌、艾氏腹水癌。芫花酯甲对小鼠白血病 P388、商陆对小鼠肉瘤 S180 有抑制作用。其机理可能与抑制肿瘤细胞蛋白质的合成有关。

综上所述，泻下药具有泻下、利尿、抗菌、抗炎、抗肿瘤、免疫调节等多种药理作用，从而消除六腑之瘀、热、结、厥等里实证的病理变化。

表 7 – 1 泻下药主要药理作用总括表

类别	药物	泻下	利尿	抗菌	抗病毒	抗肿瘤	抗炎	免疫调节	其他作用
攻下药	大黄	+	+	+	+	+	+	+	止血、保肝、利胆、降血脂、抗溃疡、改善肾功能
	芒硝	+		+			+		利胆
	番泻叶	+		+					止血、肌松
	芦荟	+		+				+	保肝、降血脂、愈创
润下药	火麻仁	+							降压、降血脂
	郁李仁	+							降压
峻下逐水药	牵牛子	+	+						镇咳祛痰、抗早孕、致流产
	芫花	+	+	+		+			兴奋肠道平滑肌
	大戟	+	+			+			
	商陆		+	+	+	+	+	+	镇咳祛痰、平喘、增强免疫
	巴豆	+		+					镇痛
	甘遂	+	+	+					

第二节 常用药物

大 黄

本品为蓼科植物掌叶大黄 *Rheum palmatum* L. 、唐古特大黄 *Rheum tanguticum* Maxim. ex Balf. 或药用大黄 *Rheum officinale* Baill. 的干燥根及根茎。大黄根、根茎主要成分为蒽醌苷及游离蒽醌衍生物，约占 2% ~5%。蒽醌苷和二蒽醌苷为大黄的主要泻下成分，以其中的番泻苷（sennoside）A、B、C、D、E、F 的泻下作用最强。少部分为游离形式的苷元如大黄酸（rhein）、大黄酚（chrysophanol）、大黄素（emodin）、芦荟大黄素（aloe – emodin）和大黄素甲醚（physcion）等。此外，大黄还含有大量的鞣质，如没食子酸、*d* – 儿茶素，以及多糖等。大黄味苦，性寒。归脾、胃、大肠、肝、心包经。

【药动学】大黄蒽醌衍生物口服易吸收，人和动物口服大黄素、大黄酸 2 ~3 小时血药浓度达高峰。主要分布在肝、肾、胆囊。在肝脏进行氧化、结合代谢，非极性基团转化为极性基团，然后与葡萄糖醛酸结合，排出体外。大黄蒽醌衍生物主要通过尿和粪便排泄，约 50% 在体内被破坏。

【药理作用】

1. 与功效主治相关的药理作用 大黄具有泻热通肠，凉血解毒，逐瘀通经等功效。用于发热谵语，温热瘴疟，下痢赤白，腹痛里急，黄疸水肿，癥瘕积聚，留饮宿食，心腹痞满，二便不通，吐血衄血，血闭血枯，损伤积血等证。《本草经》谓："大黄可荡涤胃肠、推陈致新、通利水谷，调中化食、安和五脏。主下瘀血，破癥瘕积聚……"《本草纲目》："下痢赤白，里急腹痛，小便淋沥，实热燥结，潮热谵语，黄疸，诸火疮。"《本草正义》谓大黄"迅速善走，直达下焦，深入血分，无坚不破，荡涤积垢，有犁庭扫穴之功"。

（1）泻下 大黄有泻下作用，致泻的主要有效成分为结合型蒽醌苷如番泻苷 A、B、C 等，其在胃和小肠中被吸收后在肝中分解，分解产物经血循环而兴奋胃肠神经节以收缩大肠，引起腹泻。大黄口服后，6 ~ 8 小时产生泻下作用，排出软泥状便。大黄泻下作用与下列因素有关：①蒽酮有胆碱样作用，加快肠蠕动；②结合型的蒽醌苷水解成苷元，刺激肠黏膜及肠壁肌层内的神经丛，促进胃肠蠕动；③抑制肠平滑肌上的 $Na^+ - K^+ - ATP$ 酶，使肠的容积增大，机械性刺激肠壁，使肠蠕动加快；④部分原形蒽苷经肝转化后，由血液或胆汁运至大肠发挥致泻作用。因大黄致泻作用部位主要在大肠，不影响小肠对营养物质的吸收。

大黄的致泻作用受煎煮的时间及炮制方法的影响。久煎及炮制后，结合型蒽醌减少，致泻作用减弱。生大黄的致泻作用比酒炒大黄及醋炒大黄强，大黄炒炭后，几乎没有致泻作用。

因大黄含鞣质及没食子酸类，具有收敛作用。大剂量使用时，先泻后便秘；若煎药时间过长蒽醌苷分解，而鞣质成分保留，因此只有便秘作用。研究表明长期服用大黄可引起肌间神经丛及肌间丛 Cajal 间质细胞变性，导致结肠电慢波频率减慢，即"泻剂结肠"。动物实验发现，大鼠用大黄灌胃 10 ~ 12 周后，结肠壁一氧化氮（NO，肠神经抑制性递质）含量升高，肌间丛一氧化氮合酶阳性神经元增多，这可能与"泻剂结肠"的发生有关。

（2）保肝、利胆 大黄对实验性的肝损伤有保护作用，明显降低 ALT 值，减轻肝细胞肿胀、变性和坏死等病理改变。大黄保肝作用机制包括：能促进肝细胞 RNA 的合成和肝细胞的再生；刺激人体产生干扰素，抑制病毒的繁殖；增加肝脏血流量，改善微循环。大黄能促进胆汁的分泌，增加胆红素的排泄，并能促进胆囊的收缩，松弛胆囊奥狄括约肌，使胆汁的排出量增加，降低黄疸指数。

（3）保护胃黏膜 大黄对胃黏膜具有保护作用，增加胃壁前列腺素 E_2（PGE_2）的含量，增强胃黏膜的屏障功能。大黄鞣质降低实验性胃溃疡大鼠胃液分泌量、胃液游离酸及胃蛋白酶的活性，但酒炖大黄无此作用。大黄酸、大黄酚、大黄素、芦荟大黄素对幽门螺杆菌有抑制作用。

（4）抗急性胰腺炎 大黄的有效成分对多种胰酶有抑制作用，如大黄素对胰蛋白酶、芦荟大黄素对胰弹性蛋白酶、大黄酸对胰激肽酶、大黄酚和大黄素甲醚对胰蛋白酶和胰激肽释放酶有较强的抑制作用。大黄对实验性急性胰腺炎有促进其恢复作用，这种作用可减轻胰酶对胰腺细胞的自我消化。大黄在临床上治疗急性胰腺炎，疗效迅速可靠，能有效治疗和预防糜蛋白酶或酒精诱发的急性水肿型、出血坏死型胰腺炎的发生和发展。大黄能促进急性胰腺炎模型动物病理损伤的恢复，用药后胰腺细胞胞体充盈，腺泡细胞间隙紧密，纤维化明显减轻，胞核内质网、线粒体接近正常。细胞内无自噬体、RNA、DNA、MAO（单胺氧化酶）、SDH（琥珀酸脱氢酶）无异常。

（5）利尿、改善肾功能 大黄、大黄酸、大黄素、芦荟大黄素有利尿作用，并增加 Na^+、K^+ 的排出，给药 2~4 小时利尿作用达高峰。大黄利尿作用与其抑制肾髓质部 $Na^+ - K^+ - ATP$ 酶，使 Na^+ 的重吸收减少，排出增加有关。

大黄对慢性肾功能衰竭和氮质血症病人有治疗作用，能降低血中尿素氮（BUN）和肌酐（Crea）水平。大黄治疗氮质血症的机理可能是：①大黄的泻下作用使肠内氨基酸吸收减少；②血中必需氨基酸的增高使蛋白质的合成增加；③大黄抑制体蛋白质的分解从而减少 BUN 的来源；④大黄促进尿素和肌酐随尿液排泄；⑤大黄抑制肾代偿性肥大、缓解高代谢状态。大黄能抑制肾小球系膜细胞的生长，也能明显抑制系膜细胞 DNA 和蛋白质的合成，减少系膜上纤维连接蛋白的沉积，延缓肾衰的发展，改善其功能。

（6）对血液系统的影响 ①止血：大黄能明显缩短出血和凝血时间，其止血的有效成分为没食子酸、d - 儿茶素。大黄促进血小板的黏附和聚集，有利于血栓的形成；降低抗凝血酶（AT - Ⅲ）的活性；降低毛细血管的通透性，增加局部血管的收缩性，使血小板数和纤维蛋白的含量增加，均与其止血作用有关。②改善微循环：大黄抑制细胞膜 $Na^+ - K^+ - ATP$ 酶的活性，提高血浆的渗透压，组织内水分向血中转移，使血液稀释，从而降低血液的黏度、改善微循环障碍。③降血脂：大黄可使高脂血症模型动物血清和肝脏总胆固醇（TC）、甘油三酯（TG）、低密度脂蛋白（LDL）、极低密度脂蛋白（VLDL）、过氧化脂质（LPO）水平降低。有效成分为蒽醌类、没食子酸等化合物。

（7）抗炎、抗菌 大黄对早期炎症的渗出、肿胀和后期的肉芽增生均有抑制作用。其抗炎作用与垂体肾上腺皮质系统无关，目前认为大黄抗炎作用的药理学基础与抑制花生四烯酸有关，大黄可抑制环氧化酶，使 PGE 的合成减少，并抑制白三烯 B_4 的合成。大黄对多种细菌都有抑制作用，其中以葡萄球菌、链球菌最敏感；白喉杆菌、枯草杆菌、伤寒和副伤寒杆菌以及痢疾杆菌等也较敏感。抑菌的有效成分为蒽醌衍生物，其中以大黄、大黄素和芦荟大黄素的作用最强。此外，大黄对多种真菌，如许兰毛癣菌、趾间毛癣菌、红色表皮癣菌等也有抑制作用。

（8）免疫调节 大黄明显提高感染模型动物的免疫功能，诱导机体生成干扰素，增强小鼠腹腔巨噬细胞的吞噬功能。但在内毒素血症时，大黄抑制内毒素诱导的巨噬细胞分泌细胞因子的功能。在大鼠烫伤和内毒素二次打击模型中，大黄使动物血和肝中 $TNF - \alpha$ 浓度下降，血浆 IL - 6 水平降低。

2. 其他药理作用

（1）抗肿瘤 d - 儿茶素等对淋巴肉瘤有较强的抑制作用；大黄粗提取物、大黄素或大黄酸对小鼠 S - 37、黑色素瘤、乳腺瘤、艾氏腹水癌等均有抑制作用。其作用机制可能是：①抑制癌细胞的呼吸和氨基酸/糖代谢中间产物的氧化和脱氢过程；②抑制癌细胞 DNA、RNA 和蛋白质的合成，而对正常细胞无明显影响。

（2）抗自由基 大黄有一定清除自由基和抗氧化功能，抑制·OH 诱导的小鼠肝 LPO 的生成，其作用是生品 > 酒炙品 > 清炒品。

此外，大黄还有抗精神病、强心等作用。

表 7-2 大黄药理作用以及主要物质基础小结

功效	药理作用	主要有效成分、部位或提取物
泻热通肠	泻下	番泻苷 A、B、C
	保肝、利胆	
	利尿、改善肾功能	大黄酸、大黄素、芦荟大黄素
凉血解毒	抗急性胰腺炎	大黄素、芦荟大黄素、大黄酚
	抗炎	
	抗病原微生物	大黄酸、大黄酚、大黄素、芦荟大黄素
	免疫调节	水提物
	抗自由基	水提物
逐瘀通经	改善微循环	蒽醌类、没食子酸
	降血脂	蒽醌类、没食子酸
	抗肿瘤	大黄素、大黄酸
其他	止血	蒽醌类、没食子酸
	强心	水提物
	抗精神病	水提物

【毒理与不良反应】研究发现大黄重复给药 6 个月产生毒性反应的剂量为 10g/（kg·d），无明显毒性反应的剂量为 2.5g/（kg·d）[相当于临床常用剂量 10g 的 15 倍，换算成人的等效剂量约为 0.4g/（kg·d）]，对 SD 大鼠的主要毒性表现为动物排稀便、软便、体重增长抑制，被毛脏乱、红染，精神不振等，血液 BUN 略有升高，病理检查发现大黄引起大鼠肾小管上皮细胞内色素沉积和水样变性、肝细胞轻度萎缩、肠黏膜轻度增厚。

大黄毒性低，但生大黄尤其鲜大黄过量使用，可引起恶心、呕吐、腹痛、头昏、小便黄染等。大黄蒽醌衍生物部分可从乳汁分泌，授乳妇女服用，可致乳婴腹泻，故应慎用。

【现代应用】

1. 便秘 大黄、大黄通便冲剂对一般的便秘有效。大黄为主药的复方对习惯性便秘、损伤性便秘效果很好。

2. 急性胆囊炎 大黄水煎液对急性胆囊炎有较好的疗效。

3. 胃溃疡 大黄片治疗慢性胃炎、胃溃疡疗效较好。

4. 急性胰腺炎 单味大黄及大黄的复方治疗急性胰腺炎，疗效显著。

5. 急、慢性肾功能衰竭 在急性尿闭期，有人采用大黄制剂灌肠有较好的疗效。长期服用小剂量的大黄制剂能有效延缓肾功能衰竭。

6. 各种出血性疾病 单味大黄粉或大黄醇提片有效。

7. 治疗急性糜烂性胃炎 用制大黄浸泡半小时左右，液体变黄色服用，可取得较好的疗效。

8. 治疗急性菌痢、急性肠炎 用单味大黄，大便恢复正常平均时间为 3～4 日，细菌转阴时间平均为 8.4 日。

9. 高脂血症 大黄粉、大黄浸膏片、大黄醇提片、大黄冲剂治疗高血脂有较好的疗效。

芫 花

本品为瑞香科植物芫花 *Daphne genkwa* Sieb. et Zucc. 的干燥花蕾。芫花主要成分为芫花素（genkwanin）、羟基芫花素（hydroxygenkwanin）、芫花酯甲（yuanhuacine）、芫花酯乙（yuanhuadine）、二萜原酸酯（diterpene esters）、芫花酯丙（yuanhuafine）、二萜原酸酯 -12 - 苯甲酰氧基瑞香毒素（12 - benzoxydaphnetoxin）、芹菜素（apigenin）等。此外，芫花尚含谷甾醇、苯甲酸、黄嘌呤氧化酶及刺激性有毒油状物等。芫花味苦、辛，性温。归肺、脾、肾经。

【药理作用】

1. 与功效主治相关的药理作用 芫花具有泻水逐饮，解毒杀虫功效。用于水肿胀满，胸腹积水，痰饮聚积，气逆喘咳，二便不利；外治疥癣秃疮，冻疮。《本经》中记载芫花"主咳逆上气，喉鸣喘，咽肿短气，鬼疟，疝瘕，痈肿。"《纲目》曰："治水饮痰澼，胁下痛。"现代药理作用如下。

（1）利尿 大鼠口服芫花煎剂适量可引起尿量增加，排钠量亦有所增加，增加口服剂量，尿量反有减少。芫花、大戟与甘草同用时，利尿和泻下作用明显减弱，并有使芫花毒性增强的倾向。

（2）泻下 实验表明小剂量芫花对兔离体回肠有兴奋作用，随着剂量加大，则呈现抑制作用。芫花刺激性油状物对家兔离体十二指肠先兴奋后抑制，对大鼠离体十二指肠则产生强直性收缩。芫花素能刺激肠黏膜引起剧烈的水泻和腹痛。生芫花与醋芫花的醇浸剂在小鼠与大鼠均无导泻作用，在兔有轻度导泻作用，在犬则发生呕吐和轻度导泻。

（3）对子宫平滑肌的作用 芫花对妊娠子宫的平滑肌有兴奋作用，芫花酯甲、乙、丙、丁及芫花萜是兴奋子宫的主要有效成分。芫花对子宫的作用局部用药强于静脉给药。给孕期 3～5 个月的孕猴，羊膜腔内注入芫花萜乳剂 0.2～8mg，均在 1～3 天内完全流产，娩出死胎。胎盘主要改变为炎症和蜕膜变性坏死。如给动物服用消炎痛，能延长其分娩时间，故认为可能使蜕膜细胞变性坏死，释放出大量内源性前列腺素，引起宫缩所致。另有报道，芫花根的醇和石油醚的提出物，对动物未孕及已孕子宫平滑肌也有兴奋作用，使子宫肌收缩，但以妊娠子宫比较敏感。

2. 其他药理作用

（1）镇咳、祛痰 醋芫花的醇水提取液和苯制芫花醇水提取液以及羟基芫花素均有一定的镇咳、祛痰作用，羟基芫花素是镇咳、祛痰的主要有效成分。其祛痰作用可能是与药物降低痰液的黏滞性有关。

（2）抗菌 醋芫花及苯制芫花醇水提取液对肺炎球菌、溶血链球菌均有抑制作用。芫花水浸液对许兰毛癣菌、奥杜盎小孢子菌、星形奴卡菌等有抑制作用。芫花煎剂对金黄色葡萄球菌、伤寒杆菌、铜绿假单胞菌和大肠杆菌有抑制作用。

（3）抗肿瘤 芫花有抗肿瘤作用。芫花烯对小鼠 P388 淋巴细胞白血病有显著的抗白血病活性。

此外，芫花还有镇静、镇痛、抗惊厥、降温、降压等作用。

表 7-3　　　　　　　　　芫花药理作用以及主要物质基础小结

功效	药理作用	主要有效成分、部位或提取物
泻水逐饮	泻下	芫花素
	利尿	水提物
	引产	芫花酯、芫花萜
	镇咳、祛痰	羟基芫花素
解毒杀虫	抗菌	水提物
	抗肿瘤	水提物
其他	镇静、镇痛、抗惊厥、降温、降压	水提物

【毒理与不良反应】芫花为中国植物图谱数据库收录的有毒植物，全株有毒，以花蕾和根毒性较大。大鼠腹腔注射花蕾的煎剂 LD_{50} 为 9.25g/kg，死亡前有惊厥现象，多死于呼吸衰竭；小鼠腹腔注射 LD_{50} 为 1.470g/kg，出现活动减少、伏地、肌松、后肢无力，最后衰竭死亡，死前未见惊厥。人服用芫花过量可引起呕吐、泄泻、血尿等；芫花引产可致软产道损伤、弥散性血管内凝血（DIC）、发热、寒战、羊水栓塞等，有些也可出现溶血性的尿毒血症。孕妇禁用。

【现代应用】

1. 水肿、腹水　芫花可用于各种高度水肿，多与甘遂等配伍使用，用于腹水、胸水及其他水肿。

2. 引产　芫花多种制剂可用于中、晚期的引产，多采用羊膜腔给药。

3. 传染性肝炎　黄芫花、芫花水浸膏片对急慢性肝炎有促使丙氨酸转氨酶值趋于正常和自觉症状改善的作用，特别对转氨酶持续不降病例，用药一定时间后可获得改善，但对其他肝功能指标改变不明显。

第三节　常用方剂

大承气汤
《伤寒论》

【组成】大黄、厚朴、枳实、芒硝。

【功效与主治】峻下热积。主治阳明腑实证（大便不通，频转矢气，脘腹痞满，腹痛拒按，按之硬，甚或潮热、谵语。舌苔黄燥起刺，脉沉实）；热结旁流（下利清水，色纯青，脐腹疼痛，按之坚硬有块，口舌干燥，脉滑实）；里热实证之热厥、痉病或发狂等。

【药理作用】

1. 泻热通便 本方为通里攻下的代表方，能急下实热燥结，承顺胃气之下行，使塞者通、闭者畅。此功效与下列药理作用有关。

（1）促进胃肠运动 研究表明大承气汤对离体肠管呈明显的兴奋作用，该兴奋作用不因阻断平滑肌内神经节、M 胆碱受体和黏膜表面神经感受器而影响，说明大承气汤增强肠蠕动的作用可能是直接作用于肠壁所致。整体小鼠肠管炭末推进实验证明，大承气汤对整体小鼠的胃肠道推进功能呈增强作用，该作用也不因切断双侧迷走神经和摘除肾上腺而减弱。大承气汤能够增加腹膜炎家兔在体小肠蠕动速度，并加大其振幅。研究认为大承气汤促进肠管平滑肌细胞运动的机制，是由于结肠带平滑肌细胞膜去极化，慢波电位发放和峰电位值增强，直接增加平滑肌电兴奋性的结果。

（2）增加肠容积 大承气汤能增大肠容积，无论在正常小鼠，腹膜炎大鼠均得到证实，其机制与大承气汤抑制小肠葡萄糖转运电位的作用和芒硝增加肠道内的渗透压作用有关。

（3）抑制结肠平滑肌$^{45}Ca^{2+}$内流 结肠梗阻时结肠平滑肌$^{45}Ca^{2+}$内流显著增加，大承气汤能明显抑制梗阻结肠平滑肌中$^{45}Ca^{2+}$的内流，而对正常结肠平滑肌$^{45}Ca^{2+}$内流无明显影响。由此而认为肠梗阻的发生、发展和肠道平滑肌组织内$^{45}Ca^{2+}$浓度升高有关。大承气汤治疗肠梗阻似与抑制结肠平滑肌$^{45}Ca^{2+}$内流、减少细胞内$^{45}Ca^{2+}$浓度有一定的关系。这有利于减轻$^{45}Ca^{2+}$升高对肠道组织的损伤，从而缓解与肠梗阻的有关症状。

（4）降低血去甲肾上腺素（NA）水平 血浆 NA 水平升高是肠梗阻时的病理机制之一，大承气汤能降低不完全性梗阻家兔模型血浆 NA 水平。

2. 活血化瘀，疏通血脉 里实热证患者胃肠常有瘀血阻滞表现，本方能通过下列作用改善血运障碍。

（1）增加脏器血流量 在犬离体肠袢实验中观察到，经肠腔内注入大承气汤后，能显著增加肠血流量；腹膜炎兔的肾、空肠、回肠、胃黏膜、胃浆膜层的血流量大幅度降低，而给大承气汤的模型家兔，上述诸脏器的血流量增加至正常水平。

（2）降低血管通透性 ①抑制透明质酸酶：本方抑制透明质酸酶，可防止连接毛细血管内皮细胞黏合质透明质酸的解聚，从而降低毛细血管通透性，减少炎性渗出，缩小炎症病灶。②抑制血管活性肠肽（VIP）：肠梗阻时 VIP 增高是导致肠壁充血、水肿及肠腔渗出液增加等病理改变的重要因素之一，大承气汤降低 VIP 对促进肠梗阻病理过程的恢复起到一定的作用。③抑制组胺释放：肠梗阻后肠腔压力上升，肠组织缺血、缺氧，组胺从肥大细胞、肠嗜铬细胞、嗜碱性粒细胞内向外释放。大承气汤能促进肠管蠕动，加速肠血流量，从而减少组胺释放。

3. 泻实热、抗感染

（1）抗菌作用 大承气汤对于多种革兰阳性细菌和阴性细菌有抗菌效应，包括乙型副伤寒杆菌、伤寒杆菌、福氏志贺痢疾杆菌、肠炎沙门菌。方中大黄对厌氧菌，包括在大肠中占绝对优势的脆弱拟杆菌属有强大的抗菌作用。脆弱类杆菌属在肠源性感染和肝、胆、胰疾患中具有重要作用。

（2）抗内毒素作用 细菌繁殖产生大量内毒素（LPS）入血，形成内毒素血症。大承气汤对内毒素有直接灭活作用，其机制为大承气汤直接破坏内毒素链性结构，使其被分解成无毒的亚单位或被聚合为胶态分子。体外实验证明高浓度的承气合剂（大黄、枳实、厚朴等）可抑制 LPS 刺激小鼠腹腔巨噬细胞产生 TNF。大承气汤体内对内毒素所致家兔的发热与白细胞（WBC）升高有明显的治疗作用。

综上所述，大承气汤通过抗菌，减少内毒素产生，加上它的攻下作用使大量细菌和内毒素随肠内容物排出体外，并直接灭活内毒素，减少内毒素诱生细胞因子形成等效应，是其治疗感染性疾病的药理学基础。

4. 通腑护脏，改善肺功能

（1）对"肺与大肠相表里"的理论研究 用结扎直肠、肠系膜上动脉及大量服用次碳酸铋等方法造成肠功能损害模型，即大肠燥屎内蕴、实热邪滞。在这一类动物模型中出现了特异性的肺脏病理改变，如肺充血、肺出血、肺坏死，Ⅰ、Ⅱ型肺泡上皮和巨噬细胞的肿胀，以及肺泡巨噬细胞功能及肺免疫力的下降，这印证了中医"肺与大肠相表里"的理论。大承气汤通过峻泻热结增强肺的肃降功能，使模型动物的上述肺病理变化明显好转。大承气汤的这种"通腑护脏"作用，可以认为是其治疗肺部急性感染性疾病，呼吸窘迫综合征等机制所在。

（2）对呼吸窘迫综合征的实验研究 呼吸窘迫综合征（RDS）是指创伤后，在肺泡水平的气体交换有效性能受损的一种综合征，它与中医学阳明腑实喘满证相似。静脉注入油酸可复制 RDS 家兔模型，经大承气汤治疗后，模型家兔的肺部组织病变明显减轻，动脉血氧分压（PaO_2）上升。由于 RDS 出现肺水肿、肺出血致使肺气郁闭，宣降失常，扰乱了"肺与大肠相表里"的生理状态，从而引起胃肠道的气机不畅，加重了肺气郁闭。大承气汤为泻下通腑剂，具有增强胃肠蠕动，增加胃肠道容积，改善胃肠道血液循环，降低毛细血管通透性等作用，这些作用对于改善 RDS 肺组织病变，提高肺的通气功能有积极的意义。

【**毒理与不良反应**】大承气汤虽为峻下剂，但一般未见严重的毒性反应报道。然而，如果用量大常可引起较重的腹痛、腹泻。表证未解者不宜使用；孕妇忌用或禁用；舌苔色黑而润者不宜用；全身状况明显不良，肠梗阻属于绞窄、坏死、坏疽、有穿孔先兆或应用本方后局部病变反而加剧导致炎症扩散者，均当禁用；且不宜用于虚寒证。

【**现代应用**】

1. 外科疾病 ①肠梗阻以本方加莱菔子、赤芍为治疗方，在常规胃肠减压及对症治疗的基础上，胃管内注入大承气加减方 150mL，治疗老年性肠梗阻 192 例，多于 8 ~ 12 小时攻下成功，症状缓解，痛胀消失。②急性胰腺炎及其引起的腹胀，大承气汤能有效地改善急性胰腺炎引起的腹胀。③胆道感染用大承气汤加莱菔子制成"通腑合剂"用作保留灌肠，同时内服大柴胡汤加减方，治疗急性胆道感染 144 例，结果除 4 例无效转手术外，其余都有效。④化脓性阑尾炎用大承气汤加败酱草、白花蛇舌草、红藤、虎杖、丹参、桃仁，配合甲硝唑和维生素 B_6，结果大承气汤加减方组疗效明显优于抗生素治疗组。⑤铅中毒腹绞痛用大承气汤加减方治疗，同时配合静滴或静注依地酸二钠。⑥胆道蛔虫患者先饮米醋，再服大承气汤水煎剂。⑦其他：X 线快速肠道造影；肠道清洁；术后腹胀；保留灌肠等。

2. 内科疾病 包括皮质醇增多症（库欣综合征），精神病，脑卒中，感染性休克，内毒素血症，胃石症，脾（肝）曲综合征，严重创伤呼吸 RDS 等。

3. 骨科疾病 脊椎损伤性气鼓症。气鼓症是脊椎损伤常见并发症，有人对脊椎骨折后腹部胀满上下不通者，投以大承气汤每获良效。

4. 儿科疾病 小儿肺炎用大承气汤加杏仁、桔梗、连翘；小儿肺炎合并中毒性肠麻痹，以大承气汤加桃仁、木香等结合常规对症和支持疗法治疗；小儿肠套叠，大承气汤加 5% ~ 10% 浓度的钡剂，灌肠。

5. 传染科疾病 用大承气汤去厚朴，加桃仁、生地、麦冬，治疗流行性出血热少尿期病人 77 例，总有效率高达 99.51%。

6. 术后应用 残胃无张力症，即胃大部切除后残胃无张力；腹部手术后的应用，大承气汤加减方对促进手术后肠蠕动的恢复具有良好的疗效。

7. 急性大面积脑梗死 大承气汤对急性大面积脑梗死有显著治疗作用。

第八章

祛风湿药

导学

本章介绍祛风湿药的基本药理作用及常用单味中药雷公藤、秦艽、五加皮以及中药复方独活寄生汤的药理作用。

学习重点

祛风湿药的主要药理作用；雷公藤、秦艽、五加皮的药理作用及独活寄生汤的现代应用。

学习要求

1. 掌握祛风湿药的主要药理作用。
2. 掌握雷公藤、秦艽的主要药理作用、现代应用。
3. 熟悉五加皮的主要药理作用、现代应用。
4. 了解独活寄生汤的药理作用及现代应用。

第一节 概 述

凡以祛除风湿、解除痹痛为主要作用的药物称祛风湿药。祛风湿药有祛除风湿、舒筋活络、清热、止痛及强筋骨等功效，临床主要用于治疗痹证。

痹证是因机体正气不足感受风寒湿邪、风湿热邪、邪气流注或痹阻经络而发病。以肌肉、筋骨、关节发生酸痛、麻木、屈伸不利，或关节肿大灼热等为主要临床症状。机体免疫功能异常、内分泌功能紊乱以及感染是主要发病因素。

根据祛风湿药的主要性能，将本类药物分为三类：祛风散寒药，如雷公藤等；祛风清热药，如秦艽等；祛风湿强筋药，五加皮等。祛风湿药的主要药理作用如下：

1. 抗炎 祛风湿药对多种实验性炎症有抗炎作用。秦艽、五加皮、独活和粉防己等能降低毛细血管的通透性，故能抑制炎症渗出从而消除炎症肿胀。秦艽、五加皮、雷公藤、防己、豨莶草、独活等对甲醛、蛋清和角叉菜胶等所致大鼠足肿胀均有抑制作用。粉防己碱能减少嗜中性白细胞的游出和 β-葡萄糖醛酸酶的释放，对多形核白细胞的游走呈剂量依赖性抑制作用。

2. 镇痛 秦艽、细柱五加、防己、独活、青风藤等均有镇痛作用。青风藤碱化学结构与吗啡相似，镇痛作用弱，且无成瘾性，但有快速耐药性产生，停药后消失。粉防己碱镇痛效力为吗啡的 1/8。木防己碱镇痛作用在中枢。

3. 对免疫功能的影响 祛风湿药如雷公藤、五加皮、豨莶草、独活和青风藤等对机体免疫功能均有抑制作用。雷公藤总碱和木防己碱可使动物胸腺萎缩。青风藤碱可降低小鼠的胸腺重量和抑制小鼠腹腔巨噬细胞吞噬功能，对以溶血素为反应指标的体液免疫和以心脏植入及肿瘤相伴免疫为指标的细胞免疫均有明显抑制作用。豨莶草和细柱五加等也可明显抑制小鼠腹腔巨噬细胞吞噬功能。雷公藤红素可逆性抑制 T 淋巴细胞的增生。雷公藤总苷可部分抑制局部同种移植抗宿主反应（GVHR），可降低 IgM 和 IgG 水平，也可明显降低小鼠血浆和脾脏环磷酸鸟苷（cGMP）含量、提高 cAMP/cGMP 比值。部分祛风湿药有免疫增强作用，如细柱五加总苷能促进小鼠网状内皮系统的吞噬功能，并能提高小鼠血清抗体滴度。

4. 其他作用

（1）降压：粉防己、秦艽、青风藤、独活、臭梧桐、蝮蛇、川乌等有降血压作用，其中大部分药物有直接扩张血管作用。

（2）抗肿瘤：粉防己、木瓜、川乌、马钱子、寻骨风等有抗肿瘤作用。

表 8 − 1 　　　　　　　　　　　　　祛风湿药主要药理作用总括表

药物	抗炎	镇痛	免疫	其他
秦艽	+	+		镇静、抗菌、降压、利尿、抗过敏、升血糖、保肝利胆
独活	+	+	−	镇静、降压、解痉、抗血小板聚集、抗心律失常、抗肿瘤
威灵仙	+	+		抗菌、利胆、抗疟
防己	+	+		降压、抗菌、抗心律失常、抗血小板凝集、抗心肌缺血、抗过敏、抗肝纤维化、抗肿瘤
徐长卿	+	+		降压、抗菌、抗氧化、降血脂
雷公藤	+	+	−	抗菌、抗肿瘤、抑制生殖系统、杀虫
豨莶草	+	+	−	降压、扩血管、抗血栓形成、抗疟、抗菌、抗早孕
臭梧桐	+	+		镇静、降压
木瓜	+			抗菌、抗肿瘤、保肝
五加皮	+	+	±	镇静、抗应激、降血糖、抗溃疡、抗利尿

注：± 为调节作用，− 为抑制作用，+ 为增强作用

第二节　常用药物

一、祛风散寒药

雷公藤

本品为卫矛科雷公藤属植物雷公藤 *Tripterygium wilfordii* Hook. f. 的干燥根。雷公藤主要成分为生物碱类、二萜类、三萜类，如雷公藤碱（tripterygine）、雷公藤次碱（wilforine）、雷公藤甲素（triptolide）、雷酚内酯（triptophenolide）、雷公藤红素（tripterine）等。雷公藤味苦、辛，性寒；有大毒。归心、肝经。

【药动学】雷公藤甲素给大鼠口服和静注后，药物在体内的分布和消除速率大体相似，均以肝中浓度为最高，依次为脾、肺、肾、肠，心和脑，体内消除较缓慢。血浆蛋白结合率为 64.7%。口服后 24 天内，尿粪总排泄量为给药量的 67.5%，其中粪占 52.4%；静注后为 61.9%，粪占 25%。24 小时内胆汁排泄为 6.73%。提取尿、粪和胆汁经 TLC、放射性测定及放射自显影分析，结果表明药物以原型排泄为主。

雷公藤甲素给 Beagle 犬分别静脉注射 0.05mg/kg，灌胃 0.05、0.08 和 0.1mg/kg，进行药代动力学和绝对生物利用度研究。结果表明，静注雷公藤甲素 0.05mg/kg 后，$t_{1/2\beta}$ 为 (2.5 ± 0.8) 小时。灌胃给药三个剂量组，T_{max}、$t_{1/2\alpha}$ 和 $t_{1/2\beta}$，经检验无统计学差异。AUC 和 C_{max} 与剂量之间线性相关，其中；灌胃 0.05mg/kg 后，绝对生物利用度为 (75 ± 17)%。

【药理作用】

1. 与功效主治相关的药理作用　雷公藤具有祛风除湿，活血通络，消肿止痛，杀虫解毒功效。用于风湿痹痛、疔疮肿毒、皮肤瘙痒等。主要影响免疫系统功能，并具有抗炎、杀虫、抗菌、抗肿瘤、抗生育等功能。

（1）对免疫系统的影响　雷公藤的多种成分均有免疫抑制作用，如雷公藤甲素、雷公藤红素、雷公藤春碱、雷公藤新碱、雷酚内脂、雷公藤总苷等。雷公藤对非特异性免疫、细胞免疫和体液免疫都有抑制作用，可用于预防器官移植排斥反应，其中，雷公藤总苷可部分抑制局部同种移植抗宿主反应（GVHR），雷公藤红素可逆性抑制 T 淋巴细胞的增生，雷公藤总苷可降低 IgM 和 IgG 水平，雷公藤总生物碱及总二萜内酯能显著延长小鼠尾皮移植的存活时间。雷公藤甲素能诱导 ConA 活化的 CD4$^+$ T 细胞凋亡，推测雷公藤甲素可能诱导 CD4$^+$ T 细胞凋亡减少其细胞数量，进而减少其细胞因子的表达和分泌，是其免疫调制作用的重要机制。同时研究还表明，雷公藤甲素诱导刺激 ConA 活化的 CD8$^+$T 细胞凋亡，与其诱导 CD4$^+$T 细胞凋亡的作用无显著差别，表明诱导细胞凋亡的作用是非特异性的。雷公藤甲素能够明显地升高淋巴细胞内环磷酸腺苷（cAMP）浓度，增加细胞内 PKA 酶活性，说明抑制淋巴细胞增殖，诱导细胞凋亡的作用可能与此相关。应用腺苷酸环化酶（AC）抑制剂 SQ2236 能够拮抗雷公藤甲素这一作用，说明其影响细胞内 cAMP 水平的作用是通过其对细胞内 AC 活力的影响而实现的。另外，雷公藤红素抑制免疫功能的药理学基础与抑制白细胞介素－1（IL－1）、白细胞介素－2（IL－2）活性和抑制细胞释放前列腺素 E_2（PGE_2）有关。

（2）抗炎　雷公藤的多种化学成分均具有抗炎作用，如雷酚内酯、雷公藤红素、雷公藤总苷、雷公藤甲素等。雷公藤甲素在剂量范围 0.05～0.3mg/kg 时，无论是皮下注射、腹腔注射还是灌胃，均能明显抑制大鼠腹腔毛细血管通透性增加，对大鼠角叉菜胶性和甲醛性前足肿胀具有明显的抑制作用，表明药物对渗出性和增殖性炎症均有疗效。研究结果还证明，雷公藤甲素在剂量为 0.2mg/kg 时，腹腔注射对炎症组织释放 PGE 含量没有影响，而消炎痛在 0.3mg/kg 剂量时，腹腔注射则能够明显地抑制炎症组织释放 PGE，说明雷公藤甲素的抗炎作用机制与抑制 PGE 的合成和释放无关。另外研究发现，雷公藤总苷抗炎作用通过兴奋垂体－肾上腺皮质系统产生。总结现有资料发现，雷公藤所含有效成分的抗炎作用是通过多个环节实现的，例如兴奋垂体－肾上腺皮质系统，抑制炎症细胞趋化，抑制细胞释放 PGE_2 和其他炎症介质，抑制血小板聚集及炎症后期的纤维增生等都与其抗炎作用相关。

关联提示 8－1

炎症是临床常见的一个病理过程，可以由多种因素引起，可以发生于各组织和各器官。急性期炎症局部可以见到红、肿、热、痛、渗出增加等现象，常伴有发热、白细胞增多等全身反应；炎症后期可以见到组织增生和疤痕粘连。

炎症反应通常是在炎症细胞以及炎症介质的作用下发生的。炎症介质有外源性（细菌及其产物）和内源性两大类，内源性炎症介质又可分为细胞源性和血浆源性两类。炎症介质通常以前体或非活性状态存在于体内，在致炎因素作用下，大量释放并变为具有生物活性的物质。由细胞释放的炎症介质有血管活性胺、前列腺素、白细胞三烯、溶酶体成分和淋巴因子等，由血浆产生的炎症介质包括激肽系统、补体系统、凝血系统和纤溶系统。炎症介质在炎症过程中的主要作用是使血管扩张、血管壁通透性升高和对炎细胞的趋化作用，导致炎性充血和渗出等变化。此外，有的炎症介质还可以引起发热、疼痛和组织损伤等。

炎症虽然是一种以防御为主的病理过程，但也可给机体带来损害和痛苦，甚至威胁病人的生命。因此，既要积极预防炎症性疾病的发生和发展，又要正确认识其规律，采取适当的医疗措施，增强机体的防御功能，消除致炎因子，减少组织损伤，促进病变愈复。

（3）抗菌与杀虫　雷公藤对金黄色葡萄球菌、枯草杆菌、无核杆菌等均有明显的抑制作用。雷公藤对革兰阴性菌、真菌也有抑制作用。雷公藤水煎剂、醇浸液、醚提液、雷公藤红素和雷公藤生物碱能杀虫、蝇、蚕等。

（4）抗肿瘤　研究表明雷公藤甲素是一种广谱肿瘤抑制剂，60 种肿瘤细胞株可以被雷公藤甲素抑制，其中以直肠癌细胞株 HCT116 和乳腺癌细胞株 MCF7 最为敏感，而中枢神经系统的肿瘤细胞株 SNB19 和 U251 则次之。雷公藤甲素、雷公藤内酯二醇对小鼠淋巴细胞白血病 L1210 和 P388 细胞株有抑制作用。小鼠腹腔接种肉瘤 S180、肝腹水癌 H220、艾氏腹水癌及乳腺癌后，腹腔注射雷公藤浸膏提取物（不含雷公藤甲素、雷公藤内酯二醇等），能延长小鼠生存期。雷公藤内酯和雷公藤羟内酯的抗肿瘤作用与其抑制癌细胞的 RNA 和蛋白质的合成以及使 DNA 复制过程中所必需的 RNA 聚合酶失活，从而干扰 DNA 的复制有关。

（5）抗生育　雷公藤制剂及其多种成分有不同程度的抗生育作用。雷公藤总苷长期灌胃给药，可使雌性大鼠的性周期由正常变为不规则，卵巢的形态大致正常，子宫减重，部分子宫平滑肌纤维变细变薄，血浆雌二醇及孕激素水平无改变，动物仍可出现排卵现象。雷公藤总苷 30mg/kg 给大鼠长期灌服，可出现不育，动物睾丸和附睾重量减轻，精子数量显著减少、失活。大鼠灌服雷公藤七周，脑垂体前叶黄体生成细胞胞浆着色加深，类似"阉割细胞"样变，提示其抗生育作用类似去性腺效应。此外，雷公藤苷、雷酚内酯、总生物碱、总萜均有抗生育作用。

2. 其他药理作用

（1）对血管和血液系统的作用 雷公藤可促进血管内皮细胞外基质成分的合成，抑制整合素的活性，并能轻度的提高钙依赖性粘连分子的活性，从而调控血管的新生过程。雷公藤能降低佐剂性关节炎大鼠全血和血浆的黏度、红细胞压积、纤维蛋白原的含量及血小板的最大聚集率。

（2）抗过敏 雷公藤煎剂及总碱、总苷等对迟发性过敏反应有抑制作用，如可对抗 2,4-二硝基氯苯（DNCB）引起的小鼠过敏性皮炎和豚鼠变应性接触性皮炎。

此外，雷公藤还有降压、改善血液流变性、改善微循环等作用。

表 8-2 雷公藤药理作用以及主要物质基础小结

功效	药理作用	主要有效成分、部位或提取物
祛风除湿 消肿止痛	免疫抑制、抗炎作用	雷公藤甲素、雷公藤红素、雷公藤春碱、雷公藤新碱、雷酚内脂、雷公藤总苷等
活血通络	降压、改善血液流变性、改善微循环	雷公藤提取物
杀虫解毒	抗菌、杀蝇虫	雷公藤水煎剂、醇浸液、醚提液、雷公藤红素、雷公藤生物碱
其他	抗生育	雷公藤苷、雷酚内酯、总生物碱、总萜
	抗肿瘤	雷公藤甲素

【毒理与不良反应】 小鼠腹腔及经口给药雷公藤甲素，LD_{50} 分别为 0.725mg/kg 和 0.788mg/kg，肉眼尸检死亡小鼠各主要脏器，两种给药途径均出现胃底部明显充血、肠道无规则散在溃疡。肝脏呈灰白色，颗粒状，其他脏器示见明显异常。昆明种小鼠每 48 小时腹腔注射一次雷公藤甲素（A 组：0.025mg/kg；B 组：0.05mg/kg；C 组：0.1mg/kg）进行亚慢性毒性实验 60 小时，结果发现肾脏病变除肾小管上皮细胞变性、坏死外，肾小管管腔内出现蛋白管型，最后处死的所有实验组动物的 90% 以上肾小球囊壁上皮不同程度地增生。BUN 检测结果表明，B 组和 C 组均显著性升高（$P < 0.05$），提示有发展成肾功能衰竭的趋势，说明雷公藤甲素对小鼠的肾损害可能是亚慢性中毒者的主要死亡原因之一。另外，睾丸病变明显，表现为睾丸萎缩，脏器系数降低，各级生精细胞变性、坏死、数量减少。其中以精子、精子细胞和次级精母细胞最敏感，并且对睾丸具有蓄积毒性。

SD 大鼠腹腔注射给予 0.725mg/kg 雷公藤甲素，分别于 0.5、1、2、4、8、12、16、20 小时等不同时间观察大鼠的心电变化。测定 sALT、sGST 活性、肝 ATPase 活性、肝糖原含量、血清尿素氮及肌酐含量、血清 TNF 及 NO 含量，免疫组织观察 CD68（吞噬细胞表面标志性抗原）、iNOS（诱导型一氧化氮合成酶）在肝组织中的表达。结果显示，大鼠肝脏见大灶性坏死，肾脏仅见轻度水肿，其他脏器未见明显异常。生化测定可见 sALT、sGST 活性、血清 TNF 及 NO 含量明显升高，肝 ATPase 活性、肝糖原含量明显下降，CD68、iNOS 表达显著上调，认为急性毒性主要以急性肝坏死为主。

雷公藤的副作用以胃肠道反应最多见，出现恶心、呕吐、食欲不振、食管下部烧灼感、口干、肠鸣、腹痛、腹泻、便秘、便血。造血系统可见白细胞及血小板减少，但较轻，与皮质激素合用常不出现。神经系统出现头晕、乏力、嗜睡等。内分泌系统可见月经紊乱及闭经。生殖系统主要影响睾丸生殖上皮，抑制精原细胞减数分裂，停药后可恢复。心血管系统表现为心悸、胸闷、心律不齐、心电图异常。还可出现皮肤黏膜反应。

中毒表现为：剧吐、腹绞痛、腹泻、心音弱快、心电图改变、血压下降、体温降低、休克、尿少、浮肿、尿液异常；后期发生骨髓抑制、黏膜糜烂、脱发等。主要死因为循环衰竭及肾功能衰竭。

【现代应用】

1. 治疗类风湿性关节炎 雷公藤糖浆、浸膏片、雷公藤片、雷公藤总苷等均对类风湿性关节炎有较好疗效，饭后服，疗程一般三个月以内。

2. 治疗肾脏疾病 雷公藤煎剂、雷公藤片、雷公藤多苷片、雷公藤浸膏片等对本类疾病有效，但对慢性肾炎高血压型基本无效。

3. 治疗顽固性疼痛 雷公藤煎剂有镇痛作用，作用缓慢持久，其痛阈提高率与罗通定无明显差异。

4. 治疗红斑性狼疮 应用雷公藤制剂治疗本病，有较好疗效。

5. 治疗皮肤病 雷公藤治疗皮肤病变，适用范围十分广泛。对银屑病、玫瑰糠疹、神经性皮炎、皮肤血管炎、红皮病、带状疱疹、脓疱病、斑秃等有较好疗效。

6. 治疗白塞综合征 雷公藤是目前治疗白塞病较好的药物，煎剂和总苷有效，但煎剂副作用大。

二、祛风清热药

秦 艽

本品为龙胆科植物秦艽 Gentiana macrophylla Pall. 、麻花秦艽 Gentiana straminea Maxim. 、粗茎秦艽 Gentiana crassicaulis Duthie ex Burk. 或小秦艽 Gentiana dahurica Fisch. 的干燥根。秦艽含有大量的裂环烯醚萜苷类，包括龙胆苦苷（gentiopicroside）、当药苦苷（swertiamarin）、当药苷（sweroside）。研究表明，秦艽根本身不含生物碱，在提取分离过程中使用氨水，使得化学很不稳定的龙胆苦苷（裂环烯醚萜类）与氨水反应，形成矫作物（artifacts）：秦艽碱甲素（龙胆碱，gentianine）、秦艽碱乙素（龙胆次碱，gentianidine）及秦艽碱丙素（龙胆醛碱，gentianal）等。另外，秦艽含有挥发油。秦艽味辛、苦，性平。归胃、肝、胆经。

【药动学】 采用健康家兔，实验前禁食1天，将秦艽浸泡液（每6g药材加40mL水，浸泡48小时）给家兔灌胃，灌胃后分别于0.5、0.75、1、2、3、4、6、9、24小时，耳缘静脉采血2.5mL，经过提取分离以后采用 β-CD 包含荧光法研究龙胆苦苷体内药代动力学过程，结果显示，龙胆苦苷在兔体内符合二房室模型，各主要药代动力学参数分别是，$t_{1/2\alpha}$ 为 1.0134 小时，$t_{1/2\beta}$ 为 6.7257 小时，T_{max} 为 1.335 小时，AUC 为 27.67μg/（mL·h）。

【药理作用】

1. 与功效主治相关的药理作用 秦艽具有祛风湿，清湿热，止痹痛等功效。用于风湿痹痛，筋脉拘挛，骨节酸痛，日晡潮热，小儿疳积发热。具有抗炎、解热、镇痛、镇静、抗菌、降压等作用。

（1）抗炎 秦艽有明显的抗炎作用。秦艽醇提液对二甲苯引起的小鼠耳郭肿胀、蛋清引起的小鼠足趾肿胀和冰醋酸所致小鼠腹腔毛细血管通透性增加有明显的对抗作用。甘肃秦艽提取物对大鼠佐剂性关节炎及足肿胀、耳部红斑、尾部结节具有明显的预防和治疗作用，其作用与直接抑制前列腺素 E2（PGE_2）释放以及抑制环氧化酶 2（COX_2）活性从而降低炎症部位 PGE_2 的合成有关。秦艽碱甲对大鼠甲醛、蛋清所致的足跖肿胀和关节肿也均有显著的抑制作用。秦艽碱甲能兴奋下丘脑、垂体，使 ACTH 分泌增多，增强肾上腺皮质功能，这些作用是秦艽碱甲抗炎的药理学基础。

（2）镇痛、镇静、解热 秦艽煎液具有镇静、镇痛、解热作用。秦艽煎液小剂量灌服或腹腔注射对大鼠和小鼠有镇静作用，还能增强戊巴比妥钠的催眠作用，但较大剂量（腹腔注射 364mg/kg 以上）时则有中枢兴奋作用，最后导致试验鼠麻痹而死亡。秦艽碱甲能明显提高痛阈，具有镇痛作用。光热刺激法试验表明，秦艽碱甲能提高大鼠的痛阈，但作用时间短暂，腹腔注射秦艽碱甲 90mg/kg，20 分钟后，大鼠痛阈比给药前提高 47%，但 40 分钟后作用即消失。热板法试验研究表明，秦艽碱甲对小鼠有镇痛作用，如与天仙子、延胡索、草乌等配伍，可使镇痛作用增强，作用时间延长；但与吗啡合用时，无相互增强作用。秦艽有效成分当药苦苷具有抑制中枢神经及抗炎、退热、抗惊厥作用。秦艽对酵母所致实验性发热大鼠有退热作用。

（3）抗过敏 秦艽碱甲具有抗过敏性休克和抗组织胺作用。给兔腹腔注射秦艽碱甲 90mg/kg，能明显减轻蛋清所致的过敏性休克症状，降低毛细血管通透性。同样剂量给豚鼠腹腔注射亦能明显地减轻组织胺喷雾引起的哮喘及抽搐，且能对抗组胺等引起的离体豚鼠回肠平滑肌的收缩。秦艽水煎剂，喂服实验小鼠 30g/kg，连续 7 日，结果表明，秦艽能明显降低小鼠的胸腺指数。

（4）保肝 龙胆苦苷对化学性及免疫性肝损伤有明显保护作用。龙胆苦苷明显降低 CCl_4、TAA（thioethanolamine）、D-GaL 急性肝损伤，CCl_4 慢性肝损伤及豚鼠同种免疫性肝损伤动物的血清转氨酶；能不同程度地减轻肝组织的片状坏死、肿胀及脂肪变性，且可促进肝脏的蛋白质合成。灌胃给药龙胆苦苷后能明显降低 CCl_4 急性肝损伤小鼠血清 ALT、AST 水平，并且能够增加肝组织中谷胱甘肽过氧化物酶活力，可使大鼠胆流量明显增加，胆汁中胆红素浓度提高。龙胆苦苷的保肝机制可能为：保护肝细胞膜，抑制在肝脏发生的特异性免疫反应，促进吞噬功能及在肝损伤状态下刺激肝药酶的活性，加强对异物的代谢和处理等。

（5）抗菌 秦艽乙醇浸液对痢疾杆菌、伤寒杆菌、肺炎球菌、副伤寒杆菌、霍乱杆菌、炭疽杆菌等有抑制作用。

2. 其他药理作用

（1）降压 静脉注射秦艽碱甲，可引起麻醉兔、犬的血压下降，同时使其心率减慢，作用因剂量增加而增强，但仅持续 2～10 分钟即消失，降压作用无快速耐受现象。切断迷走神经或静脉注射阿托品均不能阻断其降压效果，表明降压与迷走神经无关。由于秦艽碱甲有较强的心脏抑制作用，故推测其降压作用可能与直接抑制心脏有关。

（2）升高血糖　秦艽碱甲对大鼠和小鼠均有升高血糖的作用，腹腔注射龙胆碱甲30分钟后血糖升高，持续3小时，且升高作用与剂量成正相关，在血糖升高的同时，肝糖原明显降低。切除动物肾上腺则升血糖作用消失。

此外，秦艽还有利尿等作用。

表8－3　　　　　　　　　　　秦艽药理作用以及主要物质基础小结

功效	药理作用	主要有效成分、部位或提取物
祛风湿	抗炎、抗过敏	秦艽醇提液、秦艽碱甲
清湿热	解热、抗菌	秦艽乙醇煎液
止痹痛	镇痛、镇静	秦艽碱甲
其他	保肝	龙胆苦苷
	升高血糖	秦艽碱甲

【毒理与不良反应】取20只小鼠腹腔注射秦艽水煎醇沉液（1g/mL）0.5mL/10g，1小时后未见异常，同剂量每隔1小时重复给药1次，共3次，最后1次给药，可见小鼠腹腔胀大明显，有4只小鼠出现扭体反应，10分钟内逐渐恢复。

秦艽碱甲临床用于风湿性关节炎时，口服后可出现恶心、呕吐等胃肠道反应，偶见一过性心悸反应。

【现代应用】

1. 风湿性或类风湿性关节炎　秦艽总碱灭菌水溶液肌内注射，治疗效果好。

2. 流行性脑脊髓膜炎　秦艽注射液肌内注射有较好疗效。

此外，重用秦艽退黄疸，有较好疗效。

三、祛风强筋药

五加皮

本品为五加科植物细柱五加 *Acanthopanax gracilistylus* W. W. Smith 的根皮，亦称南五加皮。五加皮含丁香甘，刺五加甘 B_1，右旋芝麻素，16α – 羟基 – （－）－ 贝壳松 –19 – 酸，左旋对映贝壳松烯酸，β – 谷甾醇，β – 谷甾醇葡萄糖苷，硬脂酸，棕榈酸，亚麻酸及维生素 A、B 等，还含有挥发油。五加皮味辛、苦，性温。归肝、肾经。

【药理作用】

1. 与功效主治相关的药理作用　五加皮具有散风祛湿，利水消肿，益肝肾壮筋骨之功效。与功能主治相关药理作用包括抗应激、调节免疫、抗肿瘤、调节中枢神经系统功能等。

（1）抗应激　细柱五加的乙醇浸膏灌胃能明显延长45℃热应激小鼠的存活时间。南五加总皂苷给小鼠灌胃，可延长动物在1℃～2℃下的存活时间。细柱五加乙醇浸膏、五加皮总苷灌胃给药能显著延长小鼠持续游泳时间。红毛五加具有显著的耐缺氧、抗疲劳、中枢抑制等作用，并能增强学习和记忆能力，促进肝脾组织核酸代谢和吞噬等功能，提高肾上腺内维生素 C 的含量和幼鼠的睾丸重量。

（2）对免疫系统的影响　红毛五加多糖可增强 T 淋巴细胞、B 淋巴细胞的生物学功能，并能促进小鼠 T 淋巴细胞、B 淋巴细胞增殖。红毛五加多糖连续腹腔注射 3 天，可显著促进脾 IgM 分泌细胞生成，明显提高 NK 细胞活性，增强 ConA 刺激脾细胞产生 HL－2，表明红毛五加多糖具有增强免疫功能的作用。细柱五加总苷能促进小鼠网状内皮系统的吞噬功能，并能提高小鼠血清抗体滴度。

（3）抗肿瘤　红毛五加粗多糖 200mg/kg 能抑制 S180 肿瘤生长。红毛五加挥发油成分对体外培养人白血病细胞生长有明显抑制作用，流式细胞分光光度计测定提示该药可抑制癌细胞增殖各期，阻断 DNA 的合成。五加皮中分离得到的次黄嘌呤对从原发性肝癌病人腹水分离出的一种脂解因子毒激素－L 诱导的脂解有显著的抑制作用。

（4）对中枢神经系统的影响　红毛五加醇提取物有明显镇痛作用，并能降低家兔正常及蛋白胨所致发热体温，但对霍乱弧菌引起的发热体温无影响。红毛五加醇提取物和水提取物有明显的中枢抑制作用，可以减少小鼠的自发活性，协同戊巴比妥钠的中枢抑制作用，并能拮抗苯丙胺的中枢兴奋作用，其中枢抑制作用与安定有区别，与利血平相似。

（5）对循环系统的影响　五加经乙醇处理后剩余物的水煎液，可延长乌头碱所致小白鼠心律失常的潜伏期，能使氯化钡所致的大白鼠心律失常立即转为窦性心律，但维持时间甚短，仅使心律失常得以改善。红毛五加的提取物和丁醇提取物对离体豚鼠的心脏冠脉流量有较明显增加作用，增加百分率分别为 32.6% 和 21.4%。红毛五加的水、丁醇和乙酸乙酯提取物对离体豚鼠心脏肌收缩幅度均有增加作用，但水和乙酸乙酯提取物给药后，心肌出现一过性心肌收缩力减弱，而后心肌收缩幅度加大。

（6）对消化系统的影响　南五加对大鼠幽门结扎型和无水乙醇型溃疡模型均具有良好保护作用，可显著升高幽门结扎大鼠胃液中的氨基多糖含量，但对胃液分泌和胃蛋白酶活性无明显影响。

表 8－4　　　　　　　　　五加皮药理作用以及主要物质基础小结

功效	药理作用	主要有效成分、部位或提取物
散风祛湿	增强免疫功能	五加总皂苷、五加皮多糖
利水消肿	增强心肌收缩力	五加皮醇提物
	增加心输出量	水和乙酸乙酯提取物
益肝肾、壮筋骨	抗应激	五加皮醇提物、总皂苷
	抗肿瘤	五加皮多糖
	胃黏膜保护	水提物

第三节 常用方剂

独活寄生汤
《备急千金要方》

【组成】独活、桑寄生、杜仲、牛膝、细辛、秦艽、茯苓、肉桂心、防风、川芎、人参、甘草、当归、芍药、干地黄。

【功效与主治】具有祛风湿、止痹痛、益肝肾、补气血的功效。主治痹证日久，肝肾两虚，气血不足证，腰膝疼痛，关节屈伸不利或麻木不仁，畏寒喜温，心悸气短，舌淡苔白，脉细弱。

【药理作用】

1. 抗炎 给小鼠灌服独活寄生汤（10g/kg 和 20g/kg 连续 7 日）或外涂左耳（0.1mL/只），对二甲苯或巴豆油混合致炎液所致的小鼠耳郭炎症反应有明显的抑制作用；给大鼠灌服独活寄生汤（8g/kg，连续 7 日）对大鼠角叉菜胶性关节炎，呈明显抑制作用；对棉球肉芽增生，两种剂量均无明显作用；大鼠左后肢踝关节至足尖处趾外涂独活寄生汤（0.5mL/只），每日 1 次，连续 6 日，可明显降低 1% 甲醛溶液所致足跖炎性肿胀。给小鼠灌服本方（10g/kg，15g/kg，20g/kg），每日 1 次，连续 7 日，三种剂量对 0.5% 醋酸所致腹腔毛细血管通透性增加，均有明显抑制作用。

2. 镇痛 给小鼠灌服独活寄生汤 0.13g/kg，采用热板法和扭体法测定其镇痛作用。在给药后 30 分钟，小鼠热板痛阈值即有明显提高，90 分钟痛阈值提高非常显著，直至 180 分钟仍维持显著镇痛作用；小鼠扭体反应的抑制率在给药后 40 和 50 分钟分别为 40.4% 和 33%。表明独活寄生汤有较明显的镇痛作用。

3. 免疫调节 给大鼠灌服独活寄生汤 8g/kg 剂量，连续 7 日，可明显增加胸腺和脾脏重量，对肾上腺重量无明显影响；小鼠灌服 10g/kg 剂量，连续 7 天，可显著增加单核巨噬细胞对血中胶粒碳的廓清速率，提高单核巨噬细胞吞噬功能。独活寄生汤（10g/kg）对 2，4 - 二硝基甲苯（DNCB）所致的小鼠迟发性皮肤过敏反应有明显抑制作用，其作用强度与氢化考的松（25mg/kg）相似。

4. 扩血管、改善微循环 独活寄生汤能显著增加麻醉猫、狗脑血管阻力，增加脑血流量。对于猫，该方药 1.4g/kg 和 2.8g/kg，其脑血流量峰值平均达（188 ±86）mL/（100g·min），和（175 ±78）mL/（100g·min），比给药前增加 18.23% 和 18.29%，作用维持 30 分钟以上；相应脑血管阻力降低，两个剂量峰值比给药前分别降低 26.7% 和 25.8%。对于狗，该方药 0.7g/kg 和 1.4g/kg，其脑血流量峰值平均达（257 ±115）mL/（100g·min）和（215 ±80）mL/（100g·min），比给药前增加 26.8% 和 16.8%；相应脑血管阻力比给药前分别降低 35.6% 和 16.4%。

独活寄生汤对正常小鼠微循环及肾上腺素引起的微循环障碍均有明显改善作用，明显增加毛细血管管径，增加毛细血管开放数，延长肾上腺素引起血管的潜伏期，对抗肾上腺素引起的毛细血管闭合。

5. 抗肿瘤 S180 肉瘤细胞接种小鼠第 6 天，灌胃给予独活寄生汤煎剂，连续 10 天，对荷瘤小鼠的肿瘤生长均有一定的抑制作用。病理切片结果显示，给药组肿瘤组织不同程度的变性坏死，给药组荷瘤小鼠的脾指数、胸腺指数明显高于生理盐水组。独活寄生汤明显促进荷瘤小鼠腹腔 M 中细胞的活性，小鼠脾细胞增殖加快，增强荷瘤小鼠 NK 细胞活性，提示对荷瘤小鼠的细胞免疫功能、非特异性免疫功能及与肿瘤免疫相关的细胞因子均有一定的促进作用，这可能是抑制小鼠移植性肿瘤生长的重要机制之一。

【**毒理与不良反应**】本品毒性低，小鼠灌服，最大耐受量为 50g/kg。

【**现代应用**】

1. 骨及关节病 独活寄生汤对风湿性关节炎、类风湿性关节炎、腰椎间盘突出、中老年腰腿疼、强直性脊柱炎、颈椎病、肩周炎有明显的疗效。

2. 各种神经痛 独活寄生汤对坐骨神经痛、产后身痛、糖尿病周围神经病变疗效显著。

3. 癌症治疗 独活寄生汤治疗恶性肿瘤骨转移患者，临床取得一定效果。

4. 阳痿 独活寄生汤对阳痿有一定疗效，但是长期疗效需要采用通经活络等措施巩固。

第九章

芳香化湿药

导学

本章介绍芳香化湿药的基本药理作用及常用单味中药苍术、厚朴，中药复方藿香正气散的药理作用。

学习重点

芳香化湿药的主要药理作用；苍术、厚朴的药理作用。

学习要求

1. 掌握芳香化湿药的基本药理作用：①调节胃肠道功能；②促进消化液分泌；③抗溃疡；④抗病原微生物等。

2. 掌握苍术调节胃肠道功能、促进消化液分泌、抗溃疡、抗病原微生物等作用；厚朴调节胃肠道功能、促进消化液分泌、抗溃疡、抗病原微生物、肌肉松弛等药理作用。

3. 熟悉藿香正气散的药理作用及现代应用。

第一节 概 述

凡是气味芳香，具有化湿运脾作用的药物，称为芳香化湿药。芳香化湿药具有疏畅气机、宣化湿浊、健脾醒胃等功效，主要用于湿阻中焦证，此外，湿温、暑湿等证，也可选用。芳香化湿药辛香温燥，多入脾、胃、肺、大肠经。

湿性重浊黏滞，脾恶湿而喜燥，湿浊内阻中焦，则脾胃运化失常。脾为湿困，可出现脘腹痞满、呕吐泛酸、大便溏薄、食少体倦、口甘多涎、舌苔白腻等证。从现代医学角度看，湿阻中焦证与消化系统疾病加急慢性胃肠炎、痢疾、胃肠过敏、溃疡病、胃无力或胃下垂、胃肠神经官能症、消化不良等疾病相似。

芳香化湿药的主要药理作用如下。

1. 调整胃肠运动功能 芳香化湿药均含有挥发油，具有健胃驱风作用，故有刺激或调整胃肠运动功能的作用。佩兰、白豆蔻能提高肠道紧张度，砂仁有促进肠管推进运动作用。另一方面，对乙酰胆碱、氯化钡等引起的动物离体肠肌痉挛，厚朴、苍术、砂仁等则有程度不等的解痉作用。芳香化湿药对胃肠运动的不同影响，与机体的机能状态有关，如苍术煎剂既能对抗乙酰胆碱所致小肠痉挛，又能对抗肾上腺素所致平滑肌抑制。此外，药物作用的不同与剂量也有一定关系，如厚朴煎剂对小鼠和豚鼠离体肠管，在小剂量下表现为兴奋，而大剂量则为抑制。

2. 促进消化液分泌 厚朴、广藿香、白豆蔻、草豆蔻、草果等均含有挥发油，通过刺激嗅觉、味觉感受器，或温和地刺激局部黏膜，反射性地增加消化腺分泌。

3. 抗溃疡 苍术、厚朴、砂仁等芳香化湿药，具有较强的抗溃疡作用。其主要作用环节包括：①增强胃黏膜保护作用。从苍术中提取的氨基己糖具有促进胃黏膜修复作用。关苍术提取物还能增加氨基己糖在胃液和黏膜中的含量；砂仁能促进胃黏膜细胞释放前列腺素，保护胃黏膜免遭许多外源性因素的损伤。②抑制胃酸分泌过多。厚朴酚能明显对抗四肽胃泌素及氨甲酰胆碱所致胃酸分泌增多；茅苍术所含 β - 桉叶醇有抗 H_2 受体作用，能抑制胃酸分泌，并对抗皮质激素对胃酸分泌的刺激作用。

4. 抗病原微生物 芳香化湿药具有不同程度的抗病原微生物作用。体外实验研究表明，厚朴酚、苍术提取物、广藿香酮对金黄色葡萄球菌、溶血性链球菌、肺炎球菌、百日咳杆菌、大肠杆菌、枯草杆菌、变形杆菌、痢疾杆菌、铜绿假单胞菌等具有抑制或杀灭作用。其中尤以厚朴抗菌力强，抗菌谱广。苍术对黄曲霉菌及其他致病性真菌，藿香的乙醚及乙醇浸出液对白色念珠菌、许兰黄癣菌、趾间及足跖毛癣菌等多种致病性真菌有抑制作用。厚朴、苍术、广藿香、砂仁、白豆蔻对腮腺炎病毒、流感病毒等有抑制作用。

综上所述，与芳香化湿药疏畅气机、宣化湿浊、健脾醒胃等功效相关的药理作用为调整胃肠运动功能、促进消化液分泌、抗溃疡、抗病原微生物等。主要有效成分是所含挥发油。

本类药的药理作用多与所含挥发性成分有关，因此入药不宜久煎。

表 9 - 1　　　　　　　　　　芳香化湿药主要药理作用总括表

药物	胃肠平滑肌		消化液分泌	抗溃疡	抗菌	抗病毒	其他作用
	兴奋	抑制					
厚朴	+	+	+	+	+	+	中枢抑制、降压、抗凝、抗变态反应
苍术	+	+		+	+		中枢抑制、保肝、利尿、降血糖、扩血管
广藿香	+	+	+		+	+	松弛气管平滑肌
砂仁	+		−	+			抗血小板聚集
白豆蔻	+		+		+		
佩兰	+					+	祛痰
草豆蔻	+		+				
草果	+		+				抗炎

第二节　常用药物

苍　术

本品为菊科植物茅苍术 Atractylodes lancea（Thunb.）DC. 或北苍术 Atractylodes chinensis（DC.）Koidz. 的干燥根茎。茅苍术根茎挥发油含量约 5% ~ 9%，北苍术根茎含挥发油 1.5%。挥发油的主要成分为苍术醇（atractylol），为 β‑桉叶醇（β‑eudesmol）和茅术醇（hinesol）的混合物，此外，还含有苍术酮（atractylone）、苍术素（atractylodin）等。苍术味辛、苦，性温。归脾、胃、肝经。

【药理作用】

1. 与功效主治相关的药理作用　苍术具有燥湿健脾，祛风湿的功效。主治湿阻中焦，风寒湿痹，脚膝肿痛，痿软无力，雀目夜盲。《珍珠囊》曰："能健胃安脾，诸湿肿非此不能除。"《本草纲目》曰："治湿痰留饮……及脾湿下流，浊沥带下，滑泻肠风。"《新修本草》称其能"利小便"。主要影响胃肠道功能，并具有抗溃疡、保肝、抑菌等药理作用。

（1）对胃肠道功能的影响　苍术煎剂、苍术醇提物在一定剂量范围内能明显缓解乙酰胆碱所致家兔离体小肠痉挛，而对肾上腺素所致小肠运动抑制，则有一定的对抗作用。苍术醇提物还能对抗乙酰胆碱、氯化钡所致大鼠离体胃平滑肌痉挛，而对正常大鼠胃平滑肌则有轻度兴奋作用。苍术丙酮提取物、β‑桉叶醇及茅术醇对氨甲酰胆碱、Ca^{2+} 及电刺激所致大鼠在体小肠收缩加强，均有明显对抗作用。苍术丙酮提取物对小鼠炭末推进运动则有明显促进作用。对番泻叶煎剂所制"脾虚泄泻"模型大鼠的小肠推进运动亢进，苍术煎剂有明显对抗作用。

（2）抗溃疡　苍术有较强的抗溃疡作用。实验发现，茅苍术及北苍术对幽门结扎型溃疡、幽门结扎‑阿司匹林溃疡、应激性溃疡有较强的抑制作用，两种苍术均能显著抑制溃疡、动物的胃液量、总酸度、总消化能力，并能减轻胃黏膜损害。研究认为，苍术抗溃疡作用机理主要有两个方面：①抑制胃酸分泌。北苍术挥发油中的苍术醇能抑制甾体激素的释放，减轻甾体激素对胃酸分泌的刺激；茅苍术所含 β‑桉叶醇有抗 H_2 受体作用，能抑制胃酸分泌，并对抗皮质激素对胃酸分泌的刺激作用。②增强胃黏膜保护作用。北苍术可使胃黏膜组织血流量增加；从苍术中提取的氨基己糖具有促进胃黏膜修复作用；关苍术（A. japonica）还能明显增加氨基己糖在胃液和黏膜中的含量，从而增强胃黏膜保护作用。

（3）保肝　苍术及 β‑桉叶醇、茅术醇、苍术酮能够显著预防四氯化碳（CCl_4）及 D‑氨基半乳糖对体外培养的鼠肝细胞损害。此外，苍术煎剂对小鼠肝脏蛋白质合成有明显促进作用。

（4）抑菌　苍术提取物具有消除耐药福氏痢疾杆菌 R 质粒的作用，能降低细菌耐药性的产生。利用 95% 乙醇浸泡苍术 10 小时，取出苍术，放在准备消毒的手术室地面上，点燃，直到苍术化为灰为止，消毒后比消毒前空气中菌落数明显减少。另外，早期体外研究未发现苍术水煎液有明显抗菌作用。

2. 其他药理作用

（1）对血糖的影响 苍术煎剂灌胃给药或醇浸剂皮下给药，可使正常家兔血糖水平升高，但对四氧嘧啶性糖尿病家兔则有降血糖作用。苍术水提物灌胃可使链脲佐菌素诱发的大鼠高血糖水平降低。

有研究认为，苍术有效成分和腺嘌呤核苷酸在同一线粒体上起竞争性抑制作用，从而抑制细胞内氧化磷酸化作用，干扰能量的转移过程。

（2）抗缺氧 苍术丙酮提取物 750mg/kg 灌胃，能明显延长氰化钾所致缺氧模型小鼠的存活时间，并降低小鼠相对死亡率。苍术抗缺氧的主要活性成分为 β-桉叶醇。

（3）中枢抑制 茅苍术、北苍术、β-桉叶醇、茅术醇对小鼠有镇静作用，能抑制小鼠自发活动。茅苍术提取物和挥发油，小剂量使脊髓反射亢进，较大剂量则呈抑制作用，终致呼吸麻痹而死。茅苍术和北苍术的提取物能增强巴比妥促睡眠作用，其药理活性成分主要是 β-桉叶醇和茅术醇。

（4）抗肿瘤 苍术挥发油、茅术醇、β-桉叶醇，在体外对食管癌细胞有抑制作用，其中茅术醇作用较强。

（5）促进骨骼钙化 苍术中含有维生素 D，其挥发油具有促进骨骼钙化作用。北苍术挥发油对患佝偻病的白洛克雏鸡，能在一定程度上改善其症状。

（6）对心血管系统的影响 苍术对蟾蜍心脏有轻度抑制作用，对蟾蜍后肢血管有轻度扩张作用。苍术浸膏小剂量静脉注射，可使家兔血压轻度上升，大剂量则使血压下降。

综上所述，与苍术燥湿健脾功效相关的药理作用为调整胃肠运动功能、抗溃疡、保肝、抑菌等。苍术主要有效成分是以 β-桉叶醇及茅术醇为代表的挥发油。苍术对血糖的影响、抗缺氧、中枢抑制、抗肿瘤、促进骨骼钙化及对心血管系统的影响等作用，则是其药理作用的现代研究进展。

表 9-2　　　　　　　　　　苍术药理作用以及主要物质基础小结

功效	药理作用	主要有效成分、部位或提取物
燥湿健脾、祛风湿	调节肠道运动功能	苍术煎剂、醇提物、丙酮提取物、β-桉叶醇及茅术醇
	抗溃疡	苍术醇、β-桉叶醇、氨基己糖
其他作用	中枢抑制	β-桉叶醇、茅术醇
	保肝	β-桉叶醇、茅术醇、苍术酮
	降血糖	苍术煎剂
	扩血管	水提物

【**毒理与不良反应**】苍术挥发油对昆明小鼠灌服给药的急性毒性试验得 LD_{50} 为 2245.87mg/kg，95%可信限为 1958.3~2575.7mg/kg。根据化学物急性毒性（LD_{50}）剂量分级表，苍术挥发油分级为低毒。试验过程中小鼠出现少动、运步失调、呼吸减慢等中毒表现，表明苍术挥发油具有一定的毒性。

【现代应用】

1. 小儿腹泻 用苍术、胡黄连粉 9～10g，以糯米酒糟捣泥，与药粉共捏作圆饼状，外敷于患儿脐部神阙穴，外用塑料薄膜覆盖，绷带固定，每日敷贴 1～2 次，每次 4～6 小时，有较好疗效。

2. 佝偻病 用苍术挥发油微囊（每粒含北苍术挥发油 0.033mL）治疗 2～3 岁儿童佝偻病每次 2 粒，每日 3 次，初期病例连用 1 周，急性期病例连用 2 周，停药后 1 个月复查。用苍术糖浆（每 10mL 含苍术 9g，鸡蛋皮粉 1g）治疗小儿佝偻病，每次 5mL，每日 2 次，连续 15 天，均有较好疗效。

3. 预防水痘及上呼吸道感染 在居住环境点燃苍术艾叶消毒香（每 45m³ 点香一盘），有一定预防和治疗效果。

4. 其他 苍术挥发油注射液肌注治疗皮肤瘙痒症、多形性渗出性红斑、急慢性荨麻疹等皮肤病；苍术注射液肌注治疗窦性心动过速；单用苍术或与猪肝、羊肝合用治疗夜盲症；复方苍术片有预防晕车的作用。

厚 朴

本品为木兰科植物厚朴 *Magnolia officinalis* Rehd. et Wils. 或凹叶厚朴 *Magnolia officinalis* Rehd. et Wils. var. *biloba* Rehd. et Wils. 的干燥干皮、根皮及枝皮。厚朴主要含木脂素类、生物碱类及挥发油等成分。木脂素类成分主要有厚朴酚（magnolol）、四氢厚朴酚（tetrahydro-magnolol）、异厚朴酚（isomagnolol）及和厚朴酚（honokiol），生物碱类成分主要为木兰箭毒碱（magnoocurarine），挥发油主要为 β－桉叶醇（β－eudesmol）。厚朴味苦、辛，性温。归脾、胃、肺、大肠经。

【药动学】 经用 ^{14}C 同位素示踪技术研究厚朴酚在大鼠的体内过程，结果表明静脉给药 1 小时后，厚朴酚主要分布在肠、肺、肝、肾和脾。厚朴酚口服给药主要分布在胃肠道、肝和肾，其他组织也有少量分布。在大鼠粪便中可检出厚朴酚的代谢产物。

【药理作用】

1. 与功效主治相关的药理作用 厚朴具有燥湿、消积、行气的功效。主治湿滞伤中，脘痞吐泻，食积气滞，腹胀便秘，痰饮喘咳。《名医别录》谓本品"消痰下气，疗霍乱及腹痛胀满"。《药性论》谓本品"主疗积年冷气，腹内雷鸣，虚吼，宿食不消，除痰饮，去结水……消化水谷，止痛。大温胃气，呕吐酸水，主心腹满"。主要影响胃肠道功能，并具有抗溃疡、保肝、抑菌等药理作用。

（1）调整胃肠运动功能 厚朴煎剂对兔离体肠肌有兴奋作用。能在一定剂量范围内对小鼠离体肠管产生兴奋作用，但加大剂量则产生抑制作用。对豚鼠离体肠管的作用与小鼠基本一致，但兴奋作用不明显，而抑制作用更显著。厚朴酚对组织胺所致十二指肠痉挛有一定的抑制作用。

（2）促进消化液分泌 厚朴所含挥发油，通过刺激嗅觉、味觉感受器，或温和地刺激局部黏膜，能反射性地增加消化腺分泌。

（3）抗溃疡 生品厚朴煎剂、姜炙厚朴煎剂、厚朴酚及和厚朴酚对大鼠幽门结扎型溃疡及应激型溃疡均有明显抑制作用。厚朴乙醇提取物对盐酸–乙醇所致大鼠胃溃疡有显著抑制作用。厚朴酚还能明显对抗因应激，或静脉注射胃泌素、氨甲酰胆碱所致胃酸分泌增多。厚朴抗溃疡作用与其抑制胃酸分泌过多有关。

（4）保肝　厚朴对小鼠实验性病毒性肝炎有一定保护作用，可减轻细胞变性坏死等实质性病理损害。所含厚朴酚为抗肝炎病毒的有效成分。厚朴酚对急性实验性肝损伤，具有降血清 ALT 作用。厚朴酚能对抗免疫性肝纤维化损伤，能明显防止肝纤维化及肝硬化的形成，并能提高免疫性肝纤维化大鼠血浆 SOD 活性，降低 LPO 含量。

（5）抗病原微生物　厚朴所含成分厚朴酚对革兰阳性菌、耐酸性菌、类酵母菌和丝状真菌均有显著的抗菌作用。厚朴酚体外对各种变形链球菌及乳酸杆菌均有抑制作用。厚朴中所含的酚性成分、乙醚及甲醇提取物，对牙病中致龋齿的变形链球菌有十分显著的抗菌作用，能抑制该菌在牙平滑面上的附着。厚朴酚对引起人类恶性脓疮和绒毛状模块疾病的炭疽杆菌有明显抗菌活性，厚朴注射液对感染炭疽杆菌的豚鼠可明显延长其生存时间。构效关系研究发现，厚朴酚、和厚朴酚及其代谢产物四氢厚朴酚、四氢和厚朴酚，由于联苯环上的羟基及烯丙基可产生抗菌活性，均有极强的抗菌作用。

厚朴对小鼠实验性病毒性肝炎有一定程度的抑制作用，可减轻细胞变性坏死等实质性病理损害。厚朴中所含新木脂素对 Epstein – Barr 病毒激活有抑制作用。

（6）抗炎、镇痛　厚朴乙醇提取物对醋酸引起的小鼠腹腔毛细血管通透性升高、二甲苯所致耳壳肿胀、角叉菜胶引起的足肿胀均有明显的抑制作用，对小鼠醋酸所致扭体反应及热痛刺激甩尾反应也呈现抑制作用。

2. 其他药理作用

（1）中枢抑制和肌松作用　厚朴酚、和厚朴酚及厚朴乙醚提取物有明显的中枢抑制作用，小鼠腹腔注射可明显减少自主活动，并可对抗甲基苯丙胺或阿扑吗啡所致的中枢兴奋。

厚朴提取物对脑干网状结构激活系统及丘脑下前部的觉醒中枢有抑制作用。厚朴酚能显著抑制中枢兴奋性氨基酸谷氨酸的作用而产生脊髓抑制。厚朴酚及和厚朴酚具有中枢性肌松作用，能明显抑制脊髓反射，作用可被大剂量的士的宁所拮抗，认为它们属于非箭毒样的肌松剂。厚朴碱静脉注射能阻断动物神经运动终板的传递功能，使横纹肌松弛，且无快速耐受现象，此作用与静脉注射筒箭毒碱相似，静脉注射新斯的明可对抗其肌松效应，因而推测，厚朴碱可能属非去极化型骨骼肌松弛剂，具有筒箭毒碱样肌松作用。

（2）抑制血小板聚集　厚朴酚与和厚朴酚能明显抑制胶原、花生四烯酸所诱导的家兔血小板血浆的聚集，并抑制 ATP 释放。其抑制作用与抑制血栓烷素 A_2（TXA_2）的合成及细胞内的 Ca^{2+} 流动有关。

（3）松弛血管平滑肌、降压　低于肌松剂量的厚朴碱注射给药有明显的降低血压作用，这一作用不能被抗组胺药异丙嗪所对抗，表明并非由于组织胺释放所致。厚朴提取物中活性成分厚朴酚及和厚朴酚，能对抗 K^+、Ca^{2+}、去甲肾上腺素等所引起的大鼠主动脉条收缩，此作用可能与钙通道阻滞作用有关。

另外，厚朴提取物尚有抗过敏、抗肿瘤作用。

综上所述，与厚朴燥湿、消积、行气功效相关的药理作用为调整胃肠运动、促进消化液分泌、抗溃疡、保肝、抗菌、抗病毒、抗炎、镇痛等作用。主要有效成分是以厚朴酚为代表的木脂素类成分。厚朴的中枢抑制、肌松、钙通道阻滞、抑制血小板聚集、降压等作用，则是其药理作用的现代研究进展。

表9 – 3 厚朴药理作用以及主要物质基础小结

功效	药理作用	主要有效成分、部位或提取物
燥湿、消积、行气	调节肠道运动功能	厚朴煎剂
	促进消化液分泌	厚朴挥发油
	抗溃疡	煎剂、厚朴酚、和厚朴酚
	抗病原微生物	厚朴酚
	抗炎、镇痛	厚朴乙醇提取物
其他作用	中枢抑制、肌松作用	厚朴酚、和厚朴酚、厚朴乙醚提取物
	扩血管、降压	厚朴碱

【毒理与不良反应】厚朴煎剂、木兰箭毒碱给小鼠腹腔注射的 LD_{50} 分别为 6.12mg/kg 和 45.55mg/kg。厚朴在一般肌松剂量下，对实验动物心电图无影响，大剂量可致呼吸肌麻痹而死。比较不同炮制方法对毒性的影响，将未发汗品、发汗品厚朴水煎剂对小鼠腹腔注射，其中厚朴干皮未发汗品、发汗品 60g/kg 口服 3 天均无明显毒性，腹腔注射 LD_{50} 厚朴干皮未发汗品为（24.21 ± 4.5）g/kg，发汗品为（2.67 ± 0.45）g/kg，提示厚朴干皮未发汗品的毒性低于发汗品。

临床上针麻全子宫切除病人口服厚朴粉 5～10g，病人血压、呼吸、心率均无明显异常。以厚朴酚凝胶预防龋齿，用药周期 1 年左右，也未见明显不良反应发生。厚朴中有毒成分主要是木兰箭毒碱，其在肠中吸收缓慢，吸收后即经肾脏排泄，血中浓度较低，故口服毒性较小。

【现代应用】

1. 胃肠道炎症、夏日感冒、抗菌 藿香正气散（苍术、陈皮、厚朴、白芷、茯苓、大腹皮、生半夏、甘草浸膏、广藿香油、紫苏叶油）治疗急慢性胃肠炎、消化不良、胃肠过敏、夏日感冒。用厚朴粉 4.5～9g，每日 2～3 次，或制成注射剂（每毫升含生药1g），每次肌注 2mL，每日 2～3 次，治疗菌痢有较好疗效。

2. 防治龋齿 用厚朴酚凝胶（厚朴酚结晶、分子量为 400 的聚乙二醇、木糖醇，以羟乙基纤维素为基质，加适量调味剂）约 0.4g，涂于两侧下颌乳磨牙面，作咀嚼动作，并任其自然吞下，半小时内不进水、不进食。厚朴牙膏亦有预防龋齿发生的作用。用 0.06% 厚朴酚或 0.09% 和厚朴酚含漱液早晚漱口，均有较好疗效。

3. 肌强直 用厚朴 9～15g，加水分煎 2 次，顿服，治疗肌强直，有一定疗效。

第三节　常用方剂

藿香正气散
《太平惠民和剂局方》

【组成】 藿香、白芷、茯苓、大腹皮、半夏、甘草、紫苏叶、陈皮、厚朴、白术、生姜、大枣等。

【功效与主治】 其功效是解表化湿，理气和中。用于外感风寒，内伤湿滞，头痛昏重，胸膈痞闷，脘腹胀痛，呕吐泄泻。

【药理作用】

1. 对胃肠道的影响

（1）解痉　藿香正气水对离体豚鼠十二指肠的收缩，以及由组胺、乙酰胆碱、氯化钡引起的回肠收缩均有明显的抑制作用，其拮抗组胺、乙酰胆碱的作用成量效关系，抑制率随藿香正气水的浓度增高而加大。藿香正气水对肠平滑肌的抑制作用不受妥拉唑林对抗，说明其抑制作用并非通过兴奋 α 受体。但此机制是否与阻断 H 受体或 M 胆碱受体有关，尚待证实。

（2）调节胃肠功能　藿香正气软胶囊能增加正常小鼠的小肠推进功能，对阿托品抑制小鼠小肠运动有明显的兴奋作用；对新斯的明所致小鼠小肠运动有明显的抑制作用。这表明藿香正气软胶囊对小鼠小肠具有双向调节作用。藿香正气软胶囊还能明显延长番泻叶所致小鼠腹泻的潜伏期，减少小鼠的腹泻次数。藿香正气软胶囊对小鼠的胃排空作用无明显影响，但有止呕作用，可以延长家鸽呕吐的潜伏期，减少呕吐次数。

2. 镇吐　藿香正气胶囊溶液给家鸽灌服，5 分钟后用硫酸铜诱发呕吐，结果表明，藿香正气胶囊能延长呕吐潜伏期，减少呕吐次数，表现镇吐作用。

3. 镇痛　采用化学刺激法以及小鼠扭体法做镇痛实验，发现藿香正气水的镇痛作用十分显著。用热板法证明藿香正气口服液用药后有显著提高小鼠痛阈。

4. 抗菌　用平皿内药液稀释法证明，藿香正气水对藤黄八叠球菌、金黄葡萄球菌、甲乙型副伤寒杆菌、痢疾杆菌及沙门菌等 8 种细菌均有不同程度抗菌作用，其中尤对藤黄八叠球菌及金黄葡萄球菌作用较强。

【现代应用】

1. 感冒　适用于四时感冒，外有风寒、寒热头痛，内有痰湿中阻、胸膈满闷、心腹疼痛、呕吐泄泻等症。对流感属湿滞脾胃者疗效良好。

2. 胃肠道疾患　用藿香正气加减，治疗胃及十二指肠球部溃疡，急、慢性结肠炎等消化道疾病均有良好的疗效。

3. 酸中毒　藿香正气散加减治疗酸中毒，包括急性胃肠炎失水性酸中毒，糖尿病酮症酸中毒，急性肾炎尿毒症酸中毒，总有效率87.7%，其中以失水性酸中毒疗效最佳。

4. 荨麻疹　用藿香正气散治疗荨麻疹有可靠的疗效。

第十章

利水渗湿药

导学

本章介绍利水渗湿药的基本药理作用及常用单味中药泽泻、茯苓、茵陈，中药复方五苓散的药理作用。

学习重点

利水渗湿药的主要药理作用；泽泻、茵陈的药理作用。

学习要求

1. 掌握利水渗湿药的基本药理作用：①利尿作用；②抗病原微生物作用；③利胆保肝作用；④抗肿瘤、免疫增强作用。

2. 掌握泽泻的利尿、抗实验性肾结石、抗炎、降血脂、抗动脉粥样硬化等药理作用；茵陈的利胆、保肝、抗病原微生物、降血脂与抗动脉粥样硬化、解热、镇痛、抗炎作用；熟悉与这些作用相关的主要物质基础及作用机制。

3. 熟悉茯苓的药理作用；熟悉泽泻、茯苓、茵陈的现代应用。

4. 熟悉五苓散的药理作用和现代应用。

第一节 概 述

凡能通利水道，渗泄水湿，以治疗水湿内停病证为主要作用的药物，称利水渗湿药。利水渗湿药具有利水消肿，利尿通淋，利湿退黄等功效，主要用于小便不利、水肿、淋证、黄疸、湿疮、泄泻、带下、湿温、湿痹等水湿内停所致的各种病证。利水渗湿药味多甘淡。根据利水渗湿药的主要性能，大体分为利水消肿药、利尿通淋药、利湿退黄药三类。

水液自胃的受纳，脾的传输，肺的通调而下归于肾，通过肾阳气化而分清浊，清者上升复归于肺而为津，浊者下出膀胱而为尿。若外邪侵袭，饮食起居失常或劳倦内伤，则可导致肺不通调，脾失转输，肾失开合，终至膀胱气化无权，三焦水道失畅，水湿停聚。水湿致病，或泛滥于全身而水肿，或侵犯脾胃而为湿阻；或同其他外邪（如湿热）相夹杂，湿热熏蒸而发黄。从现代医学角度看，水湿所致的各种症状，应包括泌尿系统感染或结石、消化系统感染或消化功能低下、变态反应性疾患、肾脏病变、代谢异常、慢性支气管炎时的痰液积留以及胸水，腹水等体腔内的异常液体和各种原因所致的水肿等疾病。

现代药理研究证明，利水渗湿药的主要药理作用为：

1. 利尿　本类药物中的大多数如茯苓、猪苓、泽泻、玉米须、半边莲、车前子、通草、木通、萹蓄、瞿麦、金钱草、茵陈等均具有不同程度的利尿作用。其中猪苓、泽泻的利尿作用较强。利水渗湿药的利尿作用机理，不同的药物不尽相同，如猪苓、泽泻抑制肾小管对钠离子的重吸收；茯苓素抗醛固酮；泽泻增加心钠素的含量等。

2. 抗病原微生物　本类药物中的多数药物具有抗病原微生物作用，如茯苓、猪苓、茵陈、金钱草、木通、萹蓄、半边莲等具有抗菌作用；车前子、茵陈、地肤子、萹蓄、木通等具有抗真菌作用；茵陈等具有抗病毒作用。

3. 利胆保肝　本类药物中茵陈、半边莲、玉米须、金钱草等均具有明显的利胆作用。泽泻、茵陈、猪苓、垂盆草等有保肝作用。

4. 抗肿瘤、增强免疫功能　茯苓多糖和猪苓多糖具有显著的抗肿瘤作用，能抑制多种实验性移植性肿瘤的生长。二者还能提高机体的非特异性及特异性免疫功能。

综上所述，与利水渗湿药的利水消肿、利尿通淋、利湿退黄等功效相关的药理作用为利尿、抗病原微生物和利胆保肝，以及抗肿瘤、增强免疫功能等。

第二节　常用药物

泽　泻

本品为泽泻科植物泽泻 *Alisma orientalis*（Sam.）Juzep. 的干燥块茎。泽泻主要含有泽泻萜醇 A、B（alisol A、B），泽泻萜醇 A、B、C 的醋酸酯，表泽泻萜醇 A（epi‐alisol A），泽泻醇（alismol），泽泻素（alismin）等化学成分。味甘、淡，性寒。归肾、膀胱经。

【药理作用】

1. 与功效主治相关的药理作用　泽泻具有利小便，清湿热功效。用于小便不利，水肿胀满，泄泻尿少，痰饮眩晕，热淋涩痛。《别录》云：泽泻"补虚损五劳，除五脏痞满，起阴气，止泄精、消渴、淋沥，逐膀胱三焦停水。"

（1）利尿　泽泻利尿作用显著。泽泻水煎剂给家兔灌胃或泽泻流浸膏兔腹腔注射，均可使尿量增加。健康人口服临床剂量的泽泻水煎剂，可使尿量和排钠量分别增加63%和34%。

泽泻利尿作用的强弱因采集季节，药用部位及炮制方法的不同而异。冬季采集者作用强，春季采集者作用稍差；泽泻须（冬季产的）稍有利尿作用，泽泻草根则无利尿作用；生泽泻，酒制、麸制泽泻均有一定的利尿作用，而盐泽泻则无利尿作用。

泽泻的利尿作用机理可能包括：①直接作用于肾小管的集合管，抑制 K^+ 的分泌，同时抑制 Na^+ 的重吸收；②增加血浆心钠素的含量；③抑制肾脏 $Na^+ - K^+ - ATP$ 酶的活性，减少 Na^+ 重吸收等。

关联提示 10 -1

尿液的生成过程包括肾小球滤过、肾小管与集合管的重吸收和分泌三个环节。血液流经肾小球，除蛋白质和血细胞外，其他成分均可滤过而形成原尿。原尿经肾小管的重吸收和肾小管上皮细胞的分泌作用形成终尿，肾小管的重吸收是影响终尿生成的主要因素。肾小管中的远曲小管和集合管重吸收原尿中 5% ~ 10% 的 Na^+，Na^+ 重吸收的方式是通过肾小管分泌的 H^+ 与小管液中的 Na^+ 进行交换。抑制 $K^+ - Na^+$ 交换的药物均可产生排钠保钾的利尿作用。

肾脏 $Na^+ - K^+ - ATP$ 酶的活性，与肾小管上皮细胞对 Na^+ 的主动吸收有关，抑制肾脏 $Na^+ - K^+ - ATP$ 酶的活性，可减少 Na^+ 重吸收，产生利尿作用。

心钠素是从心房组织释放的一种低分子多肽，具有排钠利尿作用。

（2）抗实验性肾结石　泽泻水提液能明显抑制乙二醇与活性维生素 D_3 诱导的大鼠实验性肾结石的形成。其作用是通过明显降低肾钙含量和减少肾小管内草酸钙结晶形成来实现的。

（3）抗炎　泽泻水煎剂能明显减轻二甲苯引起的小鼠耳郭肿胀，抑制大鼠棉球肉芽组织增生而呈现对急、慢性炎症的抑制作用。其抗炎作用机制可能是直接作用，不是通过兴奋垂体 - 肾上腺皮质系统间接发挥作用。

2. 其他药理作用

（1）降血脂　泽泻的多种粗制剂（粗提液、醇浸膏、醇浸膏的乙酸乙酯提取物、乙酸乙酯浸膏等）可降低实验性高脂血症动物（家兔、大鼠）的血清胆固醇、甘油三酯和低密度脂蛋白（LDL），明显降低肝内脂肪含量。从泽泻中分离出的不同萜醇类化合物对实验性高脂血症大鼠血清胆固醇含量有显著降低作用，其中以泽泻萜醇 A 醋酸酯的降低胆固醇的作用最为显著，泽泻萜醇 C、B 醋酸酯，泽泻萜醇 A 也有显著作用。

泽泻提取物降低胆固醇的作用机制可能为降低小肠胆固醇的吸收率及抑制小肠胆固醇的酯化。

关联提示 10 -2

脂质和胆固醇通过血流以脂质和蛋白质的大分子复合物即脂蛋白的形式被转运。其包括一个疏水的脂质核（包括三酰甘油和胆固醇酯），外面有极性的脂质、游离胆固醇和载脂蛋白的亲水层覆盖。脂蛋白主要分为四类，由于脂质核和载脂蛋白的相对比例不同，它们的大小和密度不同，脂蛋白根据密度大小可分为：高密度脂蛋白胆固醇（HDL - C）、低密度脂蛋白胆固醇（LDL - C）、极低密度脂蛋白（VLDL）和乳糜颗粒（chylomicrons，CM）。血浆中总胆固醇（TC）和（或）甘油三酯（TG）以及 LDL、VLDL 水平过高，均会引起脂质代谢异常，形成高脂蛋白血症。

（2）抗动脉粥样硬化　泽泻提取物能使实验性动脉粥样硬化家兔的动脉内膜斑块明显变薄，内膜下泡沫细胞层数和数量明显减少，血管平滑肌细胞增生及炎细胞浸润减轻，从实验结果表明，泽泻具有抗实验性动脉粥样硬化作用。

泽泻抗动脉粥样硬化的机理与其降血脂，升高高密度脂蛋白（HDL），调节 PGI_2/TXA_2 的动态平衡，抗氧化，抑制动脉壁内钙异常升高，以及改善血液流变性等多种作用有关。

此外，泽泻还具有降压、抗血小板聚集、降血糖、松弛离体家兔主动脉平滑肌、提高纤溶酶活性等作用。

综上所述，与泽泻利小便，清湿热功效相关的药理作用为利尿，抗实验性肾结石和抗炎等作用。

表 10 - 1　　　　　　　　　　泽泻药理作用以及主要物质基础小结

功效	药理作用	主要有效成分、部位或提取物
利小便、清湿热	利尿	水提物
	抗实验性肾结石	水提物
	抗炎	水提物
其他	降血脂	泽泻萜醇 A 醋酸酯
	抗动脉粥样硬化	泽泻提取物

【毒理与不良反应】小鼠泽泻煎剂腹腔注射的 LD_{50} 为 36.36g/kg、静脉注射醇提取物的 LD_{50} 为 1.27g/kg。泽泻含有刺激性物质，内服可引起胃肠炎，贴于皮肤引起发泡。

【现代应用】

1. 高脂血症　泽泻浸膏片对 II_a、II_b、IV 和 V 型高脂蛋白血症均有一定疗效。

2. 梅尼埃病　泽泻汤治疗梅尼埃病，治疗三个疗程后，总有效率为 97.6%。

茯　苓

本品为多孔菌科真菌茯苓 *Poria cocos*（Schw.）Wolf 的干燥菌核。茯苓主要含有 β - 茯苓聚糖（β - pachyman）约占干重的 93%。另含三萜类茯苓酸（tumulosic acid）、茯苓素（poriatin）等化学成分。味甘、淡，性平。归肺、脾、肾经。

【药动学】^{3}H - 茯苓聚糖给小鼠灌胃，其药 - 时曲线符合开放二室模型。大鼠静脉注射 ^{3}H - 茯苓素，药 - 时曲线符合二室模型，分布相半衰期为 0.32 小时，消除相半衰期为 1.43 小时。^{3}H - 茯苓素静注后，肾排泄占全部放射剂量的 56.72%，肠道排泄为 33.10%，体内存在肝肠循环。静注后组织中的放射剂量以肝、肾、肺含量最高。

【药理作用】

1. 与功效主治相关的药理作用　茯苓有利水渗湿、健脾宁心功效。用于水肿尿少、痰饮眩悸、脾虚食少、便溏泄泻、心神不宁、惊悸失眠等病证。《本经》云：茯苓"主胸胁逆气、忧恚、惊邪恐悸、心下结痛、寒热、烦满、咳逆、口焦舌干、利小便。"

（1）利尿　茯苓具有一定程度的利尿作用，但其利尿作用受动物种属、给药途径等因素影响。茯苓对健康人利尿作用不明显，但对肾性和心性水肿病人利尿作用显著。近年研究发现，茯苓素是茯苓利尿作用的有效成分，具有和醛固酮及其拮抗剂相似的结构，可与大鼠肾小管细胞质膜的醛固酮受体结合，拮抗醛固酮活性，提高尿中 Na^+/K^+ 比值，产生利尿作用。推测茯苓素可能是一种醛固酮受体拮抗剂。

关联提示 10 - 3

肾小管中的远曲小管和集合管重吸收原尿中 5%～10% 的 Na^+。Na^+ 重吸收的方式是通过肾小管分泌的 H^+ 与小管液中的 Na^+ 进行交换，醛固酮可促进 K^+ - Na^+ 交换，故对抗醛固酮或直接抑制 K^+ - Na^+ 交换的药物均可产生排钠保钾的利尿作用。

（2）免疫调节作用 茯苓多糖具有显著增强机体免疫功能的作用。对机体非特异性免疫功能，能增加免疫器官胸腺、脾脏、淋巴结的重量；增强正常小鼠腹腔巨噬细胞的吞噬功能，并能对抗免疫抑制剂醋酸可的松对巨噬细胞吞噬功能的抑制作用；对抗 ^{60}Co 照射引起小鼠外周血白细胞的减少；增加 ANAE 阳性淋巴细胞数。对机体特异性免疫功能，可使玫瑰花结形成率及 PHA 诱发的淋巴细胞转化率升高；使小鼠脾脏抗体分泌细胞数（PFC）明显增多。茯苓多糖增强机体免疫功能的作用机理可能与其诱导产生 IL-2（T 细胞生长因子）有关。

茯苓素具有免疫抑制作用，对 PHA、LPS 和 ConA 诱导的淋巴细胞转化及对小鼠血清抗体及脾细胞抗体产生能力均有显著抑制作用。茯苓素对 IL-2 的产生呈剂量依赖性的抑制作用，这种作用可能是其免疫抑制作用的机理之一。

（3）抗肝硬化 采用复合因素（皮下注射 CCl_4、高脂低蛋白膳食、饮酒）刺激建立大鼠肝硬化模型，在肝硬化形成后，皮下注射给茯苓醇 75mg/kg，连续 3 周，给药组实验动物肝硬化明显减轻、肝内胶原含量降低、尿羟脯氨酸排出量增多，说明茯苓醇具有促进实验性肝硬化动物肝脏胶原蛋白降解，使肝内纤维组织重吸收的作用。

（4）对胃肠功能的影响 茯苓对家兔离体肠管有直接松弛作用，对大鼠幽门结扎所形成的溃疡有预防作用，并能降低胃酸。

2. 其他药理作用

抗肿瘤 茯苓多糖与茯苓素有明显的抗肿瘤作用，能抑制小鼠实体瘤 S180 生长，延长艾氏腹水癌小鼠存活时间。茯苓多糖对体外培养的小鼠腹水型肉瘤 S180 细胞和人慢性骨髓性白血病 K562 细胞增殖有显著抑制作用，而茯苓素对体外培养的小鼠白血病 L1210 细胞的增殖有显著抑制作用。茯苓多糖抗肿瘤作用机制包括提高宿主的免疫系统功能及直接的细胞毒作用（如改变肿瘤细胞膜磷脂生化特性）两个方面。茯苓素抗肿瘤作用机制可能是通过抑制肿瘤细胞的核苷转运而抑制肿瘤细胞 DNA 合成，并提高巨噬细胞产生肿瘤坏死因子（TNF）的能力，增强杀伤肿瘤细胞作用。

此外，茯苓还具有抗菌、促进造血功能、镇静等药理作用。

综上所述，与茯苓利水渗湿、健脾宁心功效相关的药理作用为利尿、免疫调节、抗肝硬化、对胃肠功能的影响，以及镇静等作用，主要有效成分是茯苓素、茯苓多糖等。

表 10-2　　　　　　　　　　　茯苓药理作用以及主要物质基础小结

功效	药理作用	主要有效成分、部位或提取物
利水渗湿 健脾宁心	利尿	茯苓素
	免疫调节作用	茯苓多糖、茯苓素
	抗肝硬化	茯苓醇
	对胃肠功能的影响	水提物
其他	抗肿瘤	茯苓多糖、茯苓素

【现代应用】

1. 水肿 茯苓饼干治疗水肿病人 30 例，有较好疗效。

2. 婴幼儿腹泻 单味茯苓粉治疗由轮状病毒感染所致婴幼儿秋冬季腹泻 93 例，总有效率为 93.6%。

3. 精神分裂症 茯苓水煎剂治疗慢性精神分裂症病人 53 例，总有效率为 56.6%。

茵 陈

本品为菊科植物滨蒿 *Artemisia scoparia* Waldst. et Kit. 或茵陈蒿 *Artemisia capillaris* Thunb. 的干燥地上部分。春季采收的习称"绵茵陈"，秋季采割的称"茵陈蒿"。茵陈主要含有香豆素类如 6,7 – 二甲氧基香豆素（6,7 – dimethoxycoumarin）；色原酮类如茵陈色原酮（capillarisin）；黄酮类如茵陈黄酮（areapillin）、蓟黄素（cirsimanitin）；香豆酸及其他有机酸类如茵陈香豆酸 A、B（capillartemisin A、B），绿原酸（chlorogenic acid）和挥发油类如茵陈二炔、茵陈二炔酮、β – 蒎烯等化学成分。从滨蒿中提得对羟基苯乙酮。茵陈味苦、辛，性微寒。归脾、胃、肝、胆经。

【药动学】 大鼠静脉注射 6,7 – 二甲氧基香豆素，血浆药 – 时曲线呈一室开放模型，血浆消除半衰期为 11 分钟，整体清除率为每分钟 44mL/kg。

【药理作用】

1. 与功效主治相关的药理作用 茵陈具有清湿热、退黄疸之功效。主治黄疸尿少，湿疮瘙痒等。《本经》云：茵陈"主风湿寒热邪气、热结黄疸。"《医学入门》云：茵陈"消遍身疮疥。"

（1）利胆 茵陈水煎液口服，连续 5 日，可使胆石症病人胆汁流量明显增加，胆汁中胆固醇含量降低，可预防胆固醇结石的形成。茵陈水煎剂、水浸剂、去挥发油水浸剂、挥发油、醇提取物等，无论对正常实验动物（如慢性胆囊造瘘犬、急性胆道插管大鼠），还是对 CCl_4 所致肝损伤大鼠，均有促进胆汁分泌和排泄作用。茵陈利胆作用的有效成分达 10 多种，茵陈香豆酸 A、B，6,7 – 二甲氧基香豆素，茵陈色原酮，茵陈黄酮，茵陈二炔，茵陈二炔酮，茵陈炔内酯，绿原酸，咖啡酸，对羟基苯乙酮等均能使胆汁流量增加，胆汁排泄加速，同时能扩张胆管、收缩胆囊。对羟基苯乙酮等还能增加大鼠胆汁中的胆酸、胆固醇等成分的分泌量。

（2）保肝 茵陈煎剂对 CCl_4 所致动物实验性肝损伤有保护作用，能减轻肝细胞肿胀、气球样变、脂肪变和坏死程度，降低血清转氨酶活性。茵陈煎剂能增加小鼠肝脏微粒体中 P_{450} 的含量，具有诱导肝药酶的作用，可使异戊巴比妥钠诱导的睡眠时间缩短，使安替比林消除半衰期 $t_{1/2}$ 明显缩短。茵陈还能抑制 β 葡萄糖醛酸酶活性，减少葡萄糖醛酸的分解，增强肝脏的解毒功能。茵陈色原酮、6,7 – 二甲氧基香豆素、茵陈黄酮等成分，均有保肝作用。此外，茵陈中的锌、锰等微量元素含量相当高，而锌参与 200 多种酶的合成，锌、锰等元素能直接参与机体的核酸、糖、脂肪、蛋白质代谢。因此，茵陈的保肝作用机理可能为：诱导肝药酶、增强肝脏的解毒功能、保护肝细胞膜的完整和促进肝细胞的再生。

（3）抗病原微生物 茵陈体外对金黄色葡萄球菌有明显的抑制作用，对痢疾杆菌、溶血性链球菌、肺炎双球菌、白喉杆菌、牛型及人型结核杆菌、大肠杆菌、伤寒杆菌、铜绿假单胞菌、枯草杆菌、病原性丝状体，以及黄曲霉菌、杂色曲霉菌等皮肤真菌有一定的抑制作用。茵陈抗菌活性成分主要是茵陈炔酮、对羟基苯乙酮和其他挥发油成分。茵陈水煎剂对ECHO11病毒有抑制作用，茵陈乙醇提取物对流感病毒有抑制作用。

（4）降血脂与抗动脉粥样硬化　茵陈煎剂对家兔实验性高胆固醇血症具有降低胆固醇和β-脂蛋白的作用，同时能使高胆固醇血症家兔的主动脉壁中胆固醇含量明显降低，动脉壁粥样硬化斑块病变减轻，内脏脂肪减少，表明茵陈具有降血脂和抗动脉粥样硬化作用。

（5）解热、镇痛、抗炎　20%茵陈水煎剂和20%茵陈醇提物对伤寒混合菌苗所致家兔体温升高均有明显解热作用。6,7-二甲氧基香豆素对鲜啤酒酵母、2,4-二硝基苯酚致热大鼠和伤寒混合菌苗致热家兔均有明显的解热作用。在热板法和醋酸扭体法镇痛实验中，茵陈中6,7-二甲基七叶苷元对小鼠有一定程度的镇痛作用，并对角叉菜胶所致大鼠足趾关节肿胀程度有抑制作用。

2. 其他药理作用

（1）抗肿瘤　茵陈煎剂对小鼠艾氏腹水癌细胞和移植 Meth A 细胞有抑杀作用，能延长荷瘤小鼠的存活时间。茵陈中茵陈色原酮和蓟黄素具有显著抑制 Hela 细胞和 Ehrlich 腹水癌细胞增殖作用。另外，茵陈水煎剂对致癌剂黄曲霉毒素 B_1 的致突变作用有显著抑制，并呈剂量效应关系。茵陈水煎剂还对亚硝酸钠和 N-甲基苄胺诱导的 SD 大鼠食道上皮的增生性病变和骨髓微核突变有抑制作用。

（2）对心血管系统的影响　茵陈水浸液、煎剂、醇提取物对离体蟾蜍心脏有抑制作用。茵陈水煎剂、乙醇浸液及挥发油、6,7-二甲氧基香豆素均有降压作用。

茵陈除上述作用外，还具有利尿、兴奋平滑肌、杀灭蛔虫、增强免疫功能等药理作用。

综上所述，与茵陈清湿热、退黄疸功效相关的药理作用为利胆、保肝、抗病原微生物、降血脂，以及解热、镇痛、抗炎等作用。

表 10-3　　　　　　　　　茵陈药理作用以及主要物质基础小结

功效	药理作用	主要有效成分、部位或提取物
清湿热退黄疸	利胆	茵陈香豆酸 A、茵陈香豆酸 B、6,7-二甲氧基香豆素、茵陈色原酮、茵陈黄酮、茵陈二炔、茵陈二炔酮、茵陈炔内酯、绿原酸、咖啡酸、对羟基苯乙酮
	保肝	茵陈色原酮、6,7-二甲氧基香豆素、茵陈黄酮
	抗病原微生物	茵陈炔酮、对羟基苯乙酮和其他挥发油成分
	降血脂与抗动脉粥样硬化	水提物
	解热、镇痛、抗炎	6,7-二甲氧基香豆素、6,7-二甲基七叶苷元
其他	抗肿瘤	茵陈色原酮和蓟黄素
	对心血管系统的影响	6,7-二甲氧基香豆素、茵陈水煎剂、乙醇浸液、挥发油

【毒理与不良反应】 茵陈二炔酮小鼠灌胃的 LD_{50} 为 6.98mg/kg。小鼠灌胃 6,7-二甲氧

基香豆素的 LD_{50} 为 497mg/kg，死亡前有阵发性惊厥。对羟基苯乙酮小鼠腹腔注射的 LD_{50} 为 0.5g/kg，口服 LD_{50} 为 2.2g/kg。

【现代应用】

1. 高胆固醇血症 茵陈治疗高胆固醇血症病人 82 例，有较好疗效。

2. 胆石症 将以茵陈为主的若干中药制成乳膏剂、贴敷胆石症患者腹部胆囊区，治疗胆石症病人 80 例，有较好疗效。

3. 胆道蛔虫症 茵陈水煎剂治疗胆道蛔虫症病人 78 例，有较好疗效。

4. 痤疮 茵陈治疗痤疮病人 100 例，有较好疗效。

第三节 常用方剂

五 苓 散
《伤寒论》

【组成】 猪苓、泽泻、白术、茯苓、桂枝。

【功效与主治】 利水之剂，具有温阳化气、利湿行水之功效，常用于小便不利、水肿腹胀、呕逆泄泻。

【药理作用】

1. 利尿 五苓散对健康人及犬、兔、大鼠等动物均有利尿作用。服用本药后正常人尿量增加 12%，正常家兔尿量增加 47%。给生理盐水负荷大鼠灌服本方，给药 1 小时排尿率增加，排尿量增加 12%，3 小时后作用消失。五苓散利尿作用缓和，维持时间长。其利尿作用与本方增加心房肌细胞的心钠素（ANP）释放有关，血浆心钠素的浓度提高，可促进 Na^+ 和水的排出。

2. 抑制尿路结石生成 本方水提取液含有类阿利辛兰沉淀（GAGs）物质，为水溶性多糖，在体外和体内对尿结石形成均表现出明显的抑制活性。体外实验显示，五苓散可抑制草酸钙亚过饱和溶液中草酸钙结晶的生长，降低草酸钙结晶生长指数；体内实验发现，肾结石雄性大鼠，饮水中加入 28% 五苓散水提液，能抑制草酸钙结晶在肾脏生成，减少肾草酸钙含量。尿石症患者口服五苓散水煎液，可明显提高尿石症患者 24 小时尿中 GAGs 含量，增加肾小管上皮的 GAGs 层，抑制尿路结石的生成。

3. 降压 五苓散提取液对肾性高血压大鼠具有利尿、降压作用，且不造成电解质紊乱。五苓散的利尿作用与扩血管作用可能是五苓散的作用机制之一。

4. 保肝 本方能抑制乙醇所致脂肪肝的形成，抑制乙醇性肝损害。肝脏是乙醇代谢的主要场所，给予乙醇，肝脏会因脂肪酸的氧化减少，甘油三酯合成亢进，脂肪代谢异常而致高脂血症脂肪肝。五苓散可使乙醇诱发升高的脂质过氧化物（LPO）、甘油三酯（TG）、总胆固醇（TC）水平明显下降，促进乙醇性脂肪肝的肝内脂肪代谢，对乙醇所致脂肪肝呈保护作用，此作用是由于五苓散增加了乙醇的代谢与氧化速度，从而抑制乙醇所致脂肪肝的形成，防止乙醇引起的细胞损害和溶解。

5. 其他 五苓散具有抗应激性溃疡作用，对水浸寒冷应激性溃疡抑制率为 10%。

【现代应用】

1. 水肿 特发性水肿是指颜面、四肢反复水肿，经临床各项检查排除器质性病变的一种疾病。以五苓散加黄芪为主治疗本病 56 例，总有效率为 89.3%。

2. 胸腔积液 应用大剂量五苓散，随症加减治疗各种原因引起的胸腔积液 42 例，收到满意效果。

3. 急性泌尿系统感染 以五苓散加减，治疗急性泌尿系感染 48 例，均有良好疗效。

4. 术后尿潴留 以五苓散为基本方，对肛肠病术后尿潴留患者，治疗总有效率 96.7%。

5. 高血压 用五苓散加减治疗高血压，可降低血压，并随血压下降，患者心烦、失眠、头痛、头晕、耳鸣、肢体麻木均消失或减轻。

第十一章

温 里 药

本章介绍温里药的基本药理作用及常用单味中药附子、干姜，中药复方参附汤的药理作用。

学习重点

温里药的主要药理作用；附子的药理作用。

学习要求

1. 掌握温里药的基本药理作用：①对心血管系统的影响；②对消化系统的影响；③对肾上腺皮质系统功能的影响；④对神经系统的影响；⑤抗炎、镇痛。

2. 掌握附子对心血管系统、消化系统作用，抗寒冷、提高耐缺氧能力，抗炎、镇痛作用；掌握与这些作用相关的主要物质基础及作用机制。

3. 熟悉干姜的药理作用；熟悉附子、干姜的现代应用。

4. 熟悉参附汤的药理作用和现代应用。

第一节 概 述

凡以温里祛寒、治疗里寒证为主要作用的药物，称为温里药，又称祛寒药。温里药具有辛散温通、散寒止痛、补火助阳等功效，主要用于寒邪内盛，心肾阳衰所呈现的各种里寒证候。温里药性属辛温，多入脾、胃、肝、肾经。

里寒证常见两方面病证，一是寒邪入里，寒邪直中脏腑，脾胃阳气受抑所出现的脾胃受寒或脾胃虚寒证，症见脘腹冷痛、呕吐泄泻等，与现代医学中的消化道疾病相似。寒邪有时也可侵犯肌肉、骨节、经络，其表现与现代医学的头痛、风湿性关节炎、神经痛、腰腿痛等相似。二是心肾阳虚，症见腰膝冷痛、畏寒肢冷、夜尿频多等，而心肾阳衰，症见四肢厥冷、脉微欲绝的"亡阳证"，则与现代医学中的心功能不全、休克相似。总之，里寒证主要与心血管系统、消化系统的病变有关。其病理过程包括了由于心功能不全，甚至是休克等所导致的机体有效的循环血量不足和胃肠道的急慢性炎症、溃疡等。此外，里寒证还与某些神经、肌肉、关节等炎症有关。温里药的主要药理作用如下。

1. 对心血管系统的影响

（1）强心　温里药对心脏的作用主要表现为正性肌力、正性频率和正性传导作用。例如，附子、干姜、肉桂、吴茱萸及其制剂均有强心作用，可使心肌收缩力增强，心率加快，心输出量增加。

（2）抗心律失常　附子对异搏定所致小鼠缓慢型心律失常，能改善房室传导，恢复正常窦性心率；对甲醛所致家兔窦房功能低下，也有一定的改善作用。干姜也有加快心率作用。

（3）抗心肌缺血　附子、肉桂、吴茱萸等能扩张冠脉，增加冠脉流量，对垂体后叶素及结扎冠状动脉所致的大鼠或犬急性心肌缺血有改善作用。附子和干姜等还能提高耐缺氧能力，延长动物在缺氧条件下的存活时间。

（4）扩血管，改善循环　附子、肉桂、干姜等温里药可扩张心脑血管，增加心脑血流量；部分温里药如胡椒、干姜、肉桂等所含的挥发油或辛辣成分可使体表血管、内脏血管扩张，改善循环，使全身产生温热感。温里药能"助阳"、"散寒"，治疗四肢厥逆（冷）主要与其改善循环有关。

（5）抗休克　附子、肉桂、干姜等及其复方对失血性、内毒素性、心源性及肠系膜上动脉夹闭性等休克均能提高动脉压，延长实验动物存活时间和提高存活百分率。此外，对单纯缺氧性、血管栓塞性休克等亦有明显的防治作用。温里药抗休克的作用机理主要与其强心、扩张血管、增加血流、改善微循环有关。

2. 对消化系统的影响　温里药常用于治疗脾胃受寒或是脾胃虚寒，证见水谷不化、脘腹胀痛、泄泻等症，主要与下列药理作用相关。

（1）对胃肠运动的影响　温里药大多具有增强胃肠功能，健胃驱风的作用。干姜、肉桂、吴茱萸、丁香、胡椒等性味辛热，含有挥发油，对胃肠道有温和的刺激作用，能使肠管兴奋，增强胃肠张力，促进蠕动，排出胃肠积气。另一方面，附子、丁香、小茴香等能抑制小鼠的胃排空，吴茱萸、干姜、肉桂能缓解胃肠痉挛性收缩。

（2）促消化　干姜的芳香和辛辣成分能直接刺激口腔和胃黏膜引起局部血液循环改善，胃液分泌增加，胃蛋白酶活性和唾液淀粉酶活性增加，有助于提高食欲和促进消化吸收。丁香、高良姜、草豆蔻可增加胃酸排出量，提高胃蛋白酶活力。

（3）利胆、止吐、抗溃疡　干姜、肉桂、高良姜等还能促进胆汁分泌。干姜浸膏可抑制硫酸铜所致犬的呕吐。吴茱萸、丁香亦有止吐作用。干姜、吴茱萸等还有抗胃溃疡作用。

3. 促进肾上腺皮质系统功能　附子、肉桂、干姜对垂体－肾上腺皮质系统有兴奋作用，可使肾上腺中维生素 C、胆固醇含量降低，促进肾上腺皮质激素合成。附子可兴奋下丘脑，使促肾上腺皮质激素释放激素（CRH）释放增加。

4. 对神经系统的影响　附子、肉桂、吴茱萸等有镇静作用。附子、乌头、花椒有局部麻醉作用。温里药能通过影响植物神经系统及内分泌功能，改善物质代谢，产生热量。如附子、肉桂、干姜能兴奋交感神经，使产热增加；附子煎剂能延缓处于寒冷环境下的小鸡和大鼠的体温下降，延长其存活时间。

5. 抗炎、镇痛　利用热板法、扭体法及电刺激测定法均证明附子、乌头、肉桂、干姜、吴茱萸等有不同程度的镇痛作用。附子、乌头、干姜、丁香、高良姜等均具有抗炎作用。

温里药的强心、扩张血管、增加血流量、抗休克和增强交感－肾上腺系统的功能是其补火助阳、温通血脉的药理学基础。而抗溃疡、增强胃肠功能、调节胃肠运动、抗炎、镇痛等又是其温中止痛的药理学基础。

第二节　常用药物

附　子

本品为毛茛科植物乌头 *Aconitum carmichaelii* Debx. 子根的加工品。其主根为川乌和草乌的块根（即乌头）。附子中含有多种生物碱，其中以乌头碱（aconitine，AC）、中乌头碱（mesaconitine，MAC）、次乌头碱（hypaconitine，HAC）等为主。此外，还分离出具有药理活性的消旋去甲乌药碱（*dl* - demethyl coclaurine）、氯化甲基多巴胺（coryneine chloriole）、去甲猪毛菜碱（salsolinol，SAL）等。附子味辛、甘，性大热。有毒。归心、肾、脾经。

【药动学】乌头碱微溶于水，易从黏膜吸收，在消化道及皮肤破损处易于吸收。大鼠食道吸收乌头碱的能力明显强于胃。乌头碱主要由唾液和尿中排出。其吸收和排泄均较快，故发生中毒的时间亦快，且无积蓄作用。

【药理作用】

1. 与功效主治相关的药理作用　附子具有回阳救逆，补火助阳，逐风寒湿邪之功效。主治亡阳虚脱，肢冷脉微，阳痿，宫冷，心腹冷痛，虚寒吐泻，阴寒水肿，寒湿痹痛等。《本草汇言》云："附子，回阳气，散阴寒。……凡属阳虚阴极之候，肺肾无热证者，服之有起死之殊功。"主要与影响心血管系统功能、消化系统功能、肾上腺皮质系统功能、神经系统功能的药理作用有关。

（1）对心血管系统功能的影响

①强心：附子能增强心肌收缩力，加快心率，增加心输出量、心肌耗氧量。附子煎液口服后，动物血清有明显增强心肌收缩力和加快心肌收缩速度的作用。对离体蟾蜍心脏的研究表明，生附子乙醇提取物较制附子乙醇提取物表现出更强的强心作用，使离体心脏收缩幅度明显增加，在低钙状态下尤为明显。静脉滴注戊巴比妥钠，或用 N_2 饱和的灌流液灌注，均可形成急性实验性心力衰竭动物模型，乌头碱、中乌头碱、次乌头碱、去甲乌药碱可使衰竭心脏收缩幅度恢复正常。麻醉犬和豚鼠静脉滴注去甲乌药碱，每分钟 $2\mu g/kg$，可使收缩期左心室内压力（LVP）分别上升12%和58%，左心室内压力上升的最大速率（dp/dt_{max}）分别达73%和26%。由此可见，附子及其所含生物碱对离体和在体心脏，正常和衰竭心脏，均具有明显的强心作用。目前研究认为，附子中生物碱乌头碱、中乌头碱、次乌头碱是附子强心的主要成分，去甲乌药碱、氯化甲基多巴胺、去甲猪毛菜碱也有强心作用。乌头碱正性肌力作用与其使心肌钠通道在静息电位时持续开放，促进心肌钙离子通道开放有关。而去甲乌药碱是 β 受体部分激动剂，其强心作用与兴奋 β 受体有关。

关联提示 11 -1

左心室内压最大上升速率（ $+\mathrm{d}p/\mathrm{d}t_{max}$ ）反映心室壁张力的变化速率，常用来评价心肌的收缩性能，作为等容收缩期心肌的收缩性的指标，其对心肌的各种变力性干预十分敏感，在一定程度上与心率、前后负荷呈正相关，除心肌收缩性能增强可引起其升高外，心率的增加、心肌前后负荷的增加也可引起其升高。

收缩期左心室内压力（LVP）代表等容收缩末期左心室内压，LVP 的形成与心室收缩功能和外周阻力有关，心室收缩增强或外周阻力增加可引起 LVP 的升高。

②扩血管、改善微循环：附子有扩张血管，增加血流，改善血液循环作用。生附子、制附子对微循环障碍状态下的毛细血管有扩张作用，血液流态有不同程度的改善，并能增加血流速度，增加血流量，改善毛细血管的充盈状况，促使微循环障碍逐渐消除和功能恢复。附子注射液或去甲乌药碱静脉注射有明显扩张血管作用，均可使麻醉犬心排出量、冠状动脉血流量、脑血流量及股动脉血流量明显增加，血管阻力降低，此作用可被心得安所阻滞。附子扩张血管作用与去甲乌药碱兴奋 β 受体及阻断 α_1 受体的双重作用有关。亦有研究表明附子扩张血管的作用与血管内皮细胞合成释放 NO 增多有关。NO 是舒张血管的主要因子，NO 通过弥散或载体转运至血管平滑肌细胞，激活鸟苷酸环化酶，使 cGMP 升高而扩张血管。

关联提示 11 -2

微循环是指微动脉与微静脉之间的微血管血液循环，基本功能是向全身各个脏器、组织运送氧气及营养物质，排泄代谢产物，并且调节组织内液与血管内液。微循环作为很多病理过程和疾病的原发或继发的应答器官。微循环障碍既可有组织、器官灌注障碍，也可有细胞灌注障碍，并导致相应病变。所以，研究观察直接参与组织细胞物质交换的微循环及其变化规律，对了解人体各器官的特殊功能，认识疾病的发病机理，疾病防、诊、治的研究及临床各科具有重要意义。

③抗心律失常：附子有显著的抗缓慢型心律失常作用。附子中生物碱对异搏定所致小鼠缓慢型心律失常有明显防治作用，能改善房室传导，加快心率。对甲醛所致家兔窦房结功能低下症有一定的治疗作用，使窦房结与房室结功能趋于正常。但附子剂量过大，可导致心律失常。

④抗休克：心肾阳衰证所见的四肢厥冷，脉微欲绝，与现代医学的休克所见相似。所以附子回阳救逆之功效主要是以强心、抗休克作用为基础。附子对失血性休克、内毒素性休克、心源性休克及肠系膜上动脉夹闭性休克等均能提高平均动脉压、延长模型动物存活时间及存活百分率。对内毒素休克犬能明显改善每搏输出量、心输出量和心脏指数。对缺氧性、血栓闭塞性休克等亦有明显保护作用。抗休克的有效成分除与其强心的有效成分相关外，去甲猪毛菜碱对 β 受体和 α 受体均有兴奋作用，能兴奋心脏，加快心率，收缩血管，升高血压；氯化甲基多巴胺为 α 受体激动剂，亦有强心升压作用。由此可见，附子的抗休克作用，与其强心、收缩血管、升高血压，以及扩张血管、改善循环等作用有关。

（2）抗寒冷、提高耐缺氧能力 附子冷浸液和水煎液均能抑制寒冷引起的鸡和大鼠的体温下降，延长生存时间，减少死亡数。此作用与附子强心、扩张血管、增加血流量等作用有关。50% 附子注射液腹腔注射，能显著提高小鼠对常压缺氧的耐受能力，延长小鼠在缺氧条件下的存活时间。提示其对心、脑有保护作用。

（3）抗炎、镇痛 附子煎剂对急性炎症模型有明显抑制作用。附子煎剂对巴豆油所致小鼠耳部炎症，对甲醛、蛋清、组织胺、角叉菜胶等所致大鼠足跖肿胀均有显著抑制作用。乌头碱类生物碱也有抗炎作用。附子的抗炎作用可能是通过多途径实现的。附子可使动物肾上腺中维生素 C 和胆固醇含量减少，尿中 17－羟类固醇增加，血中嗜酸性粒细胞降低，碱性磷酸酶和肝糖原增加。进一步用放射免疫法观察到，腹腔注射乌头碱，可使大鼠下丘脑促肾上腺皮质激素释放激素（CRH）含量呈剂量依赖性增高。以上说明附子是通过兴奋下丘脑－垂体－肾上腺皮质系统发挥抗炎作用。用免疫组织化学法可见到下丘脑室旁核 CRH 神经细胞及正中隆起神经纤维明显增多增深。提示附子增强肾上腺皮质系统作用，可能是通过兴奋下丘脑 CRH 神经细胞所致。另有实验发现，动物切除双侧肾上腺后，附子仍有抗炎作用，说明附子除兴奋垂体－肾上腺皮质系统外，本身可能还具有皮质激素样作用。

生附子及乌头碱能抑制醋酸所致的小鼠扭体反应。生附子能明显提高小鼠尾根部加压致痛法的痛阈值。附子液腹腔注射和附子水煎醇沉液对热刺激所致小鼠疼痛有显著的镇痛作用。有研究表明，附子的镇痛作用可被 κ－阿片受体阻断剂 nor－BNI 拮抗，提示附子的镇痛作用与增加脊髓后角强啡肽的释放，通过 κ－阿片受体介导而发挥镇痛作用有关。附子中含有的乌头碱是发挥镇痛作用的主要物质。

（4）对消化系统的影响　附子煎剂可抑制胃排空，但却能兴奋离体空肠自发收缩活动，而具有胆碱样、组胺样的作用。生附子、乌头碱对大鼠离体回肠肌则有收缩作用，此作用可被阿托品阻断，故可能与兴奋胆碱能神经系统有关。附子水煎剂还能抑制小鼠水浸应激型和大鼠盐酸损伤性胃溃疡的形成。

2. 其他药理作用

局麻：附子能刺激局部皮肤，使皮肤黏膜的感觉神经末梢呈兴奋现象，产生瘙痒与灼热感。继之麻醉，丧失知觉。

除上述作用外，附子还有镇静、增强免疫、抗血栓形成、抑制脂质过氧化反应、延缓衰老等作用。

综上所述，附子回阳救逆，补阳助火功效主要与其强心、抗心律失常、抗休克、扩张血管、增加血流量等作用相关；逐风寒湿邪又与抗炎、镇痛、抗寒冷、提高对缺氧的耐受能力等作用相关。附子的有效成分是生物碱。

表 11－1　　　　　　　　　　　附子药理作用以及主要物质基础小结

功效	药理作用	主要有效成分、部位或提取物
补阳助火	强心	乌头碱、中乌头碱、次乌头碱、去甲乌药碱
	扩张血管、增加血流量	去甲乌药碱
	抗心律失常	乌头碱、中乌头碱、次乌头碱、去甲乌药碱
	抗休克	乌头碱、中乌头碱、次乌头碱、去甲乌药碱、去甲猪毛菜碱、氯化甲基多巴胺

续表

功效	药理作用	主要有效成分、部位或提取物
逐风寒湿邪	抗炎	乌头碱
	镇痛	乌头碱
	抗寒冷	水提物
	提高对缺氧的耐受能力	水提物
	对消化系统的影响	水提物、乌头碱
其他	局麻	水提物
	镇静	水提物

【毒理与不良反应】附子为毒性较大的中药，其毒性主要由乌头碱类生物碱引起。人口服乌头碱 0.2mg 即可引致中毒，乌头碱的致死量为 3 ~ 4mg。未炮制附子小鼠口服、腹腔注射、静脉注射的 LD_{50} 分别是 5.49g/kg、0.71g/kg、0.49g/kg，炮制后 LD_{50} 分别是 161g/kg、11.5g/kg、2.8g/kg，毒性明显降低。中乌头碱的 LD_{50} 为 5.64mg/kg。

关联提示 11 -3

附子、川乌和草乌（以下简称附子类）均为含乌头碱类的有毒中药，生品毒性很大，致死的主要原因是严重的心律失常，故多经加工炮制减毒后用于临床。附子类药材中乌头碱、中乌头碱和次乌头碱等双酯型生物碱是其主要的毒性成分，也是这类药材回阳救逆、温中止痛的主要活性成分。其心脏毒性机制多认为是促使心肌细胞 Na^+ 通道开放，加速 Na^+ 内流，促使细胞去极化，从而导致心律失常。

【现代应用】

1. 休克 以附子为主组成的回阳救逆方——四逆汤、参附汤，治疗各种休克有肯定的疗效，可使血压恢复正常，明显改善末梢循环。

2. 缓慢型心律失常 附子注射液或以附子为主的复方治疗各种缓慢型心律失常，如病态窦房结综合征、窦性心动过缓、窦房传导阻滞、房室传导阻滞等。

3. 风湿性关节炎、关节痛、腰腿痛、神经痛 用附子或其复方治疗有一定疗效。

4. 偏头痛 用附子治疗均有较好的疗效。

干 姜

本品为姜科植物姜 *Zingiber officinale* Rosc. 的干燥根茎。干姜含挥发油，主要成分为姜烯（zingiberene），占 33.99%，还有姜醇（zingiberol）等，辣味成分有姜辣素（姜酚 gingerol）、姜酮（zingerone）、姜烯酚（shogaol）等。干姜味辛，性热。归脾、胃、肾、心、肺经。

【药理作用】

1. 与功效主治相关的药理作用 干姜具有温中散寒，回阳通脉，燥湿消痰之功效。主治脘腹冷痛，呕吐泻泄，肢冷脉微，痰饮喘咳等。《本草纲目》云："其用有四：通心助阳，一也；去脏腑沉寒痼冷，二也；发诸经之寒气，三也；治感寒腹痛，四也。"主要与影响消化系统功能、心血管系统功能、肾上腺皮质系统功能、神经系统功能的药理作用有关。

（1）对消化系统的影响 干姜主治脾胃受寒或脾胃虚寒，症见脘腹冷痛，呕吐泄泻等。其表现与现代医学中的消化系统的急慢性溃疡、急慢性胃炎等病症相似。所以干姜温中散寒功效，主要是以对消化系统的作用为基础。

①抗溃疡：干姜水煎液给大鼠灌服，对应激性溃疡、醋酸诱发胃溃疡、幽门结扎胃溃疡均有明显抑制作用。干姜石油醚提取物能对抗水浸应激性、吲哚美辛加乙醇性、盐酸性和结扎幽门性胃溃疡的形成。干姜抗溃疡活性成分可能是脂溶性物质。

②止泻：干姜浸膏对 Ach、组胺、$BaCl_2$ 所致豚鼠离体肠管平滑肌痉挛有抑制作用。干姜石油醚提物能对抗蓖麻油引起的腹泻，干姜水提物则能对抗番泻叶引起的腹泻，但两种提取物都不影响小鼠胃肠推进运动。两种提取物都有抗炎作用，因此抗炎作用可能是干姜抗腹泻的主要机理之一。

③解痉：干姜挥发油能竞争性拮抗乙酰胆碱、组织胺致离体回肠收缩的效应。提示干姜解痉的药理效应可能与胆碱能受体和组胺受体被阻断有关。姜的辛辣成分如姜酮、姜酚、姜烯酮给家兔灌胃可使肠管松弛，蠕动减少。

④促消化：给犬灌服生姜煎剂能使胃液分泌和游离酸分泌增加，脂肪分解酶的活性加强。干姜还能增强唾液分泌，加强对淀粉的消化力。

⑤镇吐：犬灌服干姜浸膏能抑制硫酸铜的催吐作用，但对家鸽由洋地黄、犬由阿扑吗啡诱发的呕吐无抑制作用，提示镇吐作用是末梢性的。姜酮及姜烯酮的混合物是镇吐的有效成分。

（2）抗炎、镇痛 干姜的水、醚提取物都有明显的抗炎作用，抑制二甲苯引起的小鼠耳肿胀，可拮抗角叉菜胶引起的大鼠足跖肿胀。姜烯酮能明显抑制组胺和醋酸所致小鼠毛细血管通透性增加，抑制肉芽增生，并使肾上腺重量增加。给大鼠灌服干姜水提物、干姜挥发油或干姜酚酸性部位，也能显著降低肾上腺中维生素 C 的含量，说明干姜的抗炎作用可能是通过促进肾上腺皮质的功能产生的。

干姜醚提物、水提物有镇痛作用，可使乙酸引起的小鼠扭体反应次数减少，延长小鼠热刺激反应潜伏期。

（3）对心血管系统的影响 干姜主治心阳不足、肢冷脉微，与现代医学心功能不全症状相似。所以干姜回阳通脉之功效，主要以其强心、增加血流量为药理学基础。静脉注射姜酚，可使犬心肌收缩力增加 30%。姜酚及姜烯酚能使血管扩张，促进血液循环。姜烯酚能抑制去甲肾上腺素（NA）对肠系膜静脉的收缩作用。

2. 其他药理作用

（1）抗血栓 干姜水提物对 ADP、胶原酶诱导的血小板聚集有明显的抑制作用，使实验性血栓形成延迟，姜烯酮还对家兔血小板环氧化酶活性和 TXA_2 的生成有抑制作用。干姜挥发油亦具有抗血栓形成的作用，并能明显延长白陶土凝血活酶时间。

（2）抗病原微生物 姜酮、姜烯酮等对伤寒杆菌、霍乱弧菌、沙门菌、葡萄球菌、链球菌、肺炎球菌等有明显抑制作用。

此外，干姜尚具有镇静、催眠、解热、利胆保肝和促进免疫功能等作用。

综上所述，干姜温中散寒功效主要与促进胃肠消化机能、抗溃疡、胃肠解痉、止吐和抗炎镇痛相关；干姜回阳通脉功效，则主要与其强心、扩张血管、增加血流量等相关。

表 11 - 2　　　　　　　　　　干姜药理作用以及主要物质基础小结

功效	药理作用	主要有效成分、部位或提取物
温中散寒	抗溃疡作用	脂溶性成分
	止泻作用	石油醚提取物、水提物
	解痉作用	挥发油
	促消化作用	水提物
	镇吐作用	姜酮、姜烯酮
	抗炎、镇痛作用	姜酚、姜烯酮
回阳通脉	强心	姜酚
	扩张血管、增加血流量	姜酚、姜烯酚
其他	抗血栓	姜烯酮
	抗病原微生物	姜酮、姜烯酮

【毒理与不良反应】小鼠灌服干姜醇提物的 LD_{50} 为 108.9g/kg；小鼠灌服干姜醚提物的 LD_{50} 为 （16.3 ± 2.0） mL/kg。

【现代应用】

1. 呕吐　干姜用于手术后恶心呕吐有较好的疗效，也可用于胃寒呕吐等。

2. 冠心病　干姜胶囊能降低心脾两虚或夹气滞血瘀型冠心病患者血浆 TXB_2 水平，稳定血浆 6 - Keto - $PGF_{1\alpha}$ 水平，明显降低全血及血浆黏度。

3. 晕船　干姜粉具有明显的抗晕船作用。

第三节　常用方剂

参 附 汤

《正体类要》

【组成】人参、附子。

【功效与主治】回阳益气固脱，具有强心、增加冠脉流量、抗休克、抗心肌缺血、抗血小板聚集和抗心律失常等作用。

【药理作用】

1. 强心　参附汤可明显抑制戊巴比妥钠所致心衰豚鼠心功能的降低，使平均动脉压、左心室压、左心室压上升最大速率明显升高。并能明显改善实验性心肌梗死犬的血流动力学和心功能。参附注射液能增加培养心肌细胞的搏动强度。对正常大鼠心肌细胞膜 ATP 酶有明显的抑制作用，抑制强度随浓度的增加而加强，而且参附合用较各单味药有更明显的强心作用。

2. 抗心律失常 参附液对乌头碱所致大鼠的室性和室上性心律失常、传导阻滞、结性心律等有明显治疗作用。对氯仿所致小鼠室颤亦有治疗作用，使室颤发生率显著下降。对抗垂体后叶素引起的大鼠各种类型的心律失常，如房室传导阻滞，结性早搏，频发性室性早搏呈二联律、三联律及阵发性室性心动过速等，使心律失常的发生率明显降低。

3. 抗心肌缺血 参附液能使离体兔、大鼠心脏冠脉流量增加，扩张大鼠后肢血管，使心肌供血增加，并降低心脏负荷。

参附注射液能显著对抗垂体后叶素引起大鼠心电图 ST 段下移和心律失常，ST 下移程度和持续时间明显缩短，降低心律失常发生率。参附注射液静脉滴注能改善麻醉开胸犬结扎冠脉前降支后的血液动力学变化及心外膜心电图 ST 段变化总点数（NST）和总毫伏数（Σ ST）的异常，减轻心肌缺血程度，缩小心肌梗死范围。

4. 抗休克 参附注射液对休克动物有缓慢而持久的升压作用，同时能明显降低血乳酸和血浆组织蛋白酶活性（PCA）水平。参附青（人参、附子、青皮）注射液对大肠杆菌内毒素休克大鼠有治疗效果，可使血压回升，并能对抗内毒素休克引起的肠系膜微动脉痉挛，减轻休克引起的心、肝、肺组织损害，对血管内皮有一定的保护作用。

5. 其他作用

（1）延长动物耐缺氧时间 参附汤小鼠腹腔注射，能显著延长小鼠常压耐缺氧时间。动物死亡后残余氧分压亦较对照组低。

（2）抗血小板聚集及改善血液流变性 参附汤对 ADP 诱导的血小板聚集有明显的抑制作用。参附注射液能降低或减少正常家兔的全血比黏度、血浆比黏度、红细胞电泳时间、血细胞比容、红细胞聚集性等。即能降低血液黏滞性，增加血液流变性，加快血流速度。

（3）促进免疫功能 参附液能明显提高淋巴细胞转化率，增加玫瑰花瓣形成率，显著增加溶血空斑数，提示对细胞免疫和体液免疫均有促进作用。

【现代应用】

1. 休克 参附注射液静脉滴注对急性心肌梗死所致的休克及低血压状态，感染性、创伤性、中毒性休克及慢性病晚期极度衰竭等均有较好疗效。

2. 心力衰竭 对风湿性、高血压性心脏病所致心力衰竭，尤其这类心衰属于心肾阳虚、阳气欲脱、脉微欲绝、病情危重者，疗效较佳，对用洋地黄有副作用或长期应用洋地黄而效果不佳患者可应用参附汤治疗，均获满意治疗效果。

3. 心律失常 对多种心律失常均有效。

第十二章

理 气 药

导学

本章介绍理气药的基本药理作用及常用单味中药枳实（枳壳）、木香、香附、陈皮和青皮，中药复方柴胡疏肝散的药理作用。

学习重点

理气药的主要药理作用；枳实（枳壳）的药理作用。

学习要求

1. 掌握理气药的基本药理作用：①对消化系统的影响；②对呼吸系统的影响；③对子宫平滑肌的作用；④对神经精神活动的影响；⑤对心血管系统的作用等。

2. 掌握枳实（枳壳）的主要药理作用：影响胃肠平滑肌、调节胃肠运动，抗胃溃疡，对子宫平滑肌的作用，镇痛，强心、改善心功能，收缩血管、升高血压等；掌握与这些作用相关的主要物质基础及作用机制。

3. 熟悉枳实（枳壳）的现代应用；熟悉木香、香附、陈皮和青皮的主要药理作用和现代应用。

4. 熟悉柴胡疏肝散的药理作用和现代应用。

5. 了解与气滞或气逆相关的主要病理变化；了解乌药、大腹皮、荔枝核、甘松、佛手的主要药理作用。

第一节 概 述

理气药能舒畅气机，调整脏腑功能，具有行气止痛、疏肝、降逆平喘等功效，主要用于气滞和气逆等证。理气药味多辛、苦，性温。多入脾、胃、肝、胆、肺经。常用药物有枳实、枳壳、青皮、陈皮、木香、香附、乌药、大腹皮、薤白、沉香、甘松、佛手等。

中医学理论认为，气升降出入运行于全身，是人体生命活动的根本。当人体某一脏腑或经络发生病变，则影响气的疏通，出现气滞或气逆。气滞的临床表现特点为胀、闷、痛，而气逆则表现呕恶、呃逆或喘息。气机阻滞部位不同，可表现不同的临床证候，如脾胃气滞可致脘腹胀满疼痛、嗳气泛酸、恶心呕吐、便秘或腹泻；肝郁气滞可致胁肋疼痛、胸闷不舒、疝气、乳房胀痛或包块以及月经不调；肺气壅滞可致胸闷喘咳等。

从现代医学的角度看，气滞或气逆证多与消化系统疾病如消化不良、溃疡病、肠易激综合征（IBS）、胆道疾病、急性或慢性肝炎、肠炎、痢疾，以及支气管哮喘、痛经、乳腺包块、疝气等的临床症状表现相似。其病因主要是内脏平滑肌的运动功能紊乱，或表现为功能亢进如呕吐、腹泻、喘咳、痛经等，或表现为抑制如胀气、便秘等。

正常的情志活动与人体气血的正常运行有着密切联系。气能化神养神，故称气为"神之母"。气的运行及功能正常则精神守于常态，而七情致病可导致气机失调，会出现情绪不宁、郁闷烦躁、神疲倦怠、失眠、纳差、大便不调等与抑郁症、焦虑症相似的临床表现。

另外，中医理论认为"气为血帅，血为气母"，"气滞则血瘀"，气血之间在生理上相互依存，病理上互相影响，存在着密切的关系。传统的行气活血法，在活血药中加入理气药，强调理气药的动力作用，认为行气能够加强活血作用。

可见理气药具有广泛药理作用，其对消化系统功能、支气管平滑肌、子宫平滑肌、中枢神经系统、血液系统及心血管系统的作用是其行气、止痛、疏肝、降逆功效的主要药理学基础，其具体药理作用及作用机制如下：

1. 对消化系统的影响

（1）调节胃肠运动　理气药具有调畅气机的功效，对胃肠运动表现为兴奋和抑制双向作用，这与胃肠机能状态、药物剂量及实验动物种类等有关。通过理气药的作用，可使紊乱的胃肠运动机能恢复正常。

①抑制胃肠运动：大多数理气药具有松弛胃肠平滑肌的作用。枳实、枳壳、青皮、陈皮、香附、木香、乌药等均可降低离体家兔肠管的紧张性，使收缩幅度减小、节律减慢，且能对抗 M 受体激动剂乙酰胆碱、毛果芸香碱和可直接兴奋肠肌的氯化钡等引起的肠肌痉挛性收缩。在 M 受体阻断剂阿托品降低肠管紧张性的基础上，枳实、青皮、陈皮可使肠肌的紧张性进一步降低。此作用以枳实、枳壳、青皮、陈皮作用最强。

青皮注射液及甲基橙皮苷静脉注射能缓解在体肠肌痉挛。理气药复方木香注射液（木香、枳实、乌药、黄荆子）可抑制离体和在体肠肌运动，该作用可被 α 受体阻断剂酚妥拉明拮抗。理气药的解痉作用机制可能主要是阻断 M 胆碱受体及直接抑制肠肌所致，部分药物的作用与兴奋 α 受体有关。理气药松弛平滑肌作用的有效成分可能为多数药物所含的对羟福林和 N–甲基酪胺。

②兴奋胃肠运动：部分理气药如枳实、枳壳、乌药、大腹皮等能兴奋胃肠平滑肌，增强其运动。枳实、枳壳、乌药对麻醉动物在体肠管平滑肌以及胃瘘、肠瘘动物的胃肠运动，均可使其收缩节律加快、收缩幅度增强、张力增大、蠕动加快。大腹皮煎剂可提高离体肠肌的紧张性，复方木香注射剂灌胃，能明显增强胃肠内容物推进。

（2）调节消化液分泌　因药物含成分及机体所处状态不同，理气药对消化液分泌也呈现促进和抑制双向作用。许多理气药性味芳香，含挥发油，对胃肠黏膜具有轻度刺激作用，可促进消化液分泌，呈现健胃和助消化作用，如陈皮、木香、乌药、佛手等所含挥发油能促进消化液的分泌。但部分理气药又可对抗病理性胃酸分泌增多，如甲基橙皮苷对病理性胃酸分泌增多有降低作用，对幽门结扎性胃溃疡大鼠，可使胃液分泌减少，降低溃疡发病率，具有抗溃疡作用。

（3）调节内脏敏感性　气机不畅可使内脏感觉异常，理气药或其复方能够降低内脏感觉致敏动物的内脏敏感性，可改善肠易激综合征（IBS）患者或模型动物的症状。

（4）利胆　肝的疏泄作用与胆汁排泄功能有关。青皮、陈皮、香附、沉香均有不同程度的利胆作用，能促进实验动物和人的胆汁分泌，使胆汁流量增加，其作用与收缩胆囊平滑肌和松弛胆道括约肌作用有关。青皮和陈皮能显著增加胆汁中胆酸盐含量，其复方具有溶石、排石作用，并减少结石的发生率。

2. 对呼吸系统的影响　枳实、陈皮、甘松、香橼、沉香等多数理气药均有松弛支气管平滑肌作用；青皮、陈皮、香附、木香能对抗组胺所致的支气管痉挛性收缩，可使支气管扩张，肺灌流量增加。其作用机制可能与直接松弛支气管平滑肌、抑制亢进的迷走神经功能、抗过敏介质释放、兴奋支气管平滑肌的 β_2 受体有关。

另外，陈皮、青皮、香橼中所含挥发油尚有祛痰止咳作用。

3. 对子宫平滑肌的作用　理气药具有理气止痛功效，可调节子宫平滑肌张力。枳实、枳壳、陈皮、土木香等能兴奋子宫平滑肌，而香附、青皮、乌药、甘松则抑制子宫平滑肌，使痉挛的子宫平滑肌松弛，张力减小。上述作用常用于治疗痛经、月经不调等妇科疾病。

4. 对神经精神活动的影响　多种理气药及理气药为主组成的复方具有抗抑郁及抗焦虑作用。其抗抑郁作用表现为缩短小鼠强迫游泳试验、悬尾试验的不动时间，拮抗利血平所致的小鼠体温下降、眼睑下垂及运动不能；改善慢性应激模型大鼠的探索行为和兴趣缺失；增加大鼠嗅球损毁模型的旷场直立行为，并改善该模型大鼠在水迷宫中的学习、记忆行为。其作用与增加脑内 5 - HT、DA 等单胺类递质含量有关。

部分理气药还可抑制中枢神经系统，并对抗甲基苯丙胺或吗啡所致的兴奋作用，显示抗焦虑作用。

5. 对心血管系统的作用　枳壳、枳实、青皮、陈皮均含对羟福林，枳实、枳壳尚含 N - 甲基酪胺，这些理气药制成的注射液静脉给药，对心血管系统有显著的药理活性。枳实注射液能明显升高麻醉犬的血压，应用于休克病人亦有升高血压的作用。青皮、陈皮注射液对猫、兔、大鼠亦有明显升压效应，能收缩血管、提高外周阻力。青皮对各种实验性休克，如创伤性休克、失血性休克、内毒素性休克等有治疗作用，使休克状态的低血压迅速回升。枳实、枳壳、青皮、陈皮尚能兴奋心脏，使心脏收缩力加强，心输出量及冠脉流量增加。以上作用在灌胃给药时均不能呈现。

另外，木香中所含挥发油及其各种内酯成分则有不同程度的抑制心脏、扩张血管及降压作用。

此外，近年研究发现，理气药还具有抑制血小板聚集、调节免疫功能、影响机体能量代谢等作用。

综上所述，理气药抑制胃肠运动是其降逆、止吐、止泻、镇痛作用的药理基础，其兴奋胃肠运动是消除胀满的药理基础，其松弛支气管平滑肌是降逆止喘的药理基础。静脉注射产生的升压抗休克作用，则是理气药研究的新进展。

第二节 常用药物

常用理气药主要药理作用如下。

表 12 – 1　　　　　　　　　　　常用理气药主要药理作用

药物	调节胃肠运动		促消化液分泌	利胆	松弛支气管平滑肌	调节子宫机能		升压	强心	其他作用
	兴奋	抑制				兴奋	抑制			
枳实（壳）	+	+				+		+	+	利尿、抗炎、抗溃疡、镇静、镇痛等
陈　皮	+	+	+	+	+		+	+	+	抗溃疡、保肝、祛痰、抗炎等
青　皮		+		+	+			+	+	祛痰、抗休克等
木　香	+	+	+	+	+					抗溃疡、镇痛、抗菌、降压、抑制血小板聚集等
香　附		+		+	+		+		+	镇痛、抗炎、雌激素样作用、降压等
乌　药	+	+	+			+	+			止血、抗菌
大腹皮	+									
荔枝核						+	+			
甘　松		+			+	+	+			祛痰、镇静
佛　手		+	+							祛痰、中枢抑制

枳实　枳壳

枳实为芸香科植物酸橙 *Citrus aurantium* L. 及其栽培变种或甜橙 *Citrus sinensis* Osbeck 的干燥幼果。枳壳为酸橙 *Citrus aurantium* L. 及其栽培变种的干燥未成熟果实。主要含有挥发油、黄酮类成分，其中柠檬烯（limonene）占总挥发油 85％ 以上，黄酮类有新橙皮苷（neo-hesperidin），水解得橙皮苷（hesperidin）和柚皮苷（naringin）等；此外还含有 N – 甲基酪胺（N – methyl – tyramine，MT）和对羟福林（synephrine，辛弗林）。枳实和枳壳味苦、辛、酸，性微寒。归脾、胃经。

【药理作用】

1. 与功效主治相关的药理作用　枳实具有理气宽中、行滞消胀之功效，用于胸胁气滞、胀满疼痛、食积不化、痰饮内停。《本草化义》云："枳实专泄胃实，开导坚结，故主中脘以治血分，疗脐腹间实满，消痰癖，祛停水，逐宿食，破结胸，通便闭，非此不能也。"

（1）影响胃肠平滑肌、调节胃肠运动　枳实、枳壳对胃肠平滑肌和胃肠运动呈双向调节作用。既可兴奋胃肠道平滑肌，使其收缩加强，蠕动加快，又可降低胃肠平滑肌张力，减缓蠕动。

①兴奋胃肠平滑肌：枳实、枳壳煎液给胃瘘、肠瘘犬灌胃给药，可促进其胃肠运动，使胃肠收缩节律增加；枳实水煎液给家兔灌胃，可兴奋兔胃平滑肌，使胃电图幅值、胃电频率明显增高；给绵羊灌胃，可增强其在体回肠、空肠平滑肌的电活动，缩短移行性综合肌电的周期。正常人口服枳壳煎液，能使肠鸣音脉冲幅度增大（反映肠管环状肌收缩力加强），在X线下可观察到小肠蠕动加强，蠕动波明显加深。

②抑制胃肠平滑肌：枳实、枳壳对小鼠、豚鼠和家兔离体肠平滑肌皆呈抑制效应，且能对抗乙酰胆碱、氯化钡、磷酸组胺的肠肌兴奋作用。此外，枳实在高浓度时抑制肠平滑肌，低浓度则在短暂抑制后出现兴奋作用。

枳实、枳壳上述对胃肠运动的不同影响，可能与动物种属差异、机体或脏器机能状态及其药物浓度等因素有关。对于胸腹痞满、胃扩张、胃下垂、胃肠无力性消化不良、脱肛、疝气、肠梗阻等机体机能低下的疾病表现，枳实、枳壳兴奋胃肠平滑肌的作用是其治疗作用的药理学基础；而在病理性机能亢进时（如胃肠痉挛、泄泻等），枳实、枳壳表现抑制效应，调整其恢复，解痉止痛，止泻。

（2）抗胃溃疡　枳实热水提取物对乙醇和阿司匹林大鼠溃疡模型有抑制作用。枳实、枳壳挥发油能显著减少胃液分泌量及降低胃蛋白酶活性，有预防大鼠幽门结扎溃疡形成的作用。

（3）对子宫平滑肌的作用　枳实、枳壳对不同种属动物子宫有不同影响。其水煎液、酊剂、流浸膏对家兔子宫（离体或在体、未孕及已孕），均呈现兴奋作用，表现为收缩力增强、张力增加、收缩频率加快，甚至出现强直性收缩。但对小鼠离体子宫，不论未孕或已孕，皆呈抑制效应。家兔与人的子宫对药物的反应较为接近，故枳实、枳壳兴奋家兔子宫，为临床治疗子宫脱垂，及《本草备要》谓"枳实孕妇忌用"提供了药理学依据。

（4）镇痛　枳实挥发油能显著减少小鼠醋酸扭体反应次数，表现一定的镇痛作用。

2. 其他药理作用

（1）强心、改善心功能　枳实注射液、对羟福林及 N-甲基酪胺对动物离体和在体心脏均有兴奋作用，可增强心肌收缩力，增加心输出量，改善心脏泵血功能，对左室内压最大上升速率（ $+\mathrm{d}p/\mathrm{d}t_{\max}$ ）及心脏指数（CI）均有显著增强作用，并能降低左室舒张末压（LVEDP）。低浓度 N-甲基酪胺静脉灌注，可显著降低冠脉阻力、增加冠脉流量、心率轻度加快、心肌耗氧量降低，也可使休克缺氧状态的 T 波改善，表明本品可改善心肌代谢。

β受体阻滞剂烯丙洛尔可拮抗 N-甲基酪胺的强心作用，且α受体阻滞剂酚妥拉明与妥拉苏林可减弱 N-甲基酪胺及对羟福林的强心作用，表明枳实兴奋心脏的作用与激动α及β受体有关。N-甲基酪胺可使血浆及心肌中 cAMP 和 cGMP 含量增加，而对羟福林只提高 cGMP 含量。由于 cAMP 和 cGMP 分别为β受体和α受体兴奋时的细胞内第二信使，即β受体兴奋时细胞内 cAMP 增加，而α受体兴奋时细胞内 cGMP 增加，从另一侧面显示 N-甲基

酪胺对 α、β 受体皆有兴奋作用，对羟福林主要兴奋 α 受体。

（2）收缩血管、升高血压　给麻醉犬静脉注射枳实注射液可明显升高血压，1.5g/kg 枳实注射液的升压幅度与去甲肾上腺素 0.1mg/kg 相当，其升压特点为：作用迅速，持续时间较长；呈双峰形上升，然后徐缓下降；连续用药无快速耐受性；无肾上腺素升压时出现的"后扩张"现象；心率无明显加快。其升压作用机理主要与兴奋 α 受体，使血管收缩，提高总外周阻力有关。兴奋心脏 β 受体，增强心肌收缩力，增加心输出量，也参与升压作用。

除上述作用外，枳实尚具有镇静、镇痛、利尿、抗炎、抗变态反应等作用。

表 12 – 2　　　　　　　　　　枳实（壳）药理作用以及主要物质基础小结

功效	药理作用	主要有效成分、部位或提取物
理气宽中 行滞消胀	调节胃肠运动	水提物
	抗溃疡	水提物、挥发油
	兴奋及抑制子宫	水提取、酊剂、流浸膏
	镇痛	挥发油
其他	强心、升压	对羟福林及 N – 甲基酪胺

【毒理与不良反应】小鼠静脉注射枳实注射液的 LD_{50} 为（71.8 ± 6.5）g（生药）/kg；腹腔注射的 LD_{50} 为（267 ± 37）g（生药）/kg。麻醉犬一次静脉注射剂量过大，升压过高过快（超过 180～200mmHg），可见暂时性异位节律及无尿。

【现代应用】

1. 休克　枳实注射液、对羟福林及 N – 甲基酪胺治疗感染性休克、过敏性休克、心源性休克、药物性休克等均获较好疗效。但需静脉给药，口服无效。

2. 胃下垂、子宫脱垂、脱肛　单用枳实、枳壳水煎服，或配伍用补中益气汤有效。

木　香

本品为菊科植物木香 *Aucklandia lappa* Decne. 的干燥根。主要含有挥发油、木香碱（saussurine）、菊糖等。挥发油的主要成分为木香内酯（costuslactone）、二氢木香内酯（dihydrocostus lactone）、12 – 甲氧基二氢木香内酯（12 – methoxy – dihydrocostus lactone）等。木香味辛、苦，性温。归脾、胃、大肠、三焦、胆经。

【药理作用】

1. 与功效主治相关的药理作用　木香具有行气止痛，健脾消食功效。用于胸脘腹胀痛，泻痢后重，食积不消，不思饮食。《日华子本草》云："治心腹一切气……呕逆反胃、霍乱、泄泻、痢疾、健脾消食。"

（1）影响胃肠运动及分泌功能　健康志愿者服用木香煎剂，能缩短钡剂的胃排空时间，并明显升高血浆胃动素浓度。木香水煎液、挥发油和总生物碱对大鼠离体小肠先有轻度兴奋作用，随后紧张性与节律性均明显降低。木香提取液能明显增强离体兔肠的蠕动幅度和肌张力。总生物碱、挥发油能对抗乙酰胆碱、组胺与氯化钡所致的肠肌痉挛。

木香挥发油还可促进消化液分泌。

（2）抗溃疡　木香丙酮提取物灌胃给药能抑制盐酸与乙醇诱发的大鼠胃溃疡，也能抑制氢氧化钠、氨水诱发的胃溃疡。

（3）促进胆囊收缩　木香煎剂口服能缩小空腹时的胆囊体积，其促进胆囊收缩的作用与血中胆囊收缩素（CCK）或胃动素水平增高有关。

（4）对呼吸系统的影响　木香对支气管平滑肌具有解痉作用。离体实验表明，云木香水提液、醇提液、挥发油、总生物碱可对抗组胺、乙酰胆碱所致的气管、支气管痉挛性收缩；挥发油的内酯成分、去内酯成分和去内酯挥发油也可拮抗组胺、乙酰胆碱、氯化钡所致的支气管收缩。木香水提液、醇提液、挥发油、去内酯挥发油与总生物碱静注对麻醉犬呼吸有一定的抑制作用，可减慢频率、降低幅度，其中挥发油作用较强。

（5）镇痛　木香75%乙醇提取液有一定的镇痛作用。

2. 其他药理作用

（1）对心血管系统的影响　木香挥发油及内酯成分对离体蛙、豚鼠及家兔心脏均有抑制作用，对在体猫心则呈现兴奋作用。木香水提液及醇提液对在体蛙心与犬心小剂量使其兴奋，大剂量则抑制。去内酯挥发油、总内酯、12 - 甲氧基二氢木香内酯有较明显的血管扩张作用。去内酯挥发油、总内酯、二氢木香内酯、去氧木香内酯等静注可使麻醉犬血压中度降低，降压作用时间持续较长。木香降压作用部位主要在外周，与心脏抑制和血管扩张作用有关。

（2）抗菌　体外试验表明，木香挥发油可抑制链球菌、金黄色葡萄球菌及白色葡萄球菌的生长。对多种致病性皮肤真菌也有抑制作用。

（3）抑制血小板聚集　木香水溶性成分对兔血小板聚集有明显抑制作用，并使已聚集的血小板解聚。

表 12 - 3　　　　　　　　　　　木香药理作用以及主要物质基础小结

功效	药理作用	主要有效成分、部位或提取物
行气、止痛、健脾	调节胃肠运动	挥发油和生物碱
	抗溃疡	丙酮提取部位
	松弛支气管平滑肌	挥发油、总生物碱
	促胆囊收缩	水提物
	镇痛	挥发油
其他	降压	挥发油
	抗菌	挥发油
	抑制血小板聚集	水溶性成分

【毒理与不良反应】木香总内酯、二氢木香内酯大鼠腹腔注射的 LD_{50} 分别为 $300mg/kg$ 和 $200mg/kg$。总生物碱静脉注射的最大耐受量，小鼠为 $100mg/kg$，大鼠为 $90mg/kg$。

【现代应用】

1. 消化不良 木香挥发油可促进消化液分泌，对消化不良有一定的治疗效果。

2. 支气管哮喘 木香醇浸膏治疗支气管哮喘可控制症状，防止复发，并有祛痰、镇痛作用。

3. 痢疾 与黄连配伍使用，如香连丸，对急性菌痢有显著疗效。

香 附

本品为莎草科植物莎草 *Cyperus rotundus* L. 的干燥根茎。主要含有挥发油，油中主要成分为香附烯 I 和 II（cyperene I，II）、香附醇（cyperol）、异香附醇（isocyperol）、柠檬烯（limonene）等，另外，还含有黄酮类、三萜类化合物及生物碱等。香附味辛、微苦、微甘，性平。归肝、脾、三焦经。

【药理作用】

1. 与功效主治相关的药理作用 香附具有行气解郁，调经止痛功效。用于肝郁气滞，胸、胁、脘腹胀痛，消化不良，胸脘痞闷，寒疝腹痛，乳房胀痛，月经不调，经闭痛经。《本草求真》云："香附，专属开郁散气……故通气甚捷，此则苦而不甚，故解郁居多。"《汤液本草》又云："香附子，益血中之气药也。方中用治崩漏，是益气而止血也。又能化去凝血，是推陈也。"《本草纲目》谓香附主"妇人崩漏带下，月经不调，胎前产后百病"。

（1）**抑制子宫及雌激素样作用** 香附流浸膏对犬、猫、家兔、豚鼠离体子宫，不论有孕及未孕均有抑制作用，作用表现为：肌张力下降，收缩力减弱。另外，香附挥发油皮下注射或阴道给药可促进阴道上皮细胞完全角质化，其中香附烯 I 作用最强，香附酮则无作用。

（2）**对平滑肌的作用** 香附挥发油可松弛兔肠平滑肌，丙酮提取物可对抗乙酰胆碱、K^+ 所致肠肌收缩。对组胺喷雾所致的豚鼠支气管平滑肌痉挛也有解痉作用。

（3）**利胆** 香附水煎液给麻醉大鼠十二指肠给药，可明显增加胆汁流量及胆汁中固体物含量。对 CCl_4 所致肝损伤大鼠的胆汁分泌也有明显的促进作用。

（4）**镇痛、抗炎** 香附醇提物皮下注射能明显提高小鼠的痛阈。香附醇提物大鼠腹腔注射，可明显抑制角叉菜胶和甲醛引起的足肿胀。

2. 其他药理作用

（1）**解热** 香附醇提物对注射酵母菌引起的大鼠发热有解热作用。香附挥发油腹腔给药可明显降低大鼠正常体温。

（2）**抑制中枢** 香附醇提物腹腔注射可减少小鼠自发活动，延长苯巴比妥钠的催眠时间，并对大鼠条件性回避反射具有抑制作用，对去水吗啡所致呕吐有拮抗作用。

（3）**降压、强心** 香附挥发油给麻醉猫静脉注射有明显的降压作用。水或醇提物皮下注射可使蛙心停止于收缩期。对离体蛙心，以及在体蛙心、兔心和猫心有强心作用和减慢心率作用。

表 12 – 4 香附药理作用以及主要物质基础小结

功效	药理作用	主要有效成分、部位或提取物
行气解郁	松弛内脏平滑肌	挥发油
	利胆	水溶性部分
	镇痛	醇提物
调经止痛	抑制子宫收缩	挥发油及香附烯Ⅰ
	雌激素样作用	挥发油及香附烯Ⅰ
	抗炎、镇痛	醇提物
其他	降压	挥发油
	解热	醇提物
	抑制中枢	醇提物

【毒理与不良反应】 小鼠腹腔注射香附醇提物 LD_{50} 为 1.5g/kg。香附挥发油小鼠腹腔给药的 LD_{50} 为（0.297 ± 0.019）mL/kg。

【现代应用】

1. 月经不调和痛经 单独使用或与柴胡、当归等活血理气药配伍使用。

2. 胃炎和胃肠绞痛 用制香附、高良姜共研末内服，对寒气郁结型胃寒疼痛有效。

3. 尿路结石 生香附水煎内服对尿路结石有一定的排石效果。

陈 皮

本品为芸香科植物橘 *Citrus reticulata* Blanco 及其栽培变种的干燥成熟果皮。主要含有挥发油、黄酮类、生物碱、肌醇等成分。挥发油中主要含柠檬烯（limonene）、γ - 松油烯（γ - terpinene）、β - 月桂烯等；黄酮类主要为橙皮苷（hesperidin）、新橙皮苷（neohesperidin）等。还有柑橘素、川陈皮素、二氢川陈皮素、5 - 去甲二氢川陈皮素，以及肌醇、维生素 B_1 等。甲基橙皮苷现可人工合成。此外，陈皮中尚含对羟福林（synephrine），含量约为 0.22%。陈皮味苦、辛，性温。归肺、脾经。

【药理作用】

1. 与功效主治相关的药理作用 陈皮具有理气健脾、燥湿化痰功效，用于湿阻气滞痰凝所致之肺失宣肃、脾失健运之证。《本草纲目》谓其"苦能泄能燥，辛能散，温能和。其治百病，总是取其理气燥湿之功……"

（1）调节胃肠平滑肌张力、影响胃肠运动 陈皮提取物能抑制动物离体胃肠平滑肌运动，预先用阿托品使胃肠平滑肌紧张性降低时，陈皮可使其进一步舒张。陈皮还可对抗毛果芸香碱、氯化钡引起的肠痉挛。故认为其抑制胃肠平滑肌的作用机制与阻断 M 受体和直接抑制平滑肌作用有关。

除抑制离体肠肌外，陈皮对肠平滑肌还可呈双向调节作用，如橙皮苷对离体肠肌先有短暂的兴奋作用，而后抑制。陈皮还能缩短绵羊小肠的移行性综合肌电的周期，促进小肠推进运动。

（2）助消化　陈皮挥发油对胃肠道有温和的刺激作用，能促进消化液分泌和排除肠内积气，改善消化功能。

（3）抗胃溃疡　甲基橙皮苷皮下注射可明显抑制实验性胃溃疡，并抑制病理性胃液分泌增多。

（4）利胆、保肝　皮下注射甲基橙皮苷，可使麻醉大鼠胆汁及胆汁内固体物排出量增加，呈现利胆作用。陈皮挥发油可溶解胆固醇结石，且作用显著。陈皮的甲醇提取物对 α-萘异硫氰酸酯（ANIT）引起的大鼠肝损伤有保护作用，可降低肝损伤大鼠的血清 ALT 及 AST。

（5）祛痰、平喘　陈皮水提物对电刺激引起的离体豚鼠气管平滑肌收缩有明显抑制作用，其醇提物可完全对抗组胺所致的豚鼠离体支气管痉挛性收缩，川陈皮素可抑制蛋清所致的离体豚鼠支气管收缩。陈皮煎剂用于兔气管灌流，可轻度扩张气管，使灌流速度加快。陈皮挥发油中有效成分柠檬烯具有刺激性祛痰作用。

（6）对子宫平滑肌的影响　陈皮煎剂可抑制小鼠离体子宫平滑肌，甲基橙皮苷可完全抑制大鼠离体子宫活动，并对抗乙酰胆碱所致子宫平滑肌痉挛。静脉注射陈皮煎剂可引起麻醉家兔在体子宫呈强直性收缩，15 分钟后恢复正常。

2. 其他药理作用

（1）强心　陈皮对心脏具有兴奋作用。水提物静脉注射可显著增加实验动物心肌收缩力，增加每搏心排出量和心输出量，提高心脏指数、心搏指数、左室做功指数，并可短暂地增加心肌耗氧量、增加脉压差。

（2）对血压的影响　陈皮注射液、陈皮素类成分静脉注射给药，对麻醉大鼠、犬及猫均有升压作用，但肌肉注射或胃肠道给药无效。而甲基橙皮苷给犬、猫、家兔静脉滴注，则使血压缓慢下降，具有降压作用。认为其降压作用由直接扩张血管所致。

（3）抗氧化　陈皮水提液有明显清除氧自由基的作用，对离体大鼠肝脏脂质过氧化反应、小鼠心肌组织匀浆过氧化作用、大鼠肾组织匀浆过氧化物生成均具有较强的抑制作用，橙皮苷可清除羟自由基。显示陈皮有较强的抗氧化作用。

（4）抗炎　橙皮苷及甲基橙皮苷注射或口服给药均具有抗炎作用，能降低毛细血管通透性，防止微血管出血，橙皮苷对大鼠巴豆油性肉芽囊肿性炎症反应也有抑制作用。

陈皮尚有抗菌、抗病毒、止血、抗过敏等作用。此外，陈皮还有升高血糖、降脂及抗动脉粥样硬化、抗细胞损伤等作用。

表 12-5　　　　　　　　　　陈皮药理作用以及主要物质基础小结

功效	药理作用	主要有效成分、部位或提取物
理气健脾	调节胃肠平滑肌运动	橙皮苷等
	助消化	挥发油
	抗溃疡	甲基橙皮苷
	利胆、保肝	甲基橙皮苷
	抑制子宫平滑肌	甲基橙皮苷

续表

功效	药理作用	主要有效成分、部位或提取物
燥湿化痰	祛痰	柠檬烯
	松弛支气管平滑肌（平喘）	水溶性成分、川陈皮素
其他	调解血压	陈皮素类
	抗氧化	水溶性成分
	抗炎	橙皮苷及甲基橙皮苷

【毒理与不良反应】小鼠腹腔注射陈皮挥发油的 LD_{50} 为 1mL/kg。给犬胆囊灌注陈皮挥发油，每日一次，每次 5mL，可见当灌注速度过快或灌注量过大时会引起恶心、呕吐。长时间灌注后，引起食欲不振，以致明显消瘦。肝细胞有轻度浊肿成水样变等组织学病理改变。

少数患者服用陈皮可致过敏及便血。

【现代应用】

1. 消化不良 常用陈皮酊或橙皮糖浆作为祛风剂，治疗腹胀。

2. 胆结石 10%陈皮油复方胆酸钠对胆结石具有一定疗效，尤其对胆管残留结石有较好溶石效果。

3. 支气管炎 陈皮或陈皮醇、蛇胆陈皮散，可治疗支气管炎、上呼吸道感染，对小儿百日咳亦有效。

4. 急性乳腺炎 陈皮煎服或陈皮加甘草水煎服治疗急性乳腺炎，可消肿止痛。

青 皮

本品为芸香科植物橘 *Citrus reticulata* Blanco 及其栽培变种的干燥幼果或未成熟果实的果皮。主要含有挥发油、黄酮苷类有效成分。挥发油主要为柠檬烯（limonene）和枸橼醛（citral）等，黄酮苷主要有橙皮苷（hesperidin）、枸橼苷（poncirin）、柚皮苷（naringin）等，此外，尚含有少量对羟福林（synephrine）。青皮味苦、辛，性温。归肝、胆、胃经。

【药理作用】

1. 与功效主治相关的药理作用 青皮具有疏肝破气，消积化滞功效。用于食积气滞、脘腹胀痛、肝气郁结诸证。《本草图经》谓其"主气滞，下食，破积结及下膈气"。《本草纲目》谓其能"治胸膈气逆，胸痛，小腹疝痛，消乳肿，疏肝胆、泻肺气"。

（1）松弛胃肠平滑肌 青皮煎剂及青皮注射液可抑制家兔离体肠管平滑肌收缩，并对抗毛果芸香碱、氯化钡及组胺所致的离体肠平滑肌痉挛。青皮注射液静脉给药可缓解毒扁豆碱、乙酰胆碱所致的在体胃肠肌痉挛。

青皮的解痉作用与阻断 M 受体，兴奋 α 受体及直接抑制肠平滑肌有关。与其他理气药相比，青皮松弛胃肠平滑肌的作用最强。

（2）利胆 青皮注射液给正常大鼠静脉注射、十二指肠给药或腹腔给药，均可显著增加大鼠胆汁流量。青皮口服给药，对 CCl_4 肝损伤大鼠的胆汁分泌也具有促进作用，并能保护大鼠肝细胞功能。青皮注射液还可抑制豚鼠胆囊的自发收缩，对氨甲酰胆碱引起的胆囊紧张收缩有明显的松弛作用。

（3）祛痰、平喘 青皮挥发油中的有效成分柠檬烯具有祛痰作用，青皮醇提物及对羟福林可松弛豚鼠离体气管，并对抗组胺引起的支气管平滑肌收缩，具有平喘作用。

2. 其他药理作用

（1）升压 青皮注射液静脉注射对猫、家兔及大鼠均有显著的升压作用，维持时间较长，且能兴奋呼吸。其升压的主要有效成分为对羟福林，但其他途径给药均无明显升压效应。青皮的升压作用可被妥拉苏林或酚苄明取消，表明青皮升压机制主要通过兴奋 α 受体而产生。

（2）抗休克 静脉注射青皮注射液，对犬、猫、家兔及大鼠等多种动物的各种实验性休克均具有显著疗效，对豚鼠和家兔的急性过敏性休克及组织胺性休克，具有较好的预防和保护作用。

（3）兴奋心脏 静脉注射青皮注射液可增加蟾蜍在体心肌的兴奋性、收缩性、传导性和自律性。

表 12－6 青皮药理作用以及主要物质基础小结

功效	药理作用	主要有效成分、部位或提取物
疏肝破气 消积化滞	松弛胃肠平滑肌	对羟福林
	利胆	水提物
	祛痰	柠檬烯
	平喘	醇提物及对羟福林
其他	升压	对羟福林
	抗休克	对羟福林

【现代应用】

1. 慢性结肠炎 以青皮、陈皮、枳壳等组成的开郁导滞汤加减对慢性结肠炎有效。

2. 休克 青皮注射液治疗休克效果较好，且对休克病人的心率、呼吸、尿量等无明显影响。

3. 阵发性室上性心动过速 以青皮注射液治疗阵发性室上性心动过速，具有转律时间短、用药量小，疗效可靠、无明显副作用的效果。

第三节　常用方剂

柴胡疏肝散

《景岳全书·古方八阵·散阵》

【组成】陈皮（醋炒）、柴胡、川芎、枳壳（麸炒）、香附、芍药、炙甘草。

【功效与主治】具有疏肝理气、活血止痛功效，主治胁肋疼痛，寒热往来，主要用于肝郁气滞证。

【药理作用】

1. 抗焦虑、抗抑郁 柴胡疏肝散能明显缩短悬尾及强迫游泳实验中小鼠的不动时间，对抗群居实验所引起的矛盾冲突状态，减轻动物的焦虑程度，而对其自主活动无显著影响，显示该方均有较好的抗抑郁作用和一定的抗焦虑效果，且无中枢兴奋性作用。采用孤养结合慢性轻度不可预见性应激刺激制造抑郁症大鼠模型，以敞箱实验、糖水消耗量和体重等为指标，评价柴胡疏肝散的作用，结果显示给药后动物水平运动得分、垂直运动得分、糖水偏爱度与体重均明显升高，表明其具有抗抑郁作用。

柴胡疏肝散抗抑郁的作用机制可能包括：①兴奋多巴胺（DA）能神经，但抑制 5 - 羟色胺（5 - HT）能神经功能；②抑制脑内胆碱酯酶（AChE）蛋白表达，并降低单胺氧化酶 MAO 活性，影响中枢神经递质代谢；③调节下丘脑 - 垂体 - 肾上腺轴（HPA 轴）功能，降低 CRH、ACTH 水平；④降低 β - 内啡肽（β - EP）水平，并减少下丘脑 β - EP 阳性细胞表达。

2. 对消化系统的影响

（1）保肝 柴胡疏肝散对 CCl_4 所致大鼠急性肝损伤有保护作用，可显著降低血清 ALT、AST 含量，同时升高 SOD 水平，并显著降低血清及肝组织中 MDA 的含量，而升高 GSH 水平。故认为其保肝机制与抑制脂质过氧化反应以及抗自由基损伤有关。

（2）抗肝纤维化 柴胡疏肝散对 CCl_4 诱导的大鼠肝纤维化有良好的防治作用，可明显改善肝功能，显著降低血清透明质酸（HA）及层粘连蛋白（LN）水平，使肝组织羟脯氨酸（HYP）含量明显少，肝组织纤维化程度明显改善。

（3）影响胃肠运动 柴胡疏肝散可使慢性应激状态下大鼠血清胃泌素（GAS）与血浆胃动素 MOT 水平明显回升，从而调节胃肠运动。

3. 调节免疫 体外培养 T 淋巴细胞试验显示，肝郁证模型大鼠 T 淋巴细胞免疫功能紊乱，表现为：T 淋巴细胞的增殖能力下降，其增殖指数明显降低；IL - 4 细胞因子的含量及 mRNA 表达水平明显降低；IFN - γ 细胞因子的含量及 mRNA 表达水平明显升高；Th 细胞向 Th1 向偏移，Th1/Th2 细胞因子处于失衡状态。柴胡疏肝散可纠正上述 T 淋巴细胞免疫功能的紊乱状态，使 Th1、Th2 趋于平衡状态。

【现代应用】

1. 抑郁症 抑郁症是一种常见的情感性精神障碍，属中医"郁证"范畴，中医常以疏肝解郁、调和气血方药治疗，效果良好。

2. 胃肠疾病

（1）胃炎 包括慢性浅表性胃炎，慢性萎缩性胃炎，胆汁反流性胃炎等。

（2）肠易激综合征 本病根据临床表现归属于中医学腹痛、泄泻、便秘范畴。中医学认为其病机与肝郁气滞、情志失调、劳倦内伤等有关，故选用柴胡疏肝散治疗。

（3）功能性消化不良 柴胡疏肝散能够很好地改善功能性消化不良肝气郁结证患者临

床证候，促进胃排空，改善胃电图，降低内脏敏感性，改善胃肠激素水平。

（4）其他 消化性溃疡、慢性非特异性肠炎等。

3. 肝胆疾病 对病毒性肝炎、脂肪肝、酒精性脂肪肝、慢性胆囊炎、胆结石等均有较好疗效。

4. 心血管疾病 以柴胡疏肝散加减方或柴胡疏肝散重用芍药治疗冠心病心绞痛，效果显著。

5. 头痛 因内伤七情致肝失疏泄，可形成气机不畅，肝气郁结，循经上逆巅顶，引起经络淤阻而致头痛。以柴胡疏肝散为基本方辩证加减治疗，效果良好。

6. 妇科疾病 乳腺增生、不孕症、高泌乳血症。

7. 男科疾病 男性乳房发育症、阳痿、睾丸炎。

8. 高脂血症 柴胡疏肝散加味具有行气止痛、活血化瘀的作用，治疗高脂血症疗效确切。

9. 其他 顽固性失眠、糖尿病等。

第十三章

消 食 药

导学

本章介绍消食药的基本药理作用及常用单味中药山楂、神曲、麦芽、莱菔子，中药复方保和丸的药理作用。

学习重点

消食药的主要药理作用；山楂的药理作用。

学习要求

1. 掌握消食药的主要药理作用。
2. 掌握山楂助消化、扩冠、调节脂质代谢作用；莱菔子的促进胃肠运动作用。
3. 熟悉山楂、莱菔子的现代应用。

第一节 概 述

凡以消食化积为主要功效的药物，称消食药。消食药具有消食导滞、促进消化的功效，此外还具有健脾益胃的作用。消食药多味甘性平，归脾、胃二经。适用于食滞中阻引起的脘腹胀满、不思饮食、嗳气吞酸、恶心呕吐、大便失常、舌质淡红、脉弦滑，以及脾胃虚弱所致消化不良、食欲减退等症。相当于现代医学的胃神经官能症、胃下垂、消化不良、胃功能紊乱等疾病。常用药物有山楂、麦芽、谷芽、神曲、莱菔子、鸡内金等。

消食药的主要药理作用有：

1. 助消化 消食药通过所含消化酶、维生素产生助消化作用，也能通过促进胃液的分泌，提高消化能力。山楂、神曲含有脂肪酶，有利于脂肪的消化。麦芽、谷芽中淀粉酶活性较高，能促进碳水化合物的消化。山楂含有山楂酸、柠檬酸等多种有机酸，能提高胃蛋白酶活性，促进蛋白质的消化。神曲为酵母制剂，除含多种消化酶外，尚含多量酵母菌、B族维生素等，可增进食欲，促进消化。山楂、麦芽、神曲等含丰富维生素，可提高食欲、促进消化。鸡内金能促进胃液和胃酸的分泌，胃液分泌量较正常提高 30% ~ 37%，总酸增加 25% ~ 75%。山楂也有明显的促进胃液和胃酸分泌的作用。

2. 调节胃肠运动 消食药对胃肠运动有不同的影响。鸡内金、莱菔子对胃肠运动有促进作用，鸡内金能增强胃运动，促进胃排空。莱菔子能加强兔回肠的节律性收缩。消食药增强胃肠运动有利于消除胃肠积气，改善胀满症状。山楂能对抗乙酰胆碱、钡离子引起的家兔离体十二指肠痉挛性收缩，又能促进大鼠松弛状态的胃平滑肌收缩活动，显示对胃肠活动的调节作用。

综上所述，与消食药消食化滞、促进消化功效相关的药理作用为助消化、调节胃肠运动等作用。

表 13 - 1   消食药主要药理作用总括表

药名	助消化	调节胃肠运动	其他作用
山楂	+	+	强心、降压、降血脂
麦芽	+		
神曲	+	+	
莱菔子		+	镇咳、抗菌、降压

第二节 常用药物

山 楂

本品为蔷薇科植物山里红 *Crataegus pinnatifida* Bge. var. *major* N. E. Br. 或山楂 *Crataegus pinnatifida* Bge. 的干燥成熟果实。山楂的主要化学成分为黄酮类化合物及有机酸。黄酮类化合物主要有金丝桃苷（hyperoside）、槲皮素（quercetin）、牡荆素（vitexin）、芦丁（rutin）、黄酮聚合物等，有机酸主要有柠檬酸（citric acid）、酒石酸（tartaric acid）、山楂酸（crataegolic acid）、苹果酸、琥珀酸（butanedioic acid）、绿原酸（chlorogenic acid）、熊果酸（ursolic acid）等，另外尚含有核黄素、维生素 C、烟酸及多种金属离子、内酯、糖类及苷类等。山楂味酸、甘，性微温。归脾、胃、肝经。

【药动学】大鼠体内药动学研究表明，单次静注山楂叶总黄酮 10～40mg/kg 后，其主要组分牡荆素葡萄糖苷和牡荆素鼠李糖苷在大鼠体内呈线性动力学过程，符合三室药动学模型。单次灌胃山楂叶总黄酮 0.643～2.570g/kg，牡荆素葡萄糖苷和牡荆素鼠李糖苷在大鼠体内药动学行为比较复杂，表现为线性和非线性并存，药-时曲线呈多峰现象，这可能与存在组分间的转化、肠肝循环和胃肠道的多部位吸收有关。

【药理作用】

1. 与功效主治相关的药理作用   山楂具有消食健胃，行气散瘀之功效。

（1）助消化   山楂含有多种有机酸，口服后能促进胃液的分泌，增加胃液酸度，提高胃蛋白酶活性，促进蛋白质的消化。山楂中所含脂肪酶能促进脂肪的消化。山楂对胃肠运动功能具有一定调节作用，能增强大鼠生理状态胃平滑肌的收缩，而对乙酰胆碱及钡离子引起的兔、鼠离体胃肠平滑肌收缩具有明显抑制作用。山楂亦可促进小鼠小肠推进。

炮制影响山楂助消化作用，炒山楂酸味减弱，可缓和对胃的刺激性；焦山楂不仅酸味减弱，并增加了苦味，长于消食止泻；山楂炭味微苦涩，偏于止泻、止血。

（2）调节脂质代谢 山楂及山楂黄酮提取物能明显降低实验性高脂血症的家兔和乳幼大鼠的血脂，降低血清总胆固醇（TC）、低密度脂蛋白－胆固醇（LDL－C）和载脂蛋白 B（ApoB）浓度，显著升高高密度脂蛋白－胆固醇（HDL－C）和载脂蛋白 A_1（$ApoA_1$）浓度，对甘油三酯（TG）影响不大。山楂对脂质代谢的调节作用是通过抑制肝脏胆固醇的合成，升高大鼠肝脏低密度脂蛋白受体（LDLR）水平，从而促进血浆胆固醇摄入肝脏产生的。山楂、野山楂均有降低胆固醇作用，但野山楂效果佳。山楂核醇提物能够降低高胆固醇血症鹌鹑血清 TC 以及 LDL－C 和极低密度脂蛋白－胆固醇（VLDL－C），HDL－C 无明显升高。山楂还有抗实验性动脉硬化的作用，用山楂核醇提物喂服鹌鹑，证明其可使 TC/HDL－C 比值降低，这可能与降低肝脏胆固醇合成有关。

（3）对心血管系统的作用

①抗心肌缺血：山楂流浸膏对垂体后叶素、异丙肾上腺素所致急性心肌缺血均有保护作用。山楂聚合黄酮对实验性兔急性心肌缺血有保护作用，对结扎冠状动脉前降支引起的 S－T 段异常和病理性 Q 波出现数均有着明显的抑制。山楂聚合黄酮对实验性心肌梗死犬也有保护作用，可使 S－T 段降低，缩小心肌梗死范围。山楂浸膏及总黄酮苷给犬静脉注射，可使冠脉血流量增加达 37.5% 。山楂黄酮、水解产物或浸膏能增加小鼠心肌对放射性铷（^{86}Rb）的摄取能力，增加小鼠心肌营养性血流量，其中以山楂水解产物作用最强。山楂在增加冠脉血流量的同时，还能降低心肌耗氧量，提高氧利用率。

②抗心律失常：山楂黄酮和皂苷能对抗乌头碱引起的家兔心律失常，且作用较强。山楂抗心律失常作用类似Ⅲ型抗心律失常药物，即能延长动作电位时程和有效不应期，山楂提取物能够延长离体灌流心脏的不应期，并延长豚鼠乳突肌动作电位时程。

③强心：山楂提取物对离体和在体蟾蜍心脏有强心作用，作用维持时间较长。山楂中黄酮类化合物 3′，4′，5，7－四羟基黄酮－7－葡萄糖苷和芦丁，具有正性肌力作用。推测山楂黄酮类化合物的正性肌力作用与抑制磷酸二酯酶有关。

④降压：山楂乙醇浸出物静脉给药，能使麻醉兔血压缓慢下降，作用持续 3 小时。山楂总黄酮静脉注射能使猫血压下降，维持 5~10 分钟。其总提取物对小鼠、兔、猫亦有较为明显的中枢性降压作用。山楂降压作用与其扩张外周血管作用有关。

（4）抗血小板聚集 山楂水提液在浓度 0.9%~1.8% 时对血小板聚集有抑制作用，且呈剂量依赖性。

（5）保护内皮细胞 山楂黄酮苷 125、250 以及 500mg/kg 可显著降低培养的牛内皮细胞细胞内液以及细胞外液中羟脯氨酸含量。

（6）抗氧化 山楂及山楂黄酮能显著降低血清和肝脏中丙二醛（MDA）含量，增强红细胞和肝脏超氧化物歧化酶（SOD）的活性，同时增强全血谷胱甘肽过氧化酶（GSH－Px）活性。山楂对脑、皮肤老化以及机体衰老有一定的延缓作用。

2. 其他药理作用

（1）对免疫功能的作用 山楂的水煎醇沉制成的注射液皮下注射给药连续 9 天，可使家兔血清溶菌酶活性、血清血凝抗体滴度、心血 T 淋巴细胞 E 玫瑰花环形成率及 T 淋巴细胞转化率均显著增强，提示有免疫增强作用。

（2）抗菌　山楂对志贺痢疾杆菌、福氏痢疾杆菌、宋内痢疾杆菌等有较强的抗菌作用；对金黄色葡萄球菌、乙型链球菌、大肠杆菌、变形杆菌、炭疽杆菌、白喉杆菌、伤寒杆菌、铜绿假单胞菌等也有抗菌作用；一般对革兰阳性细菌作用强于革兰阴性细菌。

（3）抗癌　在胃液的 pH 条件下，山楂提取液能够消除合成亚硝胺的前体物质，即能阻断合成亚硝胺。山楂提取液对大鼠和小鼠体内合成甲基苄基亚硝胺诱癌有显著的阻断作用。而山楂的丙酮提取液经对致癌剂黄曲霉素 B1 诱导 TA98 移码型、TA100 碱基置换突变株回复突变抑制作用实验表明：山楂对黄曲霉素 B1 的致突变作用有显著抑制效果。说明山楂可能对预防肝癌有意义。

（4）对中枢神经系统的影响　山楂可显著延长小鼠戊巴比妥钠睡眠持续时间。

（5）对子宫的作用　山楂有收缩子宫、促进子宫复原、止痛作用。

综上所述，与山楂消食健胃，行气散瘀功效相关的药理作用为助消化、调节胃肠道运动功能、抑制血小板聚集、保护内皮细胞、抗心肌缺血、抗心律失常、强心、降压、调节脂质代谢紊乱等作用。主要有效成分是黄酮类化合物及有机酸。

表 13 - 2　　　　　　　　　　　　山楂药理作用以及主要物质基础小结

功效	药理作用	主要有效成分、部位或提取物
消食健胃	助消化	有机酸、脂肪酶
	调节胃肠道运动功能	水提物
行气散瘀	抑制血小板聚集	水提物
	保护内皮细胞	山楂黄酮苷
	抗心肌缺血	山楂黄酮、山楂总黄酮苷
	抗心律失常	山楂黄酮、山楂皂苷
	强心	山楂黄酮
	降压	山楂黄酮
	调节脂质代谢紊乱	山楂黄酮
	抗氧化	山楂黄酮

【毒理与不良反应】山楂的聚合黄烷类成分小鼠腹腔和皮下注射的 LD_{50} 分别为 130mg/kg、300mg/kg；10% 的山楂浸膏给雄性大鼠及小鼠口服，出现镇静作用，30 分钟后死于呼吸衰竭，小鼠的 LD_{50} 为 18.5mL/kg，大鼠的 LD_{50} 为 33.8mL /kg；10% 的山楂总皂苷亦不会引起兔的溶血作用。100% 山楂注射液（水提醇沉品），对小鼠静脉注射的 LD_{50} 为 1.042mL/kg。

【现代应用】用于肉食积滞，胃脘胀满，泻痢腹痛，瘀血经闭，产后瘀血，心腹刺痛，疝气疼痛，高脂血症。

1. 消化不良　用于食滞中阻及脾胃虚弱引起的各种病症，尤其适用于肉食积滞。单用山楂，或大山楂丸、保和丸等。

2. 冠心病、心绞痛 山楂、山楂制剂及所含成分黄酮类化合物制剂，用于治疗冠心病、心绞痛，能减轻心绞痛的临床症状。

3. 高脂血症、动脉粥样硬化 山楂煎剂、粗粉、制剂及山楂制成的食品均可用于治疗高脂血症。

神　曲

神曲，*Massa Fermentata*，为面粉和其他药物混合后经发酵而成的加工品。其制法是：取较大量面粉或麸皮，与杏仁泥、赤小豆粉，以及鲜青蒿、鲜苍耳、鲜辣蓼自然汁，混合拌匀，使干湿适宜，放入筐内，复以麻叶或楮叶，保温发酵一周，长出黄菌丝时取出，切成小块，晒干即成。生用或炒用。神曲为酵母制剂，含酵母菌、淀粉酶、维生素 B 复合体、麦角甾醇（ergosterol）、蛋白质及脂肪、挥发油等。主治饮食停滞、消化不良、脘腹胀满、食欲不振、呕吐泻痢。味辛、甘，性温。归脾、胃经。

【药理作用】

1. 与功效主治相关的药理作用 具消食和胃，回乳功效。

（1）助消化 神曲含有消化酶，可加强对食物的消化吸收；含维生素 B_1，可增加胃肠蠕动，增强其推进功能，促进消化液分泌，起到助消化，除胀满的功效。

（2）抑菌 神曲中苍耳草、赤小豆、青蒿均有抑菌作用，神曲含乳酸杆菌可抑制肠道内的腐败过程。神曲不同提取部位对肠道致病菌、常见致病菌（痢疾杆菌、福氏痢疾杆菌、金黄色葡萄球菌、白葡萄球菌、柠檬葡萄球菌、大肠杆菌、乙型溶血性链球菌、乙型副伤寒杆菌）的抗菌活性有差异。神曲不同提取部位的体外抗菌作用大小顺序为：乙酸乙酯部位＞正丁醇部位＞95% 乙醇提取物＞水提取部位，石油醚提取部位无抑菌作用。

（3）肠保护 神曲可使脾虚小鼠肠道菌群失调恢复正常，并使其肠壁肌层厚度增加，杯状细胞数量增多，促使肠黏膜微绒毛排列紊乱和线粒体肿胀的恢复，可促进损伤肠组织的恢复。

表 13 - 3　　　　　　　　　　　　　神曲药理作用以及主要物质基础小结

功效	药理作用	主要有效成分、部位或提取物
消食和胃	助消化	消化酶、维生素 B_1
	抗菌	乙酸乙酯部位＞正丁醇部位＞95% 乙醇提取物＞水提取部位
	肠保护	水提物

【现代应用】

1. 消化不良、嗳腐吞酸、脘腹胀满 取本品消食化积的作用，可与山楂、麦芽等合用，如保和丸。治脾虚食滞不化、厌食，可与木香、白术等合用，如肥儿丸。

2. 感冒夹食滞 可与解表药合用。治气管炎恢复期可与二陈汤合用。痢疾、湿滞脾虚而致者与陈皮、苍术等合用。

3. 回乳 炒神曲 30g 煎服回乳有较好疗效。

麦 芽

本品为禾本科植物大麦 *Hordeum vulgare L.* 的成熟果实经发芽干燥的炮制加工品。主要含 α – 及 β – 淀粉酶（amylase），催化酶（catalyticase），过氧化异构酶（peroxidisomerase）等。另含大麦芽碱（hordenine），大麦芽胍碱（hordatine）A、B，腺嘌呤（adenine），胆碱（choline），蛋白质，氨基酸，维生素 D、E，细胞色素（cytochrome）C。尚含麦芽毒毒，即白栝楼碱（candicine）。味甘，性平。归脾、胃经。主治食积不消、腹满泄泻、恶心呕吐、食欲不振、乳汁郁积、乳房胀痛。

【药理作用】

1. 与功效主治相关的药理作用 麦芽具有消食化积及回乳的功效。

（1）助消化 本品含 α 和 β 淀粉酶。而淀粉是糖淀粉与胶淀粉的混合物。组成糖淀粉的葡萄糖分子以 α – 1,4 苷键相连，且呈直链排列。胶淀粉是由若干个短直链缩合葡萄糖交叉排列。支链淀粉分子中除 α – 1,4 苷键外还有 α – 1,6 苷键。α 与 β 淀粉酶可水解 α – 1,4 苷键，对 α – 1,6 苷键无作用。β 淀粉酶能将糖淀粉完全水解成麦芽糖，α 淀粉酶则使之分解成短直键缩合葡萄糖（即糊精），后者可再为 β 淀粉酶水解成麦芽糖。因此淀粉在 α 和 β 淀粉酶的作用下可分解成麦芽糖与糊精。麦芽煎剂对胃酸与胃蛋白酶的分泌有轻度促进作用。

（2）降血糖 麦芽浸剂口服可降低家兔血糖。麦芽渣水提醇沉精制品制成的 5% 注射液给兔注射 200mg，可使血糖降低 40%，大多在 7 小时后才恢复。

（3）抑制催乳素释放 生麦芽煎剂 100 ~ 200g/d 口服，可使健康人睡眠或灭吐灵试验时催乳素释放高峰受到抑制，这可能与妇女服用生麦芽汤回乳作用有关，对单纯乳溢症患者，可使乳溢消失或缓解，但灭吐灵试验反应高峰不受抑制，对有垂体催乳素瘤器质性病变的闭经 – 乳溢综合征无效。

2. 其他药理作用

（1）对子宫的影响 本品所含的大麦碱其药理作用类似麻黄碱。1.0mg/kg 剂量可增强豚鼠子宫的紧张和运动，且随剂量的增加而增加。

（2）对支气管的影响 本品所含的大麦碱对新斯的明引起的猫支气管痉挛，可使之扩张，有效剂量为 0.5 ~ 1.0mg/kg，但对正常猫的作用很小。

（3）抗真菌 本品所含的大麦碱 A 和 B 有抗真菌活性。

表 13 – 4　　　　　　　　　　　　麦芽药理作用以及主要物质基础小结

功效	药理作用	主要有效成分、部位或提取物
消食化积	助消化	淀粉酶
	降血糖	水提醇沉剂部位
回乳	抑制催乳素释放	生麦芽煎剂

【毒理与不良反应】 本品毒性小，但用作动物饲料大量摄入时，可能引起中毒，因其中含微量麦芽毒。

【现代应用】

1. 食积不化 有助消化的作用，可与山楂、鸡内金等合用。治食积而泻，可与焦山楂、焦神曲合用，如三仙散。治脾虚泄泻，可与白术、干姜等合用。

2. 食滞化热、乳癖乳痈 与山楂、柴胡、蒲公英等合用。

3. 肝炎、2 型糖尿病、溢乳症 炒麦芽 60g 煎服回乳有较好疗效。授乳期不宜用。

莱菔子

本品为十字花科植物萝卜 *Raphanus sativus* L. 的干燥成熟种子。莱菔子含微量挥发油和45% 脂肪油（为干性油，碘价 100.8），挥发油中含甲硫醇，α、β－乙烯醛和 β、γ－乙烯醇等。脂肪油内含多量芥酸、亚油酸、亚麻酸以及芥子酸甘油酯等。另含植物抗生素莱菔子素（sulforaphane，SF）、降压物质芥子碱硫氰酸盐以及一种以半胱氨酸为主的酞和两种油性成分辛烯醛、邻苯二甲酸丁二酯。此外还含有硬脂酸（stearic acid）、γ－谷甾醇（γ－sitosterol）及 β－谷甾醇、正三十烷、氨基酸、蛋白质、糖、酚类、生物碱、黄酮苷、植物甾醇、维生素类（VC、VB_1、VB_2、VE）及辅酶 Q。莱菔子抗氧化活性化合物为 L－色氨酸。莱菔子味辛、甘，性平。归肺、脾、胃经。

【药理作用】

1. 与功效主治相关的药理作用 莱菔子具有消食除胀，降气化痰，回乳之功效。

（1）对消化系统的作用 莱菔子有收缩家兔离体胃、十二指肠平滑肌的作用，加入 M 受体阻断药阿托品后，此作用消失，提示莱菔子促进家兔十二指肠平滑肌收缩作用可能与兴奋 M 受体有关。莱菔子的不同制品（生、老、炒）均能提高离体兔肠的张力，生品的作用随浓度的降低而减弱，炒、老制品则无此现象，各种制品对离体兔肠的紧张性无明显影响。莱菔子各炮制品均能对抗肾上腺素对肠管的抑制作用，但生品的作用弱于炒、老制品。莱菔子脂肪油部位具有明显的促进小鼠胃排空和肠推进的作用，并能提高大鼠血浆胃动素（MTL，是肠嗜铬细胞分泌的一种多肽激素，能促进胃肠运动并刺激胃蛋白酶的分泌）含量，阿托品能拮抗其促进胃排空的作用，而多巴胺作用不明显。这可能是莱菔子行气消食的机制所在。

（2）抗结肠癌 莱菔子含植物抗生素 SF 等多种化学物质。$10 \sim 100 \mu mol /L$ SF 对体外培养人结肠腺癌细胞 Caco－2 细胞的生长增殖具有抑制作用，并呈剂量和时间依赖效应，其可能机制是通过诱导细胞凋亡、抑制细胞增殖两条途径来实现的。小剂量的 SF 能诱导结肠癌 Caco－2 细胞株葡萄糖醛酸转移酶 1A（UGT1A）及其同工型 UGT1A1、1A8、1A10 mRNA 表达，UGT1A 蛋白表达增加，对杂环胺的葡萄糖醛酸结合能力增强。此外，SF 有可能通过核转录因子 Nrf2 激活 UGT1A 基因的转录表达。

（3）镇咳、祛痰、平喘 炒莱菔子水提醇沉液对小鼠吸入氨水引起的咳嗽有明显镇咳作用，使咳嗽次数明显减少；在小鼠的酚红排泌实验中，莱菔子的醇沉液有祛痰作用；莱菔子还有平喘作用，可对抗磷酸组织胺引起的豚鼠离体气管的收缩。

（4）抗病原微生物 SF 1mg/mL 浓度在体外对多种细菌有明显的抑制作用，对葡萄球菌、痢疾杆菌、伤寒杆菌和大肠杆菌的 MIC 分别为 40、125、125 及 200mg/mL。

（5）解毒 SF 于体外与细菌外毒素混合后有明显的解毒作用，稀释为 1∶200 时能中和 5 个致死量的破伤风毒素，1∶500 可中和 4 个致死量的白喉毒素，稀释至 1∶1600 时尚能降低白喉毒素的皮肤坏死作用。

（6）对雌性生殖内分泌激素的影响 炒莱菔子可降低皮下注射吐灭灵造成的高泌乳素血症模型雌性小鼠血清泌乳素水平，升高雌二醇含量，从而改善生殖激素的异常。

2. 其他作用

（1）对甲状腺素的影响 大鼠长期饲喂莱菔子提取物，能干扰其甲状腺素的合成。

（2）降压 莱菔子注射剂静脉注射，能使麻醉犬主动脉收缩压、舒张压、平均动脉压下降；肺动收缩压、舒张压、平均动脉压均下降；血管外周血管阻力、肺动脉阻力均下降。莱菔子注射液的降压作用起效迅速。维持时间短，血压回升快。降压活性成分主要是芥子碱硫酸氢盐。莱菔子水溶性生物碱治疗自发性高血压大鼠，结果表明莱菔子水溶性生物碱具有明显降低自发性高血压大鼠血压的作用，其降压作用可能与激活了 NO - NOS 系统相关，并可能通过抗氧化起到保护靶器官的作用。

（3）降血脂 莱菔子水溶性生物碱可降低 ApoE 基因敲除小鼠血脂水平，且其降脂作用随着用药剂量的增加而增强，其可能机制是莱菔子水溶性生物碱提高了 HDL - C 的含量。

（4）防心肌重构 莱菔子水溶性生物碱对自发性高血压大鼠不仅具有明显的降压作用，同时还能降低心脏左室重量指数，抑制大鼠心肌细胞肥大，并使心脏小动脉管腔变大，管壁变薄，壁厚/腔径及管壁面积/腔径比值均明显减小，说明莱菔子能够逆转左室肥厚及心血管重构，具有良好的保护靶器官作用。

表 13 - 5 莱菔子药理作用以及主要物质基础小结

功效	药理作用	主要有效成分、部位或提取物
消食除胀	调节胃肠道运动功能	脂肪油
	抗结肠癌	SF
降气化痰	镇咳	水提醇沉液
	祛痰	水提醇沉液
	平喘	SF
	抗病原微生物	SF
	解毒	SF
回乳	改善生殖激素的异常	水提物

【**毒理与不良反应**】莱菔子素对小鼠和离体蛙心有轻微毒性。水提物对小鼠腹腔注射的 LD_{50} 为 127.4（123.8～137.1）g/kg，动物多于给药 1 小时内惊厥而死亡。大鼠每日灌胃 100、200 及 400g/kg，持续 3 周，对血象、肝肾功能及主要脏器等均未见明显影响。

【**现代应用**】用于饮食停滞，脘腹胀痛，大便秘结，积滞泻痢，痰壅喘咳。

1. 便秘、腹胀 莱菔子生、炒品均可用于治疗便秘，多用于实秘，亦可用于虚秘。生品应用剂量较小，炒品剂量较大。炒莱菔子应用于各种术后腹胀，疗效显著。能促进肠功能早期恢复，对预防腹腔内粘连的发生有显著作用。

2. 高血压 对伴有高血压的消化系统、呼吸系统病人，莱菔子为必用之药。因本药除有降压作用外，还可消积化食，除痞满，止咳化痰。一般用于高血压实证，但只要配伍得当，较大剂量亦可用于虚证患者。莱菔子单方片剂治疗Ⅱ期原发性高血压有一定疗效。

3. 高脂血症 莱菔子单味药炒后研末内服，用于治疗老年性高脂血症。因其甘平无毒，久服不伤脏腑，且有能升能降，利气祛痰之长，可调整复兴脏腑功能，改善机体代谢，促使脂类物质排泄，从而加快血清中胆固醇和甘油三酯的清除。

第三节 常用方剂

保 和 丸
《丹溪心法》

【组成】山楂、神曲、半夏、茯苓、陈皮、连翘、莱菔子。

【功效与主治】具有消食化滞、行气和胃、清热散结之功效；临床上主要用于治疗食积停滞、脘腹痞满、呕吐泻泄等症，也可用于慢性胃炎、消化不良，以及婴幼儿因食积、乳积所致的腹泻、溢奶等症。

【药理作用】消食化滞，行气和胃，清热散结。

1. 助消化 提高胃蛋白酶活性，增加胰液分泌量，提高胰蛋白酶的浓度和分泌量。

2. 调节胃肠功能 抑制小鼠胃排空和家兔十二指肠自发性活动，拮抗乙酰胆碱、氯化钡、组织胺所致家兔和豚鼠离体回肠痉挛性收缩，也可部分解除肾上腺素对肠管的抑制，故本方有较好的解痉止痛及止泻的作用。

3. 保肝、利胆 方中连翘、陈皮、茯苓具有保肝作用；半夏、陈皮可促进胆汁分泌，增强胆道的输送功能而有利胆作用。

4. 镇吐 方中半夏、连翘具有较强的镇吐作用；茯苓有一定的镇静作用，有助于呕吐的缓解。

5. 抗溃疡 能减少胃酸分泌量和总酸排出量，故本方具有较好的抗溃疡，促进损伤黏膜修复的作用。

6. 抑菌 山楂、连翘、莱菔子、茯苓对多种革兰阳性及阴性菌有抑制作用；半夏有抗真菌的作用；连翘有抑制病毒的活性。

7. 其他作用 ①山楂、陈皮具有强心，扩张冠状动脉，抗心肌缺血的作用。②山楂还具有抗血小板聚集，降血脂，清除自由基，抑制过氧化脂质和脂褐素生成的作用。③陈皮具有祛痰及扩张支气管的作用。

表 13 - 6   保和丸主要药理作用小结

功效	药理作用
消食化滞	助消化
	调节胃肠功能
行气和胃	保肝、利胆
	镇吐
	抗溃疡
清热散结	抑菌

【现代应用】

1. 胃石症　用保和丸加减治疗胃石症 33 例，治疗 20 ~ 30 周，治愈（未发现胃石）29例，有效（胃石数量减少，或体积缩 1cm×1cm 以上者）3 例，无效 1 例。

2. 泄泻　保和丸口服治疗患儿泄泻 87 例，治愈率 87%。

3. 功能性消化不良。

4. 感冒　保和丸治疗感冒患儿 100 例，以发热恶寒为主症。治疗 6 日后统计疗效：显效 67 例，占 67%；有效 31 例，占 31%；无效 2 例，占 2%；总有效率 98%。

5. 慢性胆囊炎　保和丸加减治疗慢性胆囊炎患儿 70 例，显效 42 例，有效 24 例，无效 4 例。

第十四章

止 血 药

导学

本章介绍止血药的基本药理作用及常用单味中药三七、蒲黄、白及，中药复方云南白药的药理作用。

学习重点

止血药的主要药理作用；三七的药理作用。

学习要求

1. 掌握止血药的主要药理作用。
2. 掌握三七、蒲黄的药理作用和现代应用。
3. 熟悉白及的药理作用和现代应用。

第一节　概　述

凡能促进血液凝固而用于止血的药物，称为止血药。它主要通过增强体内凝血因素或抑制抗凝血因素，收缩血管而促进血液凝固，达到止血目的。中药止血药具有收敛、凝固、清营、凉血等作用，用以治疗咯血、衄血、咳血、便血、尿血及崩漏等慢性出血性症状，也可用于创伤性出血。

血液在功能上存在凝血和抗凝血两个对立而统一的矛盾过程，二者相辅相成以保持动态平衡，在生理情况下，使血液既能在血管内川流不息地流动，也能在血管受损时局部发生凝固止血。在病理情况下，上述平衡出现失调，会发生出血不止，也可形成血栓，栓塞血管。

止血是一个复杂而重要的生理功能，包括血管收缩、血小板聚集和血液凝固三个重要过程。如局部出现外伤流血，则此部位血管收缩，血小板在血管破裂处聚集、破裂并释放出血管收缩物质及"凝血因子"，同时组织液及血浆中的一些凝血因子（因子 V、Ⅶ、Ⅷ、Ⅸ、Ⅹ、Ⅺ、Ⅻ等）也受到激活而参与血凝过程，形成血块而止血。另一方面，纤维蛋白形成后，血浆中的纤维蛋白溶解酶原经因子（组织激酶、尿激酶）激活转变为纤维蛋白溶解酶，可降解纤维蛋白，溶解血块发挥抗凝作用。

引起出血的原因很多，出血也是某些疾病的一个症状，故在应用止血药时应根据各种出血的原因，辨证用药，适当配伍。如血热妄行，应与清热凉血药同用；阳虚不能温经，应与温阳益气药合用；阴虚阳亢，宜与养阴潜阳药合用；气虚不能摄血，当与补气药合用；瘀滞出血，宜祛瘀止血，以祛瘀止血药配伍活血药与行气药。常用止血药有白及、血余、仙鹤草、三七、侧柏叶、艾叶、地榆、槐花、大蓟、小蓟、白茅根、紫珠草、茜草等；复方有胶艾汤、十灰散、四生丸、止血生肌散、云南白药、三七伤药片等。上述止血方药，已有部分经过现代科学研究所证明。其止血的药理作用如下：

1. 使局部血管收缩而止血：如三七、紫珠草、小蓟。

2. 促进凝血过程，缩短凝血时间：有增加血小板数以促凝的，如仙鹤草、紫珠草；有增强血小板第Ⅲ因子活性，缩短凝血酶生成时间的，如白及；有增加血液中凝血酶的，如三七、蒲黄；有纠正肝素引起的凝血障碍的，如茜草，有抗肝素的效能。

3. 改善血管壁功能，增强毛细血管对损伤的抵抗力，降低血管通透性：如槐花、白茅花。

4. 抑制纤维蛋白溶解酶（纤溶酶）的活性：如白及、大蓟、小蓟、地榆、艾叶、仙鹤草。

止血药中的三七、茜草、蒲黄等既有促进血凝的一面，也有促使血块溶解的作用，这说明其兼具止血与活血化瘀功能，有利于止血而不留瘀。

图 14-1 血液凝固过程简图

第二节 常用药物

表 14 – 1 止血药主要药理作用总括表

类别	药名	收缩局部血管	增强毛细血管抵抗力	促凝血	抗纤溶	其他
化瘀止血	三七	+		+		抗血栓、促进造血、对心血管系统作用、抗炎、保肝、镇痛、镇静
	蒲黄			+		抗血小板聚集、对心血管系统作用、抗炎
	茜草			+		抗凝血、升高白细胞、抗肿瘤
收敛止血	白及			+	+	保护胃黏膜、抗菌
	仙鹤草			+		抗凝血、杀虫、抗菌、抗肿瘤
	紫珠	+		+	+	抗菌
凉血止血	小蓟	+		+	+	降血脂、强心、升压、利尿、利胆
	大蓟			+		降压、抗菌
	地榆			+		抗菌、抗炎、抗溃疡、保肝
	白茅根		+	+		降压、抗菌
	槐花	+	+			抗炎、解痉、抗溃疡、降血脂
温经止血	艾叶			+	+	平喘、镇咳、祛痰、利胆
	炮姜				+	抗溃疡

一、化瘀止血药

三 七

本品为五加科人参属植物三七 *Panax notoginseng*（Burk.） F. H. Chen 的干燥根及根茎。主要成分为三七皂苷，包括单体皂苷 Rb_1、Rb_2、Rc、Rd、Re、Rf、Rg_1、Rg_2、Rh 等 20 多种，其中以人参皂苷 Rb_1 和 Rg_1 为主。三七皂苷水解所得皂苷元为人参二醇和人参三醇，以后者含量为高。与人参皂苷所不同的是缺少齐墩果酸。三七还含有黄酮、β – 谷甾醇、生物碱等成分。三七味甘、微苦，性温。归肝、胃经。功能散瘀止血，消肿定痛。

【药动学】采用 Wistar 大鼠在体肠吸收模型研究三七皂苷 R_1 和人参皂苷 Rg_1 在胃肠道的吸收情况，结果显示，Rb_1 和 Rg_1 可由全肠道吸收，吸收速率最高是在十二指肠，最低在胃。人参皂苷 Rg_1 在正常大鼠体内呈二室模型，分布相 $t_{1/2}$ 为 8 分钟，消除相 $t_{1/2}$ 为 1 小时，平均驻留时间 3.3 小时。脑缺血状态下大鼠给药 2 小时后其血浆浓度持续高于正常生理状态，房室模型中分布相明显长于正常状态鼠。以 PNS 溶液灌胃、十二指肠及门静脉给药后测得 Rb_1 在 SD 雄性大鼠的绝对生物利用度分别为 0.71%、2.75% 和 65.77%，Rg_1 分别为 3.29%、6.60% 和 50.56%；三七总皂苷（PNS）中其他成分对 Rb_1 或 Rg_1 的吸收特性影响不明显，但胃液的酸性环境、大肠菌丛产生的酶及肝脏的首过作用均对其口服吸收有影响，肠道黏膜低透过性直接影响其口服吸收，实验证实三七人参皂苷 Rg_1 原形在胃肠吸收较差，生物利用度低，但代谢后吸收却增加，体内分布广泛。以 caco-2 细胞模型进行体外模型试验，研究静脉给予大鼠三七皂苷后人参皂苷 Rg_1 和 Rb_1 的浓度，结果显示，肠壁吸收差是造成 Rg_1 和 Rb_1 生物利用度低的主要原因，Rg_1 具有较高的胆汁排泄和较低的血浆蛋白结合率，Rb_1 的胆汁排泄较低，而血浆蛋白结合率较高，Rb_1 的肠黏膜透过性和体内消除速度都低于 Rg_1。另有研究显示，三七皂苷 Rg_1 在大鼠体内的药代动力学 $^3H-Rg_1$ iv 后的药-时曲线呈现二室模型。给药后 8 小时的血药浓度比 6 分钟的血药浓度下降 95% 以上。ig 后的大鼠血药浓度表明，$^3H-Rg_1$ 经消化道吸收非常缓慢且血药浓度低，ig 后 12 小时达高峰，峰值浓度仅为 4.2ng/mL。$^3H-Rg_1$ iv 后广泛分布于大鼠各组织器官中，给药 0.5 小时后，肝、肾药物浓度最高，其他依次为肾上腺、子宫、肺、卵巢、心、胃、肠、脾、肌肉、眼和脑。给药 1、4 小时后大多数组织药物浓度相继下降。药物 iv 后经胆汁排泄快、量高，其量与从粪便中排泄量接近；从粪与尿内的排泄量比为 4.4:1。

【药理作用】

1. 与功效主治相关的药理作用

（1）对血液系统的影响

①止血：三七"活营止血、通脉行瘀"，有"止血之神药"之说。三七可抗血小板聚集，抗血栓形成。有效成分是三七皂苷，主要是人参三醇苷 Rg_1。三七抗血栓形成作用环节包括了抗血小板聚集、抗凝血酶和促进纤维蛋白溶解过程。三七能提高血小板内 cAMP 的含量，减少血栓素 A_2 的合成，从而抑制 Ca^{2+}、5-HT 等促血小板聚集的活性物质释放，发挥抗血小板聚集作用。PNS 能显著抑制胶原、ADP 诱导的大鼠体外或家兔体内血小板聚集；三七静脉给药能抑制大鼠实验性血栓形成；Rg_1 能显著抑制凝血酶诱发的弥散型血管内凝血（DIC）模型大鼠的血小板减少和纤维蛋白降解产物（FDP）的增加，减少凝血因子消耗；生三七粉可显著降低高黏血症和高脂血症病人的血浆纤维蛋白原的含量。

三七促凝机制主要是增加凝血酶，促进血管收缩。对出血时间的影响与肾上腺素大致相同，但较藻酸钠和凝血酶强。止血有效成分为三七氨酸，三七氨酸遇热易被破坏，故止血宜用生品。

②抗血栓形成：人称三七"善化血瘀，又善止血妄行"，"凡产后、经期、跌打、痈肿，一切瘀血皆破"。可见三七具有促凝和抗凝双向调节作用，这与中医认为三七既能止血又能活血化瘀相符合。现代研究证明，三七提取液能促进家兔与人的眼前房、球结膜和玻璃体内瘀血的吸收。三七抗凝有效成分为三七皂苷 Rg_1，三七皂苷 Rg_1 可提高血小板内 cAMP 含量，减少 TXA_2 生成，抑制 Ca^{2+}、5-HT 等的释放，对胶原、ADP、AA 诱导的血小板聚集有显著的抑制作用。三七还能激活尿激酶，促进纤维蛋白的溶解。三七抗血栓形成作用环节包括抑制血小板聚集、抗凝血酶以及促进纤维蛋白溶解。

③溶血与抗溶血：以原人参三醇为苷元的三七皂苷有溶血作用；而以人参二醇为苷元的

三七皂苷则可对抗其他皂苷引起的溶血反应。

④促进造血：三七能"祛瘀生新"，现代研究证实三七具有补血作用。能明显促进 $^{60}Co-\gamma$ 射线照射小鼠多能造血干细胞的增殖，增加脾脏重量。对环磷酰胺引起的小鼠白细胞减少也有促进恢复作用。三七注射液能显著促进急性失血性贫血大鼠的红细胞、网织红细胞、血红蛋白的恢复。

（2）对心血管系统的作用

①抗心肌缺血：三七活血行瘀，尤长于止痛。研究表明，三七有扩张冠脉，增加冠脉血流量的作用，以 PNS 和总黄酮活性最强。三七注射液可使麻醉犬心率减慢，血压降低，冠脉流量增加。三七黄酮、PNS 可对抗垂体后叶素诱发的家兔急性心肌缺血心电图的 T 波改变。PNS 还可降低心肌收缩力，减慢心率，降低心肌耗氧量，扩张外周血管，减轻心脏负荷，恢复心肌供氧与耗氧之间的平衡。三七皂苷可提高心肌细胞耐缺氧能力，并对抗再灌注引起的损害。

②扩血管：PNS 可使动物血管扩张，降低动脉血压以及外周阻力，尤以降低舒张压作用显著。PNS 对不同部位的血管表现出一定的选择性，对小动脉以及静脉的扩张作用最为显著。三七皂苷 Rb_1 的作用大于 Rg_1，单体皂苷之间有协同作用。三七扩血管作用机制主要为特异性阻断血管平滑肌上受体依赖性钙通道，减少 Ca^{2+} 内流。

③抗脑缺血：PNS 静脉注射可明显扩张麻醉小鼠软脑膜微血管，加快血流速度，增加局部血流量。能显著缓解家兔不完全性脑缺血所致的脑电波低平，显著降低大脑皮层组织水、Na^+、Ca^{2+} 含量及脑静脉血中肌酸磷酸激酶（CPK）和乳酸脱氢酶（LDH）的活性，减轻大脑皮层组织结构损伤。三七抗脑缺血作用，除与扩张脑血管、增加局部血流量有关外，尚与延缓缺血组织 ATP 的分解、改善能量代谢，以及抑制脂质过氧化、提高脑组织中 SOD 活性、清除氧自由基等作用有关。

④抗心律失常：PNS 对哇巴因、毒毛花苷 K 所致的犬心律失常，对乌头碱诱发的大鼠心律失常，对氯仿诱发的小鼠室颤均可提高窦性心律恢复率，缩短恢复窦性心律所需的时间，延长窦性心律持续时间，且可降低其发生率。三七二醇苷（PDS）、三七三醇苷（PTS）对乌头碱、$BaCl_2$ 诱发的大鼠心律失常，对结扎大鼠冠脉诱发的心律失常，均有明显的对抗作用。PNS、PTS、PDS 抗心律失常作用机理包括降低自律性，减慢传导；延长动作电位时程（APD）和有效不应期（ERP），消除折返激动；阻滞慢钙通道，使慢内向电流（Isi）峰值显著降低。

（3）抗炎　PNS 对组胺、醋酸、二甲苯、5－羟色胺、缓激肽等引起的毛细血管通透性升高具有明显的抑制作用。对蛋清、甲醛、右旋糖酐、5－羟色胺、角叉菜胶引起的大鼠足跖肿胀，巴豆油和二甲苯所致的小鼠耳肿胀均有显著的抑制作用。对大鼠棉球肉芽肿的形成也有明显的抑制作用。抗炎的主要有效成分为皂苷，以人参二醇皂苷为主。抗炎作用与垂体－肾上腺系统有一定的关系。但对摘除肾上腺的大鼠仍有明显的抗炎作用，说明 PNS 的抗炎作用不完全依赖于垂体－肾上腺系统。

（4）镇痛　《本草纲目》谓三七"在南人军中用为金创要药，云有奇功"。PNS 明显减少小鼠腹腔注射醋酸后的扭体次数，提高热板法致痛反应阈值。镇痛有效成分为人参二醇皂苷。

（5）抗菌　PNS 对某些真菌有较强抑制作用，对金葡菌、大肠杆菌也有一定抑制作用。

（6）保肝　PNS 对 CCl_4 肝损伤小鼠可显著降低血清谷丙转氨酶（ALT）。甲醇提取物能显著降低 CCl_4、D－半乳糖胺致肝损伤大鼠血清中谷丙转氨酶、谷草转氨酶（AST）及乳酸脱氢酶（LDH）活性，使肝细胞变性坏死减轻。三七也具有抗肝纤维化作用，使二甲基亚硝胺中毒大鼠肝细胞变性坏死减少，肝细胞间胶原纤维减少。对 CCl_4 中毒肝纤维化大鼠三七粉能减轻肝脏脂肪变性、炎症细胞浸润、肝细胞变性坏死，减少成纤维细胞和胶原的增生。三七具有一定的利胆和促进肝脏蛋白质合成作用。

（7）抗肿瘤　人参皂苷 Rh_1 对离体肝癌细胞有抑制作用。人参皂苷 Rh_2 可抑制小鼠黑色素瘤（B16）的生长，作用呈浓度依赖关系。三七皂苷在与刀豆蛋白（ConA）或植物血凝素（PHA）同时存在时，其诱导的小鼠脾细胞具有较强的抗瘤活性，可能是 PNS 增强被激活的免疫细胞的杀伤能力。

2. 其他药理作用

（1）对代谢的影响　三七总皂苷对血糖呈双向调节作用，可提高空腹血糖，使葡萄糖性高血糖有降低的趋向。三七粉能阻止家兔肠道吸收脂肪，降低家兔血清胆固醇和甘油三酯含量，减轻血管壁脂肪沉着。

（2）镇静　三七人参皂苷 Rb_1 具有明显的中枢抑制作用。能显著减少小鼠的自发活动；延长硫喷妥钠的睡眠时间，与戊巴比妥钠有协同作用；能对抗咖啡因、苯丙胺所引起的中枢兴奋作用。

（3）对免疫功能的影响　主要成分是 PNS 和三七多糖。三七注射液可使经 $^{60}Co - \gamma$ 射线照射小鼠脾脏结构恢复正常，脾中央动脉周围淋巴细胞增多，脾小结明显，并出现生发中心，免疫母细胞的细胞器密度明显增高。PNS 口服或注射均可对抗因 $^{60}Co - \gamma$ 射线照射引起的小鼠白细胞减少。三七总皂苷连续皮下注射，可显著增加小鼠溶血空斑数，提高小鼠腹腔巨噬细胞的吞噬率和吞噬指数。能对抗干扰素诱导剂乙氨易酮对迟发型超敏反应的抑制作用。三七多糖对中华眼镜蛇毒抗补体因子（CNF）处理后引起的豚鼠补体低下有促进恢复作用。

表 14 - 2　　　　　　　　　　三七药理作用以及主要物质基础小结

功效	药理作用	主要有效成分、部位或提取物
散瘀止血 消肿定痛	止血	三七氨酸
	抗血栓	三七皂苷
	促进造血	水提物
	扩血管、降血压	PNS
	抗心肌缺血	PNS、总黄酮
	抗脑缺血	PNS
	抗心律失常	PNS
	抗动脉粥样硬化	PNS
	抗炎	PNS
	保肝	PNS
	抗肿瘤	人参皂苷 Rh_1、人参皂苷 Rh_2
	镇痛	PNS
	抗菌	PNS

【毒理与不良反应】急性毒性试验，因制剂来源和给药途径的不同，LD_{50}的差异较大。①小鼠静脉注射三七绒根提取物的LD_{50}为（836±17）mg/kg，腹腔注射三七绒根总皂苷的LD_{50}为（1262±119）mg/kg。小鼠口服参三七散（配成25%混悬液）以及三七注射液的LD_{50}分别为6250mg/kg和25mL/kg。②三七总皂苷（PNS）小鼠静脉注射LD_{50}为447mg/kg，95%置信限为423~471mg/kg，熟三七总皂苷LD_{50}为（105.33±58.6）mg/kg。三七人参三醇苷（PTS）小鼠静脉注射LD_{50}为（3806±143）mg/kg，中毒小鼠出现自发活动减少，抑制渐加重，继则呼吸急促，最后由于缺氧而抽搐死亡。三七人参皂苷Rb_1腹腔注射给药得到LD_{50}为（1054±98.67）mg/kg。小鼠腹腔注射三七皂苷Rb_1和Rg的LD_{50}分别为683mg/kg和866mg/kg。③莱享子鸡腹腔注射L-型三七素（dencichine）20mg后20~30分钟之间出现典型的、严重的运动失调等。其症状为不能站立、脑缩进、颈部僵硬及腿伸张肌麻痹。若采用口服或皮下注射，上述神经毒症状在2~6小时内出现。当给药剂量增至30~60mg或每天给予较低剂量而连续给药，其中某些子鸡死亡或产生慢性中毒。D-构型三七素的子鸡药理实验表明，即使在高剂量下，神经毒作用也极低。三七素的小鼠LD_{50}为1043mg/kg。

口服临床治疗量三七粉每次1~1.5g，一般无明显副作用。少数病人出现胃肠道不适及出血倾向，如痰中带血、齿龈出血、月经增多等。如剂量较大，一次口服生三七粉10g以上，可引起房室传导阻滞。个别患者可引起过敏性药疹。

【现代应用】《本草纲目》记载三七能"止血，散血，定痛。金刃箭伤跌扑杖疮，血出不止者，嚼烂涂，或为末掺之，其血即止。亦主吐血、衄血、下血、血痢、崩中、经水不止、产后恶血不下、血晕血痛、赤目、痈肿、虎咬蛇伤诸病"。

1. 各种出血性疾病 上消化道出血、咯血、眼出血、颅内出血，单用或配伍其他止血药。如《濒湖集简方》的三七散，张锡纯的化血丹（三七、花蕊石、血余）。近年曾用于血吸虫病晚期呕血、便血和肺结核咯血。对眼外伤或眼手术后前房出血，应用三七液点眼或结膜下注入有效。

2. 瘀血阻滞及跌打损伤 如三七伤药片或云南白药。

3. 冠心病、心绞痛 单味三七粉或配伍黄精、山楂等成复方；或配以何首乌、丹参制成注射液治疗冠心病。三七冠心宁对冠心病合并高血压病时，可见血压平稳下降。

4. 慢性肝病 可降低酶的活性，缓解肝区疼痛，并增加血清蛋白含量。红参、三七与激素合并应用，可减少重症肝炎的死亡率。

5. 偏头痛 采用双盲法观察三七叶皂苷对偏头痛的疗效较好。

蒲　黄

本品为香蒲科植物水烛香蒲 *Typha angustifolia* L.、东方香蒲 *Typha orientalis* Presl 或同属植物的干燥花粉。主要成分为黄酮类，如槲皮素（quercetin）、山奈酚（kaempferol）、异鼠李素（isorhamnetin）、柚皮素（naringenin）等。还含有甾醇类，如β-谷甾醇（β-sitosterol）、β-谷甾醇葡萄糖苷（β-sitosterol glucoside）等，另外还含有多种多糖和氨基酸。蒲黄味甘，性平。归肝、心包经。

【药动学】槲皮素、山奈酚和异鼠李素的药动学过程均符合二室开放模型。槲皮素、山

奈酚和异鼠李素的 T_{max} 分别为 32.5、35.0 和 35.0 分钟；$t_{1/2\alpha}$ 分别为 41.67、16.16 和 29.73 分钟；V_1/F 分别为 14.18、9.48 和 84.01L/kg。

【**药理作用**】蒲黄具有止血、化瘀、通脉之功效。主治吐血，衄血，咯血，崩漏，外伤出血，经闭痛经，脘腹刺痛，跌仆肿痛，血淋涩痛。《本草纲目》云："蒲黄凉血活血，止心腹诸痛。生则能行，熟则能止。"《本经》云："蒲黄主心腹、膀胱寒热，利小便，止血，消瘀血。"

1. 与功效主治相关的药理作用

（1）止血 蒲黄有促进血液凝固而止血的作用。家兔口服蒲黄水煎剂、醇浸剂能明显缩短凝血时间，作用显著而持久。家兔皮下注射蒲黄提取物能增加血小板数，缩短凝血酶原时间，促进血液凝固。体外试验，蒲黄煎剂对人血有促进凝固作用。其止血有效成分可能是黄酮类化合物。

（2）抗血小板聚集 蒲黄煎剂及其总黄酮、有机酸、多糖对 ADP、花生四烯酸和胶原诱导的家兔体内、外血小板聚集均有明显的抑制作用，而以总黄酮作用最强。其抗血小板聚集作用可能与抑制磷酸二酯酶活性，升高血小板内 cAMP，减少 TXA_2 的合成，使细胞内 Ca^{2+} 浓度降低，减少 5-HT 释放有关。蒲黄异鼠李苷 II 在体内、外均能抑制由 ADP 诱导的大鼠血小板聚集，并能明显延长复钙时间。实验性颈静脉血栓形成家兔，口服蒲黄水浸液，24 小时血栓溶解率显著增加。蒲黄水提液有促进纤维蛋白溶解作用，且不依赖纤溶酶系统存在，说明它能直接分解纤维蛋白。黄酮类能刺激猫主动脉内皮细胞产生前列环素和促进纤溶酶原激活物（t-PA）活性，从而抑制血小板聚集，抗血栓形成。

（3）对心血管系统的作用

①抗缺氧：大剂量蒲黄具有抗低压缺氧作用，提高动物对减压缺氧的耐受力。蒲黄醇提物可延长夹闭气管小鼠和结扎颈总动脉小鼠的心电消失时间；可使小鼠异丙肾上腺素增加耗氧致缺氧、尾静脉注射空气的存活时间延长；但对 $NaNO_3$ 所致小鼠组织缺氧死亡时间无延长作用。表明蒲黄提高心肌及脑对缺氧的耐受性或降低心、脑等组织的耗氧量，对心脑缺氧有保护作用，其原理可能为阻止心肌中 ATP 及 ADP 含量降低，使大脑皮层细胞膜上 Na^+-K^+-ATP 酶及 Mg^{2+}-ATP 酶活力增强，加速 ATP 分解，并使中枢抑制加强，提高缺氧耐力，还可使缺氧心、肝超氧化物歧化酶恢复或接近正常水平，提高脑组织及动脉血氧分压，降低氧耗量及乳酸含量。

②抑制心脏：蒲黄提取物对离体蛙心、兔心有可逆性的抑制作用，高浓度时使心脏停搏于舒张状态；并有降低家兔血压的作用。蒲黄对心脏的抑制作用，可能与蒲黄中所含的槲皮素（亦是胆碱酯酶抑制剂）有关。长苞香蒲花粉中的异鼠李苷有提高心肌 cAMP 水平的活性。

③扩张血管、降血压：蒲黄具有扩张血管、改善微循环作用，麻醉犬股动脉注射蒲黄醇提物，可使外周血管阻力下降，股动脉血注量增加。蒲黄煎剂、醇提取物等静脉注射，均可使麻醉兔、猫、犬血压下降，心率减慢。

④抗心肌缺血：蒲黄提取液对离体兔心有明显增加冠脉流量的作用。蒲黄水煎剂使金黄地鼠夹囊微循环小动脉血流速度加快、毛细血管开放数增加；对小鼠心肌微循环也有改善作

用。蒲黄对家兔心肌损害有防护作用，家兔左室支动脉结扎形成急性心肌梗死模型，术后经用蒲黄治疗，可使家兔心肌梗死范围缩小，病变减轻，还可使该模型家兔体内循环血小板比率升高，说明蒲黄抗血小板聚集作用可能是其抗心肌缺血作用的机制之一。从长苞香蒲花粉中提取分离的水仙苷能明显保护垂体后叶素诱导的大鼠心肌缺血，增加小鼠心肌^{86}Rb 摄取率，推测与水仙苷的钙拮抗作用有关。

⑤降血脂、抗动脉粥样硬化：蒲黄能防止喂饲高脂动物的血清胆固醇水平增高，并能增加喂饲高脂家兔的粪便胆固醇。该作用除抑制肠道吸收胆固醇、增加粪便胆固醇外，可能还与影响体内胆固醇代谢有关。将蒲黄油、蒲黄残渣及蒲黄花粉分别喂饲食饵性高胆固醇血症家兔，结果蒲黄花粉的降血脂作用最为明显。给饲以高脂饲料的家兔每日每只加服蒲黄16g，12 周后停饲高脂，继续服用蒲黄4 周，给药组不仅血清胆固醇迅速下降，9 周即达正常浓度，而且主动脉壁胆固醇含量减少，病变减轻。心肌内小动脉扩张，血流增加，代谢旺盛，心肌营养改善，斑块形成较少。电镜检查，可见多数兔主动脉内皮完整光滑，内膜下层正常，仅偶见极少量的细胞浸润和脂质沉积。

蒲黄降血脂及抗动脉粥样硬化，是对不同环节的综合作用所致。蒲黄除可使急、慢性高脂血症家兔血清 TC 降低外，还可使 HDL－C 升高、前列环素（PCI$_2$）显著下降，TXA$_2$/PGI$_2$升高，使两者比值维持正常。体外实验发现，蒲黄兔血清能明显促进大鼠主动脉内皮细胞合成 PGI$_2$，而对脂质过氧化物的产生则无明显影响。蒲黄的降血脂作用还与其激活巨噬细胞功能有关。临床双盲法观察发现，蒲黄有良好的降低总胆固醇、升高 HDL－C、降低血小板黏附和聚集性的作用（比 300mg/d 阿司匹林效果好）；同时对血管内皮细胞有保护作用，并能抑制粥样硬化斑块形成。蒲黄中的不饱和脂肪酸及槲皮素均对降血脂和防治粥样硬化有效。含黄酮类的蒲黄组分 FIV（含烃、碳水化合物的固醇类物质）有强烈的刺激猪动脉内皮细胞产生 PGI$_2$和 tPA（纤溶酶原激活物）活性的作用，同时抑制 ADP 诱导血小板聚集。蒲黄中的活性成分三十一烷醇－6 有降 TG 的作用；β－谷甾醇及其棕榈酸酯是降胆固醇的有效成分；β－谷甾醇棕榈酸酯还可抑制平滑肌细胞增殖。此外，β－谷甾醇葡萄糖苷、异鼠李素－3－O－α－L－鼠李糖（1→2）－β－葡萄糖苷及槲皮素－3－O－α－鼠李糖基－β－葡萄糖苷可分别作用于动脉粥样硬化密切相关的多种环节。说明蒲黄降血脂、抗动脉粥样硬化作用为各种有效成分综合作用的结果。

（4）抗炎　蒲黄水煎醇沉液腹腔注射给药，对大鼠蛋清性足肿及小鼠腹腔毛细血管通透性增高均具有抑制作用。大鼠桡骨骨折断端注射蒲黄注射液，可加速血肿吸收、机化、骨痂形成，促进愈合。

（5）对子宫及肠道平滑肌的作用　50% 蒲黄注射液对豚鼠离体子宫和家兔在体子宫均有兴奋作用。小剂量使规则子宫收缩稍有增强，大剂量时子宫兴奋作用明显增强，呈不规则和痉挛性收缩。腹腔注射 2～3g/kg，对豚鼠、小白鼠中期引产有明显效果。其机制可能与直接增加子宫收缩和止血作用有关。蒲黄提取物可增强离体兔肠的蠕动，该作用可被阿托品阻断。蒲黄所含异鼠李素对小鼠离体肠管有解痉作用。蒲黄水溶性部分可预防动物肠粘连的形成。

2. 其他药理作用

（1）对子宫及妊娠的影响　蒲黄多种制剂对兔、大鼠、小鼠、犬的离体和在体子宫均有兴奋作用，可使子宫收缩力增强，张力提高，大剂量可致痉挛性收缩。蒲黄对未孕子宫比已孕子宫作用明显。蒲黄注射液腹腔注射，蒲黄煎剂灌胃给药对小鼠中期妊娠均有较显著的致流产、致死胎作用，且随剂量增加作用增强，部分胚胎坏死吸收。

（2）防治肾损伤 静脉注射蒲黄注射液，对家兔肾急性缺血再灌注引起的损伤有明显的保护作用，可降低血清尿素氮（BUN）、肌酐（Gr）、脂质过氧化物（LPO）含量，升高超氧化物歧化酶（SOD）活性。蒲黄对草鱼胆汁所致的大鼠肾脏损伤具有治疗作用，能降低血肌酐和尿 N - 乙酰 - β - D - 氨基葡萄糖苷酶（NAG 酶），使肌酐清除率增加，减少近曲小管上皮细胞坏死及囊腔内有红细胞的肾小球数目。

（3）对免疫功能的影响 长苞香蒲花粉的水煎醇沉液大鼠腹腔注射，对细胞免疫和体液免疫均有抑制作用，使胸腺、脾脏萎缩，提高胸腺、脾脏 cAMP 的含量；适当剂量对巨噬细胞吞噬功能也呈抑制作用，而大剂量则有明显增强巨噬细胞吞噬功能的作用。

表 14 – 3　　　　　　　　　　　蒲黄药理作用以及主要物质基础小结

功效	药理作用	主要有效成分、部位或提取物
止血化瘀通经	止血	黄酮
	抗血小板聚集	黄酮
	抗缺氧	蒲黄醇
	扩张血管、降血压	水仙苷
	抗心肌缺血	水提物
	降血脂、抗动脉粥样硬化	β - 谷甾醇及其棕榈酸酯
	抗炎	水提物
	调节子宫平滑肌的收缩	水提物

【毒理与不良反应】 蒲黄毒性较低，小鼠腹腔注射 LD_{50} 为 35.57g/kg。蒲黄可引起豚鼠过敏，试管试验有溶血作用。还可使小白鼠红细胞及白细胞总数减少。

本品虽无明显副作用，但可收缩子宫，故孕妇不宜服用。服用生蒲黄常致胃部不适，食欲减退。

【现代应用】

1. 高脂血症 以蒲黄浸膏制成降脂片，观察治疗 200 例高脂血症病人，TC 平均下降69%，降低 24%，TG 平均下降 144%，降低 41%，与治疗前相比，降脂作用非常显著。以蒲黄降脂有效部位 A_3 制成胶丸，观察治疗 30 例高脂血症病人，TC 平均下降 49.1%，降低18.3%，TG 下降 151.9%，降低 40.9%。

2. 冠心病 以生蒲黄（心舒 4 号）口服 2 个月治疗冠心病轻度心绞痛病人 66 例，症状消失或缓解率达 88%，心电图改善率达 84%，血压下降率达 58%，总胆固醇降低率达60%，甘油三酯降低率达 94%。

3. 特发性溃疡性结肠炎 以蒲 B（蒲黄水溶部分）浸膏制成 25% 蒲 B 糖浆口服，每次15mL，每日 2 次；同时用 5% 蒲 B 浸膏制成灌肠液作保留灌肠，每日 1 次，每次 100 ~

150mL，30 日为一疗程，治疗病程 3～5 年特发性溃疡性结肠炎 36 例，总有效率达 94.4%。

二、收敛止血药

白 及

本品为兰科植物白及 *Bletilla striata*（Thunb.） Reichb. f. 的干燥块茎。主要化学成分为白及胶（含联苄类化合物），菲类衍生物（二氢菲类化合物、联菲类化合物、双菲醚类化合物、二氢菲并吡喃类化合物、具螺内酯的菲类衍生物、菲类糖苷化合物等），苄类化合物等。此外，尚含有大黄素甲醚、对羟基苯甲酸、对羟基苯甲醛等。白及味苦、甘、涩，性微寒。归肺、肝、胃经。

【药动学】采用建立了血样的定量分析方法，并研究建立了兔血浆样品处理方法。兔耳缘静脉给予白及多糖（bletillan）注射液，HILIC – ELSD 法测定 BT40、BT70 和 BT100 的药时曲线。分析表明白及多糖注射液在兔体内的药代动力学符合三室模型，$t_{1/2\beta}$ 依次为 5.41 小时（BT40）、8.28 小时（BT70）、13.20 小时（BT100）；统计矩模型分析平均驻留时间 $MRT_{0\sim T}$ [n] 依次为 4.17 小时（BT40）、8.51 小时（BT70）、14.99 小时（BT100），$MRT_{0\sim\infty}$ 依次为 5.92 小时（BT40）、10.07 小时（BT70）、20.37 小时（BT100）。

【药理作用】具有补肺、止血、散风除湿、通窍止痛、消肿排脓、生肌、敛疮的功效。

1. 与功效主治相关的药理作用

（1）止血 白及有明显的止血作用，起效快、疗效可靠。实验研究证明，白及根磨成细粉或白及煎煮后所得液掺入淀粉烘干研末，于犬肝行止血试验，7 只中有 6 只皆于 6 分钟内达到满意止血效果；白及的止血成分为其所含的胶状成分，其原理可能为物理性的。用白及水提液的"纱布"或水提取液经低温干燥或喷雾干燥成粉覆盖于犬肝、脾及兔肝或大腿肌肉行止血试验，出血可立即停止；从组织切片看，白及对组织的局部反应性小，第 5 天左右即可被吸收，全部动物均未用抗菌药，并未发生化脓。白及注入蛙下肢静脉后，可见末梢血管内红细胞凝集形成人工血栓，从而有修补血管缺损的作用，而又不致阻塞较大血管的血液的流通。家兔用试管法及毛细管法均证明静脉注射 2% 白及胶液 1.5mg/kg，可显著缩短凝血时间及凝血酶原时间并加速红细胞沉降率。白及胶止血优点还在于止血且易于吸收，不影响创面及伤口愈合，不产生刺激而避免形成内脏粘连。白及的止血作用可能还与所含的微量元素铜、锌、锰、铁含量有关。

（2）胃、十二指肠黏膜的保护作用 实验研究证明，对麻醉犬胃小弯及十二指肠前壁各作人工穿孔一个，直径皆为 1cm 左右，灌入白及粉 9g，几秒钟后两孔皆为白及所堵，40 秒钟后十二指肠穿孔即为大网膜遮盖，使动物逐渐苏醒，轻度活动时，再由胃管内注入稀粥 500mL，观察两孔皆无漏出，再由肠系膜血管注入 10% 氯化钠 20mL，胃蠕动显然增多、增强，也无内容物漏出。术后 8 小时再次剖腹，腹腔内未见胃内容物，腹腔渗出液极少，培养阴性。白及对盐酸引起的大鼠胃黏膜损伤也有一定保护作用。

（3）抗菌 白及在试管内能抑制多种革兰阳性菌，对人型结核杆菌亦有显著抑制作用。白及胶浆对白色葡萄球菌和甲型链球菌也显示明显抑制作用。水制剂（1：4）能轻度抑制奥杜盎小芽孢癣菌。甲醇提取物亦能显著抑制金黄色葡萄球菌，从中分离到五种化合物对白色念珠 14231 菌 ATTC248 和顺发癣菌 QM240 均有抑制作用，体外最小抑制菌浓度皆小于100mg/mL。抗菌活性与其结构关系研究结果表明，含有甲氧基的化合物活性减弱，而含经基、节基的化合物的抗菌活性增强。

（4）预防肠胃粘连 实验观察白及有预防腹腔粘连的作用。家兔于腹部手术后给药组在每只家兔腹腔注入白及溶液 40mL，术后 10～15 天内在麻醉下剖腹观察粘边的处数、性质。白及腔肠组与右旋糖酐及空白对照组相比，粘连的总数、平均粘连处数目和平均粘连面积均有明显减少。

（5）促进角质细胞游走的形成 研究证明表皮的损伤愈合一般经过角质形成细胞的激活、游走、增生及基底膜的修复等过程，其中角质形成细胞游走，在创伤覆面与创伤愈合中起着关键的作用。药理实验比较观察了含不同浓度白及的培养基对小鼠皮片角质形成细胞游走的影响及培养时间与游走长度的关系，结果发现白及质量浓度为 20 及 2μg/mL 时，角质形成细胞游走比对照组显著增快和增长，证明白及有明显的促进角质形成细胞游走作用，这种游走作用可能对治疗皮肤创伤早期愈合有重要影响。

2. 其他药理作用

（1）代血浆 通过动物实验研究证明白及代血浆无过敏原，不会引起过敏，对小鼠、家兔及犬的急性、亚急性毒性试验证明其安全无毒，无热源反应，体内可停留 8 小时以上。

（2）抗癌 白及块茎含多量黏液质多糖成分，实验表明黏液质是一种抗癌成分。白及以及 7% 白及葡萄糖注射液对二甲基氨基氮苯（DAB）诱发的大白鼠肝癌有明显的预防及治疗作用。白及黏液质部分对大鼠瓦克癌（W256）、小鼠子宫颈癌（U14）、小鼠艾氏腹水癌、肝癌、肉瘤 180 有抑制作用。2% 的白及注射液对大鼠二甲基氨基偶氮苯（DAB）诱导的肝癌，有明显的抑制作用；电镜观察表明，白及对肝细胞有较好的抗损伤作用，DAB 诱发的肝癌细胞核大、核膜弯曲凹陷，而白及组肝细胞结构正常。

表 14－4 白及药理作用以及主要物质基础小结

功效	药理作用	主要有效成分、部位或提取物
止血	止血	水提物
消肿排脓 生肌敛疮	抗菌	水提物
	胃、十二指肠黏膜的保护作用	水提物
	促进角质细胞游走的形成	水提物
	预防肠胃粘连	水提物

【毒理与不良反应】白及胶对小白鼠急性毒性试验及阴道刺激试验证明，白及胶作为药用辅料是安全、无毒、可靠的。

白及甘露糖有可靠的局部止血作用，并能在局部很快吸收，是一种良好的可吸收性局部止血药。通过对小鼠的急性毒性、局部毒性药理实验表明，白及甘露糖对所接触的局部组织（如肝、脑、皮下组织等）无明显刺激性，不诱发感染性炎症，不影响创面愈合，与明胶海绵相比，白及甘露糖在用药局部吸收快，组织刺激性小，说明白及甘露糖静脉注射毒性大于腹腔注射，口服毒性较小，无明显局部毒性反应。

【现代应用】主要用于治疗感冒头痛、眉棱骨痛、鼻塞、鼻渊、牙痛、白带、肺伤咳血、衄血、金疮出血、痈疽肿毒、溃疡疼痛、汤火灼伤、手足皲裂等。

1. 肺结核及咯血 单用白及或加用白及对各型肺结核并咯血均有显著疗效。

2. 上消化道出血及胃、十二指肠溃疡 单味白及，更多的是白及配伍一种或一种以上的中药（如白及大黄粉；白及乳剂与白羹配合等）治疗上消化道出血，胃、十二指肠溃疡或合并出血有明显的疗效。

3. 治疗胃、十二指肠溃疡急性穿孔 在严格规定的指征下，白及疗法可能使某些患者免去手术，获得穿孔治愈的效果。

4. 内脏出血 杭州止血粉（白及、白茅根、大黄、地锦）治疗 109 例内脏出血总有效率为 94.5%，疗效显著。白及配三七、琥珀，血竭，血余炭各等份（加味七珀散），治疗外伤血尿 3 天后止血。白及液加云南白药治疗胃切除术后吻合出血 15 例，14 例 1~3 天内止血，疗效满意。

5. 外伤出血及扭挫伤 以白及粉或"白及纱布"覆盖外伤创面，亦可与地榆炭或五倍子末合用，外敷患处止血、止痛、消肿效果好。白及胶稀溶液 5% 可用于创面止血，而白及胶"纱布"压迫即可止血。白及粉 5g，每日 2 次，治疗扭伤消肿，止痛明显，用酒调敷最短 2 周，最长 1 个月即痊愈。

6. 鼻衄 用白及粉撒布在凡士林纱条或纱球表面后进行填塞，每次 4~5g，发现无再次出血，鼻腔黏膜无水肿糜烂，鼻分泌物等。

7. 炎症性疾病 以白及或其复方制剂，外用或内服治疗腹股沟淋巴结炎、慢性肥厚性胃炎、急性食道炎、慢性非特异性结肠炎、先天性耳瘘管感染及其他局部炎症均有较好疗效。

8. 百日咳 "百日咳"注射液治疗 116 例，痊愈 82 例（70.7%），好转 27 例（23.3%），无效 7 例（6%）；天百汤水煎剂治疗 48 例，显效 19 例（39.9%），尚好 21 例（43.7%），无效 8 例（16.7%）。

9. 烧伤、烫伤 临床报道，白及得方制剂外用，有消炎、止痛、生肌的作用，直接搽布于烧伤创面有阻止渗液、干燥液面及促进组织修复作用。

10. 其他 白及粉调敷患处，或其复方制剂外用，对肛裂、肛瘘术后、手足癣及冻疮等均有良好疗效。

第三节　常用方剂

云南白药
《外治方》

【组成】三七、麝香、草乌、重楼、麝香等。

【**功效与主治**】化瘀止血、活血止痛、解毒消肿。

【**药理作用**】止血愈伤、活血化瘀、消肿止痛、排脓去毒。

1. 与功效主治相关的药理作用

（1）止血　云南白药能促进血小板释放而起凝血作用，且能在无血浆协同因子作用情况下，促使血小板的释放，缩短凝血时间。在诱导条件下，云南白药可以促进血小板聚集及血小板膜上 CD61 及 CD62P 的表达，但不会增加静息血小板表面 CD41 及 CD62P 的表达，不会形成促血栓倾向。

（2）抗菌　云南白药对金黄色葡萄球菌、大肠杆菌、铜绿假单胞菌等有抑制作用。

（3）抗炎　云南白药不但能增加血流量，促使皮质激素分泌，改善创面局部循环和炎症的吸收，而且能抑制炎症过程中的介质释放（组织胺和 PGs 的释放），使毛细血管渗透性增强，对细胞游走、结缔组织增生等环节有抑制作用；另外，云南白药可显著增强吞噬细胞吞噬功能，可增强机体免疫功能的作用。

（4）对子宫的影响　云南白药能使子宫活动加强，其作用可能类似于麦角碱，即小剂量时使子宫呈现节律性收缩。

（5）促进成骨细胞的功能　云南白药多种成分可通过促进骨髓基质细胞（MSCs）产生 BMP 以及 TGF - β 等因子，从而诱导 MSCs 向成骨细胞转化，抑制 MSCs 向其他细胞，如脂肪细胞或骨骼肌细胞分化，促进 ALP 活性，同时促进骨基质合成，促进骨折愈合。云南白药对富血小板血浆（PRP）促兔骨髓基质干细胞增殖（rBM SCs）和分化有促进作用。云南白药可促使护骨素（OPG）基因巧敲除模型小鼠血清 ALP 活性显著升高，骨矿化沉积率显著上升，提示其可促进成骨细胞的功能，具有一定的改善骨质疏松的作用。

2. 其他药理作用

对心肌的影响　云南白药有增加心肌营养性血流量，改善心肌循环，增加心肌供氧，对心肌有保护作用。

表 14 - 5　　　　　　　　　　云南白药主要药理作用小结

功效	药理作用
止血愈伤、活血化瘀	止血
	促进成骨细胞的功能
消肿止痛、排脓去毒	抗菌
	抗炎促进子宫收缩

【**毒理与不良反应**】云南白药内服成人用量为 0.25 ~ 0.3g，每日 4 次，过量服用易发生中毒。临床表现：①潜伏期 2 小时左右。②中毒表现：恶心，呕吐。若吞服量过大且吞服保险子后，开始为胸口不适、堵塞感、上腹闷痛，继则呕吐鲜血，排黑便。并出现心悸，血压下降或升高，心动过缓，心律失常，严重者出现面色苍白，口唇发绀，冷汗淋漓，四肢厥冷，心跳微弱，血压剧降，呼吸浅弱等休克表现。

【**现代应用**】云南白药用于妇科一切血症，如痛经、闭经、经血过多、血崩、产后瘀血等症。也用于咽喉肿痛、胃及十二指肠出血、创伤出血、跌打损伤及红肿毒疮等。近年来，临床研究发现，云南白药对一些常见病、多发病能取得较好疗效。

1. 新生儿脐炎 用双氧水洗去患处的分泌物，然后将1g云南白药填入脐中，用消毒纱布覆盖包扎，每日换药两次。

2. 婴幼儿秋季腹泻 取云南白药粉1g，用70%的酒精调成糊状，敷于脐窝，并用白胶布固定，每天换药两次。

3. 褥疮 将云南白药粉溶于75%酒精中调成稀糊状，用棉签蘸取糊状药液，涂抹患处，每天3~4次。或用紫草油涂搽褥疮创面，再外敷云南白药，用无菌纱布覆盖，隔日换药1次。

4. 口腔溃疡 取少许云南白药涂在黏膜溃疡面上，或用湿棉签蘸云南白药后搽敷溃疡面，每日3~6次。一般患者在用药当日即可见效。

5. 带状疱疹 取云南白药适量，用菜油或食醋调成糊状，直接敷于患处，以能全部覆盖皮损为度，每日2次，一周左右皮损结痂愈合。云南白药有止痛止血及改善微循环之功效，能促使疱疹吸收，使疼痛缓解。一周左右皮损结痂愈合。

6. 血栓性外痔 云南白药用酒或5%酒精调成糊状，涂于患处，每日3~5次，一周左右可愈。尤其适用于初发外痔。

7. 烧、烫伤 将云南白药以菜油或茶水调成稀糊涂于患处，每日3次，有止痛、促进伤口愈合和减少疤痕形成的功效。

8. 流行性腮腺炎 取云南白药粉适量，用白酒或菜油、茶水调成稀糊状，敷于患处，每日3次，可止痛，促进伤口愈合并防止疤痕形成。

9. 减少腹部手术出血 手术前后服用云南白药胶囊，既可减少手术中出血，明显减少输血量，又可减少手术后伤口渗血，从而促进伤口愈合。

10. 输液后静脉炎 取云南白药适量，用酒调成糊状，均匀地摊在无菌纱布上，敷于患处用胶布固定，24小时更换1次，干后滴酒，以保持湿润，直至疼痛消失，患处变软为止，一般10日可愈。

11. 创面溃疡经久不愈 先将溃疡创面用双氧水及生理盐水清洗干净，对不易除去的创面"假膜"及老化坏死组织，用消毒无齿镊子夹取或用刮匙轻轻刮掉，然后取云南白药粉撒在创面，用无菌纱布包扎，2日换药1次。

12. 冻疮 将少许云南白药均匀撒在冻疮溃烂面上，若溃烂面较大，可多撒些药粉，防结痂粘连纱布，同时用消毒纱布包扎；未溃者可用酒调药粉为糊状，外敷冻疮处，同时注意局部保暖。云南白药对早期红斑型冻疮效果最佳，对水疱型和坏死型亦有明显效果。其机理与云南白药的活血化瘀、消肿止痛和扩张局部毛细血管有关。

13. 脓疱疮 脓疱疮又称"黄水疮"，是一种常见皮肤病，病原体大多为金黄色葡萄球菌。云南白药含多种活性成分，对多种病原体有抑制作用，同时，可明显增强吞噬细胞的吞噬作用，提高机体的免疫功能。治法是先用生理盐水清洗患处，擦干后将云南白药粉直接涂搽患处，对病情较重者早晚各用1次。

14. 肋软骨炎 每次取云南白药0.5~1g，用白酒或酒精调敷成糊状，涂在患处，并用氧化锌胶布或伤湿止痛膏固定，每2~3天换药1次。

第十五章

活血化瘀药

导学

本章主要介绍活血化瘀药的主要药理作用及常用的活血止痛药川芎、延胡索、姜黄；活血调经药丹参、益母草、红花、桃仁；破血消癥药莪术、水蛭；中药复方血府逐瘀汤及补阳还五汤的药理作用及应用。

学习重点

活血化瘀药的主要药理作用；川芎、延胡索、丹参、益母草、莪术的药理作用。

学习要求

1. 了解与血瘀证相关的主要病理变化，掌握活血化瘀药的主要药理作用：①改善血流动力学；②改善血液流变学；③改善微循环；④抗血栓形成；⑤抑制组织异常增生；⑥加强子宫收缩；⑦镇痛等。

2. 掌握川芎的强心作用、扩张血管、降低血压、抗心肌缺血、抗脑缺血、抑制血小板聚集、抗血栓、镇痛、镇静、对子宫平滑肌及对血管新生的作用；延胡索镇痛、镇静、催眠、抗心肌缺血、抗脑缺血、抗心律失常及抑制胃酸分泌、抗溃疡作用；丹参抗心肌缺血、抗脑缺血、改善微循环、抗血栓、抗动脉粥样硬化、保肝、促进组织修复与再生、镇痛、镇静作用；益母草的兴奋子宫、改善血流动力学、改善血液流变学、抗血栓、利尿及防治急性肾小管坏死作用；莪术的抗肿瘤、镇痛、抗血栓等作用。掌握与这些作用相关的主要物质基础及作用机制。

3. 熟悉活血化瘀药的其他药理作用；熟悉川芎、延胡索、丹参、益母草、莪术的现代应用；了解姜黄、红花、桃仁、水蛭的主要药理作用及现代应用。

4. 熟悉复方血府逐瘀汤及补阳还五汤的药理作用和现代应用。

第一节 概 述

活血化瘀药是指以疏通血脉、祛除瘀血为主要功效的药物，临床用于治疗血瘀证。本类中药药性较温和，多属平性或微寒、微温之品，味多辛、苦，主归肝、心经，入血分。按其功效特点分为活血止痛、活血调经、活血疗伤、破血消癥四类。活血止痛类药物有川芎、延胡索、郁金、姜黄、乳香、没药等；活血调经类药物有丹参、红花、桃仁、益母草、牛膝等；活血疗伤类药物有马钱子、血竭等；破血消癥类药物有莪术、水蛭、斑蝥等。

导致血瘀证的原因涉及多方面，主要与气虚、气滞、寒邪、内外伤等因素有关，其临床表现以疼痛、肿块、出血、瘀斑等为主要特征。血瘀证以心脑血管疾病为主，包括炎症、组织异常增生、免疫功能和代谢异常等多种疾病。现代研究证明，血瘀证与血液循环，血液高黏滞状态，血小板活化和黏附聚集，血栓形成，血管硬化，内腔狭窄、粗糙，毛细血管脆性增加，通透性增加，心脏泵作用降低，组织和细胞代谢异常，免疫功能障碍等多种病理生理改变有关，其中与血液循环障碍关系最为密切，主要表现如下：

1. 血液流变学异常 血液流变学是研究血液成分在血管内流动和变形的规律。血瘀证患者的血液一般均有浓、黏、凝、聚的倾向或表现。浓，指血液的浓度增高，表现为血浆渗出，血液浓缩，红细胞比容增加，红细胞聚集性增加，血球压积增加，血浆蛋白、血脂含量升高。黏，指血液黏稠，表现为血浆黏度增大，全血和血浆比黏度增加。凝，指血液凝固性增加，表现为血液中聚集型血小板数目增多，阻塞微血管，加速凝血过程，红细胞沉降加快。聚，指红细胞聚集力增加，表现为血流速度变慢，切变率降低，红细胞电泳时间延长。红细胞表面负电荷减少，使红细胞彼此靠拢而发生聚集。血液流变学异常，往往是由于血管内皮细胞损伤和受损细胞释放生物活性物质（如组胺、5－HT、缓激肽等物质）时血管通透性增高，血浆大量渗出，造成血液浓缩，红细胞聚集，黏性升高，血流减慢而导致，也可因为血中脂质含量过高、血细胞异常增多而产生。血瘀证患者的血液运行不畅，容易导致血栓形成，阻塞血管。

2. 微循环障碍 微循环一般是指微动脉与微静脉之间的微血管血液循环，分布于全身各个脏器与组织中。血瘀患者一般均有微循环障碍的表现，常见为微血流缓慢和瘀滞，血液浓度过高，微血管内凝血形成血栓，微血管变形（管襻扭曲、畸形、顶端扩张等），微血管痉挛、缩窄或闭塞。另外，也可由于纤维蛋白降解物产生过多，增强组胺、激肽类物质作用，微血管扩张，通透性增加，血浆大量渗出，局部血液浓缩，黏性升高，致使红细胞聚集，形成毛细血管内凝血，导致微循环障碍。

3. 血流动力学异常 血瘀证患者大多出现血流动力学变化，表现为心肌劳损或心衰，心肌收缩力下降，心脏射血功能降低，心输出量减少，或者某些器官血管痉挛、狭窄或闭塞，血管阻力增加，血压升高，器官血流量减少，全身或局部器官供血供氧不足，或者外周血管扩张，血液不能回心，血压降低，引起休克。尤其是以心脏冠脉状动脉、脑动脉的痉挛、狭窄或栓塞多见。

活血化瘀是中医学的一个重要理论和治疗原则。《内经》中"疏其血气，令其调达"为活血化瘀治则的基础。以下为该类药物的主要药理作用。

1. 改善血液流变学 活血化瘀药及其复方一般均能改善血瘀病人血液的浓、黏、凝、聚状态。其中以丹参、赤芍、川芎、益母草、蒲黄等作用更为明显。各种不同原因的血瘀证，经活血化瘀药物治疗后，血液流变学的各项指标好转。动物皮下注射盐酸肾上腺素，并于冰水中浸泡5分钟，造成"气滞血瘀"证动物模型，经活血化瘀药物治疗后，血液流变学的各项指标均有不同程度改善。见表15－1。

表 15 – 1 药物对血液流变学特性的影响（$\bar{x} \pm s$）

组别	全血黏度		血浆黏度	红细胞压积（%）	纤维蛋白原（g/L）	血沉（mm/h）
	高切（192s^{-1}）	低切（9.61s^{-1}）				
模型组	9.07 ± 1.03	28.22 ± 9.78	2.26 ± 0.20	48.90 ± 5.26	4.39 ± 0.91	9.30 ± 2.49
丹参	7.68 ± 1.18*	21.36 ± 5.48**	1.88 ± 0.12**	42.89 ± 6.05**	3.64 ± 0.63*	8.91 ± 2.89
川芎	6.67 ± 1.12*	20.25 ± 9.34**	2.05 ± 0.22*	45.15 ± 5.44*	3.39 ± 0.92*	8.84 ± 2.41

注：与模型组比较，*P < 0.05，**P < 0.01。

2. 抗血栓形成 血瘀证患者血液呈浓、黏状态，血流缓慢，血小板易于在血管内膜损伤处黏附，形成血栓，因此，血瘀证常见于心肌梗死、脑血栓形成、血栓闭塞性脉管炎、视网膜血管阻塞等血栓闭塞性疾病，使用活血化瘀药治疗往往有效。大鼠体外颈总动脉 – 颈外静脉血流旁路法实验结果表明，许多活血化瘀药都有抗血栓形成作用。见表 15 – 2。

表 15 – 2 药物对体外血栓形成试验的影响（$\bar{x} \pm s$）

组别	动物数	血栓形成时间（s）	血栓长度（cm）	血栓湿重（mg）	血栓干重（mg）
模型组	18	179.2 ± 46.1	5.7 ± 0.6	152.6 ± 18.7	41.9 ± 5.6
益母草组	18	432.4 ± 58.4**	3.9 ± 0.7*	79 ± 18.1**	22.9 ± 4.4**
三棱组	12	418.8 ± 75.5**	3.4 ± 1.0*	75.4 ± 23.4*	21.9 ± 5.9*
莪术组	8	455.6 ± 135.4**	2.5 ± 0.9*	51.6 ± 17.4**	15.4 ± 4.4**

注：与模型组比较，*P < 0.05，**P < 0.01。

活血化瘀药抗血栓形成作用机制可能通过以下环节：①改善血液流变学特性，改善血瘀证高凝状态，减少血小板黏附和聚集。②降低血小板的表面活性，减少抑制血小板黏附、聚集和释放反应等，如赤芍、鸡血藤、当归、川芎、红花、益母草、水蛭、三棱、莪术及以活血化瘀药为主组成的复方都能非常显著地抑制由 ADP 诱导的血小板聚集作用，有的还能使已聚集的血小板发生解聚。活血化瘀药抑制血小板聚集的机制，目前尚不完全清楚。但近年来的研究证明，血小板内的 cAMP 是调节血小板聚集功能的一个重要物质，血小板内 cAMP含量增高能抑制花生四烯酸合成血栓烷 A_2（TXA_2），后者是个强烈的血小板聚集促进物。多种活血化瘀药能提高血小板内 cAMP 的含量，或直接抑制环加氧酶而使 TXA_2 的合成减少，从而抑制血小板聚集。如冠心 2 号方、川芎嗪、赤芍等。③增加纤溶酶活性，某些活血化瘀药，如益母草、赤芍、丹参、桃仁、红花等，可通过增加纤溶酶活性，促进已形成的纤维蛋白溶解而发挥其抗血栓形成作用。④升高血管壁内前列环素（PGI_2），阻止血小板在血管壁聚集和血栓形成。

3. 改善微循环 许多活血化瘀药都具有改善微循环的作用，如川芎、丹参、姜黄、红花、益母草以及以活血化瘀药为主组成的复方类药物如冠心 2 号方、川红（川芎、红花）注射液、通脉灵等。活血化瘀药改善微循环作用表现在以下几个方面：①改善微血流。使流动缓慢的血流加速，可能是由于改善血液的浓、黏、凝、聚倾向而间接产生的作用。②改善微血管形态。缓解微血管痉挛，减轻微循环内红细胞的瘀滞和汇集，微血管襻顶瘀血减少或消失，微血管轮廓清晰，形态趋向正常。③降低毛细血管通透性，减少微血管周围渗血。④降血脂，改善动脉壁损伤。

4. 改善血流动力学 多种活血化瘀药物都能扩张冠状动脉、增加冠脉血流量，还能扩张外周血管、降低外周阻力、增加器官组织血流量，因此具有改善心功能和血流动力学的作用。对不同部位的血管，不同的活血化瘀药选择性作用强度不同。如延胡索、丹参、川芎等对冠状动脉的扩张作用明显，而益母草、水蛭、莪术、穿山甲等对股动脉的扩张较明显。20种活血化瘀中药的研究结果显示赤芍、川芎、益母草、丹皮、当归、红花、五灵脂等具有降低冠脉阻力，增加冠脉血流量的作用；赤芍、当归可增加心输出量，红花、五灵脂、丹参、益母草、川芎、丹皮、没药等可显著降低左室收缩功能。

5. 其他作用 除了改善血液循环系统的作用外，活血化瘀药还显示出多种药理作用，如：具有活血调经功能的活血化瘀药常具有加强子宫收缩的作用，如益母草、红花、蒲黄等用于经闭、经行不畅、产后恶露不净等。具有活血止痛功效的中药，如延胡索、乳香、没药等却具有较强的镇痛作用。有些活血化瘀药可通过抑制胶原合成，促进其分解，并使增生变性的结缔组织转化吸收等作用，抑制组织异常增生；或者降血脂、降血压、抗菌、抗病毒、抗炎、抑制肿瘤等。活血化瘀药主要药理作用见表15－3。

表15－3　　　　　　　　　活血化瘀药主要药理作用总括表

分类	药物	血流动力学		抑制血小板聚集和抗血栓形成	改善微循环	其他作用
		增加冠脉流量	扩血管			
活血止痛	川芎	+	+	+	+	镇静、促进骨髓造血
	延胡索	+	+	+		镇静、镇痛、抗溃疡
	郁金					利胆、降血脂、抑制肿瘤生长
	乳香		+			镇痛、增加血管通透性
	没药		+			镇痛、抗炎
	五灵脂		+	+		镇痛、增加血管通透性
活血调经	丹参	+	+	+	+	镇静、抗菌
	红花	+	+	+		加强子宫收缩、降血脂、阻断α受体
	桃仁					兴奋子宫、润肠缓泻、镇咳、抗炎、抗过敏
	益母草	+	+	+	+	加强子宫收缩、利尿、降压
	鸡血藤	+	+			

续表

分类	药　物	血流动力学		抑制血小板聚集和抗血栓形成	改善微循环	其他作用
		增加冠脉流量	扩血管			
活血疗伤	䗪虫				+	镇痛、镇咳、祛痰、抑菌、促进消化
	血竭		+			镇痛
破血消癥	三棱		+	+		抗肿瘤
	莪术			+		抗肿瘤、抗早孕、保肝、抗菌
	水蛭			+	+	抗肿瘤、降血脂、抗早孕

第二节　常用药物

一、活血止痛药

川　芎

本品为伞形科植物川芎 *Ligusticum chuanxiong* Hort. 的干燥根茎。川芎根茎含生物碱、挥发油、酚性成分、有机酸、内酯类及其他成分。生物碱类有川芎嗪（chuanxiongzine）、黑麦碱（perlolyrine）等；挥发油主要成分是藁本内酯（ligustilide）、蛇床内酯（cnidilide）、3－丁叉苯酞（3－butylidene phthalide）、香桧烯（sabinene）；酚性成分有阿魏酸（ferulic acid）、大黄酚（chrysophanol）、原儿茶酸（protocatechuic acid）等；内酯类成分有丁烯基酞内酯、丁基酞内酯等；其他成分还有川芎哚（perlolyrine）、尿嘧啶（uracil）等。其中川芎嗪、阿魏酸是川芎所含重要的有效成分。川芎味辛，性温。归肝、胆、心包经。

【药动学】给犬灌胃川芎嗪后，大部分在胃肠道迅速吸收，分布较广，消除迅速，肝脏含量最高，肾、脑次之，可通过血脑屏障。研究表明，川芎嗪主要在肝脏代谢，与微粒体细胞色素 P_{450} 酶系统中的 $P_{450}\beta$ 同工酶有关，代谢产物也具有抗血小板聚集作用，代谢后经肾脏排泄。人一次肌注川芎嗪 140mg 后，0.25～0.5 小时达吸收高峰，药物分布及消除迅速。正常及血瘀大鼠灌胃川芎嗪溶液后药－时曲线分别为二室模型和一室模型。正常人口服磷酸川芎嗪的药代动力学为二室开放模型。

大鼠静脉和口服阿魏酸后，在肝、肾和血液中分布量最多，可通过胎盘屏障，分布于羊水、胎盘和胎体中，血浆蛋白结合率较低，游离药物的比例较高，提示本品易于透过生物膜，迅速分布于体内各处。大鼠 ^{3}H－阿魏酸静脉注射，肌内注射及口服后药－时曲线呈二室开放模型。

【药理作用】

1. 与功效主治相关的药理作用 川芎具有活血行气、祛风止痛之功效。用于经闭痛经，癥瘕腹痛，胸胁刺痛，跌扑肿痛，头痛，风湿痹痛等。《本草汇言》云："芎劳，上行头目，下调经水，中开郁结，血中气药，尝为当归所使，非第活血有功，而活气亦神验也。"

（1）扩张血管、降血压 川芎可扩张冠状动脉、脑动脉、肺动脉、股动脉、肠系膜动脉。川芎嗪和阿魏酸均能明显扩张冠脉血管，增加冠脉流量及心肌营养血流量。川芎嗪对多种离体血管有舒张作用，具有部位的差异性，其中扩张股动脉的作用较强。川芎生物碱、酚性部分和川芎嗪能抑制氯化钾和去甲肾上腺素对家兔离体胸主动脉条的收缩作用。川芎嗪的扩血管效应不被 β 受体阻断剂和增加 Ca^{2+} 影响，并且在无 Ca^{2+} 液中，川芎嗪呈浓度依赖性的抑制去氧肾上腺素的缩血管作用，表明川芎嗪不具有典型的 Ca^{2+} 拮抗剂的特点，可能对受体介导的钙释放有一定的选择性抑制。川芎嗪易透过血脑屏障，可使麻醉犬脑血流量显著增加，血管阻力降低，改善脑组织血液循环；能明显降低麻醉犬的肺动脉高压，肺血管阻力；可显著降低离体大鼠肺动脉环对去甲肾上腺素的反应，舒张肺动脉并呈剂量依赖关系。

川芎嗪、川芎总生物碱及川芎各种浸出液对犬、猫、兔等麻醉动物，不论肌肉注射或静脉注射均有显著而持久的降压作用。水浸液给高血压犬或大鼠灌胃，也有明显的降压作用。川芎嗪对金黄地鼠去甲肾上腺素造成的微循环障碍不论在口径、流速、流量及毛细血管数目等方面都有明显改善。不同给药途径、不同剂量的川芎嗪，对各种动物均可产生不同的降压作用，其降压作用与异搏定相似，但较弱。川芎挥发油部分无降压作用。

（2）对心肌收缩力的影响 川芎嗪对不同种属动物及不同状态心脏的作用不同。川芎嗪静脉注射对麻醉犬有强心作用，同时加快心率。预先给予心得安或利血平，可完全消除川芎嗪对心脏的作用，推测川芎嗪对心脏的兴奋作用，可能是通过交感神经间接兴奋心脏 β 受体所致。大剂量川芎嗪静脉注射，能显著抑制麻醉猫心肌收缩力和心脏功能。川芎嗪对离体豚鼠灌流心脏，剂量依赖性地抑制心肌收缩力和增加冠脉流量。川芎嗪对心肌有剂量依赖性负性肌力作用，可被钙剂可逆拮抗，但不能被异丙肾上腺素逆转。体外实验证实，川芎大剂量可明显抑制培养乳鼠心肌 Ca^{2+} 内流。提示该药可能是钙拮抗作用导致心肌抑制。川芎嗪抑制心肌收缩的作用被钾通道阻滞剂四丁胺（1mol/L）明显对抗。

（3）抗心肌缺血 川芎嗪能减少结扎冠脉所致犬心肌梗死的面积，减轻心肌病变程度；对抗垂体后叶素引起的家兔和小鼠心肌缺血的心电图改变。川芎嗪对家兔及大鼠心肌缺血再灌注损伤有预防作用，能对抗缺血再灌注引起的心泵血功能减退，可使左心室内压峰值（LVSP）及最大正负变化速率（$LV \pm dp/dt_{max}$）增大，再灌注室性心率失常（VA）发生率、死亡率降低。川芎嗪抗心肌缺血作用主要与其扩张冠状动脉、增加冠脉流量有关，也与对心肌细胞线粒体的保护作用有关。

（4）抗脑缺血 川芎嗪可迅速透过血脑屏障，扩张脑血管，改善微循环，增加麻醉犬的脑血流量。川芎嗪能提高缺血脑线粒体膜的流动性，对脑细胞膜 Ca^{2+}、$Mg^{2+} - ATP$ 酶活性有保护作用，能降低细胞内 Ca^{2+} 的超载，对脑缺血性损伤有治疗作用。川芎的主要活性成分阿魏酸钠可减轻犬心脏停跳复苏后脑缺血再灌注损伤，能降低 MDA 含量，增高 GSH - Px 及 SOD 活性，显示抗氧化作用。川芎嗪能减轻双侧结扎颈动脉造成脑缺血所致的大、小鼠脑组织损伤和脂质过氧化物的增加。

缺血的病理机制和能量代谢衰竭、Ca^{2+}平衡紊乱、自由基损伤、兴奋性氨基酸毒性、炎症损伤、血小板激活及凋亡等等诸多因素相关。脑缺血后，脑血流减少，能量衰竭，脑组织在缺血缺氧的情况下，线粒体产生的能量来源主要是无氧酵解，ATP产生明显减少，使脑细胞正常代谢过程受到抑制，造成自由基积聚，诱导细胞膜结构、蛋白、核酸等发生过氧化反应，线粒体是产生自由基的地方也是最易受自由基损伤的部位，造成恶性循环。另外，兴奋性氨基酸和多种神经毒素造成的神经细胞死亡，往往都伴有细胞内钙离子浓度增加，细胞内钙超载被认为是导致细胞死亡的"最终通路"。因此通过观察线粒体结构及相关代谢酶的活性、脂质过氧化产物及抗氧化酶活性、细胞内钙离子浓度可以反映神经细胞能量代谢功能，及脑缺血损伤的程度。

（5）抑制血小板聚集、抗血栓形成　体外实验显示，川芎能抗血栓形成，使血栓长度缩短、血栓干湿重量减轻。川芎抗血栓形成主要与其抗血小板聚集作用有关。川芎嗪能降低冠心病病人扩大型血小板数量，减少血小板聚集数量。川芎嗪能抑制ADP诱导的血小板聚集，对已聚集的血小板有解聚作用。川芎嗪影响血小板功能及血栓形成可能是通过调节TXA_2/PGI_2之间的平衡。川芎嗪抑制TXA_2的合成，主要抑制TXA_2合成酶，作用呈量效关系，而对环氧化酶活性和PGI_2活性无影响，但能增强PGI_2样物质对家兔血小板聚集的抑制作用。川芎嗪抗血小板聚集还可能通过阻滞Ca^{2+}向细胞内流，以及升高血小板内cAMP含量而起作用。

川芎所含的阿魏酸也有明显的抗血小板聚集作用，静脉注射后能抑制ADP和胶原诱发的血小板聚集。阿魏酸还能抑制血小板TXA_2的释放，对其活性有直接的拮抗作用。阿魏酸不影响动脉壁PGI_2的生成，且对PGI_2活性有增强作用。

血栓形成过程中，首先是血小板聚集，引发凝血机制，在凝血因子的作用下，使血浆中的纤维蛋白原转变成纤维蛋白，相互交织的纤维蛋白使血小板凝块和血细胞聚集在一起，形成血栓。

PGI_2和TXA_2都是由花生四烯酸经环氧酶（COX）代谢转化而来，但各自的生理作用完全相反，血小板产生的TXA_2能促进血小板聚集，血管收缩，促进凝血及血栓形成，是迄今发现的最强烈的血小板聚集的致聚剂，而血管内皮细胞释放的PGI_2则有很强的舒血管及抗血小板聚集，抑制凝血及血栓形成，与TXA_2的作用对抗。血小板内的cAMP是调节血小板聚集功能的一个重要物质，血小板内cAMP含量增高能抑制花生四烯酸合成血栓烷A_2（TXA_2），而内皮细胞释放的PGI_2可通过激活腺苷酸环化酶升高cAMP水平，抑制血小板聚集。另外血小板的聚集和凝血因子活化的级联反应中，Ca^{2+}都是关键的参与分子，细胞内缺乏Ca^{2+}，血小板聚集和血栓形成作用减弱。

（6）镇静、镇痛作用　川芎挥发油对动物大脑的活动有抑制作用，而对延脑的血管运动中枢、呼吸中枢及脊髓反射有兴奋作用，剂量加大则转为抑制。川芎水煎剂25~50g/kg灌胃，能抑制大鼠的自发活动，对小鼠的作用更明显，还能延长戊巴比妥钠引起的小鼠睡眠时间，并能拮抗咖啡因的兴奋。川芎水提液（10g/kg）灌胃，对醋酸所致的小鼠扭体反应有明显的抑制作用。小鼠灌胃川芎哚有明显镇痛作用。

（7）对子宫平滑肌的作用　川芎浸膏小剂量能增强妊娠家兔离体子宫收缩，张力增加，收缩力增强；大剂量反而使子宫麻痹，收缩停止。川芎成分丁烯基酞内酯和丁基酞内酯有很强的抑制子宫的收缩作用。阿魏酸与中性成分川芎内酯也有解痉作用。

（8）抗血管新生　川芎嗪可明显抑制 lewis 肺癌细胞在小鼠体内的生长和转移，降低肿瘤微血管密度，抑制肿瘤血管生长；可显著抑制胶原性大鼠关节炎症的发展和关节结构的破坏，降低滑膜血管内皮细胞代谢活性及其分泌功能，抑制滑膜组织血管生成，对子宫内膜异位症的异位组织血管生长也有抑制作用。川芎嗪抑制血管新生的机制可能与其抗血管内皮生长因子（VEGF）的生成、表达及受体结合密切相关。

2. 其他药理作用

（1）对呼吸系统的影响　川芎嗪对白三烯 C_4 及 D_4、组织胺、$PGF_{1\alpha}$ 等所致豚鼠离体气管条的收缩作用均有一定的抑制作用，对哮喘的发作有防治作用。还能降低肺纤维化大鼠血清及肺组织匀浆中Ⅲ型胶原 Col - Ⅲ 及层粘连蛋白 LN 水平，是其抗肺纤维化的作用机制之一。

（2）对肾脏的保护作用　川芎嗪对 5/6 肾切除致慢性肾衰竭、糖尿病肾病、马兜铃酸性肾损伤、免疫性肾损伤均具有保护作用，降低血肌酐、尿素氮、尿蛋白、减轻肾脏病理形态，并对抗自由基引起的脂质过氧化损伤。川芎嗪能选择性抑制 TXA_2 合成酶活性，使肾组织合成 TXA_2 减少，有效地抑制血小板激活与聚集，不同程度地抑制肾小球系膜细胞增殖及炎细胞浸润，减轻肾小球肿胀，从而减轻肾小球病理损害和保护肾功能。川芎嗪还具有钙离子拮抗作用，减轻肾组织"钙超载"所致的组织细胞损伤，能明显抑制肾近曲小管上皮细胞和肾远曲小管细胞对钙离子的摄取，对钙离子外排无影响。

（3）抗肿瘤及放射性损伤　川芎可以降低肿瘤细胞的表面活性，使其不易黏附成团而易于在血流中单个杀灭。其溶血栓作用可改变癌症病人血流循环的"高凝状态"，使癌细胞在血流中不易黏着停留、着床，也易于被杀灭。川芎还能改善微循环，增加放射损伤部位血氧供应，抑制胶原合成，减轻放射性病理变化，有利于化疗药物到达病灶，杀灭癌细胞。川芎嗪大鼠含药血清对人肝癌细胞 $HepG_2$ 增殖有显著的抑制作用。川芎煎剂和阿魏酸可提高动物急性放射病的存活率，减轻血小板下降并加速其恢复，促进小鼠造血功能。

（4）对免疫系统的影响　川芎嗪能增强小鼠单核巨噬细胞的吞噬功能，提高大鼠淋巴细胞转化率和酸性 α - 醋酸萘酯酶（ANAE）阳性细胞的百分率，也能促进小鼠绵羊红细胞（SRBC）抗体的形成。

关联提示 15 - 3

T 淋巴细胞浆内含有的酸性 α - 醋酸萘酯酶（acid α - naphthyl acetate esterase，ANAE），在弱酸性条件下，能使底物酸性 α - 醋酸萘酯水解成醋酸和 α - 萘酚，后者与六偶氮副品红偶联，生成不溶性的红色沉淀物，沉积在 T 淋巴细胞胞质内酯酶所在的部位，经甲基绿复染，反应呈现单一或散在的颗粒或斑块，显棕红色。根据这个原理进行试验，可以反映机体 T 淋巴细胞的免疫功能。

（5）抗菌　体外实验表明：川芎对大肠、痢疾、变形、铜绿假单胞、伤寒、副伤寒杆菌及霍乱弧菌等多种革兰阴性细菌有明显抑制作用，对某些致病性皮肤真菌也有抑制作用。

综上所述，川芎活血行气、祛风止痛之功效是通过扩张血管，改善微循环，抗心肌缺血，抗脑缺血，抗血栓形成，镇静镇痛等药理作用实现的。川芎的有效成分川芎嗪、阿魏酸是其药理作用的重要物质基础。见表 15 - 4。

表 15 - 4 川芎药理作用以及主要物质基础小结

功效	药理作用	主要有效成分、部位或提取物
活血行气	抑制血小板聚集	川芎嗪、阿魏酸
	抗血栓	川芎嗪、阿魏酸
	扩张血管	川芎嗪、藁本内酯、阿魏酸
	降低血压	川芎嗪、川芎总生物碱
	抗心肌缺血	川芎嗪
	抗脑缺血	川芎嗪、阿魏酸
祛风止痛	镇痛、镇静	挥发油、川芎哚
	解除平滑肌痉挛	丁烯基酞内酯、丁基酞内酯、阿魏酸、川芎内酯
	肾脏保护	川芎嗪
其他	缓解哮喘	川芎嗪
	抗肿瘤、抗辐射	川芎嗪、阿魏酸钠

【**毒理与不良反应**】 川芎水提物给小鼠腹腔和肌内注射 LD_{50} 分别为 65.86g/kg 和 66.42g/kg，川芎嗪小鼠静脉注射的 LD_{50} 为 239mg/kg。川芎提取物 1.5g/kg 和 3g/kg 给大鼠灌服 21 天，用药 1 周发现大鼠竖毛，鼻孔周围有血液样的附着物，有流涎现象。3g/kg 剂量组动物尿中乙酰葡萄糖氨基酶活性下降，血液中 Hb 和血细胞比容显著降低而血小板容积显著增加，最大溶血点和溶血终点显著降低。血清中磷脂、总胆固醇、α - 淀粉酶、Ca^{2+} 增加，总胆红素、乳酸脱氢酶、K^+、Cl^- 减少。肝碱性磷酸酶、谷草转氨酶、乳酸脱氢酶减少。肝重量显著增加，但组织病理学检查未见异常。

阿魏酸钠小鼠静脉注射 LD_{50} 为 1258mg/kg，腹腔注射 LD_{50} 为 1520mg/kg，口服 LD_{50} 为 3155mg/kg；亚急性毒性试验观察 48 只犬，26 只血象、肝功能和心电图均无不良影响，病理组织学检查未见异常。

川芎主要的不良反应表现为过敏反应，表现为皮肤瘙痒、红色小丘疹、胸闷气急等，严重者可出现过敏性休克。大剂量川芎引起剧烈头痛。

【**现代应用**】

1. 头痛 川芎祛风止痛之功颇佳，又能上行头目，为治疗头痛之要药。常与其他药物配伍用于外感风寒头痛，血虚头痛，风热头痛，风湿头痛，肝气瘀滞所致瘀血头痛。

2. 心脑血管疾病 川芎及其有效成分均能缓解心绞痛，改善心电图，减少硝酸甘油的用量。川芎胶囊（心脑脉络通）用于治疗短暂性脑缺血发作。老年闭塞性动脉硬化症患者，给予川芎嗪治疗，血小板 CD62P 的表达降低。

3. 呼吸系统疾病 在治疗肺心病的常规基础上加用川芎嗪，可使患者的动脉血 pH、氧分压、二氧化碳分压及静脉血全血黏度、血细胞压积、纤维蛋白原等指标都明显改善，总有效率明显高于对照组。急性发作哮喘患者，在常规吸入激素治疗的基础上，加用川芎嗪注射液 2.5 ~ 5mg/（kg·d），加入 5% 葡萄糖或葡萄糖盐溶液中分 2 次静滴，连用 10 天后日、夜间症状评分较治疗前明显下降，优于对照组。阿魏酸钠治疗慢性肺心病也可明显改善患者的心肺功能。

4. 泌尿系统疾病　用川芎嗪治疗小儿急性肾炎能明显缓解症状和改善血浆蛋白、甘油三酯、血肌酐、尿素氮等。川芎嗪能有效缓解肾病综合征患者血液高凝状态和微血栓的形成，阿魏酸钠能显著改善肾病综合征患者的蛋白尿、血浆白蛋白、血脂、肾功能等，二者在治疗肾病综合征中有较好疗效。也可用于治疗慢性肾功能衰竭，肾小管功能损害，并对庆大霉素肾毒性有保护作用。

延胡索

本品为罂粟科植物延胡索 *Corydalis yanhusuo* W. T. Wang 的干燥块茎。主要含有生物碱，已分离近 20 余种，其中延胡索乙素（消旋四氢巴马汀，*dl* – 四氢掌叶防己碱，*dl* – tetrahydropalmatine）、甲素（紫堇碱，*d* – corydaline）、丑素（corydalis L）和去氢延胡索甲素的生物活性较强。左旋延胡索乙素又名颅通定。延胡索味辛、苦，性温。归肝，脾经。

【**药动学**】延胡索乙素在胃肠道吸收迅速而完全；体内分布以脂肪中含量最高，肺、肝、肾次之。易透过血脑屏障，皮下注射几分钟内脑组织中即达较高浓度，但脑内消除快，维持时间短。主要以原型从尿中排泄，大鼠皮下注射后，12 小时内排泄量约占给药量 80% 以上。

【**药理作用**】

1. 与功效主治相关的药理作用　延胡索有活血，行气，止痛的功效。主要用于气血瘀滞引起的痛症。《本草纲目》曰："行血中气滞，气中血滞，故专治一身上下诸痛，用之中的，妙不可言。"《雷公炮炙论》曰："心痛欲死，速觅元胡。"

（1）镇痛　延胡索的醇制浸膏，醋制浸膏及散剂均有明显镇痛作用。延胡索总碱的镇痛效价是吗啡的 40%，延胡索乙素镇痛作用最强，丑素次之，甲素较弱。各种制剂的镇痛作用高峰均在半小时内出现，维持约 2 小时。延胡索乙素为镇痛主要有效成分，其镇痛作用较吗啡弱但优于复方阿司匹林，对钝痛的作用优于锐痛。与吗啡等麻醉性镇痛药相比副作用少而安全，没有成瘾性。如给猴每天剂量从 60mg/kg 开始，逐渐增加至 200mg/kg，连续给药 3 个多月，停药后没有出现戒断症状。镇痛时对呼吸没有明显抑制，也无便秘等副作用。对大鼠镇痛可产生耐药性，但形成较吗啡慢 1 倍，与吗啡有交叉耐药现象。但临床报道未见明显耐药性。

左旋四氢巴马汀（左旋延胡索乙素）是一个多巴胺受体阻断剂，其镇痛作用机制可能与阻断脑内多巴胺 D_2 受体，使纹状体亮氨酸脑啡肽含量增加有关。

（2）镇静、催眠　延胡索、左旋四氢巴马汀对多种实验动物有镇静催眠作用，同时伴有脑电变化。乙素能明显降低小鼠自发活动，但不能消除其翻正反射，无麻醉作用。能对抗咖啡因或苯丙胺的中枢兴奋作用，对抗戊四氮引起的惊厥，抑制刺激皮肤引起的惊醒反应。

其作用原理为对大脑皮层及皮层以下的电活动都能抑制，以皮层运动区较为敏感。

静脉注射左旋四氢巴马汀可使正常家兔的皮层电活动由低幅快波转为高幅慢波。左旋四氢巴马汀引起的睡眠浅而易醒，具有一定的镇吐和降低体温作用，能对抗苯丙胺的中枢兴奋作用和毒性作用。大剂量时出现帕金森症样的表现。这些作用显示它与吩噻嗪类抗精神分裂药作用有相同之处，镇静催眠作用机制主要与阻滞脑内 DA 受体的功能有关。延胡索对睡眠时相有较明显的影响，使快波睡眠（SP）和深度慢波睡眠（SWS－Ⅱ）减少，而轻度慢波睡眠（SWS－Ⅰ）明显增加，表明产生的催眠作用是近似于生理睡眠，而不是真正的生理性睡眠。

关联提示 15－4

根据睡眠过程中脑电图（EEG）、眼球运动和肌张力的变化，生理睡眠周期分为快动眼睡眠（REM）和非快速眼球运动睡眠（NREM）。NREM 又分为四期：入睡期、浅睡期、中睡期和深睡期，其中中睡期和深睡期脑电波呈现同步化慢波，又称慢波睡眠。正常睡眠是 REM 和 NREM 相互转化，交替进行的。入睡后先进入 NERM，从 NREM Ⅰ－Ⅳ 期开始，约 60~90 分钟，再进入 REM 期，约 15~20 分钟，整个睡眠周期为 90~110 分钟，每夜 4~6 个周期。见图 15－1：

图 15－1 生理睡眠周期示意图

（3）抑制胃酸分泌，抗溃疡 去氢延胡索甲素能减少大鼠胃液、胃酸分泌量，降低胃蛋白酶的活性，并对抗幽门结扎或阿司匹林等多种原因所致大鼠实验性胃溃疡。延胡索乙素亦被证明能抑制大鼠胃酸分泌。初步认为其抑制胃酸分泌的作用与机体儿茶酚胺有关，可能通过下丘脑－垂体－肾上腺素系统实现。

（4）增加冠状动脉血流量，减轻心肌缺血损伤 延胡索全碱能增加离体兔心和麻醉犬冠脉流量。延胡索醇提物明显减轻大剂量异丙肾上腺素所致的心肌坏死；可明显提高动物对常压或减压缺氧的耐受力。去氢延胡索甲素有扩张冠脉，增加冠脉血流量及心肌营养性血流量，增强心肌耐缺氧能力，减少心肌缺血性损伤的作用。延胡索碱注射液减小大鼠实验性心肌梗死的范围，同时明显改善红细胞流变性。

（5）抗心律失常 延胡索总碱、*dl*－四氢巴马汀及其他制剂显示抗心律失常作用。四氢巴马丁可明显抑制正常豚鼠心室肌细胞延迟整流钾电流（IK）和内向整流钾电流（IKI），并呈剂量依赖性，延长动作电位时程（APD）和有效不应期（ERP），提示其抗心律失常作用可能与它对心肌细胞钾通道作用有关。

（6）抗脑缺血再灌注损伤　dl - 延胡索乙素对大鼠脑缺血再灌注损伤有改善作用，能减少脑组织脂质过氧化物生成，防止 SOD（超氧化物歧化酶）、LDH（乳酸脱氢酶）活力降低，减轻脑组织病理损害及神经功能障碍。抑制脑组织钙聚集，抑制再灌注早期 NO、内皮素 - 1 及乳酸的过量产生，提高脑组织 ATP 含量。

2. 其他药理作用

（1）平滑肌松弛　左旋四氢巴马汀对 $BaCl_2$、KCl、5 - HT、Ach 所致的离体豚鼠气管螺旋条收缩有明显抑制作用；dl - 四氢巴马汀能明显对抗催产素和 KCl 所引起大鼠离体子宫收缩，使 $CaCl_2$ 量效曲线右移，并抑制最大效应，显示钙拮抗作用。

（2）对内分泌系统影响　给大鼠皮下注射延胡索乙素后，肾上腺维生素 C 含量下降，而给去垂体大鼠注射延胡索乙素并不能引起维生素 C 含量下降，表明延胡索乙素兴奋垂体 - 肾上腺系统的作用在于引起垂体促肾上腺皮质激素的分泌，而不是直接兴奋肾上腺皮质。dl - 四氢巴马汀还可使甲状腺重量增加及抑制小白鼠动情周期。

（3）益智，延缓衰老　延胡索总生物碱能提高 D - 半乳糖诱导的衰老小鼠的学习记忆能力，升高脑组织中 SOD、CAT、ChAT 的含量，降低 AchE 的含量，显示延缓衰老的作用。

综上所述，与延胡索活血、行气、止痛功效相关的药理作用主要是镇痛，镇静催眠，抗心肌缺血，抑制胃酸分泌，抗溃疡，抗心律失常，抗脑缺血再灌注损伤等药理作用。另外尚有松弛平滑肌，影响内分泌系统，延缓衰老，抗肿瘤，抑菌等作用。见表 15 - 5。

表 15 - 5　　　　　　　　　　　　延胡索药理作用以及主要物质基础小结

功效	药理作用	主要有效成分、部位或提取物
理气止痛	镇痛	左旋延胡索乙素、左旋延胡索丑素
	镇静催眠	左旋延胡索乙素
	抑制胃酸、抗溃疡	左旋延胡索乙素、去氢延胡索甲素
	松弛平滑肌	dl - 四氢巴马汀、左旋延胡索乙素
活血化瘀	增加冠脉流量、保护心肌、抗心律失常	去氢延胡索甲素、延胡索全碱、dl - 左旋延胡索乙素
	抗脑缺血再灌注损伤	dl - 延胡索乙素
其他	益智、延缓衰老	延胡索总生物碱
	内分泌系统影响	延胡索乙素、dl - 四氢巴马汀

【毒理与不良反应】小鼠灌服延胡索浸膏 LD_{50} 为 100g/kg。乙素、丙素、丑素给小鼠静脉注射的 LD_{50} 分别为 146g/kg、151 ~ 158g/kg、100g/kg。延胡索含总生物碱 0.61% 的粗浸膏小鼠口服的 LD_{50} 为 2.50 ~ 3.23g/kg。

延胡索乙素常用量对心率、肾功能、血压均无明显影响，偶见眩晕、乏力、恶心，但大剂量可出现呼吸抑制，并见帕金森综合征等副作用。

【现代应用】

1. 各种疼痛 延胡索乙素注射剂对内脏疾病所致疼痛、神经痛及痛经均有较好缓解作用；头痛、脑震荡头痛亦有较好疗效；亦用于分娩痛、产后宫缩痛和术后止痛。

2. 失眠 延胡索乙素用于失眠患者，减少多梦现象且次日无头昏、乏力、精神不振等后遗反应。

3. 胃溃疡 口服延胡索混合生物碱制剂治疗胃溃疡、十二指肠溃疡和慢性胃炎 416 例，有效率达 76.1%。

4. 冠心病 延胡索醇浸膏片治疗 575 例冠心病，改善心绞痛症状总有效率 83.2%；心电图改善总有效率 52.9%；急性心肌梗死的病死率从对照的 32.3% 降至 14.4%。

姜 黄

本品为姜科植物姜黄 *Curcuma longa* L. 的干燥根茎。主要成分为类姜黄素（curcuminoids），包括姜黄素（curcumin）、去甲氧基姜黄素（demethoxycurcumin）、去二甲氧基姜黄素（bidemethoxycurcumin）三个成分。另外含挥发油，其中主要有姜黄酮（turmerone）、姜烯（zingiberene）、龙脑（borneol）等，还含有糖类、脂肪油、倍半萜、淀粉等。姜黄味辛、苦，性温。归脾、肝经。

【药动学】 大鼠口服姜黄素 400mg 后在 0.25 小时至 24 小时之间，从肝、肾组织中仅测到 20μg，在肝门和心脏血液中未检测到姜黄素。提示姜黄素不易被吸收入血。给药 24 小时后留在盲肠、结肠等部位的量占给药量的 38%，未随粪便排出体外的药物如何处置仍然不明。姜黄素静脉注射或加至离体肝脏灌流液中时，迅速运至胆汁，大部分被代谢，胆道中的主要代谢物为四氢姜黄素的葡萄糖醛酸苷和六氢姜黄素。大鼠口服 ^{3}H – 姜黄素 0.6mg/kg，89% 的量在 72 小时内自粪便排出，6% 由尿排出。

【药理作用】

1. 与功效主治相关的药理作用 姜黄有活血行气、通经止痛的功效，主治血瘀气滞的心、腹、胸、胁痛，经闭产后腹痛，跌打损伤，风湿痹痛。《日华子本草》载"治癥瘕血块，痈肿，通月经，治扑损瘀血，消肿毒，止暴风痛，冷气，下食"。

（1）降血脂及抗动脉粥样硬化 对于实验性高脂血症大鼠，在开始饲以高脂饮食的同时灌胃姜黄素 100mg/kg 每日 1 次，共 6 周，能明显降低高脂血症大鼠血浆胆固醇、甘油三酯和 β – 脂蛋白，还能降低主动脉胆固醇及甘油三酯含量，提示姜黄素有抗动脉粥样硬化作用。姜黄素能提高载脂蛋白 A 水平，降低血及肝中过氧化脂质，增加 SOD 活性，并可降低血清低密度脂蛋白胆固醇（LDL – C）含量和增加高密度脂蛋白胆固醇（HLD – C）含量。姜黄素能纠正高脂血症家兔内皮活性物质的紊乱，改善内皮舒张功能，其对内皮的保护作用机制可能与抑制细胞间黏附分子 – 1（ICAM – 1）、血管黏附分子 – 1（VCAM – 1）和 P 选择素的表达有关。姜黄素的降血脂和保护内皮的功能提示能防止动脉粥样硬化的产生。

（2）抑制血小板聚集、抗血栓形成 姜黄素体内外实验均显示有良好抑制 ADP 及胶原诱导的血小板聚集作用，且发现姜黄素灌胃可增加血管 PGI_2 合成量。腹腔给药后可使整体血栓形成明显受到抑制，血栓湿重较对照组降低 60.31%。

（3）抗心肌缺血性损伤　姜黄素可使异丙肾上腺素诱导大鼠心电图缺血性改变减轻，抑制血清磷酸肌酸激酶（CPK）、乳酸脱氢酶（LDH）、谷草转氨酶（AST）活性的升高，抑制游离脂肪酸（FFA）含量升高，降低缺血心肌组织中丙二醛（MDA）含量。能降低冠脉阻力，增加冠脉流量，减少心肌耗氧量，减轻心肌缺血程度和缺血范围，缩小心肌梗死面积，对心肌缺血性损伤有一定保护作用，其作用机制可能与清除自由基功能有关。

（4）保肝利胆　在大鼠原代培养的肝细胞上，姜黄素、去甲基姜黄素及去二甲基姜黄素都有对抗四氯化碳和半乳糖胺所致细胞毒作用，显示对肝细胞有保护作用，且这种作用有一定的量效关系。姜黄素保肝的作用机制主要与清除肝脏自由基，抑制肝脏炎症反应和肝星状细胞活化以及诱导肝星状细胞凋亡等有关。姜黄素、姜黄挥发油、姜黄酮以及姜烯、龙脑和倍半萜醇都有利胆作用，增加胆汁的分泌和生成，促进胆囊收缩。其中以姜黄素为最强。

（5）兴奋子宫　姜黄煎剂或浸出液对多种动物离体和在体子宫均有兴奋作用，促进收缩。对雌性大鼠有抗生育作用，明显终止小鼠和兔的早、中、晚期妊娠，终止妊娠率可达 90% ~ 100%。

2. 其他药理作用

（1）抗肿瘤　预防或治疗给姜黄素 2 周，可明显抑制小鼠由于苯并芘所诱发的多发性前胃磷癌及 7,12 - 二甲基苯蒽（DMBA）诱发的皮肤癌。体外试验姜黄素对人胃癌 MGC803、人胃腺癌 SGC - 7901、人肝癌 Be17402、小鼠黑色素瘤 B16、人白血病 K562 及耐阿霉素株 K652/ADM 等多种肿瘤细胞系均有明显杀伤作用，诱导肿瘤细胞凋亡。姜黄素 20μmol/L 处理人结肠癌 LOVO 细胞 24 小时，肿瘤细胞凋亡率达 32.6%，DNA 凝胶电泳产生特征性 DNA 梯形带，吖啶橙荧光染色和透射电镜观察证实肿瘤细胞形态呈凋亡特征性改变，诱导细胞凋亡是姜黄素抗癌作用机制之一，已被许多实验所证实。

（2）抗炎　姜黄的各种提取物对角叉菜胶诱导的大鼠足跖急性肿胀均有对抗作用，石油醚提取物在多种慢性炎症模型上抗炎活性与 5mg/kg 氢化可的松作用相当。

（3）抗真菌，抗病毒　姜黄挥发油对多种真菌有一定抑制作用；姜黄水煎剂对 HBV 的 DNA 复制有一定抑制作用。

（4）抗突变　姜黄素可减少辣椒碱引起的沙门菌 TA98 的突变；对环境致突变剂如槟榔、雪茄烟冷凝物、烟草、苯并芘及二甲苯蒽等的致突变作用也有抑制。

（5）抗氧化　姜黄素可使小鼠及老年大鼠血浆和脑组织 MDA 含量下降，SOD 活性升高。

综上所述，与姜黄活血行气、通经止痛功效相关的药理作用为降血脂；抑制血小板聚集，抗血栓形成；抗心肌缺血性损伤；保肝利胆；兴奋子宫等作用。抗肿瘤、抗炎、抗真菌、抗突变、抗氧化等药理作用为其现代药理研究进展。见表 15 - 6。

表 15 - 6　　　　　　　　　　　　姜黄药理作用以及主要物质基础小结

功效	药理作用	主要有效成分、部位或提取物
活血行气	降血脂、抗动脉粥样硬化	姜黄素
	抑制血小板聚集、抗血栓	姜黄素
	抗心肌缺血损伤	姜黄素
	保肝	姜黄素、去甲基姜黄素、去二甲基姜黄素
	利胆	姜黄素、挥发油、姜黄酮、姜烯、龙脑、倍半萜醇
通经止痛	兴奋子宫平滑肌	姜黄 50% 煎剂、2% 盐酸浸剂
其他	抗肿瘤	姜黄素
	抗炎	姜黄提取物
	抗真菌、病毒	姜黄素、挥发油及醇、乙醚提取物
	抗突变	姜黄素
	抗氧化	姜黄素

【毒理与不良反应】给小鼠灌服 6g/kg 的姜黄素胶囊，未能测出 LD_{50}。分别给大鼠、豚鼠和犬灌服姜黄 500mg/kg，大鼠连续 52 周，豚鼠和犬连续 13 周，均未见明显副作用。姜黄油树脂（内含姜黄素 17.5%，挥发油 33.66%）拌入饲料中喂猪，每日 60mg/kg、296mg/kg 及 551mg/kg（相当于姜黄素 105mg/kg、518mg/kg、250mg/kg），连续 102～109 天，结果发现高剂量组猪的肝和甲状腺明显增重，统计结果有明显差异。小鼠单次灌服姜黄纯提取物 500mg/kg 的致染色体畸变数为 6.22%。

【现代应用】

1. 高脂血症　姜黄片（生药 0.3g/片）治疗 90 例高脂血症患者，每日 3 次，每次 6 片，使全部患者的总胆固醇下降，12 例患者的 β - 脂蛋白降低。停药后半年复查 20 例，18 例未见回升。

2. 带状疱疹和单纯疱疹　以姜黄挥发油、30% 姜黄酊治疗带状疱疹能缩短结痂时间和治愈时间。

3. 风湿性关节炎　每日口服姜黄素 1200mg，使病人腿早晨僵硬症状改善，延长步行时间，减轻关节肿胀。

4. 口腔炎症　姜黄素牙膏可以用于治疗牙周炎、口腔黏膜炎症。

二、活血调经药

丹　参

本品为唇形科植物丹参 *Salvia miltiorrhiza* Bge. 的干燥根及根茎。丹参根主含脂溶性的二萜类成分和水溶性的酚酸成分。脂溶性成分如丹参酮（tanshinone）Ⅰ、Ⅱₐ、Ⅱ_B、Ⅴ、Ⅵ、隐丹参酮（cryptotanshinone），异丹参酮（isotanshinone）等。水溶性成分如丹酚酸 A、B、C （salvianic acid A、B、C，丹酚酸 A 又称为丹参素），异阿魏酸（isoferulic acid），原儿茶酸，原儿茶醛，β-谷甾醇（β-sitosterol），豆甾醇（stigmasterol），迷迭香酸（rosmarinic acid）等。此外，还含黄酮类、三萜类、甾醇等其他成分。丹参味苦，性微寒。归心、肝经。

【药动学】 丹参酮是丹参中治疗冠心病的有效成分，^{35}S-丹参酮 II_A 磺酸钠静脉注射，在大鼠体内分布较广，主要分布在肝，而心脏分布较少。在体内停留时间短，72 小时尿粪排泄量为 93.3%，其中从尿中排泄为 21.2%，粪中为 72.1%。小鼠口服隐丹参酮后，药物经胃肠道逐渐被吸收，口服后药物在组织的分布与静脉给药后的分布顺序大致相似，口服 2 小时后，肝及肺含量较高，脑、心其次，脾、血浆及肾依次递减，隐丹参酮因脂溶性大，而易通过血脑屏障。大鼠口服隐丹参酮后 48 小时内尿中原形药物仅排出给药剂量的 0.34%，说明药物自胃肠道吸收后大部分在体内转化，隐丹参酮在体内经肠道内或肝脏的脱氢酶作用，脱氢而转化为丹参酮 II_A。

【药理作用】

1. 与功效主治相关的药理作用 丹参具有祛瘀止痛、活血通经、清心除烦之功效。用于经闭痛经，癥瘕积聚，胸腹刺痛，热痹疼痛，疮疡肿痛，心烦不眠，胸痹。《日华子本草》："养神定志，通利关脉。治冷热劳，骨节疼痛，四肢不遂。排脓止痛，生肌长肉……止血崩带下，调妇人经脉不匀，血邪心烦，恶疮疥癣，瘿赘肿毒，丹毒。"

（1）改善微循环 丹参素能扩张去甲肾上腺素局部滴注造成小鼠肠系膜微动脉的收缩，加快血流流速，可消除肠系膜的血液瘀滞，促进侧支循环的建立。丹参注射液有短期增快麻醉犬微循环血流的作用，并可使家兔外周血管血流加速，毛细血管网开放数目增加。丹参能改善高分子右旋糖酐导致的家兔外周微循环障碍，使其外周血管血流加速，毛细血管网开放数目增加，减少红细胞聚集。

（2）抗血栓 丹参酮 II_A 磺酸钠、丹参素能抑制大、小鼠的体外血栓形成。丹参注射液可抑制 ADP 诱导的血小板聚集，使血小板黏性降低，通过抑制磷酸二酯酶的活力，增加血小板中 cAMP，从而抑制血小板的聚集。丹参素能抗血小板聚集，减少血小板数目，抑制血小板 TXA_2 的合成。此外，丹参素也能通过激活纤溶酶原-纤溶酶系统，促进纤维蛋白降解，对凝血功能有抑制作用。丹参素的抗血小板聚集作用强于抗凝血作用。

（3）抗心肌缺血损伤 丹参煎剂、复方丹参注射液、丹参素等对垂体后叶素引起的家兔或大鼠心肌缺血，均有不同程度的保护作用，改善心电图缺血性变化。丹参抗心肌缺血作用环节可能包括：①扩张冠脉，促进侧支循环开放，增加心肌血氧供应。丹参注射液可明显扩张豚鼠和家兔的离体心脏冠状动脉，增加冠脉血流量。丹参酮 II_A 磺酸钠可扩张侧支血管，改善缺血区血流量。丹参素能增加冠脉血流量，促进侧支循环而不增加心室做功和心肌耗氧量。②减慢心率，抑制心肌收缩力，扩张外周血管，减轻心脏负荷，最终降低心肌耗氧量。丹参能改善缺血心脏的舒张功能，使室内压下降速率提高，心室主动充盈及心室顺应性提高，使心室在同样充盈压时可受纳更多的血液，改善了心脏舒缩功能。丹参酮 II_A 磺酸钠可扩张侧支血管，改善缺血区血流量，也可抑制豚鼠、家兔和猪的离体心肌的缩力，降低窦房结的自律性。静脉注射丹参酮 II_A 磺酸钠能明显缩小结扎犬或猫冠状动脉左前降支引起心肌梗死范围。曾推测丹参酮 II_A 磺酸钠可能属钙拮抗剂，但尚需进一步研究确证。③抗自由基、抗脂质过氧化，保护心肌。丹参可明显降低急性心肌缺血大鼠血浆及心肌中丙二醛（MDA）含量，提高超氧化物歧化酶（SOD）活力，减轻缺血心肌闰盘受损，维持细胞膜的完整性。

（4）调血脂、抗动脉粥样硬化 对实验性动脉粥样硬化的家兔，丹参煎剂可降低血和肝脏的甘油三酯和主动脉内膜的通透性，缩小主动脉粥样硬化面积，减少主动脉壁胆固醇含量。丹参素可减少细胞内胆固醇合成，并使氧化脂蛋白中脂质过氧化物明显减少，使氧化脂蛋白对细胞的毒性作用减弱。丹参酮可以抑制低密度脂蛋白的氧化，抑制脂质代谢酶的活性，改善脂质代谢过程。丹酚酸具有抗氧化性胆固醇诱导产生的内皮细胞损伤。丹参可减轻纤维蛋白凝块对血管内皮的损伤，刺激动脉内皮细胞分泌 PGI_2。丹参对血脂代谢的影响及保护血管内皮损伤的作用，提示具有防治动脉粥样硬化的作用。

关联提示 15 - 5

动脉粥样硬化就是动脉壁上沉积了一层像小米粥样的脂类，使动脉弹性减低、管腔变窄的病变。本病发病机理未完全阐明，但已有多种学说或假说从不同角度来阐述。①脂质浸润学说。构成粥样斑块的主要成分胆固醇和胆固醇酯主要来自血浆中的胆固醇甘油三酯和磷脂等，是与载脂蛋白结合成脂蛋白而溶解运转的。LDL 含胆固醇和胆固醇酯最多，VLDL 含甘油三酯最多。血浆中增高的脂质即以 LDL 和 VLDL 或经动脉内膜表面脂蛋白脂酶的作用而分解成残片的形式从下述途径侵入动脉壁。②损伤反应学说。粥样斑块的形成是动脉对内膜损伤的反应，高血压、高血脂、高血糖、高血粘、吸烟等物理或化学刺激都可以导致动脉内膜发生损伤，血脂易于黏附在血管壁上。血脂沉积于损伤的动脉内膜，同时刺激动脉内膜进一步发生损伤，导致更多的沉积。由于脂肪沉积刺激动脉内壁平滑肌细胞和纤维细胞增生，增生不断发展成纤维斑块。动脉粥样硬化如果处于内皮损伤和脂肪沉积，治疗比较容易，如果到了纤维增生期，必须经过相当长一个时期的调理才能逐渐恢复。③血栓形成和血小板聚集学说。局部凝血机制亢进，动脉内膜表面血栓形成以后，血栓被增生的内皮细胞所覆盖而并入动脉壁，血栓中的血小板和白细胞崩解而释出脂质和其他活性物质，逐渐形成粥样斑块。另外，动脉内膜损伤，血小板活化因子（PAF）增多，血小板在该处黏附继而聚集，随后发生纤维蛋白沉积，形成微血栓。血小板聚集后释出一些活性物质使内皮细胞进一步损伤，从而导致 LDL、纤维蛋白原进入内膜和内膜下；使单核细胞聚集于内膜，发展成为泡沫细胞；使平滑肌细胞增生，移入内膜，吞噬脂质，并使内皮细胞增殖。这些都有利于粥样硬化的形成。

（5）保护神经细胞、抗脑缺血损伤 丹参酮对缺糖、缺氧、自由基、咖啡因、NO 及NMDA 诱导的脑缺血模型中的大鼠神经细胞具有明显的保护作用，提高各种损伤后的神经细胞的存活率。丹参素可以抑制缺氧/缺糖损伤所致的线粒体膜电位降低，显著降低细胞内钙离子浓度，抑制神经细胞凋亡。体内研究发现，丹参能降低沙土鼠、大鼠缺血所致脑卒中的发病率和死亡率，减轻脑水肿。乙酰丹酚酸 A 是丹参有效成分的衍生物，对大鼠大脑中动脉血栓形成有预防作用，可显著降低脑梗死范围，改善行为障碍。丹酚酸（静脉注射，3 ~ 10mg/kg）可以减轻小鼠、大鼠脑缺血和缺血再灌注引起的损伤，缩小缺血区面积，减少脑组织中 MDA 含量，减轻行为学评分，改善学习记忆功能。丹参抗脑缺血可能与其降低脑组织 TXA_2 的生成、抑制缺血时脑组织兴奋性氨基酸释放、改善脑组织微循环等作用有关。

（6）保肝及促进肝组织修复与再生 丹参能降低 CCl_4 肝损伤大鼠的血清谷丙转氨酶（ALT）、明显减轻肝坏死和炎症反应、减轻 CCl_4 所致肝细胞膜流动性降低、抑制脂质过氧化反应。丹参具有抗肝纤维化作用，抑制体外培养的成纤维细胞的分裂和增殖，并可通过增加胶原酶的产生或增强胶原酶的活性而促进胶原降解以预防实验性肝硬化。丹参注射液可促进肝再生时的 DNA 合成和细胞分裂增殖过程，具有一定的促进肝细胞再生作用。近年来证实血浆纤维联合蛋白（PFN）是单核－巨噬细胞系统的主要调理素，其主要功能之一是作为网状内皮系统吞噬作用的一种介质，对许多损肝因子有调理作用，丹参可升高大鼠 PFN 水平，从而提高其网状内皮系统的吞噬功能及调理素活性，防止肝脏的免疫损伤，达到保护肝细胞和促进肝细胞再生的作用。

（7）促进骨折、创面愈合　丹参可促进骨折愈合，其作用环节包括：促进骨折组织中钙沉积，骨折部位骨痂形成提前，骨生成细胞分布部位及数量增加；成纤维细胞除有外形改变外，细胞的蛋白质合成更为旺盛，细胞的正常变性过程也加快，细胞外胶原纤维增多，并进入成纤维细胞的胞质内；增多的破骨细胞出现在不同的骨痂部位，促进骨的改建。丹参能促进成骨细胞样细胞成熟，分泌胶原性物质和碱性磷酸酶，并使钙盐在胶原基质上沉积，形成骨小结节。但丹参浓度过高能导致对成骨细胞样细胞生长的抑制。

丹参还有促进皮肤切口愈合的作用。丹参注射液外用于新西兰大白兔背部创面，可以加速创面愈合速度、缩短愈合时间，创面有丰富毛细血管，肉芽组织形成早，成纤维细胞数量多，细菌数少。

（8）镇静、镇痛　丹参腹腔注射能明显抑制小鼠自主活动，与眠尔通和氯丙嗪合用能增强抑制效果。丹参能增强戊巴比妥钠的催眠效果。在清醒犬侧脑室内注射微量丹参素，产生脑电波慢波和犬的镇静作用，表明丹参素是其中枢镇静的主要成分。丹参能抑制猫丘脑后核内脏痛放电，表明有一定的镇痛作用。

2. 其他药理作用

（1）对呼吸系统的影响　丹参注射液对 X 线照射致小鼠放射性肺损伤有预防保护作用；丹参对整体豚鼠药物性喘息有保护作用，并有解除组胺、乙酰胆碱致痉挛作用，实验表明哮喘发作与支气管平滑肌细胞内 Ca^{2+} 浓度变化有关，推测丹参的解痉作用与阻断平滑肌钙离子内流有关。丹参注射液对平阳霉素引起的小鼠肺纤维化具有保护作用，明显减少肺重量及肺系数，降低肺羟脯氨酸含量，明显抑制肺纤维化病变。

（2）对胃肠道的影响　丹参注射液能扩张胃黏膜血管，降低胃酸度，抑制胃蛋白酶活性，促进溃疡愈合。丹参能明显降低急性胃黏膜损伤大鼠的胃黏膜过氧化脂质（LPO）含量，明显增高胃黏膜超氧化物歧化酶（SOD）及谷胱甘肽过氧化物酶（GSH－Px）活性，提示丹参对胃黏膜的保护作用与清除氧自由基，抑制脂质过氧化反应和提高组织抗氧化能力有关。丹参注射液对缺血再灌注后的肠黏膜也具有保护作用。

（3）对肾脏的影响　丹参浸膏及丹参提取物腹腔内给药，对腺嘌呤诱发的肾功能不全大鼠，均能降低血尿素氮、肌酐，使肾小球滤过率、肾血流量、肾血浆流量显著增加，肾脏功能明显改善，能显著增加尿中尿素、肌酐、钠和无机磷的排出。

（4）对免疫功能的影响　丹参在机体体液免疫和细胞免疫方面有抑制作用，丹参注射液能延长小鼠同种异体移植心肌组织的存活期，减轻移植物的毛细血管损伤，保护心肌细胞，减轻免疫细胞浸润，对抗排斥反应。

（5）抗菌、抗炎　体外抗菌试验表明，丹参的提取物及隐丹参酮等对金黄色葡萄球菌和其他耐药菌株有较强的抑制作用。丹参酮有明显抑制大鼠蛋清性、角叉菜胶性、右旋糖酐性、甲醛性关节肿，对大鼠感染性关节肿也有明显的抑制作用。

综上所述，丹参祛瘀止痛、活血通经、清心除烦之功效与抗心肌缺血、抗脑缺血、抗血栓、改善微循环、促进组织的修复与再生，以及镇静镇痛等多种药理作用有关。丹参的有效成分丹参酮、丹参素是其发挥药理作用的重要物质基础。见表 15 – 7。

表 15 –7 丹参药理作用以及主要物质基础小结

功效	药理作用	主要有效成分、部位或提取物
活血通经化瘀止痛	改善微循环	丹参素、丹参酮 II_A 磺酸钠
	抗血栓	丹参素、丹参酮 II_A 磺酸钠
	扩张冠脉、抗心肌缺血损伤	丹参素、丹参酮 II_A 磺酸钠
	调血脂、抗动脉粥样硬化	丹参酮、丹酚酸
	保护神经细胞、抗脑缺血损伤	丹参酮、丹酚酸、乙酰丹酚酸、丹参素
	保肝及促进干细胞再生	丹参素、丹参
	促进骨折及创面愈合	丹参注射液
	镇痛	丹参煎剂
清心除烦	镇静	丹参素
其他	调节免疫功能	丹参注射液
	平喘、抗肺纤维化	丹参注射液
	抗菌、抗炎、保护肾损伤	丹参酮、隐丹参酮、丹参浸膏
	抗溃疡	丹参注射液

【毒理与不良反应】丹参水提乙醇溶解部分，小鼠一次腹腔注射的 LD_{50} 为 （80.5 ± 3.1）g（生药）/kg；小鼠腹腔注射复方丹参注射液的 LD_{50} 为（69.5 ± 5.3）g（生药）/kg；家兔每日注射丹参注射液 2.4g/kg 或复方丹参注射液 3g/kg，连续 14 日未见毒性反应，血象、肝肾功能和体重均无异常改变，实质性脏器除有充血外，未见特殊改变。丹参注射液和复方丹参注射液可引起荨麻疹、过敏性哮喘、过敏性休克等过敏反应，还可见头晕、月经过多、谷丙转氨酶升高等副作用。

【现代应用】

1. 冠心病 丹参治疗冠心病、心绞痛、心肌梗死等，获良好疗效。口服丹参制剂，对缓解胸闷、心绞痛等症状，作用较明显，用药 1 个月左右即可见效。丹参注射液等静脉注射或滴注，疗效较口服更显著，静注对改善心绞痛作用出现快，但维持时间较短，静滴可维持疗效。

2. 脑缺血 丹参注射液治疗缺血性中风，可使病人症状和体征得到改善。

3. 慢性肝炎和早期肝硬化 可减轻症状，促进肝功能和肝脾肿大的恢复。

4. 肺心病 丹参治疗慢性肺心病急性发作期病人，可使血液流变学指标有明显改善。

5. 消化性溃疡　丹参片或丹参水溶液，有一定疗效。

6. 其他　丹参制剂还用于病毒性心肌炎、视网膜中央动（静）脉栓塞、血栓闭塞性脉管炎、新生儿硬肿症、硬皮病、牛皮癣、神经性耳聋、妊娠毒血症等多种疾患，都取得一定疗效。

益母草

本品为唇形科植物益母草 *Leonurus japonicus* Houtt. 的新鲜或干燥地上部分。含益母草碱（leonurine 约 0.05%）、水苏碱（stachydrine）、益母草定（leonuridine）等生物碱，还含有亚麻酸、油酸、月桂酸及芸香苷等。味苦、辛，性微寒。归肝、心包、膀胱经。

【药动学】　大鼠股静脉注射益母草碱，在体内呈二室开放模型，进入体内迅速分布，代谢消除较慢，其生物半衰期超过 6 小时。益母草中水苏碱给家兔灌服，在血中的经时变化符合二室模型，峰浓度（C_{max}）为（6.29 ± 0.84）$\mu g/mL$；达峰时间（T_{max}）为（3.36 ± 0.64）小时。分布相半衰期（$t_{1/2\alpha}$）（5.35 ± 3.79）小时，消除相半衰期（$t_{1/2\beta}$）（32.38 ± 24.33）小时，药时曲线下面积（AUC）为每小时（208.15 ± 118.4）$\mu g/mL$。

【药理作用】

1. 与功效主治相关的药理作用　益母草活血祛瘀调经，并有利水消肿之功效，为妇科经产要药。《本草纲目》曰："活血破血，调经解毒，治胎漏产难，胎衣不下，血晕血风血痛，崩中漏下，尿血，泻血，疳，痢，痔疾，打扑内损瘀血，大便小便不通。"《本草拾遗》亦曰："主浮肿下水。"

（1）兴奋子宫平滑肌　益母草煎剂、醇浸膏及益母草碱对多种动物的离体和在体子宫均呈兴奋作用。其煎剂对兔离体未孕、早孕、晚期妊娠及产后子宫均有兴奋作用。表现为子宫张力增强，收缩幅度增大，节律加快；益母草煎剂灌胃给药对清醒家兔子宫瘘管实验也见明显兴奋作用，给药后 15 ~ 20 分钟见明显效应，并逐渐增强。兴奋子宫的主要成分为益母草碱，其对大鼠子宫兴奋作用明显，在 0.2 ~ 1.0$\mu g/mL$ 浓度范围内，剂量 - 张力呈线性关系，表明效应与剂量相关，在 2$\mu g/mL$ 时达最大效应。益母草对子宫的兴奋可被异丙嗪和酚妥拉明阻断，提示其兴奋子宫平滑肌的作用可能与子宫肌上的 H_1 受体和肾上腺素 α 受体有关。

（2）改善血流动力学、保护缺血心肌　益母草能增加犬股动脉血流量和降低血管阻力，对血管壁有直接的扩张作用。益母草注射液对结扎犬冠脉引起的实验性心肌梗死显示保护作用，能够减少梗死范围，减轻病变程度，减少心肌细胞坏死，对心肌细胞线粒体有保护作用。对异丙肾上腺素和垂体后叶素所引起的动物实验性心肌缺血有保护作用，可以改善缺血心电图或使之恢复正常，增加冠脉流量，改善微循环并减慢心率。静脉注射益母草注射液对缺血再灌心肌可以增高 SOD、GSH - Px、ATP 酶活性，减轻自由基对心肌的损害。这可能是它保护缺血心肌作用的机制之一。

（3）改善血液流变学、抗血栓形成　益母草煎剂大鼠灌胃可使血栓形成时间延长，血栓长度缩短，重量减轻。还可使血小板计数减少，聚集功能减弱。益母草及其提取物能拮抗 ADP 诱导的血小板聚集；减少外周循环中血小板总数及其聚集物，显著降低红细胞聚集性。其抗血栓形成作用与其减少血小板数，抑制血小板聚集有关。临床研究显示：益母草注射液治疗冠心病 52 例，对心电图、血脂、血液流变学及微循环定量指标均有显著改善。静滴治疗高黏血症 105 例，明显降低血黏度并改善其他血液流变学指标，有效率为 94.5%。

（4）利尿及防治急性肾小管坏死　益母草碱静脉注射显著增加家兔尿量，对甘油肌注所引起的大鼠急性肾小管坏死模型，可明显降低尿素氮，明显减轻肾组织损伤。并对庆大霉素所致大鼠急性肾功能衰竭有一定的防治作用。尿液中离子分析显示，益母草碱和水苏碱均能增加 Na^+、Cl^- 排出量，减少 K^+ 的排出量，提示，益母草可作为一种作用缓和的保 K^+ 利尿药使用。

2. 其他药理作用　益母草碱可直接兴奋呼吸中枢；益母草注射液可降低双侧颈总动脉结扎引起的脑缺血小鼠的脑指数，降低 MCAO 大鼠脑组织中 MDA 含量，提高 SOD、LDH 活性；细叶益母草甲醇浸膏可抑制小鼠由增生性泡状瘤引起的乳腺癌。

综上所述，与益母草活血祛瘀、调经、利水消肿功效相关的药理作用为兴奋子宫、改善血流动力学、保护缺血心肌、抑制血小板聚集抗血栓形成、改善微循环、利尿、防治肾小管坏死等作用。见表 15 – 8。

表 15 –8　　　　　　　　　　益母草药理作用以及主要物质基础小结

功效	药理作用	主要有效成分、部位或提取物
活血调经	兴奋子宫平滑肌	益母草水提取液、醇提物、益母草碱
活血化瘀	扩张血管、抗心肌缺血损伤	益母草生物碱
	改善血液流变学	益母草注射液、水苏碱、益母草碱
	改善微循环、抗血栓	益母草总生物碱
	改善血流动力学	益母草总生物碱
利水消肿	利尿	益母草碱、益母草水苏碱
其他	防治急性肾小管坏死	益母草碱、益母草水苏碱
	兴奋呼吸中枢	益母草碱
	抗脑缺血损伤	益母草注射液

【**毒理与不良反应**】益母草总生物碱给小鼠静脉注射的 LD_{50} 为 572.2mg/kg。给家兔皮下注射益母草总生物碱，每日 30mg/kg，连续 2 周，对进食、排便和体重均无影响。益母草浸膏喂家兔可以引起流产，但无中毒反应，体温、脉搏及呼吸无明显变化。益母草浸膏有明显杀精作用，与微波辐射协同有促进小鼠睾丸细胞凋亡作用，说明其对雄性生殖系统有毒性。益母草煎剂大剂量 60g/（kg·d）连续灌胃大鼠 15 天，发现大鼠肝、肾功能及组织形态发生病理变化，并在停药后短期内不完全逆转。

【**现代应用**】

1. 产后子宫出血和复旧不全　益母草膏、流浸膏广泛用于治疗月经不调、产后子宫出血或子宫复旧不全等症，疗效肯定，是临床安全有效的经产调理药。

2. 急性肾小球肾炎　利尿消肿作用显著。

3. 冠心病，心绞痛　益母草注射液治疗冠心病心肌缺血 100 例，总有效率 84%，心电图有效率 61%。

4. 脑梗死　益母草注射液能明显缩短动脉硬化性脑梗死病人患肢肌力，语言功能恢复时间，改善血液流变学，其疗效明显优于低分子右旋糖酐组。

红 花

本品为菊科植物红花 *Carthamus tinctorius* L. 的干燥花，含有红花醌苷（carthamone）、新红花苷（neocarthamin）、红花苷（carthamin）等苷类和红花黄素（safflor yellow），还含有红花多糖及多种不饱和脂肪酸的甘油酯类。红花味辛，性温。归心，肝经。

【药动学】大鼠尾静脉注射红花苷 A（3、6、12、24mg/kg）后，体内的药时过程符合线性动力学，3mg/kg 的剂量为三室开放模型，其他剂量为二室开放模型。红花苷 A（6mg/kg）尾静脉注射后，分布广泛，10 分钟时主要分布在肾、血浆、膀胱中，肺、卵巢、大肠、小肠次之，脑最少。1、2、4 小时后，肾中浓度仍然最高。4 小时时除盲肠和大肠外，其他组织中的含量均大幅减低，表明在体内消除较快，无蓄积。红花苷 A 原型药物通过肾脏排泄。大鼠口服羟基红花黄素 A，吸收较差，有胆汁外排效应。红花提取物在血瘀证大鼠体内吸收和代谢明显慢于正常机体。

【药理作用】

1. 与功效主治相关的药理作用　红花具有活血通经，祛瘀止痛功效。用于治疗血滞经闭，痛经及癥瘕积聚，心腹瘀痛，跌打损伤，瘀滞肿痛等症。《本草纲目》记载"活血润燥，止痛，散肿，通经"。《本草汇言》亦谓其"主胎产百病因血为患"。

（1）兴奋子宫　红花煎剂对小鼠、兔、犬等多种动物离体及在体子宫均有兴奋作用，收缩张力和节律均明显增加，甚至引起痉挛，对已孕子宫的作用更明显。在摘除卵巢的阴道周围注射红花煎剂，可使小鼠子宫重量明显增加，提示有雌激素样作用。

（2）抗凝血、抗血栓形成　红花醇提物可使犬全血凝固时间与血浆复钙时间明显延长。红花黄素延长家兔血浆复钙时间、凝血酶原时间和凝血酶时间。红花煎剂、红花黄素能抑制血小板聚集，增强纤维蛋白溶解，明显降低体外纤维蛋白血栓的长度和重量，防止血栓的形成和发展。

（3）扩张血管、改善微循环　红花有降低冠脉阻力，增加冠脉流量和心肌营养性血流量的作用。红花煎剂、红花黄素对麻醉猫或犬具有不同程度的迅速降压作用，平均血压下降 20mmHg，持续 30 分钟恢复。红花注射液静脉注射能使犬在体心脏冠流量增加 60.4%。用含微量去甲肾上腺素或肾上腺素的乐氏液灌流离体兔耳与豚鼠后肢血管时，红花注射液有明显扩张血管作用，这种作用可能是直接或部分阻断 α-肾上腺素受体所致。红花对犬下肢动脉也有扩张作用。红花可改善微循环，如使哮喘大鼠气管的微血管增粗，流速加快，流态恢复正常。对高分子右旋糖酐所致兔眼球结膜微循环障碍，红花黄素可使血流加速，毛细血管网开放数目增加，血细胞聚集减轻。

（4）抗心、脑缺血所致损伤　红花对实验性心肌缺血，心肌梗死有明显保护作用。红花水提液提高培养心肌细胞乳酸脱氢酶（LDH）活性，减轻黄嘌呤 – 黄嘌呤氧化酶体系产生的自由基造成的心肌细胞损伤。红花黄素提高心肌缺血再灌注时的 LDH 活性，减少脂质过氧化物生成。还能提高超氧化物歧化酶（SOD）和谷胱甘肽过氧化物酶（GSH – Px）活性，减轻心肌超微结构损伤。尚可清除羟自由基，抑制小鼠肝匀浆脂质过氧化反应。抗氧化、抗缺血再灌注时自由基的损伤，可能是红花抗心肌缺血，保护心肌的作用机理之一。

红花各种制剂能显著提高小鼠耐缺氧能力，抗应激能力。对急性缺血乏氧脑病动物可明显提高存活率，减轻脑组织病理性损害，使脑组织内核糖核酸、三磷酸腺苷、琥珀酸脱氢酶等均接近正常，并可迅速恢复异常脑电图和肌电图，呈现保护作用。羟基红花黄素 A 能明显改善脑缺血动物行为障碍，对谷氨酸引起的神经元损伤有明显的保护作用。红花能减轻脑缺血损伤，与抗氧化，Ca^{2+} 拮抗有关，主要成分为红花黄色素和红色素。

（5）降血脂 口服红花油可降低高胆固醇血症家兔血清总胆固醇、总脂、甘油三酯水平；红花籽油能显著提高高血脂大鼠的卵磷脂胆固醇酰基转移酶活性，抑制胆固醇酯化，减少其吸收。红花籽油还能降低血液黏度。

2. 其他药理作用 西红花总苷具有明显的抗炎作用。红花黄素有明显的镇痛、镇静作用，红花尚有免疫调节和抗肿瘤作用等。

综上所述，与红花活血通经、祛瘀止痛功效相关的药理作用为兴奋子宫、抗凝血、抗血栓形成、扩张血管、改善微循环，以及抗心肌缺血、抗脑缺血、降血脂等作用。红花黄素是主要有效成分之一。红花的抗炎、镇痛、镇静、免疫调节及抗肿瘤作用为现代药理研究进展。见表 15 – 9。

表 15 – 9　　　　　　　　　　红花药理作用以及主要物质基础小结

功效	药理作用	主要有效成分、部位或提取物
活血通经 祛瘀止痛	兴奋子宫平滑肌	红花煎剂
	抗血栓形成	红花黄素、醇提物
	改善微循环	红花黄素
	抗心、脑缺血损伤	红花煎剂、红花黄素、羟基红花黄素
	降血脂	红花油
其他	抗炎	西红花总苷
	免疫调节	红花黄素、红花多糖
	镇痛、镇静	红花黄素
	抗肿瘤	红花甲醇提取物及豆甾醇

【**毒理与不良反应**】家兔灌胃红花黄素 $0.55g/kg$，共 10 天，或幼龄大鼠每天摄入量 $(0.015 \sim 1.5)$ g/kg，连续 3 个月，结果显示血象和心、肝、肾、胃肠等脏器的形态均未发现异常。小鼠静注红花黄素的 LD_{50} 为 $2.35g/kg$，腹腔注射为 $5.49g/kg$，灌胃为 $5.53g/kg$。中毒症状为活动增加，行动不稳，呼吸急促，竖尾惊厥，呼吸抑制死亡等。红花煎剂对妊娠大鼠母体及胚胎均有明显的毒性，可导致流产，升高胚胎死亡率和宫内生长迟缓发生率，并

与剂量密切相关。

【现代应用】

1. 冠心病 红花注射液治疗 62 例冠心病患者，心绞痛改善总有效率 76.7%，心电图改善总有效率 65%，同时血液流变学指标亦明显改善。

2. 脑栓塞 红花注射液静脉滴注治疗脑梗死可使肌力恢复时间缩短，症状明显改善；治疗 137 例，总有效率 94.7%。

桃 仁

本品为蔷薇科植物桃 *Prunus persica*（L.）Batsch 或山桃 *Prunus davidiana*（Carr.）Franch. 的干燥成熟种子。主要成分为苦杏仁苷（约含 1.5%）、脂肪油（约含 45%）、挥发油（约含 0.4%），还含有甾体、黄酮、糖苷类等化合物。桃仁味苦、甘，性平。归心，肝，大肠经。

【药理作用】

1. 与功效主治相关的药理作用 桃仁活血化瘀，润燥滑肠，善泄血滞，为治疗瘀血内阻如闭经，痛经，产后瘀滞腹痛，跌打损伤，肠燥便秘等症的常用药物。《珍珠囊》记载："治血结，血秘，血燥，通润大便，破蓄血。"《本草纲目》曰："主血滞风痹，骨蒸，肝疟寒热，鬼痒疼痛，产后血病。"

（1）**降低血管阻力，改善血流动力学** 桃仁提取液静脉注射能明显增加家兔脑血流量及犬股动脉血流量，并降低血管阻力；对离体兔耳血管能明显地增加灌流液的流量，消除去甲肾上腺素的缩血管作用。

（2）**抗血栓形成** 桃仁使小鼠出血时间，凝血时间显著延长，有抗凝血作用。桃仁煎剂给公鸡口服明显抑制体外血栓形成。桃仁能抑制 ADP 诱导的血小板聚集，此作用强于当归，赤芍，红花，益母草等药，与提高血小板内 cAMP 含量有关。桃仁抑制血小板聚集的作用以桃仁水提物最强，苦杏仁苷和桃仁脂肪油次之。

（3）**润肠通便** 桃仁所含脂质成分中包括含量丰富的脂肪油，可润滑肠道，利于排便，属润滑性泻药。

（4）**保肝、抗肝硬化** 桃仁提取物能防止酒精、四氯化碳、Fe^{2+}－半胱氨酸所致动物肝脂质过氧化损伤。能使血吸虫病性肝硬化家兔的肝胶原量减少，纤维细胞融合，汇管区纤维化减少，同时对实验性肝纤维化有防治作用。苦杏仁苷被认为是抗肝纤维化的成分，能提高肝血流量并提高肝组织胶原酶活性，从而促进肝内胶原分解代谢。

（5）**抗炎镇痛** 桃仁水提物显著抑制小鼠扭体反应，多种有机溶剂提取物也都有镇痛作用。桃仁水提取物对多种实验性炎症（蛋清致足爪肿，角叉菜胶致肉芽肿，二甲苯致耳郭肿）呈显著抑制作用。抗炎作用成分有认为是苦杏仁苷。

2. 其他药理作用

（1）**镇咳** 苦杏仁苷经肠道细菌水解后产生氢氰酸和苯甲醛，前者对呼吸中枢有镇静作用，其吸收后能抑制细胞色素氧化酶，低浓度时减少组织耗氧量，并且还能通过抑制颈动脉体和主动脉的氧化代谢，而反射性使呼吸加深加快，使痰易于咳出而镇咳。

(2) 其他 桃仁尚有促进产后子宫收缩、抗过敏、抗氧化作用。苦杏仁苷有抗癌作用。

与桃仁活血化瘀、润燥滑肠、善泻血滞功效相关的药理作用为降低血管阻力、改善血流动力学、抗血栓形成、润肠通便、保肝、抗肝硬化、抗炎镇痛等作用。桃仁的镇咳、促进产后子宫收缩、抗过敏、抗氧化及抗癌作用为现代药理研究进展。见表15-10。

表15-10　　　　　　　　　　　桃仁药理作用以及主要物质基础小结

功效	药理作用	主要有效成分、部位或提取物
活血化瘀	扩张血管	桃仁提取液
	抗血栓形成	桃仁水提物、苦杏仁苷、脂肪油
	保肝、抗肝硬化	桃仁提取物、苦杏仁苷
	抗炎镇痛	苦杏仁苷、有机溶剂提取物
润燥滑肠	润肠通便	脂肪油
其他	镇咳	苦杏仁苷
	抗过敏	水提物、乙醇提取物
	抗肿瘤	苦杏仁苷

【毒理与不良反应】桃仁有小毒，水煎液 3.5g/kg 腹腔给药，可见小鼠肌肉松弛、运动失调、竖毛等现象，引起短暂的血压下降，LD_{50} 为 222.5g/kg。口服 LD_{50} 为 （42.81±0.02）g/kg。苦杏仁苷在葡萄糖苷酶作用下水解成杏仁腈，遇热分解生成氢氰酸（HCN）。HCN 可与细胞线粒体细胞色素氧化酶中 Fe^{3+} 反应，抑制酶活性，引起组织细胞呼吸抑制，能量产生障碍，导致死亡。

临床过量服用可出现中枢抑制、眩晕、头痛、心悸、瞳孔扩大，以致呼吸衰竭而死亡。

【现代应用】

肝硬化 苦扁桃仁苷注射液治疗血吸虫病性肝硬化有一定效果。也用于便秘、闭经、痛经等。

三、破血消癥药

莪　术

本品为姜科植物蓬莪术 Curcuma phaeocaulis Val.、广西莪术 Curcuma kwangsiensis S. G. Lee et C. F. Liang 或温郁金 Curcuma wenyujin Y. H. Chen et C. Ling 的干燥根茎。后者习称"温莪术"。莪术根茎主要含挥发油，主要有莪术呋喃烯酮（curzerenone）、龙脑（borneol）、大牻牛儿酮（germacrone）、莪术醇（curcumol）、莪术二酮（curdione）、姜黄素（curcumin）等。还含有少量酚性成分和生物碱四甲基吡嗪。莪术味辛、苦，性温。归肝、脾经。

【药动学】^{3}H-莪术醇静脉注射或灌胃后，在正常大鼠或小鼠组织的分布相似，均以肝、肾最高，可通过血脑屏障进入脑内。^{3}H-莪术醇口服给药后从胃肠道的吸收迅速而完全。莪术醇主要从尿中排泄。

【药理作用】

1. 与功效主治相关的药理作用 莪术具有行气破血、消积止痛之功效。用于癥瘕痞块、瘀血经闭、食积胀痛。《日华子本草》云："得酒醋良。治一切气，开胃消食，通月经，消瘀血，止扑损痛，下血及内损恶血等。"

（1）抗肿瘤 温莪术注射液给小鼠腹腔注射，对肉瘤 S180 有较好疗效，但对小鼠艾氏腹水癌无效。莪术注射液有强大的抑制慢性髓细胞白血病细胞株 K562 细胞增殖作用，并诱导 K562 细胞凋亡。莪术醇和莪术二酮对小鼠肉瘤 S37、宫颈癌 U14、艾氏腹水癌 ECA 均有较高的抑制率，但对肉瘤 S180 的抑制作用则较弱。莪术挥发油中抗肿瘤活性成分主要为 β-榄香烯、莪术醇、莪术酮、莪术二酮和异莪术酮等。莪术醇抑制肿瘤细胞生长的最佳抑制浓度为 50μg/mL。莪术醇对小鼠肉瘤的细胞核代谢有抑制作用，主要表现在核质比例减少，核外形趋向于正常，染色质、核仁和染色质间颗粒数量减少。临床观察发现，莪术油瘤体内注射治疗宫颈癌，病理切片中见到有密集的小淋巴细胞围绕癌细胞，淋巴窦中有大量的淋巴细胞组织增殖，在用莪术后中淋巴血液细胞有显著的升高等，提示宿主有明显的免疫反应。因此，除直接对癌细胞的杀灭作用外，增强癌细胞的免疫原性，从而诱发或促进机体对肿瘤的免疫排斥反应，也是莪术油抗肿瘤作用的重要机制之一。

（2）抗血栓形成 莪术不同炮制品均有较强的抗血小板聚集及抗凝血作用，醋制后活血化瘀作用明显增强。莪术油及榄香烯能改变血液流变学参数，可对抗由 ADP 和肾上腺素所诱导的血小板凝聚。莪术醇能使激素加肾上腺素血瘀模型大鼠全血黏度降低，延长血凝时间。

（3）镇痛 采用小鼠扭体法、热板法对莪术不同炮制品进行镇痛作用研究发现，莪术不同炮制品都有一定程度的镇痛作用，其中以醋制莪术镇痛作用强而持久。

（4）对胃肠平滑肌的影响 莪术对消化道的作用与生姜相似，能直接兴奋平滑肌，故可增加胃肠蠕动。离体兔肠管试验发现，低浓度莪术使肠管紧张度升高，高浓度时使肠管松弛。

2. 其他药理作用

（1）保肝 莪术醇提物及挥发油对四氯化碳和硫代乙酰胺引起的小鼠血清谷丙转氨酶升高有明显的降低作用，肝组织病变相应减轻。

（2）抗早孕 莪术醇浸膏及其倍半萜化合物对大鼠、小鼠有显著的抗早孕作用，对犬也有一定的抗着床效果，且毒性较小。莪术混悬液，相当于原生药 15g/kg 给小鼠灌胃 4 天，可使抗着床与抗早孕组动物子宫内膜均无蜕膜化反应，分泌期被抑制，胚胎发生退化，以致剥脱。

（3）抗菌、抗炎 莪术挥发油体外能抑制金黄色葡萄球菌、β-溶血性链球菌、大肠杆菌、伤寒杆菌、霍乱弧菌等生长。小鼠灌服莪术挥发油 200mg/kg，对醋酸产生的腹膜炎有非常显著的抑制作用；小鼠腹腔注射温郁金挥发油 200mg/kg，对烫伤性局部水肿有明显抑制作用；腹腔注射 100mg/kg，对巴豆油引起的耳部炎症有明显抑制作用。

（4）其他 莪术可升高白细胞、增加动脉血流量、抑制新生血管生成。莪术增加股动脉血流量的作用在活血化瘀药中最为明显。

综上所述，莪术行气破血、消积止痛之功效的实质是与现代药理中的抗肿瘤、增加动脉血流量、抗血栓形成、镇痛和兴奋胃肠平滑肌等作用有关。姜黄素、莪术醇、莪术二酮是其发挥药理作用的重要物质基础。见表 15 – 11。

表 15 – 11 莪术药理作用以及主要物质基础小结

功效	药理作用	主要有效成分、部位或提取物
行气破血	抗肿瘤	β–榄香烯、莪术醇、莪术酮、莪术二酮和异莪术酮
	抗血栓	莪术油、莪术醇及榄香烯
消积止痛	镇痛	醋制莪术
	调节胃肠平滑肌	水提物
其他	保肝	莪术醇提物及挥发油
	抗早孕	莪术醇浸膏及其倍半萜化合物
	抗菌、抗炎	莪术挥发油

【毒理与不良反应】 莪术醇与莪术酮对小鼠腹腔注射的 LD_{50} 为 250mg/kg 和 414mg/kg。小鼠灌胃莪术浸剂 15mg/kg，连续 4 天和 7 天两组，镜检见肝肾有明显损害，可致肝坏死，以停药后 3 周左右坏死较明显，肾脏充血，肾小管上皮细胞明显肿胀。1% 莪术油 1mL/kg、5mL/kg 给大鼠肌注，连续 8 周，未见明显毒性反应。莪术油和鲜莪术油注射液体内外试验均见溶血反应。

莪术不良反应较少，注射给药有时可出现局部疼痛，口腔有酸辣气味，药液注入过快可出现头晕。莪术油葡萄糖注射液可致过敏性休克。

【现代应用】

1. 宫颈癌 莪术油瘤体内注射治疗宫颈癌，可见部分癌组织坏死脱落，宫颈变得光滑，提示莪术有直接杀伤癌细胞作用。蓬莪术注射液局部病灶注射，配合静脉用药，治疗早晚期各型宫颈癌。一般认为莪术治疗早期宫颈癌疗效较好，无明显毒性，副作用较小，可使病人避免手术与放疗的痛苦。

2. 宫颈糜烂 莪术挥发油制剂对轻度宫颈糜烂有较好疗效，对全身无不适反应。

3. 冠心病 莪术制剂能使冠心病病人胸闷、气短、心悸、肢体麻木等症状改善，改善心肌供血，对冠心病有较好的治疗效果。

4. 其他 莪术还可用于治疗缺血性脑血管病、霉菌性阴道炎、婴幼儿秋季腹泻、消化性溃疡等疾病，并可预防放射性皮肤烧伤。

水 蛭

本品为水蛭科动物蚂蟥 *Whitmania pigra* Whitman、水蛭 *Hirudo nipponica* Whitman 或柳叶蚂蟥 *Whitmania acranulata* Whitman 的干燥全体。水蛭主要含蛋白质，还有脂肪、糖类、肝素（heparin）、抗凝血酶（antithrombin），新鲜水蛭唾液中含有一种抗凝血物质——水蛭素（hirudin），此外水蛭还含有人体必需常量元素（钠、钾、钙、镁等）及微量元素（铁、锰、锌、硅、铝等）。水蛭味咸、苦，性平；有小毒。归肝经。

【药动学】 水蛭素皮下注射小鼠吸收良好，生物利用度高，注射后 1～2 小时血药浓度达高峰。直肠或十二指肠给药后，血中未测到本品。水蛭素主要分布在细胞外液，不易透过血脑屏障，但可少量透过胎盘。水蛭素绝大部分以活性原形经肾小球滤过，经尿排泄。静脉注射水蛭素的动力学为二室开放动力学模型，分布半衰期为 10～15 分钟，消除半衰期为 1.7 小时。

【药理作用】

1. 与功效主治相关的药理作用 水蛭具有破血，逐瘀，通经之功效。用于癥瘕痞块，血瘀经闭，跌扑损伤。《本草经疏》云："水蛭，咸苦气平，有大毒，其用与虻虫相似，故仲景方中往往与之并施。咸入血走血，苦泄结，咸苦并行，故治妇人恶血、瘀血、月闭、血瘕积聚，因而无子者，血蓄膀胱，则水道不通，血散而膀胱得气化之职，水道不求其利而自利矣。堕胎者，以其有毒善破血也。"

（1）抗血栓形成 去头水蛭醇提物对胶原蛋白 – 肾上腺素诱导的小鼠体内血栓和大鼠动 – 静脉旁路血栓形成有显著抑制作用，水蛭素对实验性血栓形成有明显的抑制作用。水蛭素治疗大鼠各种血栓的有效浓度不同，静脉血栓与弥散性血管内凝血（DIC）所需的水蛭素血浆浓度最低，治疗动脉血栓则要求较高的血浆浓度。水蛭素抗血栓作用与抑制血小板聚集、抗凝血、促进纤溶过程有关。

①抗血小板聚集：水蛭及其制剂，或水蛭唾液，给动物灌胃或注射，均能明显降低血小板表面活性，抑制血小板聚集，也能抑制胶原、ADP、肾上腺素或花生四烯酸等诱导的血小板聚集，降低血小板黏附性。其抗血小板聚集作用机制，可能与增强血小板膜腺苷酸环化酶活性，增加血小板内 cAMP 含量有关。水蛭素能抑制凝血酶对血小板的诱导作用，抑制凝血酶与血小板结合，抑制血小板接受凝血酶的刺激，并促使凝血酶与血小板解离，从而有效地降低血小板聚集率。水蛭还是一种作用较强的 TXA_2 合成抑制剂。

②抗凝：水蛭素能选择性抑制凝血酶，能与凝血酶结合，形成一种非共价复合物，这种复合物极稳定，且反应速度极快。由于水蛭素与凝血酶的亲和力极强，在很低的浓度下，就能中和凝血酶，$1\mu g$ 水蛭素可以中和 $5\mu g$ 凝血酶，抗凝作用强大。

③促纤溶：体外实验发现水蛭 70% 乙醇提取物具有活化纤溶系统作用。水蛭的水提取物能降低纤溶酶原抑制剂（PAI）的活性，使纤溶酶原激活剂（t – PA）的活性提高。

水蛭生品对动物的抗凝、抗栓作用显著优于炮制品。水蛭素是水蛭中有效成分，炙后水蛭素裂解破坏，作用减弱。水蛭治疗脑出血，生用效果佳。

（2）对血液流变学的影响 水蛭提取物可使血液黏度降低，红细胞电泳时间缩短。水蛭粉对缺血性中风病人的血细胞比容、血浆比黏度、全血比黏度、红细胞电泳时间、纤维蛋白原含量及血沉，均有明显降低。

（3）降血脂 水蛭能抑制血清总胆固醇（TC）、甘油三酯（TG）的升高，且可升高 6 – 酮 – $PGF_{1\alpha}$，降低 TXB_2。对食饵性高脂血症家兔，水蛭粉预防或治疗给药，均能使血中胆固醇和甘油三酯含量降低，同时使主动脉与冠状动脉病变较对照组减轻，斑块消退明显，可见胶原纤维增生，胆固醇结晶减少。其作用机制可能与 $PGF_{1\alpha}$ 值升高，TXB_2 降低，使两者比值维持在正常范围有关。

（4）抗肿瘤 水蛭的分泌物含有一种组织胺样物质，可抑制精原细胞分裂。体外实验（伊红法）发现，水蛭对肿瘤细胞有抑制作用。新鲜水蛭唾液中的抗凝血物质——水蛭素注入实验性肺癌小鼠体内，能防止肿瘤细胞的扩散，对实验性肝癌小鼠也有同样抑制作用。

（5）对实验性脑血肿及皮下血肿的影响 水蛭能促进血肿吸收，减轻周围脑组织炎症反应及水肿，缓解颅内压升高，改善局部血流循环，保护脑组织免遭坏死，有利于神经功能的恢复。

2. 其他药理作用

（1）对实验动物妊娠的影响 水蛭的水提取物对小鼠各个时期妊娠都有终止作用，终止妊娠的百分率随剂量的增加而增加。不同途径给药都有抗早孕效果。黄体酮对该作用有一定的对抗作用。

（2）对实验性肾损伤的影响 水蛭液对肌注甘油所致大鼠初发期急性肾小管坏死有明显防治作用，使血尿素氮（BUN）、血肌酐（BCr）值的升高明显低于对照组，肾组织形态学改变明显改善。

综上所述，水蛭破血、逐瘀、通经之功效主要与其抗血栓形成，抗凝，改善血液流变学和微循环，降血脂，抗肿瘤等药理作用有关。水蛭素是这些药理作用的重要物质基础。见表 15－12。

表 15－12 水蛭药理作用以及主要物质基础小结

功效	药理作用	主要有效成分、部位或提取物
破血逐瘀	抗血栓形成	水蛭素、水蛭醇提物
	改善血液流变学和微循环	水蛭粉、水蛭提取物
	降血脂	水蛭粉
	抗肿瘤	水蛭分泌物
其他	终止妊娠	水蛭水提物
	肾损伤	水蛭液

【毒理与不良反应】 小鼠皮下注射 LD_{50} 为（15.24 ± 2.04）g/kg，而有效剂量（终止妊娠在 75% 以上）1.25g/kg 是半数致死量的 1/12，表明安全范围较大。水蛭煎液 0.5～1.0mL/kg 给妊娠 7～11 天的小鼠灌胃有致畸作用和堕胎作用。因水蛭可分泌一种组织胺样物质，扩张毛细血管而增加出血，故大量服用水蛭可使毛细血管过度扩张，出血，最后致肺、肾、心脏淤血，最终因呼吸衰竭、心力衰竭而死亡。

【现代应用】

1. 脑血管疾病 水蛭在治疗脑血栓、脑出血、中风先兆等方面有较好疗效。

2. 高脂血症 水蛭制剂因能使高脂血症病人血清胆固醇、甘油三酯、β 脂蛋白水平下降，凝血酶原时间延长，而用于高脂血症的治疗有一定疗效。

3. 冠心病心绞痛 可用于冠心病心绞痛的治疗。

4. 肾病 水蛭有缓解肾小球肾炎蛋白尿和减轻肾实质损伤的作用，故可用于治疗原发性肾小球肾炎。还可用于治疗原发性肾病综合征、难治性肾病综合征，也有较好疗效。

此外，水蛭还可用于治疗肺心病、肝硬化门静脉高压、肝硬化、周围血管病、脑卒中后遗症等。水蛭鲜用疗效强于干剂，粉剂强于汤剂。

第三节 常用方剂

血府逐瘀汤
《医林改错》

【组成】桃仁、红花、当归、赤芍、生地、川芎、枳壳、桔梗、柴胡、牛膝、甘草。

【功效与主治】活血化瘀、行气止痛。用于胸中血瘀、血行不畅所致的胸痛、头痛日久不愈、呃逆日久不止，或心悸失眠、急躁善怒，或唇舌紫黯、舌有瘀点、脉弦涩。

【药理作用】

1. 对血液系统的影响 血府逐瘀汤加减方有增强红细胞变形能力、降低血液黏度、抑制血小板聚集作用。本方口服液能明显增加正常和"血瘀"小鼠耳郭微细动静脉口径，增加毛细血管开放量。本方对急性脊髓损伤具有促进瘀堵的微循环再灌注，增加血流量和毛细血管开放数目，改善局部缺血缺氧状态，缓解脊髓水肿，保护损伤的脊髓组织功能。昆明种小鼠灌服本方 7 天，能增加较早期造血干细胞的数量和功能，提高造血能力，达到去瘀生新的作用。

2. 降血脂及抗动脉粥样硬化 血府逐瘀汤颗粒剂对动脉粥样硬化模型家兔血清 TC、TG、LDL－C 有明显降低作用，抑制血小板黏附、聚集，减少主动脉斑块面积和动脉内膜增厚，降低动脉内膜斑块面积与中膜面积比值和冠脉病变发生率。这些作用可能与其降低动脉粥样硬化模型家兔血清 PDGF（血小板衍化生长因子）浓度有关。体外实验证实本方能抑制动脉粥样硬化家兔主动脉细胞的增殖。

3. 抗缺氧 本方及其成分对各种缺氧模型均有明显的抗缺氧作用，减少动物的整体耗氧量，增强心肌、脑组织的耐缺氧能力，延长动物的存活时间，其中全方优于单味用药。

4. 抗心肌缺血 本方可缩小因结扎冠状动脉致心肌缺血犬的心肌缺血范围和梗死面积，降低血清心肌酶 CK 的活性，改善心肌组织和细胞的缺血损伤。在大鼠心肌缺血再灌注模型中，本方同样能降低血清 CK、LDH 活性，抑制脂质过氧化反应和心肌细胞凋亡，有效保护心肌缺血再灌注损伤。作用机制可能与本方改善血液流变学、改善微循环、抑制心肌细胞凋亡、抗自由基损伤、调节血管内皮功能、耐缺氧等作用有关。

5. 抗纤维化 感染日本血吸虫致肝纤维化小鼠服用本方 45 天，小鼠血清中 I、III 型前胶原，TNF－α，IL－6 及肝组织中羟脯氨酸含量明显降低，肝内病灶中增生纤维组织面积显著减少，提示本方能阻断及逆转早期血吸虫性肝纤维化病情。本方还能抑制平阳霉素引起的小鼠肺纤维化，疗效优于泼尼松；抑制心肌成纤维细胞增殖，减少心肌成纤维细胞分泌胶原的作用。

6. 增强免疫　小鼠腹腔注射血府逐瘀胶囊生理盐水浸液，连用 7 天，发现能明显促进小鼠腹腔巨噬细胞的吞噬功能；连用 10 天，第 5 天用 SRBC 致敏 1 次，5 天后进行 PFC 试验，发现其能明显的增强抗体生成细胞数量和抗体分泌水平。

7. 镇痛　血府逐瘀胶囊能提高小鼠热板致痛模型的痛阈，比罗通定作用更持久。

【现代应用】

1. 冠心病、心肌梗死　应用血府逐瘀口服液治疗 60 例冠心病心绞痛，症状改善总有效率为 91.67%，心电图疗效有效率为 73.33%，与对照组（口服山海丹）有明显差异。血府逐瘀浓缩丸可改善冠脉内支架植入后血瘀症状，减少术后心绞痛的复发率。

2. 头痛、三叉神经痛　本方随证加减治疗 109 例血管性头痛，有效率为 93%。血府逐瘀胶囊治疗 85 例顽固性头痛，52 例治疗 1 个月有效，33 例治疗 2 个月有效，有效率达 91.7%。血府逐瘀汤加减治疗三叉神经痛 43 例，治愈不复发者 26 例，显效 11 例，有效 5 例，总有效率大于 97%。

3. 高血压　血府逐瘀汤治疗 151 例高血压患者，能明显降低舒张压，改善症状，优于对照组天麻钩藤饮的效果。

4. 颅脑外伤及脑震荡　血府逐瘀汤加减治疗颅脑外伤综合例患者 32 例，痊愈 10 例，总有效率达 90.6%。血府逐瘀汤加味治疗脑震荡患者 79 例，总有效率达 98.73%。

5. 其他　应用血府逐瘀汤加减治疗心源性脑病、血管性痴呆、失眠、慢性萎缩性胃炎等有较好疗效。

补阳还五汤
《医林改错》

【组成】 黄芪、当归、川芎、赤芍、地龙、桃仁、红花。

【功效与主治】 补气，活血，通络。用于半身不遂，口眼歪斜，语言蹇涩，口角流涎，小便频数或遗尿不禁，舌黯淡，苔白，脉缓。

【药理作用】

1. 对血液系统的影响　补阳还五汤能降低老龄大鼠的全血和血浆黏度，减轻红细胞压积，降低纤维蛋白原浓度，抑制血小板聚集，增强红细胞变形能力。补阳还五汤及其有效成分生物碱、苷可使 35% $FeCl_3$ 诱导大鼠颈总动脉形成的血栓重量减轻，抑制血栓形成。补阳还五汤原方及生物碱可能通过与 AT - Ⅲ 结合而灭活凝血因子，也可能促进 Pc 对凝血因子的灭活，而发挥抗凝作用。另外，补阳还五汤还能改善由肾上腺素制备的急性血瘀证动物模型的内耳微循环，增加内耳血流量，可能与其改善血液流变学，恢复 TXA_2 和 PGI_2 动态平衡有关。补阳还五汤能显著降低动脉粥样硬化大鼠血清 TC、TG、LDL - C 的水平，下调 AS 大鼠主动脉基质金属蛋白酶（MMP9）的表达，也可降低动脉粥样硬化小鼠血清 NO 水平，抑制诱导型 NO 合酶的表达，用于防止动脉粥样硬化。

2. 对心、脑血管系统的药理作用　补阳还五汤静脉注射，有缓慢、持久的降压作用，可提高戊巴比妥钠所致的豚鼠急性衰竭心脏的心肌收缩力，麻醉家兔的心肌收缩幅度。小鼠灌服补阳还五汤，可明显增加心肌营养血流量。补阳还五汤还可扩张脑血管，降低脑血管阻力，显著增加脑血流量，改善脑部血液循环。补阳还五汤可缩小大鼠脑缺血再灌注后脑梗死面积，减少缺血侧神经细胞凋亡，增加 Bcl-2/Bax 比值，减轻线粒体损伤，可促进脑缺血损伤后脑组织的 NGF 表达及上调 AKT/PKB 信号转导的表达。

3. 对神经损伤的保护作用 补阳还五汤可以抑制脊髓损伤（SCI）模型大鼠脊髓组织血小板活化因子受体（PAF-R）mRNA 表达，减少 PAF-R 数目，抑制 PAF-R 活性，阻断 PAF 发挥损伤作用。补阳还五汤还能促进横断的红核脊髓束轴突再生及修复部分功能。

4. 对免疫功能的影响 补阳还五汤能使免疫功能低下小鼠（环磷酰胺所致）的免疫器官胸腺和脾脏重量增加，提高单核巨噬细胞吞噬功能，并能提高血清溶血素抗体水平，表明本方具有增强机体免疫功能的作用。

5. 其他药理作用

（1）抗炎 补阳还五汤 260g（生药）/（kg·d）给大鼠连续灌服 15 天，能抑制佐剂关节炎大鼠足肿胀程度，增加大鼠胸腺和脾脏指数，可能与抑制 TNF、IL-2、CIC 和 PGE 含量，增加 SOD 活性有关。

（2）抗肝损伤 补阳还五汤连续给药 11 天，每天 1 次，能明显降低免疫性肝炎（卡介苗与脂多糖所致）和急性肝损伤（CCl_4 或硫代硫酰胺）模型小鼠血清 ALT、AST，升高 SOD 活性，降低 MDA 含量，表明其有抗肝损伤、改善肝功能的作用。

【现代作用】

1. 脑卒中 补阳还五汤能改善中风患者血液处于"黏、浓、凝、聚"的倾向，能增加血小板内环磷酸腺苷的含量，抑制血小板聚集和释放反应，抑制和溶解血栓，以改善微循环，促进侧支循环。治疗气虚血瘀型脑卒中后遗症 34 例，总有效率达 94.1%。可有效降低脑梗死患者的神经功能缺损评分。

2. 冠心病、心绞痛 补阳还五汤能减少冠心病无症状性心肌缺血的发作次数和心肌缺血的持续时间，降低心率和收缩压，降低心肌耗氧量。也能缓解心绞痛，减少发作次数，缩短发作时间，改善心电图及临床症状。

3. 雷诺病 补阳还五汤加减治疗雷诺病患者 50 例，痊愈 28 例，显效 19 例，无效 3 例，有效率为 94%。

第十六章

化痰、止咳、平喘药

导学

本章介绍化痰止咳平喘药的基本药理作用及常用单味中药桔梗、半夏、贝母、苦杏仁，中药复方三子养亲汤的药理研究。

学习重点

化痰止咳平喘药的主要药理作用；桔梗的药理作用。

学习要求

1. 了解中医对痰的认识以及相关疾病的症状和表现，掌握化痰止咳平喘药的基本药理作用，对呼吸系统的影响。

2. 掌握桔梗的祛痰止咳、抗炎作用。掌握与这些作用相关的主要物质基础及作用机制。熟悉桔梗的现代应用。

3. 熟悉半夏、贝母、苦杏仁的主要药理作用及应用。

4. 熟悉三子养亲汤的药理作用和现代应用。

第一节 概 述

凡以祛痰或化解痰涎，治疗痰浊阻肺证及其他痰浊证的中药称为化痰药。能减轻或制止咳嗽、喘息症状，治疗咳嗽、哮喘的中药，称止咳药和平喘药。

中医对痰的认识有狭义和广义之分，狭义的痰指由呼吸道咳出的痰，多见于上呼吸道感染、急慢性支气管炎、肺气肿、支气管扩张等肺部疾患。广义的痰，指停积于脏腑经络之间的各种各样的瘀证，如痰浊滞于皮肤经络可生瘰疬瘿瘤，常见于皮下肿块、慢性淋巴结炎、单纯性甲状腺肿等疾病。痰痹阻胸，则胸痛、胸闷、心悸，常见于冠心病、心绞痛、高血压、心力衰竭等。痰迷心窍，则心神不宁、昏迷、谵妄、精神错乱，常见于脑血管意外、癫痫、精神分裂症等。咳嗽和哮喘都与痰有密切关系，因痰浊阻滞于肺，肺气壅滞，失其宣发肃降，肺气上逆而形成咳嗽和哮喘。痰浊是根源，咳嗽和哮喘是痰浊的临床表现。

祛痰药多能止咳、平喘，止咳、平喘药又多兼有化痰作用。它们的功效与药理作用很难明确区分，与功效相关的药理作用如下：

1. 祛痰　桔梗、川贝母、前胡、紫菀、皂荚、天南星、款冬花、薜莱、满山红等的煎剂或流浸膏均有祛痰作用。动物实验显示，它们均能增加呼吸道的分泌量，一般在给药后 1 小时后作用达高峰，其中以桔梗、前胡、皂荚作用最强，款冬花作用较弱。家兔口服天南星煎剂后，增加呼吸道分泌作用可持续 4 小时以上。除薜莱含薜莱素，满山红含杜鹃素外，其余药物的祛痰作用均与所含皂苷成分有关。皂苷能刺激胃和咽喉黏膜，反射性地引起轻度恶心，增加支气管腺体的分泌，从而稀释痰液而发挥祛痰作用。杜鹃素的祛痰作用机理，一方面促进器官黏液－纤毛运动，增强呼吸道清除异物的功能，另一方面可溶解黏痰，使呼吸道分泌物中的酸性黏多糖纤维断裂，同时降低唾液酸的含量，使痰液黏稠度下降，易于咳出。

2. 止咳　半夏、苦杏仁、桔梗、款冬花、贝母、满山红、紫菀等均有不同程度的镇咳作用。动物实验证实，半夏、苦杏仁、百部等的镇咳作用在中枢神经系统，作用较弱，紫菀可作用于外周，属末梢性镇咳药。

3. 平喘　浙贝母、薜莱、苦杏仁、款冬花、枇杷叶等有一定的扩张支气管，改善通气功能，缓解哮喘。中药的平喘机理也是多方面的，如浙贝母能扩张家兔、猫支气管平滑肌，直接抑制支气管痉挛以缓解哮喘症状。款冬花醚提物小剂量扩张支气管平滑肌，大剂量有升压作用，可被六羟季胺对抗，推测其平喘机理可能与兴奋神经节有关。桔梗皂苷、款冬花醚提物能抑制组胺诱导的豚鼠支气管痉挛，其作用可能与抗过敏有关。

4. 抗菌、抗炎　半夏、天南星、杏仁、桔梗、前胡、陈皮有显著的抗炎作用。桔梗皂苷是其桔梗抗炎的主要有效成分，通过阻止核转录因子 NF-κB 的活性，减少 iNOS 和 COX-2 基因的表达，抑制 iNOS 和 COX-2 的作用而发挥抗炎作用。半夏抗炎与其糖皮质激素样作用有关，枇杷叶三萜酸的抗炎作用与抑制炎症因子的表达有关。另外，川贝母、薜莱、紫菀、陈皮、艾叶具有抗菌作用。抗菌、抗炎作用可以缓解呼吸道炎症，减少炎性损伤和渗出，减少慢性炎症的结缔组织增生等。

5. 抗肿瘤　半夏、天南星、皂荚、昆布、苦杏仁等都具有不同程度的抗肿瘤作用。半夏为消痞散结的要药，其多糖组分、总生物碱、掌叶半夏中胡芦巴碱和 β-谷甾醇都有明显的抗肿瘤作用。

常用的化痰止咳平喘药的药理作用见表 16-1。

表 16-1　　　　　　　　　　　　化痰止咳平喘药的主要药理作用总括表

药　物	祛痰	止咳	平喘	其他作用
半夏	+	+		镇吐、抗肿瘤、抗早孕、抗心律失常、抗溃疡、降血脂
桔梗	+	+		抗炎、抗溃疡、解热、镇痛、降血糖、降血脂
川贝母	+	+		抑菌、松弛平滑肌、抗溃疡、升高血糖、降压
浙贝母	+	+	+	兴奋子宫、收缩肠肌、降压、镇静、镇痛
苦杏仁	+	+	+	抗炎、镇痛、抗肿瘤、抑制胃蛋白酶活性、促进免疫
款冬花	+	+	+	升压、抑制血小板聚集
紫菀	+	+		抗菌、抗病毒、抗肿瘤

续表

药 物	祛痰	止咳	平喘	其他作用
柴胡	+			抗炎、抗过敏、抗心律失常、扩张血管、抗血小板聚集
薄菜	+	+		抗菌
天南星	+			镇静、镇痛、抗惊厥、抗肿瘤

第二节 常用药物

一、化痰药

桔 梗

本品为桔梗科植物桔梗 *Platycodon grandiflorum*（Jacq.）A. DC. 的干燥根。桔梗含多种皂苷，主要为桔梗皂苷（platycodin），混合皂苷水解产生的苷元为三萜酸的混合物，有桔梗皂苷元（platycodigenin），远志酸（polygalacic acid），桔梗酸 A、B、C（platycogenic acid A、B、C），另外还含有聚糖、黄酮、植物甾醇、氨基酸和微量元素等。桔梗味苦、辛，性平。归肺经。

【药理作用】

1. 与功效主治相关的药理作用 桔梗具有宣肺祛痰、止咳利咽、排脓的功效。主治咳嗽痰多、咽喉肿痛、肺痈吐脓、胸满胁痛、疮疡脓肿。《珍珠囊》云："其用有四：止咽痛，兼除鼻塞；利膈气，乃治肺痈；一为诸药之舟楫；一为肺部之引经。"《本草汇言》云："主利肺气，通咽喉，宽中理气，开郁行痰之要药也。"

（1）祛痰 桔梗的根、根皮、茎、叶、花、果均有祛痰作用。桔梗煎剂给麻醉犬口服 1g/kg 后，能使呼吸道黏液分泌量显著增加，作用强度与氯化铵相似。对麻醉猫亦有促进呼吸道黏液分泌的作用，可持续 7 小时以上。豚鼠多次灌服粗制剂桔梗皂苷 80mg/kg，同样有祛痰效果。桔梗祛痰的作用机制主要是其所含的皂苷口服后，能刺激胃黏膜，反射性引起支气管腺体分泌增多，使痰液稀释而被排出。

（2）镇咳 对机械刺激豚鼠器官黏膜引起的咳嗽，桔梗水提物腹腔注射的镇咳效果达 60%。粗制桔梗皂苷给麻醉豚鼠腹腔注射，其半数镇咳有效量 ED_{50} 为 6.4mg/kg，提示其有较强的镇咳作用。

（3）抗炎 桔梗粗皂苷灌胃对角叉菜胶及醋酸所致的大鼠肿胀，有较强的抗炎作用。桔梗皂苷每日给大鼠灌胃 50、100mg/kg，连续 7 天，对棉球肉芽肿有显著的抑制作用，对大鼠佐剂性关节炎也有效。桔梗皂苷还能明显抑制过敏性休克小鼠毛细血管通透性。小鼠口服桔梗皂苷可抑制腹腔注射同一皂苷所致的扭体反应和腹腔渗出。桔梗水提液对小鼠腹腔巨噬细胞 NO 的释放有调节作用，可能是其抗炎作用机理之一。

关联提示 16 -1

巨噬细胞产生 NO,在炎症中有多向性的作用,一方面可扩张血管,一方面也可抑制血小板、肥大细胞、白细胞介导的炎症反应。

2. 其他药理作用

(1) 降血糖 正常家兔灌服桔梗水或乙醇提取物 200mg/kg,可使血糖降低;四氧嘧啶诱导的糖尿病家兔灌服桔梗水或乙醇提取物 500mg/kg,连续 4 天,也有降血糖作用,降低的肝糖原在用药后恢复,且能抑制食物性血糖升高,醇提取物的作用较水提取物的作用强。桔梗醇提物能降低链佐星致糖尿病小鼠的高血糖,其机制可能是通过调节组织糖脂代谢或修复胰岛 β 细胞促进胰岛素分泌有关。

(2) 降血脂 高脂血症大鼠食用含 5% 和 10% 桔梗粉的饲料 3 周,能显著降低血清和肝脏脂肪浓度,降低血清中总胆固醇(TC)、甘油三酯(TG)和低密度脂蛋白(LDL)浓度,升高高密度脂蛋白(HDL)浓度,同时降低肝脏 TC、TG 浓度。

(3) 镇静、镇痛、解热 小鼠灌服桔梗皂苷(50、100、200mg/kg)后,能减少自发活动,延长环己巴比妥钠的失眠时间,呈明显的镇静作用。桔梗皂苷对小鼠醋酸扭体反应及压尾法有镇痛作用。对正常小鼠及伤寒、副伤寒疫苗所致发热小鼠,均有显著的解热作用。

(4) 抗溃疡 桔梗皂苷能抑制大鼠胃液分泌和抗消化性溃疡作用。大鼠灌服桔梗皂苷100mg/kg 几乎能完全抑制大鼠幽门结扎所致的胃液分泌。大鼠十二指肠注入桔梗粗皂苷(25mg/kg),可防止大鼠形成消化性溃疡。

(5) 扩张血管、减慢心率 麻醉犬动脉内注射桔梗皂苷 100~400μg,能显著降低后肢血管和冠状动脉的阻力,增加其血流量,其扩张作用优于罂粟碱。大鼠静脉注射桔梗皂苷0.5~5mg/kg,可见暂时性血压下降、心率减慢和呼吸抑制;随剂量增大、持续时间延长,可使离体豚鼠心房收缩力减弱、心率减慢,但能对抗 Ach 引起的心房抑制。

(6) 免疫调节作用 桔梗水提物可显著刺激小鼠腹腔巨噬细胞增生。桔梗多糖能诱导鼠巨噬细胞株 RAW264.7 中 NO 的产生和 iNOS mRNA 表达,通过 TLR4/NF-κB 信号通路产生作用,也可诱导 TNF-α 释放。桔梗还能提高多克隆抗体 IgM 产生和 B 细胞增殖。

综上所述,桔梗宣肺、利咽、祛痰、排脓功效与祛痰、镇咳、抗炎等药理作用有关。桔梗功效作用的物质基础主要为桔梗皂苷。桔梗的降血糖、降血脂、镇静、镇痛、解热、抗溃疡、扩张血管、减慢心率、免疫调节等作用是桔梗药理作用的现代药理研究进展。见表 16-2。

表 16-2 桔梗药理作用以及主要物质基础小结

功效	药理作用	主要有效成分、部位或提取物
宣肺利咽祛痰排脓	祛痰	桔梗皂苷、桔梗水提物
	镇咳	桔梗皂苷、桔梗水提物
	抗炎	桔梗粗皂苷、桔梗水提物

续表

功效	药理作用	主要有效成分、部位或提取物
其他	降血糖	桔梗水或醇提物
	降血脂	桔梗皂苷
	镇静、镇痛、解热	桔梗皂苷
	抗溃疡	桔梗皂苷
	扩张血管、减慢心率	桔梗皂苷
	免疫调节	桔梗水提物、桔梗多糖

【毒理与不良反应】 小鼠灌胃桔梗煎剂的 LD_{50} 为 24g/kg。兔灌胃本品煎剂 40g/kg，于 24 小时内 5 只全部死亡，剂量为 20g/kg 时，则全部存活。桔梗皂苷有很强的溶血作用，其溶血指数与来源产地和生长年限、采集时间、加工方法等而异，从 1:100 到 1:10 000 不等，韧皮部的溶血作用为本质部的 4.4～6.5 倍，不去皮的桔梗溶血作用略大于去皮桔梗。因此桔梗不可注射给药。小鼠皮下注射的最小致死量为 770mg/kg。粗桔梗皂苷灌胃小鼠、大鼠的 LD_{50} 分别为 420mg/kg 和大于 800mg/kg，皮下注射分别为 22.3mg/kg 和 14.1mg/kg。豚鼠腹腔注射 LD_{50} 为 23.1mg/kg。桔梗热水提取物及冷冻真空干燥剂，可使组氨酸缺陷鼠伤寒沙门菌 TA98 级 TA100 回变菌落数增加，同时对小鼠微核试验及染色体畸变试验呈阳性结果。

大剂量口服桔梗，反射性兴奋呕吐中枢，偶见恶心、呕吐，严重者出现四肢出汗、乏力、心烦等症状。

【现代应用】

1. 肺炎 桔梗 15g，鱼腥草 36g，煎成 200mL，1 次服 30mL，每日 3～4 次。治疗肺炎 28 例，均为细菌感染。其中 26 例治愈，X 线阴影 5～22 天内吸收，平均 9.4 天，白细胞恢复正常 3.9 天，如与抗生素同用可起到协同效果。

2. 急性扁桃体炎 桔梗 10g，生地 30g，麦冬 12g，甘草 5g，水煎服，每日 1 例，治疗急性扁桃体炎 50 例，45 例全身情况恢复正常，局部炎症消失。

3. 声带小结 生炒桔梗、生煨诃子各 58g，生炙甘草 2g，生熟地 6g，水煎服，每日 1 剂，治疗声带小结 36 例，显效 18 例，有效 14 例，无效 4 例。

4. 变异性心绞痛 桔梗、贝母、巴豆按 3:3:1 比例粉碎，取药末装于小旱烟锅内，点火吸烟，每次 1～3 锅，每日 3 次连续治疗。

半 夏

本品为天南星科植物半夏 *Pinellia ternata*（Thunb.）Breit. 的干燥块茎。主要含挥发油、β - 谷甾醇（β - sitosterol）、胆碱（choline）、胡萝卜苷（daucosterol）、葡萄糖醛酸苷（glucuronide）、黑尿酸（homogentisic acid）、甲硫氨酸、2,4 - 二羟基甲醛葡萄糖苷、左旋麻黄碱（*l* - ephedrine）、胡芦巴碱（trigonelline）、天门冬氨酸（aspartic acid）、β - 氨基丁酸和 γ - 氨基丁酸（β - aminobutyric 和 γ - aminobutyric acid）等多种氨基酸及少量脂肪、多糖、

淀粉、蛋白质等。半夏味辛，性温；有毒。归脾、胃、肺经。

【药理作用】

1. 与功效主治相关的药理作用 半夏具有燥湿化痰、降逆止呕、消痞散结之功效。主治痰多咳喘，痰饮眩悸，风痰眩晕，痰厥头痛，呕吐反胃，胸脘痞闷，梅核气；生用外治痈肿痰核。《医学启源》云："治寒痰饮冷伤肺而咳。"《外台秘要》云："燥胃湿，化痰，消肿散结。"

（1）镇咳 生半夏、姜半夏、明矾（清）半夏的煎剂灌胃 0.6～1.0g/kg，对电刺激猫喉上神经或胸腔注入碘液所致的咳嗽有明显镇咳作用。给药后 30 分钟起效，可维持 5 小时以上。其 0.6g/kg 的镇咳作用较 1mg/kg 的可待因弱，其镇咳部位在咳嗽中枢，镇咳成分为生物碱。

（2）镇吐和催吐 半夏加热或加明矾、姜汁炮制的各种制品，对去水吗啡、洋地黄、硫酸铜引起的呕吐都有一定的镇吐作用。以上三种催吐剂的作用机制不同，而半夏都可显示镇吐作用，其镇吐作用机制可能与中枢和外周都有作用。其镇吐成分为生物碱、甲硫氨酸、甘氨酸、葡萄糖醛酸或 l-麻黄碱。动物实验证明生半夏有催吐作用，其催吐与所含 2,4-二羟基苯甲醛葡萄糖苷有关，因其苷元有强烈的黏膜刺激作用。半夏粉在 120℃焙 2～3 小时，即可除去催吐成分，而不影响其镇吐作用。说明半夏催吐和镇吐分别属于不同成分所致。

关联提示 16-2

水吗啡、洋地黄可以直接刺激延脑催吐化学感受区，兴奋呕吐中枢，引起恶心呕吐。硫酸铜对肠道有较强的刺激作用，并可引起反射性呕吐，属于外周性催吐作用。

（3）对消化系统的影响 半夏能显著抑制胃酸分泌，抑制胃液酸度，降低游离酸和总酸酸度及胃蛋白酶活性，对急性胃黏膜损伤有保护和促进恢复作用。姜矾半夏和姜煮半夏 2g/kg 灌胃，对大鼠胃蛋白酶活性及胃液中 PGE_2 的含量无明显影响，而生半夏则能明显降低大鼠胃酸和胃蛋白酶活性，显著减少胃液中 PGE_2 的含量，对胃黏膜损伤较大。由于胃黏膜细胞分泌的 PGE_2 是一种内源性的胃黏膜保护介质，因此推测生半夏对胃肠道的损伤作用可能与其抑制胃肠黏膜内的 PGE_2 分泌有关。半夏水煎醇沉液对大鼠幽门结扎性溃疡，吲哚美辛性溃疡及应激性溃疡均有明显的预防或治疗作用。还能抑制小鼠盐酸性溃疡及吲哚美辛-乙醇性溃疡的形成，对水浸应激性溃疡也有一定的抑制作用。

半夏对胃肠运动功能的影响复杂。半夏能显著增强家兔肠道输送能力。对豚鼠离体肠管的收缩作用，不被河豚素所抑制，而能被阿托品所抑制，提示本品作用于乙酰胆碱受体而产生收缩作用。半夏又能抑制乙酰胆碱、组胺、氯化钡所引起的肠道收缩。对鹌鹑回肠松弛作用及抗组胺作用的成分是麻黄碱。另有报道姜矾半夏和姜煮半夏 2g/kg 灌胃，对小鼠胃肠运动呈明显抑制作用，而生半夏 2g/kg 灌胃，对小鼠胃肠运动则呈显著促进作用。

（4）抗肿瘤 半夏多糖组分具有使多形核白细胞（PMN）活化作用和抗肿瘤作用。体外培养肿瘤细胞实验结果显示，半夏各炮制品总生物碱对慢性髓性白血病细胞（K562）的生长均有抑制作用。姜浸半夏、姜煮半夏、矾半夏、姜矾半夏的总生物碱的 IC_{50} 皆小于 100μg/mL，而以矾半夏抗 K562 肿瘤细胞生长作用最强，姜制半夏次之，姜制半夏甲醇提取物亦有明显对抗作用。从半夏中提取的多糖具有较强的网状内皮系统激活活性，能抑制肿瘤的发生和增殖，可通过诱导肿瘤细胞凋亡产生抗癌作用。其所含的一种季铵生物碱－胡芦巴碱对小鼠肝癌有抑制作用。从半夏的新鲜鳞茎中分离的外源性凝聚素（PTA，低分子蛋白）可凝集多种癌细胞，对于鉴别乳房上皮细胞是否是恶性肿瘤是一种很好的指示剂。这种外源性凝聚素还可凝集人肝癌细胞、艾氏腹水癌细胞及腹水型肝癌细胞。

2. 其他药理作用

（1）抗生育和抗早孕　半夏蛋白皮下注射达 30mg/kg 时，能明显抗早孕，抗孕效果达到 100%。半夏蛋白可抑制卵巢黄体孕酮的分泌，使血浆孕酮水平明显下降，子宫内膜变薄，使蜕膜反应逐渐消失，胚胎失去蜕膜支持而流产。子宫内注射半夏蛋白 500μg，其抗兔胚胎着床率达 100%，其机制可能是半夏蛋白结合在子宫内膜腺管的上皮细胞膜上，改变了细胞膜生物学行为所致。

（2）抗心律失常　半夏提取物 0.56~0.88mg/kg 醇溶剂，给犬静脉注射，可明显对抗氯化钡引起的心率失常。半夏水浸剂 0.2~0.3g/kg，静脉注射能使氯化钡引起的犬室性早搏迅速消失，有效率达 97.5%，且未复发，也能使肾上腺素所致的心动过速转为窦性心率，有效率达 96%。静脉注射半夏浸剂至室性早搏消失的时间为 30.10 秒。半夏水煎醇沉液可增加离体家兔新的冠脉流量。

（3）降血脂　半夏可阻止或延缓食饵性高脂血症的形成，并对高脂血症有一定的治疗作用，其中降低总胆固醇（TC）和低密度脂蛋白胆固醇（LDL－C）的作用较明显。

（4）镇痛、镇静　半夏能抑制中枢神经系统，具有一定程度的镇痛、抗惊厥作用。口服清半夏醇提取物 5、15g/kg 能显著延长小鼠对热痛刺激甩尾反应的潜伏期，减少由醋酸引起的小鼠扭体反应次数。掌叶半夏超临界 CO_2 乙醇萃取物能对抗青霉素引起的惊厥行为和癫痫样放电，具有抗惊厥作用。大剂量生半夏醇提物能明显延长戊巴比妥钠诱导的小鼠睡眠时间，具有镇静催眠作用。

（5）抗炎、抑菌、抗氧化　半夏对二甲苯致小鼠耳郭肿胀、醋酸致小鼠毛细血管通透性的增加以及大鼠棉球肉芽肿的形成均有明显的抑制作用。表明其有抗炎作用，生物碱类是抗炎作用的有效部位之一。半夏细粉对大肠杆菌、金黄色葡萄球菌、铜绿假单胞菌有较强的抑制作用，但对真菌不明显。半夏中的 β－谷甾醇和油脂有较强的抗自由基作用，可作为天然的抗氧化剂。

此外，半夏蛋白对运动神经末梢膜电流作用的综合效应为促进 Ca^{2+} 内流，提高细胞内 Ca^{2+} 浓度，从而促进神经递质释放。半夏煎剂给兔灌服，可轻度降低兔的眼内压。半夏还具有糖皮质激素样作用，5mg/kg 以上用量的半夏，可引起血中皮质酮的含量增加，20mg/kg 时是正常水平的 2.5 倍。眼结膜刺激试验说明，生半夏混悬液具有显著的黏膜刺激作用，经炮制后其刺激性明显降低。

综上所述，半夏的燥湿化痰功效与镇咳、祛痰、抗溃疡、调节胃肠道功能有关；降逆止呕与镇吐有关；散结消肿与抗肿瘤有关。主要的功效成分为所含的生物碱、甲硫氨酸、甘氨酸、葡萄糖醛酸、多糖、蛋白等。半夏的抗生育、抗早孕、降血脂、抗心律失常、抗炎、抑菌、抗氧化等作用是其现代药理作用的研究。见表 16－3。

表 16－3   半夏药理作用以及主要物质基础小结

功效	药理作用	主要有效成分、部位或提取物
燥湿化痰	祛痰、镇咳	生物碱
	对消化系统的影响	麻黄碱、姜煮半夏、姜矾半夏
降逆止呕	镇吐	生物碱、甲硫氨酸、甘氨酸、葡萄糖醛酸或 l－麻黄碱
散结消肿	抗肿瘤	多糖、胡芦巴碱、外源性凝集素
其他	抗生育、抗早孕	半夏蛋白
	降血脂	水提物
	抗心律失常	水提物
	抗炎、抑菌、抗氧化	生物碱、半夏粉、β－谷甾醇和油脂

【毒理与不良反应】小鼠灌胃给生半夏混悬液的 LD_{50} 为 42.7g/kg，小鼠腹腔注射半夏浸膏的 LD_{50} 为 325mg/kg。生半夏粉末混悬液小鼠腹腔注射的 LD_{50} 为 0.55g/kg，姜制半夏的 LD_{50} 为 1.23g/kg。生半夏粉 9g/kg 灌胃，对妊娠雌性大鼠和胚胎均有显著的毒性。生、制半夏汤剂 30g/kg（相当于临床常用量 150 倍）均能引起孕鼠阴道出血，胚胎早期死亡数增加，胎儿体重降低。生半夏混悬液给家兔点眼后，引起眼结膜水肿、水泡，眼睑轻度外翻，显示黏膜刺激性。生半夏和姜半夏注射液分别给小鼠腹腔注射 10g（生药）/kg，连续 10 天，采用骨髓细胞染色体分析技术，实验结果表明，二种半夏注射液诱发致突变频率明显高于空白组，与致突变剂丝裂霉素 C 相近，显示两种制剂对小鼠遗传物质具有损害作用。

人误服后，会发生肿胀、疼痛、失音、流涎、呼吸困难、甚至窒息死亡。炮制后毒性降低。半夏的毒性成分为不耐热、但溶于水的黏液质、黑尿酸及生物碱，因此生半夏必须煎服。

【现代应用】

1. 妊娠呕吐 半夏配伍山药，治疗重症妊娠呕吐 18 例，全部治愈。

2. 慢性咽炎 制半夏（砸碎），治疗慢性咽炎 564 例，疗程 8～25 天，总有效率为 90.78%。

3. 甲状腺肿瘤 生半夏 10g，随证加味，水煎 15 分钟以上，隔日或 2～3 日一剂，连服 20 剂，治疗甲状腺肿瘤 91 例，总有效率为 69.2%。

4. 宫颈糜烂 生半夏洗净晒干研粉，外用治疗宫颈糜烂，每周上药 1～2 次，8 次为一个疗程，共治疗 137 例，总有效率达 97.2%。

川贝母

本品为百合科植物川贝母 *Fritillaria cirrhosa* D. Don、暗紫贝母 *Fritillaria unibracteata* Hsiao et K. C. Hsia、甘肃贝母 *Fritillaria przewalskii* Maxim.、梭砂贝母 *Fritillaria delavayi* Franch. 的干燥鳞茎。本品含多种生物碱，如川贝母含青贝碱（chinpeimine），松贝碱甲、乙

（sonpeimine A、B），川贝碱（fritimine）和西贝素（sipeimine）。暗紫贝母含有蔗糖和松贝辛（songbeisine）。甘肃贝母含有岷贝碱甲、乙等。梭砂贝母含西贝母碱、梭砂贝母碱、梭砂贝母酮碱、川贝酮碱、梭砂贝母芬酮碱等。此外，还含有皂苷。川贝母味苦、甘，性微寒。归肺、心经。

【药理作用】

1. 与功效主治相关的药理作用　川贝母具有清热润肺、化痰止咳、散结消肿之功效。主治肺热燥咳，干咳少痰，阴虚劳嗽，咯痰带血，肺痈，瘰疬，痈肿，乳痈。《本草汇言》云："贝母，开郁、下气、化痰之药也，润肺清痰，止咳定喘，则虚劳火结之证，贝母专司首剂。"

（1）镇咳、祛痰　川贝母流浸膏小鼠灌胃，对氨水刺激引起的咳嗽无明显镇咳作用，但能使小鼠呼吸道酚红分泌量增加，有明显祛痰作用。组织培养的川贝和野生川贝（宁贝母、平贝母）均有显著的镇咳作用，可持续3小时。小鼠酚红排泌试验显示，两种川贝母均有祛痰作用，给药60分钟后作用达高峰，2小时后作用下降。川贝母生物碱小鼠灌胃，对二氧化硫刺激引起的咳嗽无明显镇咳作用，而酚红排泌祛痰试验证明有显著的祛痰作用。大鼠灌胃川贝醇提物4g（生药）/kg，对电刺激喉上神经引起的咳嗽有非常显著的镇咳作用；静脉注射川贝总碱5mg/kg也有显著镇咳作用。以上结果提示，川贝母祛痰作用非常显著，而镇咳作用不够恒定。

（2）平喘　湖北贝母醇提物和总生物碱，对由组胺所致的豚鼠离体平滑肌痉挛有明显的松弛作用。总生物碱25mg/kg腹腔注射，对有Ach和组胺引喘的豚鼠有显著的平喘效果。

（3）抑菌　体外抗菌试验表明，川贝母水浸液能抑制星形奴卡菌生长。川贝醇提物2g（生药）/mL在1：100～1：1000浓度时对金黄色葡萄球菌和大肠杆菌有明显的抑菌作用。

2. 其他药理作用

（1）缓解胃肠痉挛　西贝母有解痉作用，对离体豚鼠回肠、兔十二指肠及在体犬小肠有剂量依赖的平滑肌松弛作用，能对抗Ach和组胺和$BaCl_2$所致的肠痉挛，作用与罂粟碱相似。湖北贝母醇提物和总碱对离体豚鼠回肠有松弛作用。

（2）抗溃疡　平贝母总碱皮下注射或腹腔注射15或30mg/kg，对大鼠结扎幽门性溃疡、吲哚美辛型溃疡和应激性溃疡有抑制作用，其作用原理可能与其抑制胃蛋白酶活性有关。

（3）扩张血管、降压　猫静脉注射川贝母碱4.2mg/kg可引起血压下降，并伴有短暂的呼吸抑制。犬静脉注射西贝母碱可引起外周血管扩张，血压下降，此时心电图无变化。猫静脉注射湖北贝母总碱30mg/只，有短时中等强度的降压作用，并伴有心率减慢。湖北贝母醇提物和总碱，对离体兔耳血管有扩张作用。

此外，平贝母水溶成分对PAF诱导血小板聚集有抑制作用，从中分离得到的腺苷为其主要有效成分。川贝母碱7.5mg/kg兔静脉注射，能升高血糖，并维持2小时以上。川贝母和湖北贝母醇提物5g（生药）/kg灌胃，能明显提高小鼠耐缺氧的能力。湖北贝母总碱

50mg/mL兔滴眼有明显扩瞳作用。川贝母碱能增加豚鼠离体子宫张力，兴奋子宫。

综上所述，与川贝母清热润肺、化痰止咳、散结消肿之功效相关的药理作用为镇咳、祛痰、平喘、抑菌等。主要的物质基础为川贝母中的生物碱。川贝母及其生物碱缓解胃肠道痉挛、抗溃疡、扩张血管、降低血压、升血糖等其他的药理作用为其现代研究进展。见表16－4。

表 16－4　　　　　　　　　川贝母药理作用以及主要物质基础小结

功效	药理作用	主要有效成分、部位或提取物
清热润肺	镇咳、祛痰	生物碱、川贝母浸膏
化痰止咳	平喘	醇提物、生物碱
散结消肿	抑菌	水浸液、醇提物
其他	缓解胃肠痉挛	醇提物、生物碱
	抗溃疡	平贝母总碱
	扩张血管、降血压	西贝母碱、湖北贝母总碱
	抑制血小板聚集	平贝母水溶成分
	扩瞳	湖北贝母总碱
	升血糖	川贝母碱

【毒理与不良反应】 川贝母的急、慢性毒性试验显示，慢性毒性致使动物气管及支气管有杯状细胞增生、增多。小鼠静脉注射川贝母碱的最小致死量为40mg/kg，兔为12～15mg/kg。大鼠静脉注射西贝母碱的LD_{50}为148.4mg/kg。小鼠腹腔注射湖北贝母醇提物的LD_{50}为13.7mg/kg，川贝醇提物的LD_{50}>50g（生药）/kg。

【现代应用】

1. 呼吸道感染咳嗽 川贝母对急、慢性支气管炎及上呼吸道感染等引起的咳嗽有良好的止咳、祛痰作用。

2. 肺结核咳嗽 川贝母及其复方治疗肺结核，有良好的止咳效果。

浙贝母

本品为百合科植物浙贝母 *Fritillaria thunbergii* Miq. 的干燥鳞茎。浙贝母鳞茎含浙贝母碱（verticine）、去氢浙贝母碱（verticinone）、异浙贝母碱（isoverticine）、胆碱（choline）等多种生物碱，还含有浙贝母苷（peiminoside）、贝母醇（propeimine）、胡萝卜素（carotene）及多种二萜类化合物、脂肪酸。浙贝母味苦，性寒。归肺、心经。

【药理作用】

1. 与功效主治相关的药理作用 浙贝母具有清热化痰，降气止咳，散结消肿之功效。主治风热或痰热咳嗽、肺痈吐脓、瘰疬瘿瘤、疮痈肿毒。《本草纲目拾遗》云："解毒利痰，开宣肺气，凡肺家风火有痰者宜此。"又云："大治肺痈、肺痿、咳喘……最降痰气。"

（1）镇咳祛痰 浙贝母醇提物可使大鼠呼吸道分泌液增加，有祛痰作用。浙贝母碱腹腔注射，对二氧化硫引咳小鼠有镇咳作用。浙贝母碱和去氢浙贝母碱，皮下注射或灌胃，对氢氧化铵引咳小鼠和机械刺激引咳豚鼠及电刺激喉上神经引咳猫，均有显著镇咳作用。而皮下注射对二氧化硫引咳豚鼠无明显镇咳作用。浙贝母水煎剂对碘溶液注入肋膜腔引咳猫无镇咳作用。

（2）对平滑肌作用 浙贝母碱对 1：1000000 猫和兔离体肺灌流，每分钟可增加流出量50%以上，而 1：10000 则流出量减少 20%，说明低浓度对支气管平滑肌表现扩张，高浓度则收缩。前者类似阿托品的作用，后者可能系直接兴奋支气管平滑肌。浙贝母醇提物对组胺引起的豚鼠气管平滑肌收缩有明显的松弛作用。浙贝母碱 1：1000000 浓度可使兔离体小肠和子宫收缩加强，已孕子宫比未孕子宫敏感，阿托品不能消除对子宫的收缩作用，但预先使用双苄胺能减弱或消除其对子宫的作用。浙贝醇对 Ach 引起的豚鼠回肠收缩有明显的松弛作用。

（3）抗炎 浙贝母有抗二甲苯性小鼠耳肿胀和抑制角叉菜胶引起的小鼠足肿胀作用，能降低醋酸性小鼠腹腔毛细血管通透性。

2. 其他药理作用

（1）镇痛、镇静 浙贝母碱和去氢浙贝母碱 2mg/kg 皮下注射可使小鼠自发活动明显减少，4mg/kg 灌胃，可使戊巴比妥钠引起的小鼠睡眠率增加，睡眠时间延长。皮下注射 1mg/kg，可抑制小鼠醋酸所致扭体反应。浙贝母醇提物也能抑制醋酸所致小鼠扭体反应和热痛刺激引起的甩尾反应。

（2）抗溃疡、止泻 浙贝母醇提物（相当于生药 2.4g/kg），可抑制水浸应激性和盐酸性小鼠胃溃疡形成，但对吲哚美辛、乙醇性小鼠溃疡模型的抗溃疡作用不明显，能强而持久的抗蓖麻油和番泻叶引起的小鼠腹泻。

（3）对心血管的作用 浙贝母碱和去氢浙贝母碱 1：5000 ~ 1：1000 浓度对离体蛙心灌流时，可使心率减慢，房室传导完全阻滞或周期性阻滞；对乙醚麻醉猫静脉注射 10mg/kg，可引起血压下降。浙贝母碱及浙贝母碱葡萄糖苷，给麻醉犬（5 ~ 10mg/kg）、猫（1 ~ 3mg/kg）、兔（10mg/kg）静脉注射，能使血压中等度降低。浙贝母中所含脂肪酸有抑制血管紧张素转化酶活性的作用。

（4）抗肿瘤 浙贝乙素能抑制三种人骨髓性白血病细胞系（HL - 60、NB4、U937）增殖，IC_{50} 分别为 7.5、15.2、17.4μmol/L，对白血病细胞表现出抑制增殖和诱导分化成成熟细胞的作用。浙贝甲素体外能抑制机型白血病细胞 P 糖蛋白高表达，增加癌细胞内抗癌药物浓度而逆转白血病细胞多药耐药性。

综上所述，与浙贝母清热化痰、降气止咳、散结消肿的功效相关的药理作用为镇咳、祛痰、对平滑肌的作用、抗炎。主要的物质基础为浙贝母中的生物碱。镇痛、镇静、抗溃疡、止泻、对心血管的作用、抗肿瘤是浙贝母的现代药理作用研究进展。见表 16 - 5。

表 16 – 5　　　　　　　　浙贝母药理作用以及主要物质基础小结

功效	药理作用	主要有效成分、部位或提取物
清热化痰 降气止咳 散结消肿	镇咳、祛痰	浙贝母碱、去氢浙贝母碱、浙贝母醇提物
	对平滑肌作用	浙贝母碱、浙贝母醇提物
	抗炎	浙贝母醇提物
其他	镇痛、镇静	浙贝母碱、去氢浙贝母碱
	抗溃疡、止泻	浙贝母醇提物
	对心血管作用	浙贝母碱、去氢浙贝母碱、浙贝母碱葡萄糖苷
	抗肿瘤	浙贝乙素、浙贝甲素

【毒理与不良反应】豚鼠皮下注射浙贝母碱和去氢浙贝母碱 4mg/kg，可使少数豚鼠出现四肢颤动，6mg/kg 出现惊厥死亡。兔静脉注射浙贝母碱最小致死量为 10mg/kg，猫为 8～10mg/kg，静脉注射后 15 分钟出现瞳孔中等程度扩大，四肢无力，60 分钟后出现颤动、惊厥、呼吸困难、死亡。小鼠静脉注射浙贝母碱和去氢浙贝母碱最小致死量为 9mg/kg。贝母素甲及贝母碱苷对小鼠静脉注射的半数致死量分别为 7mg/kg 和 73mg/kg。

【现代应用】

1. 急性呼吸道感染　浙贝母对急性气管炎、肺炎等引起的咳嗽多痰、痰稠色黄、口干喉痒等有明显疗效。

2. 慢性咽炎　浙贝母、法半夏按 2∶1 比例研成细末备用。临床使用量每次 10g，每日 2 次，饭后用温开水送服，疗程 30 天。

二、止咳平喘药

苦杏仁

本品为蔷薇科植物山杏 *Prunus armeniaca* L. var. *ansu* Maxim.、西伯利亚杏 *Prunus sibirica* L.、东北杏 *Prunus mandshurica*（Maxim.）Koehne 或杏 *Prunus armeniaca* L. 的干燥成熟种子。苦杏仁中含脂肪油约 50%，苦杏仁苷（amygdalin）约 3%，蛋白质及多种游离氨基酸。此外，还含有苦杏仁苷酶（amygdalase）、苦杏仁酶（emulsin）及樱苷酶（prunase）。苦杏仁味苦，性微温；有小毒。归肺、大肠经。

【药动学】苦杏仁苷在人及兔体内的药动学过程符合二室开放模型。人静脉给药的分布半衰期为（$t_{1/2\alpha}$）6.2 分钟，消除半衰期为（$t_{1/2\beta}$）120.3 分钟，平均清除率为 99.3mL/min。肾小球滤过是苦杏仁苷的主要排泄方式，主要以原型从尿中排泄。兔快速静脉注射苦杏仁苷 500mg/kg，其主要药物动力学参数为：$t_{1/2\alpha}$ 为 3.5 分钟，$t_{1/2\beta}$ 为 4.3 分钟。在 48 小时内，兔尿中排泄量为注入剂量的 71.4%。说明药物在体内消除较快，较少引起蓄积。药物除分布于血液及血流量将丰富的器官和组织外，还有相当部分分布于肌肉组织。

【药理作用】

1. 与功效主治相关的药理作用 苦杏仁具有降气止咳平喘、润肠通便之功效。主治咳嗽气喘，胸满痰多，血虚津枯，肠燥便秘。《滇南本草》云："止咳嗽，消痰润肺，润肠胃。"《珍珠囊》云："除肺热，治上焦风燥，利胸膈气逆，润大肠气秘。"

（1）祛痰、镇咳、平喘 苦杏仁炮制品（0.4、0.8g/kg）灌胃给小鼠有明显的祛痰作用，0.8g/kg 灌胃给豚鼠有明显的镇咳和平喘作用。采用豚鼠离体器官试验，杏仁水提取液能降低器官对氨水刺激的敏感性，对抗组胺、乙酰胆碱、氯化钡对气管平滑肌的兴奋作用，具有明显的止咳作用。采用 SO_2 致咳法证明，给小鼠灌胃苦杏仁苷 1、10、100mg/kg 保持 30 分钟后，其对咳嗽频数的抑制率分别为 26%、22.8%、25.3%。灌胃苦杏仁提取物 48.3mg/kg 的作用比等量苦杏仁苷强 39.7%。生苦杏仁、炒苦杏仁对枸橼酸致咳豚鼠有明显的镇咳作用。研究发现，本品所含苦杏仁苷经肠道微生物或杏仁本身所含的苦杏仁酶分解产生微量的氢氰酸和苯甲醛，对呼吸中枢有抑制作用，能使呼吸加深，咳嗽减轻，痰易咯出。苦杏仁因能促进肺表面活性物质（PS）的合成而有利于肺呼吸功能，改善各种有关肺的生理与生化指标（如肺均浆、肺水量、支气管灌洗中总磷脂及病理切片等）。

（2）抗炎 杏仁的胃蛋白酶水解产物对棉球肉芽肿大鼠的炎症有明显抑制作用，但不抑制角叉菜胶引起的大鼠足肿胀及佐剂关节炎 I、II 期损伤的发展，但对佐剂关节炎大鼠给药 2 个月能延长优球蛋白溶解时间，并抑制结缔组织的增殖。杏仁水溶性成分无此活性。从杏仁中提到的蛋白质 KR - A（40mg/kg）和 KR - B（静脉注射 5mg/kg）都有明显的抗炎作用，它们对角叉菜胶致大鼠足肿胀的 ED_{50} 分别为 13.9mg/kg 和 6.4mg/kg。

关联提示 16 - 3

优球蛋白（euglobulin）是在离子浓度低的环境中不溶解的血浆蛋白质。血浆优球蛋白组分中含有纤维蛋白原（Fg）、纤溶酶原（PLG）、组织型纤溶酶原激活物（t - PA）等，但不含纤溶酶抑制物。优球蛋白溶解时间测定可用于纤溶活性检查的筛选试验。受检血浆置于醋酸溶液中，使优球蛋白沉淀，经离心除去纤溶抑制物，将沉淀的优球蛋白溶解于缓冲液中，再加入适量钙或凝血酶，Fg 转变成纤维蛋白凝块，观察凝块溶解所需时间。正常范围：大于 120 分钟。优球蛋白溶解时间反映纤维蛋白溶解系统的功能，缩短（小于 70 分钟）见于各种原因引起的纤维蛋白溶解系统功能亢进。

（3）润肠通便 苦杏仁味苦而下气，含有丰富的脂肪油，脂肪油能提高肠内容物对黏膜的润滑作用，故能润肠通便，用于肠燥便秘。

2. 其他药理作用

（1）对消化系统的作用 苦杏仁苷在酶的作用下分解形成氢氰酸的同时，产生苯甲醛。苯甲醛在体外以及在健康者或溃疡病者体内，均能抑制胃蛋白酶的消化功能。杏仁水溶性部分的胃蛋白酶水解产物 500mg/kg 给予四氯化碳处理的大鼠，能抑制 AST、ALT 水平和羟脯氨酸的含量，抑制肝结缔组织增生，但不能抑制 D - 半乳糖胺引起的鼠 AST、ALT 水平升高。苦杏仁苷 200mg/kg 皮下注射，对小鼠肝细胞增生有明显的促进作用。

（2）镇痛 杏仁的胃蛋白酶水解产物对醋酸致小鼠扭体反应有抑制作用。苦杏仁苷皮下注射 100～800mg/kg，小鼠热板法和醋酸扭体法实验证实其有镇痛作用，且无耐受性，无竖尾反应及烯丙吗啡诱发的跳跃反应，为不同于吗啡的镇痛剂。苦杏仁苷分解产生的苯甲醛经安息香缩合酶作用生成安息香，而安息香具有镇痛作用。用小鼠萘醌致痛模型试验表明，KR－A 或 KR－B 静脉给药 5mg/kg 时，抑痛率分别为 40.7% 和 58.2%。

（3）抗肿瘤　苦杏仁苷具有良好的抗肿瘤作用，被用作治疗癌症的辅助药物。苦杏仁苷水解产物氢氰酸（HCN）和苯甲醛对癌细胞有协同杀伤作用，苦杏仁苷还能帮助体内胰蛋白酶消化癌细胞的透明性黏蛋白被膜，使体内白细胞更容易接近癌细胞，吞噬癌细胞。给小鼠自由摄取苦杏仁，可抑制艾氏腹水癌细胞的生长，并使生存期延长。苦杏仁热水提取物，体外实验对人宫颈癌 JTC－26 细胞株的抑制率为 50%～70%。苦杏仁提取物腹腔注射或灌胃，对肝癌和肉瘤 S180 的抑制率为 61.7%～77.1%。苦杏仁研究发现，β－葡萄糖苷酶可明显提高苦杏仁苷的抗癌效力，可导致大肠癌 LoVo 细胞出现凋亡。该酶能水解苦杏仁苷产生氢氰酸、苯甲醛和葡萄糖。

（4）调节免疫功能　苦杏仁苷能抑制异常状况下机体的超敏反应，增强巨噬细胞的吞噬功能，具有免疫调节功能。苦杏仁苷能显著促进植物血凝素（PHA）诱导的人外周血 T 淋巴细胞增殖，促进外周血淋巴细胞分泌 IL－2 和 γ－IFN，抑制其分泌 TGF－β1，发挥免疫增强作用。小鼠肌肉注射苦杏仁苷，能促进丝裂霉原对脾脏 T 淋巴细胞的增殖和增强小鼠脾脏 NK 细胞活性。

此外，苦杏仁苷还有降血糖、降血脂、抗脑缺血、抗氧化、抗突变等作用。

综上所述，与苦杏仁止咳平喘、润肠通便功效相关的药理作用为祛痰、止咳、平喘、抗炎及润肠通便等。其有效成分主要是苦杏仁苷、蛋白酶水解产物及脂肪油等。此外，现代药理研究还发现其具有镇痛、抗肿瘤、免疫调节、抗溃疡等作用。见表 16－6。

表 16－6　　　　　　　　　苦杏仁药理作用以及主要物质基础小结

功效	药理作用	主要有效成分、部位或提取物
止咳平喘	镇咳、祛痰、平喘	水提液及苦杏仁苷
	抗炎	胃蛋白酶水解产物、蛋白质 KR－A 和 KR－B
润肠通便	润肠通便	脂肪油
其他	对消化系统作用	水溶部分，苦杏仁苷
	镇痛	苦杏仁苷、胃蛋白酶水解产物
	调节免疫	苦杏仁苷
	抗肿瘤	苦杏仁热水提取物、苦杏仁苷
	抗氧化	苦杏仁苷、苦杏仁醇提物
	抗肝肾纤维化	苦杏仁苷
	抗突变	苦杏仁苷

【毒理与不良反应】苦杏仁苷小鼠静脉注射 LD_{50} 为 25g/kg，灌胃 LD_{50} 为 0.887g/kg；大鼠静脉注射 LD_{50} 为 25g/kg，腹腔注射 LD_{50} 为 8g/kg，灌胃 LD_{50} 为 0.6g/kg。小鼠、兔、犬肌内注射的最大耐受量均为 3g/kg，灌胃为 0.075g/kg，人静脉注射为 5g（约 0.07g/kg）。

苦杏仁口服在胃肠道中分解产生氢氰酸，氰离子能与细胞色素氧化酶的三价铁（Fe^{3+}）结合，阻断了氧化呼吸过程中电子的传递，致使血红蛋白丧失携氧能力，最后组织细胞因缺氧而窒息，故毒性比静脉注射大。中毒症状有眩晕、头痛、呼吸急促、恶心呕吐、紫绀、惊厥等，抢救不及时可致死亡。

【现代应用】

1. 呼吸系统疾病　带皮苦杏仁与等量冰糖研碎混合，制成杏仁糖，早晚各服9g。10天为一疗程，总有效率为96.8%，对咳、痰、喘都有治疗作用，一般服用3～4天见效。

2. 外阴瘙痒　杏仁研成细粉，加麻油调成糊状涂擦，每日1次，或用带线棉球蘸杏仁油糊塞入阴道，24小时后取出。有效率为90%，平均用药4～7次痒止。

3. 肠燥便秘　杏仁伍配黑芝麻、当归、肉苁蓉、柏子仁等。

4. 肿瘤　苦杏仁苷，口服或静脉滴注，治疗肺癌、食道癌、支气管癌、梭状细胞肉瘤、精母细胞瘤、慢性髓性白血病、胸腺癌、恶性淋巴瘤、多发性直肠癌、乳癌并发骨转移等有一定疗效。

第三节　常用方剂

三子养亲汤
《韩氏医通》

【组成】白芥子、苏子、莱菔子。

【功效与主治】降气化痰、止咳平喘、消食之功效。主治痰壅气滞，咳嗽喘逆，痰多胸闷，食少难消，舌苔白腻，脉滑。

【药理作用】

1. 平喘、镇咳、祛痰　三子养亲汤（方中三药以1∶1∶1比例按水煮醇沉法制备）4.5、9g/kg灌胃，能明显延长Ach引喘豚鼠的潜伏期，对抗Ach、组胺引起的气管平滑肌收缩。三子养亲汤给小鼠灌服，每日1次，连续10天，能显著提高小鼠血浆中cAMP/cGMP比值，可能是平喘机制之一。拆方研究提示，紫苏子、白芥子、莱菔子都有一定的平喘作用，且紫苏子的作用最强，全方的作用优于各单味药。三子养亲汤的水提物、醇提物、醚提物对浓氨水刺激诱导的小鼠咳嗽均有明显的镇咳作用，延长引咳的潜伏期。三子养亲汤9g/kg灌胃和可待因45mg/kg灌胃的镇咳作用几乎相等。三子养亲汤、白芥子、紫苏子均能明显增加小鼠气管洗出液中酚红的浓度，其中以白芥子的作用较强。此方的镇咳成分较分散，极性较小的成分可能占比例较大，祛痰成分则水溶性较强、极性偏大，平喘成分则脂溶性较强、极性较小。

2. 抑菌　三子养亲汤1∶4浓度对金黄色葡萄球菌、白色葡萄球菌、乙型链球菌、铜绿假单胞菌和白喉杆菌有一定抑制作用。

3. 消食　三子养亲汤水煎剂对小鼠肠道输送功能有明显的抑制作用。可使食物在小肠中停留时间延长。此作用有利于营养物质的吸收，可能是本方消食的机制之一。

4. 其他 三子养亲汤（苏子 60g，莱菔子 90g，白芥子 45g，水煎浓缩为 200mL）每日灌胃 0.6mL，连续 4 天，可明显抑制小鼠甲状腺对 ^{131}I 的吸收率。其中苏子和白芥子的抑制作用较强，莱菔子无此作用。三子养亲汤口服液每天 5g/kg 拌入食物中喂养家兔 20 天，可明显降低家兔肺动脉高压。小鼠灌服三子养亲汤后 1 小时，能抑制巴豆油致小鼠耳肿胀，显示具有抗炎作用。

【毒理与不良反应】 小鼠分别灌服三子养亲汤 120g/kg、白芥子 80g/kg、苏子 250g/kg、莱菔子 200g/kg 1 次，均未见死亡。小鼠腹腔注射三子养亲汤的 LD_{50} 为 41.5g/kg。

【现代应用】

1. 顽固性咳嗽 本方水煎浓缩加蜜口服，每次 10mL，每日 2 次，7 天为一疗程。治疗 40 例患者，三个疗程后，显效（服药 3～5 天咳嗽停止、症状消失）25 例占 62.5%，有效（服药 3～5 天咳嗽明显减轻、第二疗程结束症状基本消失）15 例占 37.5%，总有效率达 100%。

2. 肺动脉高压症 三子养亲汤口服液（45mL 中含莱菔子、苏子、白芥子各 15g）每次 15mL，每日 3 次，连服 20 天为一疗程，治疗肺心病迁延期痰浊阻肺证病人 30 例，能明显降低肺动脉高压，降低肺动脉阻力，减少心肌耗氧量，改善病人心肺功能。

3. 高血脂 三子养亲汤加味治疗高脂血症 47 例，每日 1 剂，水煎服，连服 1 个月。服药期间停用其他降血脂药物，正常饮食，1 个月后临床控制 7 例，显效 11 例，有效 25 例，无效 4 例，有效率为 91.5%。

4. 肺炎 三子养亲方（苏子 5g、莱菔子 7g、白芥子 4g、葶苈子 5g）水煎后，多层纱布过滤取汁进行超声雾化吸入，每次 30mL，持续 30 分钟，治疗小儿喘憋性肺炎 58 例，有效率达 96.6%。

第十七章

安 神 药

导学

本章介绍安神药的基本药理作用及常用单味中药酸枣仁、灵芝、远志，中药复方酸枣仁汤的药理作用。

学习重点

安神药的主要药理作用；酸枣仁的药理作用。

学习要求

1. 掌握安神药的基本药理作用：①镇静催眠；②抗惊厥；③抗心肌缺血、抗心律失常；④抗抑郁等。

2. 掌握酸枣仁对中枢神经系统、心血管系统的影响；灵芝的抗痴呆、抗帕金森病、抗衰老、调节免疫、抗肿瘤、保肝、抗肝纤维化作用；远志的抗抑郁、镇咳、祛痰作用；掌握与这些作用相关的主要物质基础及作用机制。

3. 熟悉灵芝的其他药理作用；酸枣仁的现代应用。

4. 了解远志的其他药理作用、酸枣仁汤的药理作用，灵芝、远志、酸枣仁汤的现代应用。

第一节 概 述

凡以安定神志为主要功效的药物称为安神药。本类药物用于心血不足、心火亢盛等引起的心神不宁、烦躁易怒、失眠多梦、健忘、惊痫癫狂等。

安神药分为养心安神和重镇安神两类。养心安神药物多具有补养作用，多为植物药，如酸枣仁、柏子仁、远志、合欢皮、夜交藤等，用于血虚心神失养所致的心悸怔忡、失眠多梦等。重镇安神药物多为质地沉重的矿石类物质，如朱砂、琥珀、磁石等，多用于心悸失眠、惊痫发狂、烦躁易怒等。本类药物的常见复方有酸枣仁汤、天王补心丹、朱砂安神丸、磁朱丸等。

安神药的药理研究集中在对中枢神经系统、心血管系统的影响，具有如下药理作用：

1. 镇静、催眠 酸枣仁及其皂苷、黄酮类成分，琥珀的琥珀酸都能减少小鼠自发活动。

柏子仁霜和乙醇提取物、磁石、琥珀酸与巴比妥类药物有协同催眠作用。朱砂能减慢大鼠脑电图频率，对中枢神经系统产生抑制作用。以上表明，安神药有较明显的镇静催眠作用。

2. 抗惊厥 朱砂能对抗安钠咖引起的小鼠惊厥，酸枣仁、远志能对抗戊四氮和士的宁引起的惊厥，琥珀酸能抗电休克、听源性惊厥。石菖蒲混悬液能降低戊四氮引起的小鼠惊厥率，α-细辛醚抑制电惊厥的发生，与苯妥英钠疗效相似。目前认为，本类药物的抗惊厥作用与提高 γ-氨基丁酸（GABA）含量，增强 GABA 能神经活动有关。

3. 抗抑郁 合欢花的黄酮类成分能减少强迫游泳小鼠不动时间，改善绝望行为。酸枣仁总生物碱能缩短悬尾小鼠的不动时间，拮抗利血平引起的小鼠体温下降。远志可以改善抑郁症大鼠绝望行为、探索行为以及对蔗糖水的兴趣缺失，其机制与提高单胺类神经递质含量，减少外界刺激对脑部神经元的损害有关。

4. 抗心律失常、抗心肌缺血 酸枣仁、灵芝、远志可对抗氯化钡、乌头碱诱发的实验动物心律失常，改善垂体后叶素、结扎冠状动脉引起的实验动物心肌缺血。朱砂能明显缩短氯仿-肾上腺素和草乌注射液引起的心律失常时间，有抗心律失常的作用。

综上所述，安神药安神功效主要与中枢神经系统和心血管系统的药理作用密切相关，具体表现为镇静、催眠、抗心律失常等作用。

表 17 - 1　　　　　　　　　　　安神药主要药理作用总括表

药物	镇静催眠	抗惊厥	其他
酸枣仁	+	+	抗抑郁、改善学习记忆、神经元保护、抗心律失常、抗心肌缺血、降血压、降血脂、抗动脉粥样硬化、增强免疫等
灵芝	+	+	增强学习记忆、抗痴呆、抗帕金森病、神经元保护、抗衰老、抗应激、促进造血、调节免疫、平喘、保肝、抗肝纤维化、强心、抗心律失常、抗心肌缺血、抗肿瘤、降血糖等
远志	+	+	抗焦虑、改善学习记忆、抗痴呆、抗抑郁、抗心肌缺血、降压、镇咳祛痰等
磁石	+	+	镇痛、抗贫血、升高白细胞
龙骨	+	+	促凝血、降低骨骼肌兴奋性
朱砂	+	+	防腐解毒、抗真菌、抗寄生虫
琥珀	+	+	

第二节　常用药物

酸枣仁

本品为鼠李科植物 *Ziziphus jujube* Mill. var. *spinosa*（Bunge）Hu ex H. F. Chou 的干燥成熟

种子。酸枣仁中含有大量脂肪油（约31.8%）和多种氨基酸，以及酸枣仁皂苷、阿魏酸黄酮、多糖、三萜化合物等。酸枣仁味甘、酸，性平。归心、肝、胆经。

【药理作用】

1. 与功效主治相关的药理作用 酸枣仁有养心安神、敛汗之功效。用于血虚心神失养之心悸、怔忡、失眠、健忘等症。《别录》："主烦心不得眠，脐上下痛，血转久泄，虚汗烦渴，补中，益肝气，坚筋骨，助阴气，令人肥健。"目前研究发现，酸枣仁的以上功效主要与中枢神经系统、心血管系统等药理作用有关。

（1）对中枢神经系统的影响

①镇静催眠：酸枣仁水煎液及其皂苷、黄酮、脂肪油等成分均有镇静催眠作用。表现为降低小鼠自主活动次数，对抗苯丙胺中枢兴奋作用，可与巴比妥类中枢抑制药物产生协同作用。酸枣仁能减少大鼠觉醒时间，延长大鼠总睡眠时间，使大鼠慢波睡眠中深睡眠的时间和频率明显增加，而对慢波睡眠的浅睡眠阶段和快波睡眠无影响。酸枣仁镇静催眠的机制与脑组织内氨基酸神经递质有关。研究表明，酸枣仁总苷能降低睡眠剥夺大鼠谷氨酸和 γ - 氨基丁酸含量，使之趋于正常范围。

历来酸枣仁有生熟异治之说，即嗜睡生用，失眠熟用。研究表明，生、炒酸枣仁化学成分种类无差异，仅某些化学成分含量有一定差别。生酸枣仁、炒酸枣仁均有显著的镇静催眠作用，在相同剂量下药理作用也无明显差异。

关联提示 17 –1

正常睡眠分为两个时相：快波睡眠和慢波睡眠。一个慢波睡眠和一个快波睡眠组成睡眠周期，每个睡眠周期历时约90分钟。睡眠通常经历4～6个睡眠周期。

慢波睡眠：由浅至深又可分为四期。第一、二期称浅睡期，第三、四期称深睡期。深睡期对恢复精神和体力具有重要价值。

快波睡眠：经过慢波睡眠时期以后，即转入到快波睡眠时相，这时睡眠程度进一步变深。这个阶段，体内的各种代谢功能都明显增加，以保证脑组织蛋白合成和消耗物质的补充，使神经系统能正常发育。

关联提示 17 –2

γ - 氨基丁酸（GABA）：GABA 是中枢抑制性神经递质，具有镇静、催眠、抗惊厥、降血压的生理作用。GABA 受体是一个氯离子通道，GABA 受体激活导致氯离子通道开放，氯离子流入神经细胞内，引起细胞膜超极化，抑制神经元，产生中枢抑制作用。GABA 与某些疾病的形成有关，如失眠、癫痫等。

②增强学习记忆能力：酸枣仁能提高小鼠学习记忆功能。表现为，酸枣仁油可以使地西泮记忆损伤小鼠跳台错误潜伏期延长、错误次数减少，使正常小鼠进入暗室潜伏期延长、错误次数减少。

③抗抑郁：酸枣仁总生物碱14天给药，可以对抗利血平引起的体温下降、缩短小鼠悬尾不动时间，同时对小鼠自主活动无影响。

④镇痛、抗惊厥：热板法试验表明，酸枣仁水煎液有一定的镇痛作用，持续时间大约3小时以上。酸枣仁水煎液能对抗士的宁所致惊厥，降低小鼠死亡率。

⑤神经元保护作用：酸枣仁总苷对缺血性脑损伤具有保护作用，可以使缺血脑组织含水量减少，降低丙二醛（MDA）、超氧化物歧化酶（SOD）、肌酸激酶（CK）、乳酸脱氢酶（LDH）活性，减轻神经损伤。酸枣仁皂苷 A 的神经元保护作用与抑制中枢谷氨酸含量有关，研究表明，酸枣仁皂苷 A 能抑制大鼠脑缺血再灌注后脑组织谷氨酸免疫组化阳性细胞的表达，减少神经元细胞的凋亡，从而在脑缺血急性期产生神经保护作用。

（2）对心血管系统的影响

①抗心律失常：酸枣仁能对抗氯化钡、乌头碱引起的大鼠心律失常，酸枣仁水煎液能缩短氯化钡引起的室性心动过速恢复为窦性节律的时间，使乌头碱诱发的室性期前收缩出现时间延长。酸枣仁的抗心律失常作用与钙拮抗作用有关。研究表明，酸枣仁皂苷 A 能作用于 L－型钙通道的激活态，减慢通道的激活，同时改变 L－型钙通道的失活特性，加速通道的失活，并延长通道从失活态到静息态的恢复。

②抗心肌缺血：酸枣仁对垂体后叶素引起的心肌缺血心电图变化有改善作用。体外试验证实，酸枣仁总皂苷能减轻缺氧缺糖、氯丙嗪、丝裂霉素 C 所致心肌细胞释放乳酸脱氢酶，表明其对心肌损伤有一定的保护作用。

③降血压：酸枣仁醇提物、酸枣仁皂苷有较为明显的降压作用。酸枣仁醇提物水溶液静脉注射可使大鼠、犬、猫的血压下降率分别达到 47.8%、76.3%、50.3%。酸枣仁总皂苷水溶液对原发性高血压大鼠（SHR）有明显的降低作用，降压作用在给药后 0.5 小时后出现，7.5 小时后消失。

④降血脂、抗动脉粥样硬化：酸枣仁总皂苷、酸枣仁油有一定的降血脂作用，可以降低高脂饲养大鼠、鹌鹑的血清甘油三酯（TG）、总胆固醇（TC）和低密度脂蛋白（LDL），升高高密度脂蛋白（HDL）。酸枣仁总皂苷可以通过降低血脂和调理血浆脂蛋白抑制动脉粥样硬化的形成和发展。血管平滑肌细胞（VSMC）异常增殖在动脉粥样硬化的发生发展过程中起着重要作用。体外试验证实，酸枣仁皂苷能通过抑制 sis 原癌基因的表达，抑制血管平滑肌细胞过度增殖，进而抑制动脉粥样硬化的形成和发展。

2. 其他药理作用

（1）增强免疫、抗放射性损伤 酸枣仁能增强机体免疫功能。表现为，酸枣仁石油醚－乙醚－乙醇浸膏能显著提高淋巴细胞的转化率，促进抗体形成，增强单核吞噬细胞的吞噬功能，增强小鼠迟发性超敏反应。酸枣仁多糖也能增强细胞免疫和体液免疫功能。此外，酸枣仁多糖能增加 $^{60}Co\gamma$－射线照射后小鼠的存活率，增加白细胞数量、单核细胞吞噬功能，表明对放射性损伤有一定的保护作用。

（2）降温、抗氧化、抗肿瘤 大鼠腹腔注射酸枣仁水煎液有一定的降温作用。酸枣仁总皂苷有抗氧化作用，能提高 SOD 活性。酸枣仁能延长艾氏腹水癌荷瘤小鼠生存，有一定的抗肿瘤作用。

表 17 –2 酸枣仁药理作用以及主要物质基础小结

功效	药理作用	主要有效成分、部位或提取物
养心安神	镇静催眠	酸枣仁皂苷
	增强学习记忆	酸枣仁油
	抗抑郁	酸枣仁总生物碱
	镇痛	酸枣仁水煎液
	抗惊厥	酸枣仁水煎液
	神经元保护	酸枣仁皂苷
	抗心律失常	酸枣仁皂苷
	抗心肌缺血	酸枣仁总皂苷
	降血压	酸枣仁皂苷
	降血脂、抗动脉粥样硬化	酸枣仁总皂苷、酸枣仁油
其他	增强免疫	酸枣仁多糖
	抗氧化	酸枣仁总皂苷
	抗肿瘤	酸枣仁水煎液
	降温	酸枣仁水煎液

【现代应用】

1. 失眠 酸枣仁粉 6g，睡前 1 小时冲服。

2. 疼痛 用于治疗头痛、胃痛等，对夜晚疼痛的疗效较佳，20g 以上镇痛效果更佳。

灵 芝

本品为多孔菌科真菌赤芝 *Ganoderma lucidum*（Leyss. ex Fr.）Karst. 或紫芝 *Ganoderma sinense* Zhao，Xu et Zhang 的干燥子实体。灵芝所含化学成分复杂，目前已知的有糖类（还原糖和多糖）、氨基酸、蛋白质、核苷类、甾醇类、三萜类、生物碱类、油脂类、多种酶类、微量元素等，其中多糖和三萜两大类活性物质被认为是主要药效成分。灵芝味甘，性平。归心、肺、肝、肾经。

【药理作用】

1. 与功效主治相关的药理作用 灵芝具有补气安神、止咳平喘之功效。主治眩晕不眠、心悸气短、虚劳咳喘等症。《本经》主治"胸中结"、"益心气，补中，增智慧，不忘"。以上功效主要与灵芝对中枢神经系统、心血管系统、免疫系统、血液系统、呼吸系统的影响，以及保肝、抗衰老、抗应激等有关。

（1）对中枢神经系统的影响

①镇静、催眠、抗惊厥：灵芝能缩短巴比妥诱导小鼠睡眠的潜伏期，延长巴比妥睡眠时间，表现出一定镇静催眠作用。赤灵芝孢子粉腹腔注射可以抑制烟碱引起的强直性惊厥。灵

芝孢子粉可显著抑制戊四氮化学点燃癫痫的发作。其机制包括：a. 降低皮质和海马区兴奋性氨基酸谷氨酸的含量，增强抑制性氨基酸 γ–氨基丁酸的表达，使神经元兴奋性减弱，抑制癫痫的发作。b. 抑制神经胶质产生 IL–1β，降低脑内的 c–fos 基因表达。

②增强学习记忆、抗痴呆：灵芝三萜类化合物能够改善 D–半乳糖衰老小鼠模型的学习记忆能力。对 Aβ 制备的阿尔茨海默病模型大鼠，灵芝三萜类化合物能提高脑组织自由基清除能力，使乙酰胆碱酯酶（AchE）活性下降，过氧化氢酶（CAT）活性增高，从而防止脂质过氧化损伤，促进胆碱能神经功能恢复。另外，灵芝多糖能提高 Aβ 制备痴呆大鼠的学习记忆能力，并明显改善大鼠海马组织 CA_1 区神经元退行性变化。

关联提示 17–3

痴呆即阿尔茨海默病（Alzheimer's disease，AD），是一种神经退行性疾病，临床表现为认知和记忆功能不断恶化，日常生活能力进行性减退，并有各种神经精神症状和行为障碍。病理改变主要为皮质弥漫性萎缩，沟回增宽，脑室扩大，神经元大量减少，并可见老年斑，神经原纤维缠结等病变，胆碱乙酰转移酶（ChAT）和乙酰胆碱含量减少。AD 主要发病机制是 β 淀粉样蛋白（Aβ）导致神经元变性。

③抗帕金森病：黑质多巴胺神经细胞凋亡在帕金森病发病中起重要作用。灵芝孢子粉对黑质多巴胺神经元有保护作用。通过 6–羟基多巴建立大小鼠帕金森病模型研究发现，灵芝孢子粉能增加纹状体多巴胺及其代谢物的含量，减少黑质多巴胺神经元损伤，其机制与降低黑质半胱氨酸特异性蛋白酶–3（caspase–3）有关。

关联提示 17–4

帕金森病（Parkinson's disease，PD）：又称"震颤麻痹"。是一种常见于中老年的神经退行性疾病。主要表现为动作缓慢，静止震颤，身体僵硬等。PD 发病机制目前较公认的学说为"多巴胺学说"和"氧化应激说"。PD 时纹状体内的多巴胺（DA）含量显著减少，使黑质–纹状体通路多巴胺能与胆碱能神经功能平衡失调，胆碱能神经元活性相对增高，锥体外系功能亢进，发生震颤性麻痹。黑质多巴胺能神经元变性的原因，与氧化应激有关，PD 患者 DA 氧化代谢过程中产生大量自由基，通过氧化神经膜类脂，破坏DA 神经元膜功能或直接破坏细胞 DNA，最终导致神经元变性。

④神经细胞保护：体外试验表明，灵芝的水溶性提取物能明显地诱导 PC12 细胞向神经细胞分化。灵芝多糖能促进氧化应激损伤 PC12 细胞的存活，抑制 H_2O_2 诱导的 PC12 细胞凋亡，对氧化应激损伤 PC12 细胞具有保护作用，其效果与神经生长因子相似。对机械损伤脊髓运动神经元的动物模型，灵芝孢子可以提高受损伤的脊髓运动神经元和脊髓背核神经元的存活，对受损伤脊髓运动神经元的轴突再生有明显的促进作用。研究发现，CRMP–2 和 FCP–β 是轴突再生密切相关的两种蛋白质，灵芝孢子可能通过调节该蛋白质的表达，从而产生上述作用。灵芝对脑缺血–再灌注损伤有明显的保护作用，保护SOD 和 $Na^+–K^+–ATP$ 酶可能是灵芝发挥其保护作用的机制。此外，灵芝孢子油能通过下调视网膜 Caspase–3 的表达，抑制 IV–甲–IV–亚硝酸脲（MNU）诱导的视网膜外核层光感受器细胞凋亡。

（2）抗衰老 赤芝水提物能延长果蝇的平均寿命，对氧自由基的产生和红细胞脂质过氧化均有抑制作用，并对羟自由基有清除作用。DNA 复制合成能力在细胞衰老过程中具有重要地位，灵芝多糖对人胚肺二倍体细胞 DNA 合成具有促进作用，并能抗 H_2O_2 诱导的人胚肺二倍体成纤维细胞衰老作用，其机制与改变细胞周期调控因子 CyclinD1/CDK4/p16INK4α 进而调节 Rb 的磷酸化状态有关。

（3）抗应激 灵芝能提高机体对有害刺激的抵抗能力。灵芝热水浸出物能明显延长小鼠负重游泳的时间，提高烫伤动物存活率和延长存活时间。该作用与增强肾上腺皮质功能有关。

（4）促进造血 大鼠灌胃赤芝浸膏可增加红细胞和血红蛋白的含量。灵芝可以减轻 $^{60}Co\gamma$ – 射线照射对骨髓造血功能的损伤作用，显著减轻 $^{60}Co\gamma$ – 射线照射所致白细胞数减少的作用。灵芝能通过促进骨髓细胞蛋白质、核酸的生物合成，促进骨髓细胞的造血功能。

（5）调节免疫 灵芝能提高细胞免疫和体液免疫。灵芝多糖对刀豆蛋白 A（ConA）诱导的脾脏 T 细胞增殖和脂多糖（LPS）诱导的脾脏 B 细胞增殖均有促进作用，能促进淋巴细胞向成熟 T 淋巴细胞转化，从而提高细胞免疫功能。灵芝可提高绵羊红细胞（SRBC）引起的血凝抗体（HA – Ab）效价，能促进特异性抗体产生。灵芝明显增加小鼠血清中溶血素的含量，表明其具有刺激 B 细胞分化增殖转变为浆细胞的功能，提高抗体水平，从而增强体液免疫功能。灵芝能增加巨噬细胞的吞噬活力，表明可促进非特异性免疫。灵芝能提高体内自然杀伤（NK）细胞的活性，在抗肿瘤和抗微生物感染中起着重要作用。

另一方面，灵芝在机体免疫功能异常亢进时，还能抑制各型变态反应。灵芝与环磷酰胺合用，可以减轻免疫损伤，使小鼠移植心肌存活时间比单用环磷酰胺明显延长。

（6）平喘 灵芝孢子粉能延长卵蛋白诱导豚鼠哮喘的引喘潜伏期，降低气道阻力，减少支气管肺泡灌洗液中的白细胞、嗜酸性粒细胞总数，减轻肺部炎症。此外，灵芝还能促进气管黏膜上皮再生和修复，提高红细胞 2,3 – 二磷酸甘油酸的含量而增加组织供氧。

（7）保肝、抗肝纤维化

①保肝：灵芝能减轻 CCl_4 肝损伤，促进肝组织再生，促进肝脏蛋白质和核酸的生物合成。灵芝肽能减轻 D – 半乳糖胺诱导的肝损伤，降低丙氨酸氨基转移酶（ALT）、天门冬氨酸氨基转移酶（AST）和肝脏丙二醛（MDA）含量，提高 SOD 和谷胱甘肽（GSH）含量。灵芝孢子粉也具有保护肝功能的作用，并能提高肝细胞生长因子（HGF），促进肝细胞再生。

②抗肝纤维化：灵芝孢子粉能明显减轻 CCl_4 诱导肝纤维化的胶原沉积，降低转化生长因子 β_1（TGF – β_1）和金属蛋白酶抑制因子 – 1（TIMP – 1）的表达，进而增强胶原酶活性，加强胶原分解。

（8）对心血管系统的作用

①强心：灵芝在 0.01% ~ 0.1% 浓度下可以提高离体蛙心的收缩幅度，高浓度（＞0.1%）呈现抑制作用。灵芝静脉注射可以增强家兔在体心脏的收缩幅度，在心脏受乙酰胆碱抑制时，这种作用更加明显。赤芝酊、灵芝菌丝体乙醇提取物对戊巴比妥钠所致家兔衰竭心脏表现出明显的强心作用。

②抗心律失常：灵芝注射液可以对抗氯化钡引起的室性心动过速，显示出抗室性心律失常的作用。

③抗心肌缺血：灵芝可以提高小鼠心肌对 ^{86}Rb 摄取能力。对异丙肾上腺素心肌缺血大鼠模型，灵芝孢子粉可以升高血浆和心肌组织 apelin 含量及其 mRNA 表达，灵芝孢子粉抗心

肌缺血的机制可能与此有关。

2. 其他药理作用

（1）抗肿瘤　灵芝对动物移植性肿瘤如 S180 肉瘤具有抑制作用，可以减轻瘤重，延长动物生存时间，灵芝多糖的主要有效成分灵芝多糖 B 可以增强抗肿瘤药物环磷酰胺的抗肿瘤作用。灵芝孢子粉作用于 G_2 期，产生直接抑制肿瘤的作用，高剂量灵芝孢子粉可使肿瘤细胞发生凋亡。

（2）降血糖　灵芝孢子粉乙醇提取物灌胃，对四氧嘧啶小鼠糖尿病模型，有预防和治疗作用，同时可以对抗肾上腺素、外源性葡萄糖引起的血糖升高，对正常小鼠也有一定的降血糖作用。

（3）抗肌肉组织损伤　灵芝可以防治 2,4 - 二氯苯氧醋酸所致的肌肉损害，使肌强直小鼠血清醛缩酶活性降低，对进行性肌营养不良、萎缩性肌强直、皮肌炎有一定疗效。

表 17 -3　　　　　　　　　　灵芝药理作用以及主要物质基础小结

功效	药理作用	主要有效成分、部位或提取物
安神	镇静、催眠、抗惊厥	灵芝孢子粉
	增强学习记忆、抗痴呆	三萜类
	抗帕金森病	灵芝孢子粉
	神经元保护	灵芝的水溶性提取物、灵芝孢子
补益	抗衰老	赤芝水提物、灵芝多糖
	抗应激	灵芝热水浸出物
	促进造血	赤芝浸膏
	调节免疫	灵芝、灵芝多糖
	保肝、抗肝纤维化	灵芝肽、灵芝孢子粉
	平喘	灵芝孢子粉
	强心	灵芝、赤芝酊、灵芝菌丝体乙醇提取物
	抗心律失常	灵芝注射液
	抗心肌缺血	灵芝孢子粉
其他	抗肿瘤	灵芝孢子粉、灵芝多糖
	降血糖	灵芝孢子粉乙醇提取物
	抗肌肉组织损伤	灵芝

【**毒理与不良反应**】灵芝浓缩液小鼠灌胃的 LD_{50} 为 27.57g/kg，肌内注射的 LD_{50} 为 4.89mL/kg。

【**现代应用**】

1. 神经衰弱　灵芝多种制剂，如灵芝糖浆、灵芝片，可用于神经衰弱、失眠健忘、食少体倦、气短多汗等的治疗。

2. 慢性支气管炎 灵芝制剂对慢性支气管炎的疗效为 80% 左右，对喘息型疗效较好。

3. 冠心病 灵芝制剂对心绞痛有一定的缓解作用，有效率为 56.2% ~89.6%。

4. 肿瘤 灵芝可以作为肿瘤的辅助治疗药物，对于经放疗、化疗机体免疫力损伤的患者，可以配合达到控制和改善病情的目的。

远 志

本品为远志科植物远志 *Polygala tenuifolia* Willd. 或卵叶远志 *Polygala sibirica* L. 的干燥根。远志的主要成分为皂苷类、寡糖酯类、脂肪油、挥发油、糖类、无机金属。远志味苦、辛，性温。归心、肾、肺经。

【药理作用】

1. 与功效主治相关的药理作用 远志具有安神益智、祛痰开窍、消散痈肿之功效。主治心肾不交引起的失眠多梦、健忘惊悸、神志恍惚，以及咳痰不爽、疮疡肿毒等。《本经》："主咳逆伤中，补不足，除邪气，利九窍，益智慧，耳目聪明，不忘，强志倍力。"远志的功效与其对中枢神经系统、心血管系统、呼吸系统的作用有关。

（1）对中枢神经系统的影响

①镇静、催眠、抗焦虑、抗惊厥：远志能减少小鼠自主活动次数，协同戊巴比妥钠的催眠作用。远志醋酸乙酯部位提取物能增加阈下剂量戊巴比妥钠的催眠作用，延长催眠剂量戊巴比妥钠小鼠睡眠时间，并能显著减少小鼠站立数和爬梯数。以上表明，远志有中枢镇静作用和抗焦虑作用。远志醇提物能降低戊四氮诱发小鼠惊厥的潜伏期和发生率。

②改善学习记忆、抗痴呆：远志能改善东莨菪碱引起的记忆障碍和巴比妥钠引起的方向辨别障碍，并增加小鼠脑血流和供氧。远志皂苷也有改善学习记忆的作用，其机制可能是增加海马神经元突触可塑性，增加细胞内信号蛋白 ERK、CREB、Synapsin 等的磷酸化水平，激活学习记忆通路。对阿尔茨海默病模型大鼠，远志皂苷可以提高其学习记忆能力，其机制包括：a. 提高脑内胆碱能神经活性。大鼠脑右侧基底核内联合注射 β 淀粉样肽和鹅膏蕈氨酸建立痴呆模型，远志皂苷能显著增加胆碱乙酰转移酶活性，抑制胆碱酯酶活性，升高脑内 M 受体密度，从而改善胆碱能神经传递功能。b. 保护神经元。对快速老化痴呆模型小鼠，远志皂苷能提高脑组织抗氧化能力，降低氧化损伤。体外实验证实，远志皂苷对凝聚态淀粉样蛋白 1 - 40（Aβ1 - 40）引起的神经细胞毒性有明显保护作用，并能改善 H_2O_2 引起的 PC12 细胞氧化应激损伤。总之，远志皂苷提高胆碱能神经功能，对老年痴呆有一定的改善和治疗作用。

③抗抑郁：慢性应激可以造成大鼠体重增加缓慢、敞箱活动减少、蔗糖消耗下降等抑郁状态，以及促肾上腺皮质激素、皮质醇分泌增多，远志提取物对上述行为和内分泌变化有对抗作用。同时能提高海马 CA_3 区 Bcl - 2 蛋白的表达，抑制 Bax 蛋白的表达，从而抑制海马神经元凋亡，减少应激造成的海马损伤。抑郁症时高浓度谷氨酸造成的神经元损伤是其重要发病机制，体外实验证实，远志寡糖酯类成分对谷氨酸造成的 PC12 细胞损伤有一定保护作用。以上研究表明，远志及其有效成分有一定的抗抑郁作用。

关联提示 17 - 5

抑郁症是一种常见的情感障碍疾病，以心境低落、兴趣缺失为核心症状。目前认为，抑郁症的发病与中枢单胺能神经传递功能低下、特定脑区（如海马）神经元结构退变、应激导致下丘脑 - 垂体 - 肾上腺轴（HPA）过度激活有关。

（2）对心血管系统影响

①抗心肌缺血：远志皂苷可以减轻大鼠心肌缺血再灌注损伤，抑制血清肌酸磷酸激酶（CPK）活性的升高，调高 SOD 活性，减少大鼠心肌梗死范围。

②降压：远志皂苷静脉注射和灌胃均可以降低麻醉大鼠平均动脉压。远志皂苷灌胃，可使清醒大鼠在给药 60 分钟后收缩压降低 38%，肾性高血压大鼠 90 分钟后收缩压降低 26.8%，作用维持 2~3 小时。

（3）镇咳、祛痰　远志能减少浓氨水喷雾引起的小鼠咳嗽次数，增加气管酚红分泌量，且生远志和蜜远志均有此作用。远志镇咳祛痰的主要成分是远志皂苷，其中皂苷 3D 可能是祛痰作用的主要成分，2D、3C 则为镇咳的主要成分，作用甚至强于等剂量的可待因和咳必清。远志皂苷能刺激胃黏膜迷走神经，引起轻度恶心，反射性增加支气管分泌，产生祛痰作用。

2. 其他药理作用

（1）对消化系统的影响　远志能抑制胃肠运动和消化功能，其中，生远志、姜远志、甘草制远志能明显抑制胃排空，生远志、姜远志能抑制胃蛋白酶活性，蜜远志作用显著较弱。

（2）兴奋子宫平滑肌　未孕大鼠腹腔注射远志水煎醇沉液，可使子宫肌电增强，频率加快，持续时间延长，峰面积增加。给药后 30~40 分钟基本恢复正常，酚妥阿明、苯海拉明、维拉帕米、吲哚美辛等能全部或部分阻断其兴奋作用，而阿托品无影响。说明远志对子宫的兴奋作用主要通过 H_1 受体、L 钙通道、α 受体起作用，与 M 受体无关。

（3）抗菌　远志皂苷对大肠杆菌、金黄色葡萄球菌、变形杆菌等有一定抑制作用。

表 17 - 4　　　　　　　　　　远志药理作用以及主要物质基础小结

功效	药理作用	主要有效成分、部位或提取物
安神	镇静、催眠、抗焦虑、抗惊厥	远志醋酸乙酯部位提取物、醇提物
	增强学习记忆、抗痴呆	远志皂苷
	抗抑郁	远志提取物
	抗心肌缺血、降压	远志皂苷
祛痰	镇咳祛痰	远志皂苷
其他	抑制胃肠运动	远志
	兴奋子宫	远志水煎醇沉液
	抗菌	远志皂苷

【毒理与不良反应】远志小鼠灌胃 LD_{50} 为 16.95g/kg。生远志口服可以引起咽喉不适、

恶心呕吐等症状。生远志具有明显的胃肠靶器官毒性，主要表现为胃肠动力的障碍和胃黏膜的损伤，10g/kg 生远志灌胃能显著降低小鼠胃黏膜血液流速，使毛细血管收缩，减少单位面积的血管数，减少单位面积的每秒血流量。蜜远志则能显著增加小鼠胃黏膜的血液流速、单位面积的每秒血流量，因此，远志蜜炙后毒性明显减轻。

【现代应用】

1. 阿尔茨海默病　远志 5g、石菖蒲 5g、皂角 1.5g，连续服用 3 个月，对阿尔茨海默病有效。

2. 急性乳腺炎　远志可以缓解疼痛、缩小硬结。

第三节　常用方剂

酸枣仁汤

《金匮要略》

【组成】炒酸枣仁、茯苓、知母、川芎、甘草。

【功效与主治】本方以养血安神为主，亦对阴虚内热、虚热烦扰而不得眠有治疗作用，临床主治肝血不足、虚火内扰心神所致的心烦失眠等症。

【药理作用】酸枣仁汤具有养血安神、清热除烦的功效，主治虚烦不眠、心悸盗汗、头目眩晕、咽干口燥等。其功效主要与酸枣仁汤对中枢神经系统的影响有关。

1. 对中枢神经系统的影响

（1）镇静催眠　酸枣仁汤能减少小鼠自主活动次数，增加阈下剂量戊巴比妥钠的催眠作用，延长阈上剂量的睡眠时间，该作用呈现剂量依赖性。酸枣仁汤的镇静催眠作用可能与升高脑内 β 内啡肽和强啡肽有关。

（2）增强学习记忆　酸枣仁汤可以缩短迷路实验中小鼠的迷路次数和回台时间。酸枣仁汤还能改善东莨菪碱所致记忆获得障碍和乙醇引起的记忆再现障碍。以上表明，酸枣仁汤对小鼠的学习记忆有一定的促进作用。

（3）抗焦虑　酸枣仁汤可显著增加高架十字迷宫模型大鼠进入开放臂的百分数和在开放臂停留时间的百分数，表明酸枣仁汤具有抗焦虑作用，其机制与降低海马去甲肾上腺素（NE）、5 - 羟色胺（5 - HT）含量，以及增加脑组织 $GABA_A$ 受体数量，提高 GABA 能神经功能有关。焦虑症的发生与下丘脑 - 垂体 - 肾上腺轴功能亢进，血中糖皮质激素水平长期升高，造成对海马的选择性损伤有关。体外试验表明，酸枣仁汤含药血清可以保护 CORT 诱导的 PC12 细胞凋亡，从而对抗高皮质酮引起的神经元损伤。

（4）抗抑郁　酸枣仁汤明显缩短小鼠强迫游泳和悬尾的不动时间，提高慢性应激大鼠蔗糖水消耗量，表现出抗抑郁作用。其机制与增加脑内单胺神经递质含量有关。

2. 降血脂　酸枣仁汤具有降血脂作用，能降低高脂饲料高血脂模型大鼠血清 TC、TG、LDL - C、ApoB，升高 HDL - C、$ApoA_1$，提高卵磷脂胆固醇酰基转移酶（LCAT）、SOD

活性。

3. 抗肝衰竭 对 D - 半乳糖胺和脂多糖（LPS）引起急性肝衰竭模型小鼠，酸枣仁汤可以提高其存活率，减轻肝脏病变程度，降低血清转氨酶活性及 TNF - α、IL - 1β 的浓度，增加肝脏组织中 SOD、谷胱甘肽还原酶的活性，降低 MDA、NO 的浓度及一氧化氮合酶（NOS）的活性。酸枣仁汤可防治急性肝衰竭，其作用机制可能与抑制炎性细胞因子的释放和提高机体抗氧化能力有关。

表 17 - 5 　　　　　　　　　　　　　　酸枣仁汤主要药理作用小结

功效	药理作用
安神	镇静催眠
	抗焦虑
	增强学习记忆
	抗抑郁
养血	降血脂
其他	抗肝衰竭

【现代应用】

1. 失眠 用于心肝阴血不足、虚阳偏亢、扰动心神的顽固性失眠疗效较好，酸枣仁是其中的主药，一般可用 30 ~ 60g 左右。

2. 精神疾病 酸枣仁汤用于狂躁型精神障碍、焦虑症等有一定疗效。

3. 心律失常 用于各种器质性心脏病及植物神经功能紊乱所致的房性或室性早搏、心动过速、心房纤颤等。

4. 先天性非溶血性黄疸 应用酸枣仁汤治疗 5 例患者，黄疸消失。

第十八章

平肝息风药

导学

本章介绍平肝息风药的基本药理作用及常用单味中药天麻、钩藤、全蝎、僵蚕、地龙、牛黄，中药复方天麻钩藤饮的药理作用。

学习重点

平肝息风药的主要药理作用；天麻、钩藤的药理作用。

学习要求

1. 掌握平肝息风药的基本药理作用：①镇静、抗惊厥；②降压；③解热、抗炎、镇痛；④抗血栓等。

2. 掌握天麻、钩藤对中枢神经系统、心血管系统的影响；天麻的抗炎镇痛、抗衰老、促进免疫作用；钩藤的调节平滑肌作用；全蝎的抗癫痫、镇痛作用；地龙的解热、平喘、降压、抗血栓作用；掌握与这些作用相关的主要物质基础及作用机制。

3. 熟悉天麻、钩藤的其他药理作用；熟悉天麻、钩藤的现代应用；熟悉牛黄的主要药理作用。

4. 了解全蝎、地龙的其他药理作用，僵蚕、天麻钩藤饮的药理作用，全蝎、地龙、牛黄、天麻钩藤饮的现代应用。

第一节　概　述

凡以平肝潜阳、息风止痉为主要功效的药物，称平肝息风药。本类药物主要用于头晕目眩、头痛、耳鸣、项强肢颤、痉挛抽搐等。

平肝息风药根据功效侧重不同，可分为平抑肝阳药和息风止痉药。平抑肝阳药有石决明、珍珠母、代赭石、罗布麻、白蒺藜等；息风止痉药包括天麻、钩藤、地龙、全蝎、蜈蚣、牛黄等。常用复方有天麻钩藤饮、镇肝息风汤等。

肝阳上亢证通常是由肝肾之阴不足所致，主要症状与现代临床高血压病、脑血管意外及其后遗症相似。肝风内动证，如温病热极生风，多见于乙型脑炎、流行性脑脊髓膜炎、破伤风等急性传染病引起的高热惊厥等。此外，癫痫、梅尼埃病、神经官能症等亦与肝风内动有关。

平肝息风药的药理研究主要集中在对中枢神经系统的影响、降压、抗炎、解热、镇痛、抗血栓等方面。具有如下药理作用：

1. 镇静、抗惊厥 天麻、钩藤、羚羊角、地龙、僵蚕、全蝎、天麻钩藤饮、镇肝息风汤等，均能减少动物的自主活动，增强戊巴比妥钠、硫喷妥钠和水合氯醛等药的中枢抑制作用，对抗戊四氮、咖啡因、士的宁或电刺激所引起的惊厥。此外，天麻、钩藤、全蝎等还有抗癫痫的作用。

2. 降压 天麻、钩藤、羚羊角、地龙、蜈蚣、全蝎、白蒺藜、牛黄、天麻钩藤饮、镇肝息风汤、羚角钩藤汤等均有不同程度的降压作用。此类药物和复方的降压机制包括：抑制血管中枢，抑制交感神经，扩张血管，钙拮抗等。

3. 解热、抗炎、镇痛 天麻、牛黄、羚羊角、蜈蚣、全蝎等均有不同程度的抗炎和镇痛作用；羚羊角、地龙还具有较好的解热作用。

4. 抑制血小板聚集、抗血栓 天麻、钩藤、地龙、天麻钩藤饮等均有不同程度的抗血小板聚集、抗血栓形成作用，其中地龙作用最为显著。

综上所述，平肝息风药平肝息风的功效主要与镇静、抗惊厥、降压、抗炎、抗血栓等中枢和心血管系统的药理作用有关。

表 18 – 1　　　　　　　　　　　平肝息风药主要药理作用总括表

药物	镇静	抗惊厥	降压	抗血栓	其他
天麻	+	+	+	+	抗焦虑、抗抑郁、改善学习记忆、神经元保护、扩张血管、保护心肌细胞、抗炎、镇痛、抗耳聋、促进免疫、抗衰老等
钩藤	+	+	+	+	抗苯丙胺依赖作用、脑保护、抗心律失常等
羚羊角	+	+	+		解热、镇痛
地龙	+	+		+	解热、平喘、抗凝、抗肝纤维化、抗炎、镇痛、抗肿瘤、抗心律失常、增强免疫、抗肿瘤等
全蝎		+	+	+	抗癫痫、镇痛、抗肿瘤、强心、收缩血管
蜈蚣		+	+		镇痛、抗炎、强心、抗肿瘤
僵蚕	+	+			抗凝血、抗肿瘤等
牛黄	+		+		强心、抗心律失常、扩血管、解热、镇痛、抗炎、抗病原微生物、镇咳祛痰平喘等
白蒺藜			+		抗心肌缺血、降血脂、降血糖、抗衰老

第二节　常用药物

天　麻

本品为兰科植物天麻 *Gastrodia elata* Bl. 的干燥块茎。天麻的主要成分是天麻苷（天麻素），含量 0.3% 以上，还有天麻苷元、香荚兰醇、香草醛、琥珀酸、对羟基苯甲酸、对羟基苯甲醛、对羟基苯甲醇、维生素 A 类物质、多糖等。天麻味甘，性平。归肝经。

【药动学】经小鼠口服给药后，天麻素可能通过脑毛细血管内皮细胞上特异性的葡萄糖载体转运至脑内，然后迅速代谢为天麻苷元。小鼠脑组织中天麻苷元的质量浓度与时间曲线呈现双峰（T_{max1} = 15 分钟，T_{max2} = 90 分钟），药时曲线下面积为 52822.5（ng·min）/g，半衰期为 54.8 分钟，消除较快。

【药理作用】

1. 与功效主治相关的药理作用　天麻具有息风止痉，平抑肝阳，祛风通络之功效。主治头痛眩晕，肢体麻木，小儿惊风，癫痫抽搐，手足不遂，风湿痹痛等病证。《药性论》："治冷气顽痹，瘫痪不遂，语多恍惚，多惊失志。"《本草汇言》："主头风，头痛，头晕虚旋，癫痫强痉，四肢挛急，语言不顺，一切中风，风痰。"天麻的功效与其对中枢神经系统、心血管系统的影响，以及抗炎、镇痛、抗耳聋等作用有关。

（1）对中枢神经系统的影响

①镇静催眠、抗惊厥、抗焦虑：天麻、天麻素、天麻苷元、天麻多糖均有镇静催眠作用。天麻粉灌胃，天麻水浸剂、天麻素、天麻苷元注射，对小鼠自主活动均有抑制作用，并能对抗咖啡因的中枢兴奋作用。天麻素、香兰素、香荚兰醇可以使巴比妥类药物引起的小鼠睡眠时间延长。天麻多糖腹腔注射也可以减少小鼠自主活动，增加氯丙嗪的中枢抑制作用和对抗苯丙胺的中枢兴奋作用。

天麻、天麻多糖均能对抗戊四氮等中枢兴奋药物引起的小鼠惊厥，表现为延长惊厥潜伏期，缩短惊厥时间，降低死亡率等。天麻素能使马桑内酯癫痫模型家兔癫痫发生的潜伏期延长，发作程度减轻。天麻醇提物可以缩短大鼠癫痫发作时间，减少 CA_1、CA_3 区锥体细胞和齿状回门区神经元丢失。天麻镇静催眠、抗惊厥作用与下列机制有关：a. 降低脑内儿茶酚胺含量。天麻可以通过神经元末梢重摄取抑制，降低脑内 DA、NA 重摄取和储存。b. 提高 GABA 能神经功能。天麻素代谢为天麻苷元起效，而天麻苷元可以激动苯二氮䓬受体，对羟基苯甲醛和香草醛对 γ-氨基丁酸转氨酶有显著抑制作用，可以减少 GABA 的代谢，升高 GABA 含量。

在高架十字迷宫（EPM）实验中，天麻及 4-羟基苄醇和 4-羟基苯甲醛能显著增加小鼠在 EPM 开臂的次数及在开臂停留的时间。该作用可被 WAY100635（5-HT_{1A}受体拮抗剂）和氟马西尼（$GABA_A$受体拮抗剂）所拮抗。实验表明，天麻是有效的抗焦虑药物，该作用是通过 5-HT 神经系统和 GABA 神经系统发挥作用。

②改善学习记忆：在跳台实验中，天麻可以提高 D－半乳糖致衰老小鼠正确反应率和学习速度，改善小鼠学习记忆的获取障碍。在被动回避试验中，天麻醇提取物、天麻素和天麻苷元能显著地延长改善东莨菪碱引起的学习记忆损伤，同时能改善亚胺环己酮和吗啡引起的大鼠记忆巩固和再现障碍。

③神经元保护：天麻甲醇提取物的乙醚萃取部分可以保护沙鼠短暂局部缺血引起的海马神经元损伤，天麻素可以减轻中动脉闭塞所致大鼠脑梗死体质和水肿体积。天麻素对高血糖引起的神经病变也有一定的保护作用。天麻保护神经元的机制与下列因素有关：a. 降低谷氨酸兴奋性神经毒性。天麻素可以减少缺血再灌注大鼠海马区谷氨酸（Glu）水平的升高，增加 GABA，降低缺血再灌注期间的 Glu/GABA。b. 抗氧化作用。对羟基苯甲醇和香草醛能清除过氧自由基和羟自由基，防止脂质过氧化损伤。c. 增加脑血流量。天麻注射可以增加小鼠和家兔的脑血流量，天麻素注射可以增加犬椎动脉血流量和兔颈内动脉血流量。d. 抑制神经系统炎症因子。细胞试验发现，天麻素对高糖诱导的神经小胶质细胞白介素－1β（IL－1β）、白介素－6（IL－6）表达有抑制作用。

关联提示 18－1

谷氨酸是中枢神经系统主要的兴奋性氨基酸递质，在中枢神经系统中广泛分布。脑缺血时，神经元释放大量的 Glu，激活 Glu 受体，引起兴奋性神经元持续去极化，干扰神经元的调节机制，导致离子渗透压与电化学的改变。由于氯化物和水内流，使神经元肿胀，功能障碍，继之钙离子内流，使细胞内钙离子超载，结果引起细胞坏死。因此兴奋性氨基酸与脑缺血损害有着密切的关系。

④抗抑郁：天麻乙醇提取物可以明显缩短小鼠在强迫游泳试验、悬尾试验中不动时间，而对小鼠的自主行为没有显著的影响。其抗抑郁机制与提高海马区 NA、纹状体中 5－HT 浓度，降低纹状体中 DA 的浓度有关。

（2）对心血管系统的影响

①降血压、扩张血管：天麻注射液静脉注射可以降低家兔血压，使外周阻力明显下降。腹腔注射和十二指肠给药也有降血压作用，时间超过 3 小时。离体兔耳灌流发现，注入天麻液可使流量明显增加，兔主动脉条实验证明，天麻能对抗 KCl 和 5－HT 引起的主动脉条收缩，但不能对抗去甲肾上腺素的作用。天麻的降压作用可能与扩张血管有关。

②保护心肌细胞：天麻液对脑垂体后叶素引起的大鼠急性心肌缺血有一定的保护作用。天麻素对丝裂霉素所致心肌细胞中毒性损伤有保护作用，可使心肌细胞变性减轻，坏死减少。体外乳鼠心室肌培养中加入天麻素，可使心肌细胞搏动频率加快，收缩力加强，提高心肌细胞内糖原、核糖核酸、脱氧核糖核酸含量，增加琥珀酸脱氢酶（SDH）、乳酸脱氢酶（LDH）、ATP 酶活性，表明天麻素能促进心肌细胞的能量代谢。天麻液、天麻苷、天麻苷元均能轻度降低豚鼠、大鼠和家兔的心率，能增加心脏输出量，但对心肌收缩幅度无影响。以上表明，天麻保护心肌细胞的作用可能与其增加心肌营养性血流量、改善心肌细胞代谢、改善心肌耗氧量等有关。

（3）镇痛　天麻能对抗醋酸引起的扭体反应，在热板法试验中能提高小鼠痛阈。电击鼠尾法证明，腹腔注射天麻水醇提液，镇痛率达 41.1%。

（4）抗炎　皮下注射天麻液，可以明显抑制巴豆油引起的小鼠耳肿胀，对抗琼脂、角叉菜胶、5－HT 所致足跖肿胀，能抑制醋酸、5－HT、PGE_2 所致小鼠或大鼠皮肤毛细血管通透性增加，表明天麻对急性炎症反应有抑制作用。

（5）抗耳聋　豚鼠噪声暴露可以降低耳蜗外淋巴平均 Ca^{2+} 含量，是噪声致聋的重要发病机理之一。天麻素能对抗噪声暴露引起的外淋巴 Ca^{2+} 下降，降低噪声暴露后听性脑干反应（ABR）阈值，对噪声性聋具有一定的预防作用。

2. 其他药理作用

（1）对消化系统的影响

①保肝：天麻多糖对小鼠 CCl_4 肝损伤和酒精肝损伤均具有显著的保护作用，能明显降低肝损伤小鼠血清中升高的 ALT、AST 水平及酒精性肝损伤中三酰甘油（TG）含量，抑制肝脏中上升的 MDA 水平和提高 SOD 活性。肝细胞病变明显减轻，坏死灶明显减少，随剂量的增大对肝细胞的保护作用也随之增强。

②保护胃黏膜：天麻糖蛋白能降低乙醇、阿司匹林诱导的胃溃疡模型溃疡指数，提高溃疡抑制率，增加 SOD 活力和降低 MDA 含量。阿司匹林致胃溃疡模型中，天麻糖蛋白能降低 MPO 活力和增加 NO 含量。天麻糖蛋白抗溃疡机制与提高胃黏膜的抗氧化能力和增加黏膜血流量有关。

（2）促进免疫　天麻及其天麻多糖有促进机体特异性免疫的作用。天麻可以提高小鼠迟发型变态反应，增强小鼠巨噬细胞的吞噬功能及血清溶菌酶活力，提高 PHC 值（溶血空斑法）和血清特异性抗体滴度（抗 SRBC 法），给药组的免疫玫瑰花结形成细胞百分率明显高于对照组。天麻多糖能增强小鼠的胸腺重量，可提高小鼠血清溶血素和溶血空斑形成细胞的溶血能力，增加 T 细胞数，加速小鼠血中炭廓清速率和促进小鼠同种皮肤移植中对异体皮肤的排斥，增强小鼠移植物抗宿主反应。

（3）抗衰老　天麻能缩短果蝇幼虫的发育期，延长成虫寿命，表明有抗衰老作用。天麻能恢复 D－半乳糖衰老模型小鼠被动反应能力的下降，明显提高 RBC 中的 SOD。小鼠腹腔注射天麻煎剂，能使血中谷胱甘肽过氧化物酶（GSH－Px）的活性明显升高，而起到抗氧化、增强免疫的作用。

表 18－2　　　　　　　　　天麻药理作用以及主要物质基础小结

功效	药理作用	主要有效成分、部位或提取物
息风止痉	镇静催眠、抗惊厥	天麻素、天麻苷元、天麻多糖
	改善学习记忆	天麻醇提取物、天麻素和天麻苷元
	神经元保护	天麻素
	抗焦虑	4－羟基苄醇、4－羟基苯甲醛
	抗抑郁	天麻醇提物
	镇痛	天麻醇提液
	抗炎	天麻液

续表

功效	药理作用	主要有效成分、部位或提取物
平肝潜阳	降血压、扩张血管	天麻注射液
	保护心肌细胞	天麻液、天麻苷、天麻苷元
	抗耳聋	天麻素
其他	保肝	天麻多糖
	保护胃黏膜	天麻糖蛋白
	促进免疫	天麻多糖
	抗衰老	天麻煎剂

【毒理与不良反应】小鼠腹腔注射天麻浸膏 LD_{50} 为 51.4~61.4g/kg，大鼠灌胃 LD_{50} 为 1.58g/kg。家兔腹腔注射天麻水煎剂 12g/kg，30 分钟后出现共济失调、心率加快、脑电波每秒出现 1~2 次慢波，多数动物在 48 小时内出现死亡。

【现代应用】

1. 神经痛 天麻注射液对三叉神经痛、坐骨神经痛、眶上神经痛止痛率达到 90%。对血管神经性头痛有效。天麻和天麻素也具有一定效果。

2. 面肌痉挛 天麻注射液治疗面肌痉挛近期疗效 60% 以上，对中年起病，口角肌痉挛者效果佳。

3. 神经衰弱 天麻素疗效达 90.05%，对失眠、头痛改善效果好。

钩 藤

本品为茜草科植物钩藤 *Uncaria rhynchophylla*（Miq.）Jacks.、大叶钩藤 *Uncaria macrophylla* Wall.、毛钩藤 *Uncaria hirsuta* Havil.、华钩藤 *Uncaria sinensis*（Oliv.）Havil. 或无柄果钩藤 *Uncaria sessilifructus* Roxb. 的干燥带钩茎枝。钩藤含有多种吲哚类生物碱，主要有钩藤碱、异钩藤碱。此外还有去氢钩藤碱、异去氢钩藤碱以及小量柯南因、毛钩藤碱等。生物碱含量以根和带钩枝较高。钩藤味甘，性凉。归肝、心包经。

【药理作用】

1. 与功效主治相关的药理作用 钩藤具有清热平肝，息风定惊功效。主治头痛眩晕，惊痫抽搐，妊娠子痫等。《本草述》："治中风瘫痪，口眼歪斜及一切手足走注疼痛，肢节挛急。又治远年痛风瘫痪，筋脉拘急作痛不已者。"钩藤的功效与其对中枢神经系统、心血管系统的影响有关。

（1）对中枢神经系统的影响

①镇静：钩藤煎剂和醇提物腹腔注射能抑制小鼠自发活动，并对抗咖啡因引起的动物自发活动增加。但加大剂量无催眠作用，与戊巴比妥钠的催眠作用无协同效应。

②抗惊厥：钩藤注射液能对抗毛果芸香碱引起的癫痫，使癫痫的发作次数、持续时间、发作间隔延长。钩藤乙醇提取物低剂量（0.16、0.32g/kg）对中枢有抗惊厥作用，大剂量

（0.64g/kg）则有兴奋中枢作用，无抗惊厥作用。钩藤对癫痫大鼠海马突触传递有明显的抑制效应可能与其抗惊厥作用有关。

③抗苯丙胺依赖作用：钩藤碱、钩藤总碱灌胃能减少小鼠的自主活动，降低苯丙胺的高活动性，抑制小鼠苯丙胺行为敏化的获得，阻断小鼠苯丙胺行为敏化的表达。另外，钩藤碱能消除苯丙胺诱导的大鼠条件性位置偏爱效应。以上表明，钩藤生物碱对中枢具有抑制作用，对苯丙胺诱导的小鼠行为敏化的获得和表达有抑制作用，对苯丙胺类物质的精神依赖具有干预作用。钩藤碱抗苯丙胺依赖作用与影响中枢氨基酸神经递质有关。苯丙胺可以引起大鼠脑内抑制性氨基酸含量明显下降，兴奋性氨基酸含量明显上升，钩藤碱可恢复其至正常水平。另外，钩藤碱抑制伏核和杏仁核谷氨酸 NR_{2B} 表达，也参与了钩藤碱抗苯丙胺依赖作用的分子机制。

关联提示 18－2

苯丙胺又名安非他明（Amphetamine，AA），苯丙胺具有中枢兴奋及降低食欲的功效，用药个体可以出现明显的欣快感及停药后的渴求，从而导致了该药的滥用。

行为敏化，动物反复间断应用中枢兴奋性药物后会表现为自主活动增加等行为。行为敏化与药物成瘾密切相关。

条件性位置偏爱实验（conditioned place preference，CPP）是评价药物精神依赖性的一种有效方法。CPP 通过记录大鼠在使用苯丙胺地点的停留时间可较好地反应大鼠的精神依赖情况。条件性位置偏爱箱由两个相同体积的小方箱组成，将隔板抽起后，大鼠可在两个箱体之间自由活动。箱体的一侧除玻璃面板外内侧各面均漆成黑色，底板用柔软毛毯底面制成粗糙面，另一侧除玻璃面外漆成白色，底板制成光滑面，整个实验箱具有视觉和触觉两种线索。在最后一次给予苯丙胺 24 小时后，记录大鼠在白箱中停留的时间。

关联提示 18－3

谷氨酸与药物成瘾关系密切，其离子型受体 NMDA 受体在苯丙胺依赖形成过程中起着关键作用。NMDA 受体亚单位参与了药物成瘾的形成，其中 NR_{2B} 亚单位主要参与成瘾药物的奖赏效应和成瘾动物的位置偏爱效应，与精神依赖及复吸行为有关联。脑内中脑边缘系统是药物依赖形成的主要脑区，主要由腹侧被盖区、伏核及杏仁核等与药物依赖相关回路所涉及的核团构成，是奖赏效应的神经基础，而参与成瘾性药物精神依赖的相关部位主要为伏核、杏仁核等脑内神经核团。伏核是成瘾药物作用的主要靶点，也是调节药物强化的最主要神经核团，在药物奖赏效应中起关键作用。杏仁核在条件性位置偏爱形成和成瘾行为中也起着重要作用。

④脑保护：钩藤可抑制缺血再灌注后海马 CA_1 区锥体细胞死亡，清除海马过氧化氢和羟自由基。结果表明，钩藤对暂时性缺血诱发的迟发性神经细胞死亡有防护作用。对原代培养的大鼠大脑星形胶质细胞进行缺血再灌注处理，钩藤碱能显著提高细胞存活率，显著抑制缺血再灌注损伤后星形胶质细胞的坏死凋亡，提示钩藤碱可能通过抑制星形胶质细胞凋亡和坏死而对脑缺血损伤产生保护作用。

（2）对心血管系统的影响

①降压：麻醉犬、麻醉兔钩藤煎剂静脉注射可使血压降低 30%～40%，持续时间 3～4 小时以上。钩藤煎剂、钩藤总碱静脉注射，猫的血压从 3～5 天开始下降，7～15 天降至最低。钩藤碱腹腔注射，血压当天下降，用药 8 天，血压平均下降 24mmHg。钩藤、钩藤总碱

合用双肼屈嗪十二指肠给药，清醒大鼠血压 1 小时降低 23%，高血压模型大鼠血压降低 28%，降压幅度超过单药，并能克服双肼屈嗪降压引起的心率加快。钩藤碱和异钩藤碱降压的同时可以减少器官的血流量。钩藤碱、异钩藤碱静脉注射，可以降低开胸犬的冠脉血流量，钩藤碱可以使未开胸犬的肾血流量减少，异钩藤碱对肾血流量无影响。

钩藤的降压机制与下列因素有关：a. 抑制血管中枢作用。钩藤煎剂和醇提物对阻断颈总动脉血流引起的加压反应有抑制作用，切断两侧颈迷走神经或局麻药物阻断后钩藤的降压作用减弱，钩藤对离体兔耳灌流无作用，但可使在体兔耳血管扩张，兔后肢血流增加。以上表明，钩藤能刺激心血管系统的感受器，通过迷走神经和窦神经，反射性抑制血管中枢，扩张外周血管，较大剂量可以直接抑制血管中枢。b. 扩张血管、抑制血管增殖作用。钩藤碱和异钩藤碱有直接和间接扩张血管作用，其直接作用与通过离子通道扩张血管有关，除了阻滞 L − 型钙通道（I_{Ca-L}），也可激活大电导钙激活钾通道（BK_{Ca}）。钩藤碱和异钩藤碱还能抑制血管紧张素 Ⅱ 引起的血管平滑肌增殖，并下调 AT_1 受体。c. 抑制心脏作用。钩藤碱静脉注射可以减慢麻醉犬、猫的心率、心肌收缩力。对在体和离体蛙心、兔心，钩藤碱也有抑制作用。通过抑制心脏，可以降低心脏输出量，从而引起血压下降。

②抗心律失常：钩藤总碱能对抗乌头碱、氯化钡、氯化钙诱导的心律失常，抑制异位起搏点、窦房结、房室传导、心室内传导。异钩藤碱能明显抑制肾上腺素引起的异位节律。异钩藤碱恒速静脉滴注剂量依赖性地减慢心率，延长窦房结恢复时间、房室传导时间、心房 − 希氏束间期、希氏束 − 心室间期，其对心脏传导功能的影响可以被异丙肾上腺素对抗，但阿托品无影响。钩藤碱可以抑制 L − 型钙通道，减少电依赖性 Ca^{2+} 内流。此外，钩藤碱对 K^+ 通道也有抑制作用。钩藤碱抗心律失常的机制可能与其 Ca^{2+}、K^+ 通道阻断有关。

2. 其他药理作用

（1）抗血栓　钩藤碱静脉注射能明显抑制花生四烯酸、胶原、ADP 诱导的大鼠血小板聚集，对 ADP 诱导家兔血小板聚集有明显促进解聚作用。异钩藤碱可以浓度依赖性的抑制 ADP、凝血酶诱导的家兔血小板聚集。钩藤碱、异钩藤碱对血小板聚集的抑制作用较阿司匹林强。钩藤碱对胶原诱导的 TXA_2 合成有抑制作用，但对花生四烯酸无效。异钩藤碱可以对抗凝血酶、ADP 引起的血小板 cAMP 下降，但对正常血小板无影响。钩藤碱和异钩藤碱体内给药均可以减少血栓的形成，其抗血栓作用与抑制血小板聚集有关。

（2）调节平滑肌　豚鼠腹腔注射钩藤总碱可以抑制组胺引起的支气管平滑肌收缩，钩藤煎剂能降低豚鼠离体回肠张力，对抗组胺引起的收缩。钩藤碱对家兔离体肠管有抑制作用，对大鼠子宫呈兴奋作用。

表 18-3 钩藤药理作用以及主要物质基础小结

功效	药理作用	主要有效成分、部位或提取物
息风止痉	镇静	钩藤醇提物
	抗惊厥	钩藤醇提物
	抗苯丙胺依赖作用	钩藤碱、钩藤总碱
平肝潜阳	降压	钩藤碱、异钩藤碱
	抗心律失常	钩藤碱、异钩藤碱
	脑保护	钩藤碱
其他	抗血栓	钩藤碱、异钩藤碱
	调节平滑肌	钩藤总碱、钩藤碱

【毒理与不良反应】 钩藤总碱小鼠灌胃 LD_{50} 为（514.6±29.1）mg/kg。钩藤碱小鼠腹腔注射 LD_{50} 为 162.2mg/kg。大鼠灌服钩藤总碱 50mg/kg 和 100mg/kg，连续 2 月，小剂量组幼鼠的生长发育、肝肾功能及血象无明显异常，仅肾脏表现有轻度营养性障碍变化，停药后可恢复。

【现代应用】

1. 高血压 钩藤总碱 20~40mg，1 天 3 次，降压总有效率 77.2%。

2. 左心室肥厚 钩藤制剂可用于高血压伴有左心室肥厚的治疗。

3. 抑郁症 钩藤对更年期、老年期抑郁症，特别是抑郁症伴有头痛、手足麻木等有效。

全 蝎

本品为钳蝎科动物东亚钳蝎 *Buthus martensii* Karsch 的干燥体。含蝎毒，另含多种胺、氨基酸、磷脂酰胆碱、胆固醇、多种脂肪酸等。全蝎味咸、辛，性平；有毒。归肝经。

【药理作用】

1. 与功效主治相关的药理作用 全蝎具有息风镇痉、通络止痛、解毒散结之功效。用于惊风、癫痫、破伤风、头痛、风湿痹痛、疮疡肿毒等病证。《开宝本草》："疗诸风瘾疹及中风半身不遂，口眼歪斜，语涩，手足抽掣。"全蝎的功效与其对中枢神经系统的影响，以及抗血栓、镇痛、抗肿瘤等作用有关。

（1）对中枢神经系统的影响

①抗惊厥：全蝎对戊四氮、士的宁、烟碱引起的惊厥有对抗作用。抗癫痫肽对咖啡因所致的小鼠惊厥有较强的对抗作用，明显优于地西泮，对贝美格所致惊厥稍弱于地西泮，对士的宁惊厥的作用强度与安定相似。蝎毒的抗惊厥作用较抗癫痫肽为弱。

②抗癫痫：蝎毒和抗癫痫肽均有明显的抗癫痫作用。抗癫痫肽能使头孢菌素、马桑内脂诱发的癫痫潜伏期延长，发作程度减轻，持续时间缩短。抗癫痫肽对印防己毒素模型的作用与苯妥英钠相似，对青霉素模型与抗痫灵相似。研究表明，抗癫痫肽的抗癫痫作用依赖于单胺类神经递质，并与抑制高振幅放电有关。

（2）抗血栓、抗凝血　全蝎水提醇沉物能减轻 H_2O_2 损伤血管内膜所致家兔动脉形成血栓的重量，明显延长凝血酶时间（TT）、凝血酶原时间（PT）、活化部分凝血酶时间（APTT），降低血浆 TXB_2，升高 6 - keto - $PGF_{1\alpha}$，缩短优球蛋白溶解时间（ELT）。以上说明，全蝎液对内源性及外源性凝血均有抑制作用，并能通过抑制血小板聚集、促进纤溶而产生抗血栓作用。全蝎对大鼠下腔静脉血栓有抑制作用，能减轻血栓重量，延长 APTT 和 PT，降低抗凝血酶Ⅲ活性和凝血酶原含量。全蝎抗血栓作用与抗凝、抑制血小板聚集、促纤溶作用有关。

（3）镇痛　蝎身、蝎尾均有镇痛作用。小鼠扭体试验测得蝎身镇痛 ED_{50} 为 0.65g/kg，蝎尾为 0.128g/kg。蝎尾镇痛作用较蝎身强 5 倍。蝎毒对内脏痛、皮肤灼痛和三叉神经痛均有较强的镇痛作用。蝎毒中分离的镇痛活性肽蝎毒素Ⅲ对多种疼痛模型有镇痛作用，其作用是粗毒的 3 倍，较安痛定（阿尼利定）作用强。大鼠中脑导水管周围灰质内微量注射蝎毒，结果表明蝎毒有很强的中枢镇痛作用，作用强于吗啡 4 倍以上。侧脑室注射蝎毒镇痛，可能通过周围灰质等疼痛有关神经核团发挥镇痛作用。蝎毒镇痛作用途径一方面通过激活内源性阿片系统，另一方面还与 5HT 有密切的关系。

（4）抗肿瘤　全蝎醇制剂和水提物对人结肠癌细胞和肝癌有抑制作用。蝎尾提取物能抑制 S180 肉瘤生长。全蝎提取液对细胞肉瘤（SRS）实体瘤、MA737 乳腺癌也有抑制作用，并能促进急性早幼粒细胞株凋亡，其机制与提高 P53 基因表达和抑制 Bcl - 2 基因表达有关。

2. 其他药理作用

对心脏和血管的作用　蝎毒能麻醉兔左室内压及 dp/dt 升高、心率稍减慢，使离体豚鼠心脏收缩张力增强，心率减慢，并呈现频繁的心律不齐。蝎毒静脉注射能升高大鼠血压，增强心肌收缩力，改善左心室收缩功能。蝎毒能引起兔主动脉条明显收缩，作用强度约为去甲肾上腺素的 1/5。氯化钙可以使蝎毒处理后的主动脉收缩，而维拉帕米则产生抑制作用。以上表明，蝎毒的收缩血管作用与 Ca^{2+} 有关。

表 18 - 4　　　　　　　　　全蝎药理作用以及主要物质基础小结

功效	药理作用	主要有效成分、部位或提取物
息风止痉	抗惊厥	蝎毒、抗癫痫肽
	抗癫痫	蝎毒、抗癫痫肽
通络止痛	抗血栓、抗凝血	全蝎水提醇沉物
	镇痛	蝎毒
解毒散结	抗肿瘤	全蝎醇制剂和水提物
其他	改善心功能	蝎毒
	收缩血管	蝎毒

【毒理与不良反应】蝎身 LD_{50} 为 6.148g/kg，蝎尾为 0.884g/kg，蝎尾毒性较蝎身大 6 倍。蝎毒有呼吸毒性，中毒症状为四肢强直性痉挛，呼吸麻痹。小鼠腹腔注射，辽宁蝎毒的 LD_{50} 10.3mg/kg，山东产 2.4mg/kg，河北产 2.79mg/kg，广州产 3.38mg/kg。抗癫痫肽最大

安全量为 5.6mg/kg。蝎毒可以影响细胞色素氧化酶和琥珀酸氧化酶系统，可使胎儿骨化中心延迟或消失，造成胎儿骨骼异常，有致畸作用。

误服全蝎超过 30g 可能引起中毒反应，中毒潜伏期约 1~4 小时。中毒后主要危害是使呼吸麻痹，并对心血管有兴奋作用，重者致死，故临床应用要慎重。

【现代应用】

1. 癫痫 取全蝎（连尾）、蜈蚣（去头足）等量，晒干研末，制蜜丸口服，可减少发作次数，减轻症状。

2. 急慢性惊风 全蝎对高热抽搐有较好的效果，乙脑抽搐可用全蝎、蜈蚣、僵蚕、天麻为末，1~2g，1 日 2~3 次。

3. 颜面神经麻痹 全蝎、白附子、僵蚕为末，6~9g，冲服。

僵 蚕

本品为蚕蛾科昆虫家蚕蛾 *Bombyx mori* Linnaeus. 4~5 龄的幼虫感染白僵菌 *Beauveria bassiana*（Bals.）Vuillant 而致死的干燥体。主要含蛋白质（约 67.5%）、脂肪、草酸铵、核苷、碱基类等成分。僵蚕味辛、咸，性平。归肝、肺、胃经。

【药理作用】

1. 与功效主治相关的药理作用 僵蚕祛风定惊，化痰散结。用于惊风抽搐，咽喉肿痛，皮肤瘙痒。《药性解》："主风湿口噤失音，疗毒风痰结滞。"僵蚕的功效与其对中枢神经系统、凝血系统的影响，以及抗肿瘤作用有关。

（1）对中枢神经系统的影响

①抗惊厥：僵蚕水煎剂能对抗士的宁所致惊厥。由于士的宁主要兴奋脊髓，因此僵蚕的抗惊厥机制与降低脊髓的兴奋性有关。僵蚕和蜈蚣醇提物均能对抗电休克惊厥（MES）和戊四唑（MET）惊厥。对 MET 模型，僵蚕在抗惊厥效能、效价强度方面强于蜈蚣。僵蚕在给药后 30 分钟起效，1 小时左右达峰，作用可达 4 小时。MET 是 GABA 受体拮抗剂，僵蚕醇提物可以明显对抗 MET 发作，说明其抗惊厥机制可能与 GABA 系统有关。僵蚕、僵蛹所含草酸铵是其抗惊厥作用的主要成分，除去草酸铵则抗惊厥作用消失。草酸铵进入体内可分解产生氨，因此对肝昏迷患者应慎用。

②镇静催眠：僵蚕水提醇沉提取物具有明显的镇静作用，能抑制小鼠自主活动，作用强于酸枣仁，与地西泮作用相似。僵蚕醇水浸出液给小鼠皮下、腹腔注射或灌服，或给家兔静脉注射，均有催眠作用，小鼠灌服 25g/kg，皮下注射 12.5g/kg，其催眠作用与皮下注射苯巴比妥 50mg/kg 的效力相当。

（2）对凝血系统的影响 僵蚕水提液体内外实验均具有较强的抗凝血、抗血栓作用，能减轻血栓重量，减少纤溶酶原含量、纤溶蛋白原含量，缩短优球蛋白溶解时间。僵蚕蛋白可以延长部分凝血活酶时间（APTT）、凝血酶原时间（PT）、凝血酶时间（TT）。新生儿脐静脉内皮细胞实验中，僵蚕能抑制凝血酶诱导的内皮细胞释放作用，明显增加组织型纤溶酶原激活物（t-PA）活性、降低纤溶酶原激活物抑制剂（PAI-1）活性，抗血栓形成。僵蚕提取液除拮抗凝血酶外，还可能具有抗因子 Xa 的作用。僵蚕抗凝血的特点与肝素不同，肝素依赖于 AT Ⅲ，而僵蚕并不依赖于体内 AT Ⅲ，因此对于缺乏 ATⅢ患者，僵蚕较肝素有更强的临床应用价值。

僵蚕抗凝成分（ACIBB）能降低血小板最大凝聚率，抑制血小板的凝聚，对大鼠实验性静脉血栓的形成产生抑制作用，并抑制纤维蛋白原含量（Fbg）、纤溶酶原含量（Plg），增强 tPA 与 AT－Ⅲ的活性，抑制 PAI 活性，并明显延长 APTT、PT、TT，进而防止血栓的形成。ACIBB 也可明显抑制 LPS 引起的大鼠平均动脉压（MAP）降低，抑制血浆副凝实验（3P 实验）阳性率、D－二聚体含量，防止休克后血小板计数（PLT）、Fbg、AT Ⅲ活性降低。内毒素休克合并 DIC 时，由于广泛微血栓形成，引起 PLT 和 ATⅢ被消耗、纤溶系统亢进，而 ACBB 可改善这种状况，说明僵蚕对内毒素休克时微血栓形成和凝血以及纤溶系统的亢进具有抑制作用。

（3）抗肿瘤　僵蚕醇提物对小鼠 ECA 肿瘤抑制率为 36%，对小鼠 S180 也有抑制作用，体外可抑制人体肝癌细胞的呼吸。僵蛹对小鼠 S180 也有抑制作用。柞蚕等昆虫可产生杀菌肽，该物质对某些癌细胞有抑制作用，其中柞蚕杀菌肽 D 对肿瘤细胞有杀伤作用，有望成为新一代抗炎、抗肿瘤药物。

2. 其他药理作用

（1）对生殖系统的作用　僵蚕能显著降低雌性小鼠卵巢、子宫重量及妊娠率，有抗生育作用。另外，能增加雄性小鼠睾丸、贮精囊的重量，有雄性激素样作用。

（2）抗菌　僵蚕对金黄色葡萄球菌、大肠杆菌、铜绿假单胞菌有轻度抑制作用。

（3）保护胰岛功能　僵蚕对四氧嘧啶糖尿病模型有效，对胰腺细胞有保护作用。

表 18 – 5　　　　　　　　　　　　　　僵蚕药理作用以及主要物质基础小结

功效	药理作用	主要有效成分、部位或提取物
息风解痉	抗惊厥	草酸铵
	镇静催眠	僵蚕水提醇沉提取物
	抗凝血、抗血栓	僵蚕水提液、僵蚕抗凝成分
化痰散结	抗肿瘤	僵蚕醇提物
其他	抗生育、雄激素样作用	僵蚕水提液
	抗菌	僵蚕水提液
	保护胰岛功能	僵蚕水提液

【毒理与不良反应】僵蛹水煎剂灌胃，LD_{50} 44.5g/kg，35g/kg 时出现中毒症状。僵蚕中毒的人主要表现为四肢震颤、走路不稳、抽搐、昏迷。

【现代应用】

1. 癫痫　僵蚕可以减轻癫痫发作程度、发作次数，对原发性癫痫和脑外伤癫痫较好。

2. 糖尿病　僵蚕粉 5g，1 日 3 次，对非胰岛素依赖性糖尿病有效。

地 龙

本品为钜蚓科动物参环毛蚓 *Pheretima aspergillum*（E. Perrier）、通俗环毛蚓 *Pheretima vulgaris Chen*、威廉环毛蚓 *Pheretima guillelmi*（Michaelsen）或栉盲环毛蚓 *Pheretima pectinifera* Michaelse 或栉盲环毛蚓 *Pheretima pectinifera* Michaelsen 的干燥体。地龙含有蚯蚓解热碱、蚯蚓素、蚯蚓毒素，还含有丰富的氨基酸、蛋白质、纤溶酶等各种酶类、琥珀酸等有机酸和丰富的微量元素。地龙味咸，性寒。归肝、脾、膀胱经。

【药理作用】

1. 与功效主治相关的药理作用　地龙具有清热定惊，通络，平喘，利尿功效。主治高热神昏，惊痫抽搐，关节痹痛，肢体麻木，半身不遂，肺热喘咳等。《本草纲目》："主伤寒疟疾大热狂烦，及大人小儿小便不通，急慢惊风，历节风痛，肾脏风注，头风，齿痛，风热赤眼，木舌，喉痹，鼻息，聤耳，秃疮，瘰疬……"地龙的功效与其对中枢神经系统、血液系统的影响，以及降压、解热、抗炎、镇痛、平喘、抗肝纤维化等作用有关。

（1）对中枢神经系统的影响

①镇静、抗惊厥：地龙热浸液、醇提液对小鼠及兔均有镇静作用，能对抗戊四氮、咖啡因引起的惊厥以及电惊厥。地龙乙醇浸出液对士的宁引起的惊厥无效，故其抗惊厥的作用部位可能在脊髓以上中枢。地龙抗惊厥的主要成分是琥珀酸，琥珀酸可以与戊巴比妥钠产生协同作用，并对抗听源性惊厥和各种药物引起的惊厥。

②解热：地龙水浸剂、解热碱对大肠杆菌内毒素及温热刺激引起家兔的发热均有明显退热作用，作用较氨基比林、安替匹林、盐酸奎宁等温和。地龙中的蛋白质经过加热或受酶解后有解热作用，解热的有效成分为蚯蚓解热碱、花生四烯酸、琥珀酸和某些氨基酸。解热机制主要是影响体温调节中枢，使散热增加，产热增加，因散热大于产热，故体温下降。

（2）降压　地龙热浸液、乙醇浸出液给麻醉犬静脉注射，或给正常、肾性高血压大鼠灌胃均有降压作用。地龙口服降压作用慢而持久，3～7 天起效，停药后可以持续 7 天，注射作用较强。给易卒中自发性高血压大鼠喂含地龙的饲料，有降压作用，还具有利钠、利尿和降低甘油三酯的作用，提示地龙具有一定的预防自发性高血压大鼠脑卒中发生的作用。地龙降压蛋白对自发性高血压大鼠也有降压作用，降压机制与降低 Ang II、减少 AT_1 受体表达有关。地龙低温水浸液体外具有抑制血清血管紧张素转化酶（ACE）活性作用。此外，从地龙脂质中分离得到的类血小板活化因子（PAF）物质也具有降压作用，是地龙降压重要成分。

（3）平喘　广地龙醇提浸膏能明显增加大鼠和兔气管灌流实验中的肺灌流量，并对抗组胺、毛果芸香碱引起的支气管收缩。地龙的多种氨基酸，对组胺喷雾致喘豚鼠有平喘作用。地龙能降低致敏性哮喘豚鼠支气管洗液中嗜酸性粒细胞、白三烯水平。一方面，阻止嗜酸性粒细胞激活，并释放各种毒蛋白损伤上皮；另一方面，对白三烯促进气道平滑肌增生，血管内皮细胞、成纤维细胞增殖等产生抑制作用。地龙注射液还能降低卵清蛋白诱发哮喘小鼠气道平滑肌肌动蛋白（α-SMA）和纤维连接蛋白的表达，从而抑制气道重构。

地龙平喘的主要有效成分是琥珀酸、次黄嘌呤。作用机制为阻滞组胺受体，舒张支气管平滑肌，减轻气道炎症反应，抑制气管重构、纤维化。

（4）抗凝血、抗血栓、改善血液流变学　地龙醇提物（主要含氨基酸）可以延长小鼠凝血时间和出血时间，延长家兔离体血浆复钙时间。地龙提取液（含蚓激酶等）可使凝血时间、凝血酶时间、凝血酶原时间延长，降低血液黏度，降低血小板黏附率，抑制血栓形成。地龙提取物能提高小鼠红细胞变形能力，从而改善血液流变性和微循环。

地龙体内溶栓成分主要有纤维蛋白溶解酶、蚓激酶、蚓胶质酶等3种酶。蚓激酶类似于组织型纤溶酶原激活剂。通过对酶蛋白和几种发光底物的作用研究发现，蚓激酶对血纤溶酶的底物具有强水解作用。同时，它对纤维蛋白有特殊亲合力，不仅可水解含纤溶酶原的纤维蛋白，还水解不含纤溶酶原的纤维蛋白颗粒。蚓激酶只水解凝血因子Ⅰ和纤维蛋白，而不水解血清中其他酶（包括纤溶酶原和清蛋白）。因此，它可使体外的血栓形成时间延长，既抗凝又不影响止血，故有利于血栓的防治，可用于脑梗死的治疗。

总之，地龙具有抗凝、抑制血小板聚集、抗血栓、促纤溶、增强红细胞膜稳定性等作用，并能改善微循环。地龙上述作用的主要有效成分为蚓激酶。

（5）抗肝纤维化　地龙中的活性成分（蚯蚓纤维酶和蚯蚓胶原酶）可以降低实验性大鼠肝纤维化模型肝纤维化的程度，降低血中透明质酸和层粘连蛋白水平，降低肝细胞的损伤程度。同时，大鼠肝组织 α – SMA 及转化生长因子 – β_1、TIMP – 1 蛋白表达显著降低，MMP – 13 蛋白表达显著提高。地龙抗肝纤维化机理可能与此有关。

（6）抗炎、镇痛　地龙乙醇粗提物能显著抑制二甲苯诱导的小鼠耳郭肿胀，对二甲苯致小鼠耳急性炎症肿胀、角叉菜胶性足肿胀和醋酸所致腹腔毛细血管通透性亢进均有明显的抑制作用，且作用时间长。醋酸致小鼠扭体反应和热板法试验中，地龙显示较强的镇痛作用。

2. 其他药理作用

（1）抗心律失常　地龙注射液对氯仿 – 肾上腺素、乌头碱、氯化钡等引起大鼠心律失常有对抗作用，可使心律失常时间明显缩短。

（2）促进创伤愈合　地龙外敷对兔背部创伤模型能促进创口愈合。地龙能促进肉芽组织中的成纤维细胞、毛细血管、胶原纤维和 DNA 的增长，增加肌肉组织中肌动蛋白的数量。说明地龙能提高肉芽组织生长，促进伤口的收缩，从而促进创伤愈合。

（3）增强免疫、抗肿瘤　地龙可明显增强巨噬细胞细胞毒效应，提高淋巴细胞增殖率，并能拮抗环磷酰胺的免疫抑制作用。体外实验表明，地龙肽低浓度时可以提高巨噬细胞的吞饮功能，并使巨噬细胞分泌 TNF – α 明显提高。地龙提取物对移植性肿瘤有明显的抑制作用。蚯蚓提取物（EFE）能够使 S180 肉瘤和 Heps 肝癌荷瘤小鼠免疫功能显著增强，小鼠脾指数、胸腺指数、廓清指数、吞噬指数升高，同时半数溶血素升高，说明体液免疫也显著增强。地龙抗肿瘤作用主要与其提高机体免疫功能有关。

（4）影响生殖功能　地龙水煎液灌胃可降低雄性小鼠的睾丸指数、储精囊指数，对雄性性腺功能有显著影响。对雌性，能降低怀孕率，升高畸胎率，但对卵巢指数影响不明显。但也有试验结果显示，地龙提取物（含纤溶酶成分）对大鼠胎仔的生长、发育有显著的促进作用。

表 18-6 　　　　　　　　　　　地龙药理作用以及主要物质基础小结

功效	药理作用	主要有效成分、部位或提取物
清热、息风、定惊	镇静、抗惊厥	琥珀酸
	解热	蚯蚓解热碱、花生四烯酸、琥珀酸和某些氨基酸
通络	降压	地龙降压蛋白、地龙脂质中分离得到的类 PAF 物质
	抗凝血、抗血栓、改善血液流变学	纤维蛋白溶解酶、蚓激酶、蚓胶质酶
	抗肝纤维化	蚯蚓纤维酶、蚯蚓胶原酶
	抗炎、镇痛	地龙乙醇粗提物
平喘	平喘	琥珀酸、次黄嘌呤
其他	抗心律失常	地龙注射液
	促进创伤愈合	地龙外敷
	抗肿瘤	地龙提取物
	增强免疫功能	地龙肽
	影响生殖功能	地龙水煎液

【毒理与不良反应】 地龙小鼠腹腔注射 LD_{50} 为 $95\sim115g/kg$，静脉注射 LD_{50} 为 $38.5g/kg$。地龙对子宫有兴奋作用，能引起痉挛性收缩，孕妇慎用。

【现代应用】

1. 高热惊厥、癫痫 地龙对流感、上呼吸道感染、支气管炎、肺炎等呼吸道感染所引起的高热，有退热疗效。能缓解肺炎、流脑、乙脑所致高热惊厥。亦可用于癫痫。

2. 精神分裂症 鲜地龙对精神分裂症效果较好，对精神分裂症的近期治愈率达 60%。

3. 高血压 地龙制剂对高血压的总有效率为 88.46%，血压完全降至正常的占 46.7%。

4. 血栓性疾病 地龙可用于高血黏度综合征、缺血性脑卒中。地龙蛋白水解酶对脑梗死的有效率为 93.7%。

5. 慢性支气管哮喘 地龙制剂对支气管哮喘有效。地龙粉单服或与其他药合用，均有良效。哮喘病人舌下含地龙液，也可起到平喘效果。

牛 黄

本品为牛科动物牛 *Bos taurus domesticus* Gmelin 的干燥胆结石。天然牛黄含胆汁酸（主要为胆酸、去氧胆酸及微量鹅去氧胆酸）、胆固醇、胆色素、氨基酸、多种微量元素、维生素 D、类胡萝卜素以及肽类物质（包括平滑肌收缩物质 SMC）。人工牛黄含胆酸、胆红素、去氧胆酸、胆固醇、无机盐，无氨基酸和多肽类成分，其胆红素、去氧胆酸、胆酸的含量及其比例均与天然牛黄有较大差异。牛黄味微苦、甘，性凉。归心、肝经。

【药理作用】 牛黄具有清热解毒、息风止痉、化痰开窍功效，主治温热病及小儿惊风、壮热神昏、痉挛抽搐；痰热阻闭心窍所致神昏；热毒郁结所致咽喉肿痛、口舌生疮、痈疽疔毒等证。《别录》："疗小儿诸痫热，口不开，大人狂癫。"牛黄的功效与其对中枢神经系统、心血管系统的影响，以及解热、抗炎、镇痛、抗病原微生物等作用有关。

1. 与功效主治相关的药理作用

（1）对中枢神经系统的影响

①镇静：天然牛黄能对抗咖啡因、樟脑和印防己毒素等引起的小鼠中枢兴奋症状，增强水合氯醛、乌拉坦、吗啡或巴比妥钠的镇静作用。所含牛磺酸具有中枢抑制作用，可减少小鼠的自主活动和踏轮活动，增强阈下剂量戊巴比妥钠对小鼠的催眠作用，能使戊巴比妥钠所致小鼠睡眠的时间延长。人工牛黄、牛胆酸、胆酸钙也有镇静作用。

②抗惊厥：牛黄能抑制樟脑、咖啡因、印防己毒素等所致的小鼠惊厥，但对士的宁惊厥无效。牛磺酸对多种因素所致的惊厥有抑制作用，但对氨基脲惊厥反有易化作用。人工牛黄与天然牛黄有相似的抗惊厥活性。牛黄的抗惊厥成分为去氧胆酸，牛黄的抗惊厥作用具有上行性，以对樟脑、咖啡因引起的皮层性惊厥效果较强，对脑干性惊厥的抑制作用较弱，对脊髓性惊厥无效。

（2）对心血管系统的影响

①强心：牛黄能明显增强离体蛙心、豚鼠心脏及猫心乳头肌的心肌收缩力，增加心率。人工牛黄对离体蛙心亦有显著的强心作用。牛黄及胆酸对离体蛙、豚鼠和家兔心脏均表现强心作用，而去氧胆酸、牛磺胆酸钠、牛磺去氧胆酸钠及胆绿素则呈现心脏抑制作用。

②抗心律失常：体外实验表明，牛黄既能显著对抗高 Ca^{2+} 时心肌搏动细胞数的减少及心律不齐搏动细胞数和心率的增加，也能使低 Ca^{2+} 所引起的心搏异常正常化。表明牛黄有调节心律的作用。竞争性抑制牛磺酸细胞内转移的物质 β - 丙氨酸能抑制牛黄的抗心律失常作用，因此，牛黄调节心律的主要成分是牛磺酸。牛磺酸能对抗肾上腺素、地高辛和洋地黄诱发的心律失常。

③扩血管、降压：牛黄灌胃对正常大鼠、静脉注射对麻醉兔均有显著降压效果。自发性或肾性高血压大鼠灌服牛黄，有显著而持久的降压作用，可降低 $40 \sim 50mmHg$，持续 1 至数天。牛黄所含有的胆酸钙、去氧胆酸钠、去氧胆酸钙、鹅去氧胆酸、胆红素、胆绿素、SMC 及牛磺酸均有降压作用，其中牛磺酸能降低原发性高血压大鼠的血压和延缓高血压的发展。牛黄能使离体兔耳血管扩张，对抗肾上腺素的作用，因此其降压作用可能与扩张血管、拮抗肾上腺素作用有关。牛黄中所含胆红素的降压作用与其心肌抑制活性有关。

（3）解热、抗炎、镇痛　天然牛黄和人工牛黄均有解热作用。牛黄可抑制 2,4 - 二硝基苯酚对大鼠引起的发热，降低酵母所致发热大鼠体温，$0.1g/kg$ 腹腔注射使正常大鼠体温降低。牛磺酸在下丘脑可能作为介质而调节体温，较大剂量牛磺酸的降温作用可能是由于扩散到与体温调节有关的其他脑区。牛黄所含去氧胆酸亦有解热作用。

牛黄对炎症的各个阶段均有显著的抑制作用。牛黄能显著抑制巴豆油、二甲苯等引起的小鼠耳肿，角叉菜胶引起的小鼠足肿、大鼠蛋清性脚肿及甲醛性脚肿，以及醋酸引起的小鼠腹腔毛细血管通透性增加、多形核细胞游走。此外，对大鼠甲醛滤纸性肉芽组织增生、棉球引起的小鼠肉芽组织增生也有抑制作用。牛黄的主要成分胆酸、去氧胆酸、牛磺酸、SMC均有一定的抗炎作用。

小鼠口服或注射牛磺酸，有显著的镇痛作用。

（4）抗病原微生物　体外实验中，牛黄对流行性乙型脑炎病毒有直接灭活作用。对皮下感染乙脑病毒24小时的小鼠，牛黄有显著的保护作用。此外，去氧胆酸钠、胆酸、胆红素及人工牛黄亦有一定的保护效果。但牛黄对脑内感染的乙脑病毒无效。人工牛黄可抑制金黄色葡萄球菌。

2. 其他药理作用

（1）对消化系统的影响　牛黄有调节胃肠平滑肌作用。牛黄对肠平滑肌的作用是其所含各成分的综合作用。牛黄粉混悬液、水溶部分及水不溶部分能对抗乙酰胆碱引起的小鼠离体小肠痉挛。胆红素较大剂量对离体大鼠十二指肠、豚鼠回肠有兴奋作用，平滑肌收缩物质SMC对豚鼠离体小肠有显著的兴奋作用，该作用与乙酰胆碱相似但较弱，能被阿托品和抗组胺药所抑制，而被毒扁豆碱所增强。胆酸盐对肠道浆膜面有抑制作用，但黏膜面则刺激豚鼠离体回肠收缩，加大剂量可致痉挛。

牛黄有利胆和保肝作用。牛黄水溶液可松弛大鼠胆道括约肌，促进胆汁排泄。SMC可使胆囊平滑肌与胆道括约肌收缩，从而抑制胆汁的排泄，但大多数胆酸尤其是脱氧胆酸均能松弛胆道括约肌，因而具有利胆作用。这两类拮抗物质在机体内形成了胆汁排泄的机能协调系统。牛磺酸对四氯化碳所致的小鼠肝损伤有保护作用，能抑制丙氨酸转氨酶升高，病理显示牛磺酸对肝细胞有明显的保护作用。

（2）对呼吸系统的影响　牛黄有镇咳祛痰平喘的作用。牛黄对氨雾刺激引起的小鼠咳嗽有明显抑制作用，胆酸钠静脉注射能明显抑制电刺激猫喉上神经引起的咳嗽反应。人工牛黄在小鼠酚红排泌实验及犬气管痰液引流实验中均有祛痰效果。离体豚鼠肺灌流法表明，胆酸钠有扩张支气管的作用，并能对抗组胺、毛果芸香碱引起的支气管痉挛。胆酸对喷雾所致豚鼠支气管痉挛有平喘效果。

表 18－7　　　　　　　　牛黄药理作用以及主要物质基础小结

功效	药理作用	主要有效成分、部位或提取物
清心开窍	镇静	牛磺酸、牛胆酸、胆酸钙
	抗惊厥	去氧胆酸
	强心	胆酸
	抗心律失常	牛磺酸
平肝息风	扩血管、降压	胆酸钙、去氧胆酸钠、去氧胆酸钙、鹅去氧胆酸、胆红素、胆绿素、SMC及牛磺酸

续表

功效	药理作用	主要有效成分、部位或提取物
解毒	解热	牛磺酸、去氧胆酸
	抗炎	胆酸、去氧胆酸、牛磺酸、SMC
	镇痛	牛磺酸
	抗病原微生物	去氧胆酸钠、胆酸、胆红素
其他	调节胃肠平滑肌	胆红素、SMC、胆酸盐
	利胆和保肝	SMC、胆酸
	镇咳祛痰平喘	胆酸钠

【毒理与不良反应】 牛黄小鼠灌胃的 $LD_{50} > 15g/kg$。牛黄各主要成分小鼠灌胃的 LD_{50} 为胆酸 1.52、去氧胆酸 1.06、胆酸钠 $2g/kg$；静脉注射去氧胆酸、皮下注射胆酸钠 LD_{50} 分别为 0.15、$0.63g/kg$。

常用牛黄制剂牛黄解毒片、牛黄解毒丸、牛黄上清丸、清开灵注射液等均能引起过敏反应，如皮疹、血小板减少等。

【现代应用】

1. 中风 安宫牛黄丸、清开灵注射液对中风疗效显著。

2. 高热惊痫 用于治疗小儿高热惊厥、急性感染性高热惊厥、乙型脑炎、肝性脑病及肺性脑病昏迷惊厥等，疗效显著。常用牛黄制剂有醒脑静注射液、安宫牛黄丸、牛黄清心丸等。

3. 上呼吸道感染 牛黄蛇胆川贝液等有止咳、化痰作用，对急慢性支气管炎有效。

第三节　常用方剂

天麻钩藤饮
《杂病证治新义》

【组成】 天麻、钩藤、石决明、栀子、黄芩、川牛膝、杜仲、益母草、桑寄生、夜交藤、朱茯神。

【功效与主治】 平肝息风，清热安神。主治肝阳上亢所引起的头痛、眩晕、耳鸣、眼花、震颤、失眠等。

【药理作用】 天麻钩藤饮具有平肝息风、清热活血、补益肝肾的功效，主治肝阳上亢、肝风上扰之头痛、眩晕、失眠、舌红苔黄、脉弦者。其功效主要与中枢神经系统、心血管系统的药理作用有关。

1. 对中枢神经系统的影响

（1）镇静、催眠、抗惊厥　天麻钩藤饮能显著抑制小鼠自发活动，延长阈剂量戊巴比妥钠致小鼠睡眠的时间。天麻钩藤饮有抗小鼠电惊厥作用，并呈量效关系。

（2）镇痛　天麻钩藤饮对醋酸所致小鼠扭体反应具有一定的抑制作用。天麻钩藤饮的最低起效剂量为 0.42g/ kg，效应消退半衰期为 0.5 小时，效应维持时间为 4 小时，血药浓度达峰时间为 0.9 小时。

2. 脑保护　天麻钩藤饮对大鼠脑缺血有保护作用。对线栓法制备大脑中动脉局灶性脑缺血模型，天麻钩藤饮能降低脑缺血大鼠脑组织匀浆中的 MDA 含量，提高 SOD 活性，减少脑缺血时的脑含水量，抑制线栓所致的血小板聚集。对大鼠双侧颈动脉永久性结扎脑缺血模型，天麻钩藤饮能提高脑缺血大鼠学习记忆能力，可通过促进 VEGF 和特异性受体 FLK－1 的表达，发挥脑保护作用，改善脑缺血后大鼠的行为学表现。

3. 对心血管系统的影响

（1）降血压　天麻钩藤饮对丙酸睾丸素皮下注射所致的高血压大鼠模型有降压作用，可降低自发性高血压大鼠的血压。天麻钩藤饮降压机制为促进 NO 的合成和降钙素基因相关肽的释放，抑制血浆内皮素，从而使血管扩张，血压下降。天麻钩藤饮降压作用起效快，降压幅度大，明显优于单味的天麻、钩藤水提液，但停药后药效持续时间短。

（2）抗心肌纤维化及心肌肥厚　对肾血管性高血压大鼠，天麻钩藤饮能降低左室质量（LVM）、左室质量指数（LVI）和心肌组织胶原，以及血浆和心肌醛固酮（ALDO）和血管紧张素Ⅱ（AngⅡ）水平，对心肌转化生长因子 β_1（TGF－β_1）有显著的抑制作用。天麻钩藤饮能够缓解和逆转左室肥厚和心肌纤维化，其作用可能与降低血浆和心肌局部 ALDO、AngⅡ、TGF－β_1 水平有关。体外实验表明，天麻钩藤饮对胰岛素所致细胞增殖有抑制作用，可通过将细胞阻抑在 G_0/G_1 期，抑制其向 S 期转化而抑制细胞增殖。

4. 抗氧化　天麻钩藤饮加减方能显著抑制血清中过氧化反应产物 MDA 的生成，提高 SOD 的活力，升高血清过氧化氢酶含量，增强血清谷胱甘肽过氧化物酶（GSH－Px）活性。

表 18－8　　　　　　　　　　　　天麻钩藤饮主要药理作用小结

功效	药理作用
平肝息风	镇静、催眠、抗惊厥
	镇痛
	脑保护作用
	降血压
	抗心肌纤维化及心肌肥厚
	抗过氧化

【毒理与不良反应】用药物累积法进行天麻钩藤饮水煎液小鼠腹腔注射的毒代动力学研究的结果表明，LD_{50} 为 58.04g/kg。

【现代应用】

1. 高血压　本方有明显的降压作用，有效率达92%。

2. 眩晕　本方对高血压眩晕、内耳性眩晕均有效。

3. 缺血性中风　天麻钩藤饮配合针灸治疗对缺血性中风的疗效达96%。

第十九章

开 窍 药

导学

本章介绍开窍药的基本药理作用及常用单味中药麝香、冰片、苏合香、石菖蒲、蟾酥，中药复方安宫牛黄丸的药理作用。

学习重点

开窍药的主要药理作用；麝香、冰片的药理作用。

学习要求

1. 掌握开窍药的基本药理作用：①中枢调节；②脑保护；③强心、抗心肌缺血；④抗炎等。

2. 掌握麝香对中枢神经系统、心血管系统的影响；麝香的抗炎作用；冰片促进药物吸收和分布作用；蟾酥的强心、抗肿瘤作用；掌握与这些作用相关的主要物质基础及作用机制。

3. 熟悉麝香、冰片的其他药理作用，石菖蒲对中枢神经系统、心血管系统的影响；熟悉麝香、冰片的现代应用；熟悉安宫牛黄丸的主要药理作用。

4. 了解蟾酥、石菖蒲的其他药理作用、苏合香的药理作用，蟾酥、石菖蒲、安宫牛黄丸的现代应用。

第一节 概 述

凡以开窍醒神为主要功效的药物，称为开窍药。本类药物主要用于治疗神志昏迷、惊风、癫痫、中风等。

根据功效侧重不同，开窍药可分为凉开药和温开药。凉开药主要有冰片、樟脑、牛黄，温开药有麝香、苏合香、石菖蒲、蟾酥、安息香等。常用凉开复方有安宫牛黄丸、紫雪丹、至宝丹等，温开复方有冠心苏合丸、麝香保心丸等。

窍闭证的主要表现为神志昏迷，牙关紧闭。有寒闭、热闭之分，热闭主要是热邪内陷心包所致，多见于一些严重的感染性疾病如流行性脑脊髓膜炎、乙型脑炎、重症肺炎、化脓性感染所致的高热昏迷、惊厥、谵语以及中暑等。寒闭主要指中风、中恶、秽浊蒙蔽所致的窍闭证，常见于脑血管意外、中毒性疾病、肺性脑病及心源性疾病引起的休克等。

开窍药的药理研究集中在中枢调节、脑保护、扩张冠脉、抗炎等方面，归纳起来，具有如下药理作用：

1. 中枢调节 开窍药对中枢神经系统的作用普遍具有双向性。麝香对中枢表现出兴奋和抑制双向作用，其作用特点为小剂量兴奋中枢，大剂量抑制中枢。石菖蒲、冰片、苏合香既能缩短戊巴比妥持续睡眠时间，又有抗惊厥作用，能抑制兴奋的中枢神经系统。石菖蒲和冰片合剂鼻黏膜给药对睡眠剥夺大鼠可改善其疲倦程度，提高学习能力，改善运动协调性，具有抗睡眠剥夺的作用。牛黄抑制大脑皮层，却兴奋呼吸中枢。至宝丹对抗戊四氮惊厥，而能增强士的宁的脊髓兴奋。开窍药通过调节兴奋和抑制的平衡，使中枢神经系统的功能恢复正常。

2. 脑保护 麝香、冰片、石菖蒲均对大鼠脑缺血再灌注损伤有明显的保护作用。麝香、冰片对全脑缺血再灌注大鼠，可减少脑梗死体积，改善神经功能障碍，且配伍使用具有协同增效的作用。清开灵注射液对出血性中风大鼠，能减轻神经元的损伤，改善脑组织变性、坏死和水肿。开窍药的脑保护作用大多与抑制中枢兴奋性氨基酸有关。

3. 强心、抗心肌缺血 麝香、蟾酥等均有增加心肌收缩力的作用。麝香对大鼠急性心肌缺血有保护作用，苏合香能增加麻醉犬冠状窦血流量。冰片和苏合香组成的苏冰滴丸能提高小鼠耐缺氧能力，降低心肌耗氧量。

4. 抗炎 麝香对炎症中血管通透性增加、白细胞游走、肉芽组织形成等三个阶段均有抑制作用，对变态反应性炎症也具有较强的抗炎作用。冰片能抑制急性炎症反应。醒脑静注射液可抑制肿瘤坏死因子、IL-1、IL-6等细胞因子介导的炎性反应，抑制血管通透性、白细胞黏附，减轻白细胞浸润。

综上所述，开窍药的功效主要与其调节中枢神经系统兴奋性、脑保护、抗心肌缺血、抗炎的药理作用有关，其"开窍"功效与中枢神经系统药理作用关系最为密切。

表 19-1　　　　　　　　　　　开窍药主要药理作用总括表

药物	抑制中枢	兴奋中枢	脑保护	抗心肌缺血	抗炎	其他
麝香	+	+	+	+	+	兴奋心脏、抗肿瘤、兴奋子宫、抗早孕等
冰片	+	+	+	+	+	提高大脑连续作业能力、抗菌、促吸收和促分布
苏合香				+		抗凝、抗血栓
石菖蒲	+		+	+		提高学习记忆能力、抗抑郁、抗吗啡戒断症状、抗心律失常、抗血栓、抗凝、降血脂、镇咳祛痰平喘、调节胃肠运动、促消化、利胆等
蟾酥		+		+	+	强心、升压、抗休克、镇痛、抗菌、抗肿瘤、增强免疫、表面麻醉等

第二节 常用药物

麝 香

本品为鹿科动物林麝 *Moschus berezovskii* Flexov、马麝 *Moschus sifanicus* Przewalski 或原麝 *Moschus moschiferus* Linnaeus 成熟雄麝香囊中的干燥分泌物。麝香主要含有麝香酮、麝香醇、麝香吡啶等 16 种麝香大环化合物，雄性激素、胆甾醇酯等 15 种十九碳甾醇化合物，此外，还有蛋白质、多肽、氨基酸和蛋白激酶激活剂等。现已人工合成了麝香酮。麝香味辛，性温，气香。归心、脾经。

【药动学】麝香酮在小鼠体内吸收快、分布广、排泄快、能迅速透过血脑屏障，在中枢和外周脂肪组织的蓄积量高、蓄积时间长。大鼠静脉注射麝香酮的体内过程呈二室开放模型，$t_{1/2\alpha}$ 为 9.5 分钟，$t_{1/2\beta}$ 为 124.5 分钟，稳态表观分布容积为 23.0L/kg。家兔和犬静脉注射麝香酮的体内过程呈三室开放模型，$t_{1/2\beta}$ 分别为 332 分钟和 336 分钟。麝香酮的体内代谢过程存在种属差异。

【药理作用】

1. 与功效主治相关的药理作用 麝香具有开窍醒神、活血通经、消肿止痛的功效。主治热病神昏、中风痰厥、气郁暴厥、中恶昏迷、癥瘕经闭、难产死胎、心腹暴痛、痈肿瘰疬、咽喉肿痛、跌仆伤痛、痹痛麻木等。《别录》："疗中恶，心腹暴痛。"《药性论》："除心痛，小儿惊痫、客忤，镇心安神。"其功效主要与中枢神经系统、心血管系统的药理作用，以及抗炎、抗肿瘤作用有关。

（1）对中枢神经系统的影响

①调节中枢功能：小鼠腹腔注射麝香、人工麝香、人工麝香酮、天然麝香酮均能使巴比妥类药物引起的睡眠时间缩短。大鼠多次灌胃麝香混悬液 200mg/kg 或麝香酮 5mg/kg 均能明显地缩短戊巴比妥钠睡眠时间，麝香口服可显著降低大鼠血液及全脑中戊巴比妥钠的含量。麝香兴奋中枢可能与激活肝药酶，加速戊巴比妥钠代谢失活有关。天然麝香 1g/kg 或合成麝香酮与天然麝香酮 100～500mg/kg 可使戊巴比妥钠引起的小鼠睡眠时间延长。因此，麝香对中枢神经系统的作用有双向性，小剂量具有兴奋中枢作用，大剂量则呈现抑制作用。

给安静清醒家兔静脉注射麝香水剂，可使其大脑皮层长时间出现强烈的电活动，表明能兴奋大脑皮质，而后波幅增高，前额区出现复合波，与动物睡眠时脑电图相似，但波幅较高，持续时间较长，此时家兔处于清醒状态，无痉挛抽搐等中枢过度兴奋的表现，麝香这一作用可能是其开窍醒神的药理学基础。麝香水剂对戊巴比妥钠麻醉兔有明显唤醒作用，侧脑室注射比静脉注射更有效，说明麝香可能通过血脑屏障直接作用于中枢神经系统。

麝香有抗惊厥的作用。人工麝香混悬液灌胃能对抗戊四氮引起的小鼠惊厥。

②脑保护：线栓法制备大鼠大脑中动脉缺血后再灌注模型，麝香注射液可以减少脑梗死体积，增高半暗区正常神经元存活的比例，以及 Nestin 和 GFAP 阳性细胞数，表明麝香对脑缺血再灌注损伤有保护作用。麝香酮对缺血后脑水肿、血脑屏障通透性加大、脑体比值和脑组织含水量增加、病理组织改变等病理性损伤也具有保护作用。同时，麝香酮可明显增加大鼠脑组织超氧化物歧化酶，降低丙二醛含量，减少缺血造成的兴奋性氨基酸含量增加，减少 NMDA 受体 1 型亚单位（NR_1），抑制其兴奋性神经毒性。麝香酮可以使局灶性脑缺血模型大鼠海马神经元谷氨酸转运体基因表达下调，减少逆向转运，减轻谷氨酸神经毒性。以上表明，麝香酮对缺血再灌注脑组织有保护作用。其作用机制与减轻脑组织氧化应激损伤、抑制兴奋性氨基酸毒性有关。

体外 PC12 细胞缺血损伤试验中，麝香酮呈浓度依赖性地抑制氰化钠加缺糖造成的 LDH 释放，提高了细胞存活率，麝香酮对 PC12 细胞缺血损伤具有保护作用。对缺氧、缺糖和再给氧损伤的 SH－SY5Y 神经细胞，麝香酮可以提高细胞的存活率，降低细胞死亡率、凋亡率、LDH 漏出率。以上提示，麝香酮对神经细胞缺氧、缺糖和再给氧损伤具有直接保护作用。

③耐缺氧：麝香能增强脑缺氧的耐受力。麝香能显著延长小鼠急性呼吸停止后脑电波存在时间，可避免小量氰化钾中毒所致死亡并缩短其昏睡时间、延长其断头后的呼吸时间、延长其颈动脉结扎后的生存时间、延长其常压无氧或减压无氧的生存时间。

（2）对心血管系统的作用

①兴奋心脏：麝香具有明显的心脏兴奋作用，能使动物心脏收缩振幅增加，但对心率一般无影响。麝香混悬液灌流蟾蜍离体心脏使心跳振幅加大，收缩力加强及心输出量增加。从麝香水溶性成分中分离的 Musclid－A 具有强心作用，其机制为激活心肌的蛋白激酶 C。但麝香酮使蟾蜍离体心脏振幅减小，浓度愈高，心收缩力愈小，心输出量亦减少。麝香所含成分能兴奋儿茶酚胺类 β 受体。麝香水浸膏剂能增强异丙肾上腺素、肾上腺素及去甲肾上腺素对猫心乳头肌的收缩作用，其协同作用以异丙肾上腺素作用最强，肾上腺素次之，去甲肾上腺素最弱。麝香水提取物有同样作用，而麝香酮无增强作用。

②抗心肌缺血：麝香酮能显著地增加心肌的抗缺氧能力，增加小鼠心肌营养性血流量，并对异丙肾上腺素引起的实验性心肌坏死，有一定的保护作用。麝香酮静脉注射可使犬的冠脉流量增加，可持续半小时之久。人工麝香能延长动物耐缺氧时间，能够改善垂体后叶素引起的 T 波抬高，抑制心肌酶活性的升高，减少心肌缺血范围。天然麝香能提高缺血再灌注兔心肌 SOD 活性，降低 MDA 含量，抑制脂质过氧化，保护心肌。

（3）抗炎　麝香对炎症病理发展的全过程均有不同程度的抑制，对多种炎症模型都有较强的抑制作用。麝香水浸膏能明显抑制由醋酸引起的小鼠毛细血管通透性增加，麝香水提物能明显抑制琼脂性、酵母性、佐剂性大鼠关节肿，还能抑制烫伤性和角叉菜性炎性渗出。麝香乳剂能抑制大鼠巴豆油引起的肉芽囊液体的渗出及囊壁的增厚，作用强度与氢化可的松相似。此外，麝香的抗炎作用与兴奋垂体－肾上腺皮质系统也有关。麝香水溶物静脉注射可降低大鼠肾上腺素内维生素 C 含量，提高外周血皮质酮含量。小鼠切除肾上腺后其抗炎作用消失，而垂体切除后麝香的抗炎作用依然存在，表明其作用直接依赖肾上腺而不需垂体的参与。在戊巴比妥钠诱导的小鼠大脑发生深度抑制情况下，麝香仍有明显的抗炎作用，表明其作用不在中枢神经系统。以上说明，麝香抗炎作用主要依赖于肾上腺。

除此以外，麝香的抗炎机制与以下几个方面有关：①抑制花生四烯酸（AA）代谢，麝香多肽蛋白能抑制磷脂酶 A_2（PLA_2）、脂氧酶活性，阻断 AA 代谢，减少炎性介质的产生。②抑制中性白细胞趋化，减少中性白细胞释放颗粒内容物，如 β 葡萄苷酸酶和溶菌酶。麝香抑制炎症早、中期反应与上述机制有关。

（4）抗肿瘤 天然麝香或麝香酮对小鼠艾氏腹水癌，鼠肉瘤 S37 及 S180 有抑制作用。利用纯品麝香埋藏于 BALB/C 纯系小鼠恶性肿瘤的同位和异位，证实麝香具有明显抑制肿瘤生长的作用。麝香抗肿瘤的机制与细胞毒作用有关。麝香对离体动物癌细胞有破坏作用，对动物肿瘤组织细胞的生长及呼吸有明显抑制作用。

2. 其他药理作用

（1）兴奋子宫、抗早孕 天然麝香对妊娠大鼠、家兔或流产后豚鼠的离体子宫，均有明显的兴奋作用，可促使子宫收缩力逐渐增强，节律增快，对妊娠后期家兔的子宫作用更为明显，对非妊娠子宫的兴奋作用发生较慢，但作用持久。

人工合成麝香酮对不同孕期小鼠均有降低妊娠率甚至终止妊娠的作用，而且随妊娠时间延长，其抗孕效果呈明显的增强趋势。小鼠每日皮下注射麝香酮，在不影响孕鼠的正常生活和健康以及未出现任何神经系统异常情况下，表现有抗着床和抗早孕作用，且随孕期延长，抗孕作用更趋显著。部分注射麝香酮无效的孕鼠，其胚胎发育正常，说明麝香酮的抗孕作用并非动物中毒作用的结果。麝香酮阴道给药后在子宫和卵巢中的分布量比静注或口服有显著增加，并且孕鼠比未孕鼠更为明显，因此阴道给药为抗早孕的适宜给药途径。

（2）雄激素样作用 麝香醚溶性部分、麝香酮油剂，以及从麝香中提出的甾族化合物均能增加去势大鼠前列腺和精囊腺的重量。麝香醚提取物具有与睾酮相似的雄激素效果。

表19－2 　　　　　　　　　　麝香药理作用以及主要物质基础小结

功效	药理作用	主要有效成分、部位或提取物
开窍醒神	调节中枢功能	麝香酮
	脑保护	麝香注射液、麝香酮
	耐缺氧	天然麝香
活血散结	兴奋心脏	麝香水溶性成分
	抗心肌缺血	麝香酮
	抗炎	麝香水浸膏
	抗肿瘤	天然麝香、麝香酮
其他	兴奋子宫、抗早孕	天然麝香、麝香酮
	雄激素样作用	麝香醚溶性部分、甾族化合物

【毒理与不良反应】 小鼠腹腔注射麝香水剂的 LD_{50} 为 333.1mg/kg，静脉注射麝香酮的 LD_{50} 为 152～172mg/kg，小鼠急性中毒表现为四肢伏倒、震颤、闭目，最后呼吸抑制死亡。

【现代应用】

1. 冠心病 麝香含片对心绞痛患者可以改善憋气症状，大多于用药 5～10 分钟见效，作用较硝酸甘油弱而缓慢。临床观察发现麝香制剂对冠心病气短、胸闷改善效果较好。

2. 外伤 麝香制剂对跌打损伤、骨折、脱位、骨质增生、骨膜炎、急慢性关节炎患者，有缓解疼痛、肿胀、麻木、瘀斑等症状的作用，平均疗程 10 天。

3. 昏迷 醒脑静注射液（含麝香、冰片等）、麝香注射液（含麝香、冰片、石菖蒲等），或含麝香的安宫牛黄丸、至宝丹等对流脑、乙脑等多种原因引起的高热神昏、惊厥及颅脑损伤昏迷有效。

冰　片

冰片又称龙脑，为龙脑香科植物龙脑香 *Dryobalanops aromatica* Gaertn. f. 树脂的加工品（龙脑冰片），或由菊科植物艾纳香 *Biumea balsamifera* DC. 叶的升华物经加工而成（艾片），现多由松节油、樟脑等合成（有机冰片）。天然冰片的主要化学成分为右旋龙脑，艾片主要为左旋龙脑，有机冰片为消旋混合龙脑。此外尚含有大量的异龙脑。冰片味辛、苦，微寒。归心、脾、肺经。

【药动学】 大鼠灌服冰片时，体内动力学过程为具有吸收的二室模型，$t_{1/2\alpha}$ 为 0.378 小时，$t_{1/2\beta}$ 为 2.534 小时，T_{max} 为 0.5 小时。大鼠等剂量等间隔多次灌服冰片时，$t_{1/2\alpha}$ 为 9.224 小时，$t_{1/2\beta}$ 为 0.53 小时。

【药理作用】

1. 与功效主治相关的药理作用 冰片具有开窍醒神、清热止痛功效。主治热病神昏、痉厥、目赤、口疮、咽喉肿痛等。《本草纲目》："疗喉痹，脑痛，鼻息，齿痛，……通诸窍，散郁火。"其功效主要与中枢神经系统的药理作用，以及抗心肌缺血、抗炎、镇痛、抗菌有关。

（1）对中枢神经系统的影响

①中枢调节：冰片有中枢抑制和兴奋双向作用。小鼠灌服冰片能显著缩短戊巴比妥钠所致的睡眠时间、延长苯巴比妥钠的入睡时间，表现出中枢兴奋作用。冰片还能对抗印防己毒素兴奋中枢神经系统的作用，延长惊厥潜伏期，减少惊厥死亡率，起镇静抗惊厥作用。龙脑、异龙脑也能显著延长戊巴比妥引起的小鼠睡眠时间。体外实验表明，冰片能抑制 GABA 通过其受体介导产生的内向电流，说明冰片可以通过抑制 $GABA_A$ 受体，提高中枢神经系统的兴奋性而发挥其醒脑作用。

②提高大脑连续作业能力：冰片对采取跑台作业方法造成的长时连续作业大鼠具有增加活动量、提高觉醒功能和认知能力的作用。这种作用与其增加前额叶皮层去甲肾上腺素和 5-羟色胺水平有关。

③脑保护：冰片注射液可降低不完全脑缺血小鼠的脑指数及脑梗死体积，延长双侧颈总动脉及迷走神经结扎、氰化钾致小鼠急性脑缺血后的存活时间，降低脑中动脉闭塞大鼠脑组织内丙二醛（MDA）含量，提高超氧化物歧化酶（SOD）及乳酸脱氢酶（LDH）的活力，冰片注射液对实验性脑缺血具有明显的保护作用。冰片对线栓法阻塞左侧大脑中动脉建立的

脑缺血再灌注模型大鼠，可以抑制脑缺血再灌注损伤时炎症细胞因子（TNF-α、IL-1β等）的表达，减少白细胞的浸润。实验表明，降低脑缺血再灌注后局部炎症反应与冰片的脑保护作用有关。

（2）抗心肌缺血 对急性心肌梗死的麻醉犬，冰片能使冠状窦血流量回升，减慢心率，降低心肌氧耗量。

（3）抗炎、镇痛 冰片具有显著的镇痛、抗炎作用。冰片能明显抑制大鼠足跖肿胀，热板、醋酸扭体实验中延长小鼠疼痛反应时间，减少小鼠扭体次数。同剂量条件下，冰片的镇痛效应比抗炎效应更为明显。龙脑、异龙脑也能显著抑制大鼠蛋清性足肿胀和巴豆油性耳肿胀。

（4）抗菌 体外试验表明，龙脑、异龙脑、天然冰片与合成冰片均有抗菌或抑菌作用。冰片对金黄色葡萄球菌、乙型溶血性链球菌、草绿色链球菌、肺炎球菌、大肠杆菌均有一定的抗菌作用。冰片还可以增强虎杖、地榆对变形杆菌的抑菌活性。

2. 其他药理作用

（1）促进药物透过血脑屏障：冰片可以促进某些亲水性物质如伊文蓝、泛影葡胺、庆大霉素、顺铂等和亲脂性物质如磺胺嘧啶、川芎嗪等透过血脑屏障（BBB），增加其脑内的浓度。冰片开放BBB与下列因素有关：①自身脑组织高蓄积状态。冰片为小分子脂溶性单萜类物质，可经肠道迅速吸收，小鼠口服冰片5分钟后即可通过BBB，且在中枢神经中定位蓄积时间较脑外组织长，蓄积量相对高。②促进一氧化氮（NO）释放。冰片能促使脑微血管内皮细胞生成NO，调节微血管的通透性，说明其促BBB开放与NO增多有一定的关系。一氧化氮合成酶（NOS）分为内皮细胞型（eNOS）、神经元型（nNOS）和诱导型（iNOS）三种。其中iNOS生理状态下无表达，主要介导病理性损伤过程。冰片不能诱导iNOS产生，反而可以抑制病理性iNOS表达增强，说明促BBB开放作用与iNOS无关。冰片可诱导eNOS的表达，从而促进BBB开放，冰片的BBB开放特点为生理性开放，不会引起病理性损害，相反冰片对脑及BBB有保护作用。③游离钙升高。冰片能增加脑中总钙含量，增加总钙含量可能包含了增加游离钙的过程，钙离子参与了BBB通透性的调节，因此冰片增加脑中总钙的作用可能是其促BBB可逆性开放的机理之一。④改变BBB结构。冰片能使血脑屏障细胞间紧密连接松散，使物质经细胞间通道转运加速，冰片也能使血脑屏障细胞吞饮小泡数量增多、体积增大，从而使经细胞吞饮的物质转运加速。⑤改变中枢活性物质。冰片可以通过升高大鼠下丘脑组胺、5-HT的含量，脑内组胺、5-HT含量的变化，对血脑屏障的通透性有重要影响，可以介导BBB的开放。⑥调节P糖蛋白。P糖蛋白是BBB的重要组成部分，对脂溶性物质通过BBB起非常重要的作用。冰片对P糖蛋白活性有明显抑制作用。

关联提示 19-1

P糖蛋白（P-gp）广泛地存在于各种肿瘤细胞膜和一些正常的细胞膜上如BBB、小肠上皮细胞等。P-gp是一种药物外排泵，具有ATP依赖性，能把进入细胞内的特定药物分子大量地排出细胞外，从而使细胞免受药物的作用，特点是对底物的特异性低，两个底物之间有竞争性，从而抑制对底物的外排作用，此类底物叫做P-gp抑制剂，如环胞素A、地塞米松等。P-gp也是体内屏障作用的重要组成部分。P-gp能将细胞内的某些药物分子主动地排出细胞外，在肿瘤细胞膜上有大量的表达，是肿瘤细胞耐药的主要机制。在BBB则是单向的排出到脑微血管腔内，从而阻止了物质向中枢的分布，达到屏障的作用。

（2）促进药物透过皮肤黏膜：在完整的皮肤，冰片明显促进曲安缩松、双氯灭痛、甲硝唑、氟尿嘧啶、水杨酸、盐酸川芎嗪、醋酸曲安奈德等的透皮吸收，且随着冰片浓度的增加，透皮吸收逐渐增加。冰片的促渗作用部位主要在角质层，当除去角质层后，冰片没有促透作用。冰片改变脂质分子的排列和增加其流动性，增加完整皮肤及其去角质层皮肤的贮库效应可能与其促进药物透皮吸收有关。

（3）促进药物黏膜吸收：冰片可促进黏膜对大分子物质的透过和吸收。冰片能明显促进胰岛素透过口腔黏膜的吸收，也能有效促进川芎嗪、人参皂苷 Rg_1 从鼻黏膜吸收。眼科外用药中使用冰片，与其能促进药物透过角膜的作用有关。冰片可以促进秦皮甲素透过离体兔眼角膜，其机制可能是，冰片使角膜上皮细胞细胞膜上的磷脂双分子层运动更加有序，从而增加细胞膜通透性，使药物更易透过。

（4）促进药物胃肠吸收：大鼠用冰片后能明显提高四甲基吡嗪和利福平的血药浓度，显著增加药时曲线下面积。冰片和尼莫地平、尼群地平同时灌胃，可以使尼莫地平达峰时间缩短，尼群地平吸收过程中的 C_{max} 和 AUC 分别提高95%、88.7%。

表19-3　　　　　　　　　　　　冰片药理作用以及主要物质基础小结

功效	药理作用	主要有效成分、部位或提取物
开窍	中枢调节	龙脑、异龙脑
	提高大脑连续作业能力	冰片
	脑保护	冰片注射液
止痛	抗心肌缺血	冰片
	抗炎、镇痛	冰片、龙脑、异龙脑
清热消肿	抗菌	龙脑、异龙脑、冰片
其他	促进药物透过血脑屏障	冰片
	促进药物透过皮肤黏膜	冰片
	促进药物黏膜吸收	冰片
	促进药物胃肠吸收	冰片

【毒理与不良反应】兔口服冰片 LD_{50} 为 2g/kg。小鼠灌服龙脑、异龙脑、合成冰片的 LD_{50} 分别为 2.879、2.269、2.507mg/kg。冰片的局部刺激性并不严重。采用家兔眼结膜法和家兔股四头肌法研究表明，黏膜给药时异龙脑的刺激性略大于龙脑，而肌注给药时则相反。Ames 试验、中原仓鼠肺细胞株 CHL 染色体畸变实验表明，合成冰片无致突变性，合成冰片在 0.4~250μg/mL 范围内对测试菌株均无诱发回复突变菌落增加的作用。终浓度为 100μg/mL 时，对 CHL 的染色体畸变率 <5%。

【现代应用】

1. 疼痛　冰片外用对头痛、癌症疼痛、带状疱疹疼痛均有较好止痛效果。

2. 各种感染　冰片外用可以治疗未形成脓肿或表皮未溃破的外科感染、宫颈糜烂、化脓性中耳炎、烧伤等疾病。

苏合香

本品为金缕梅科植物苏合香树 *Liquidambar orientalis* Mill. 的树干所渗出的香树脂经加工精制而成。苏合香主要含游离桂皮酸 25% ~ 30%，桂皮酸乙酯、桂皮酸苄酯等桂皮酸酯类约 25%，并含有乙基香草醛、苏合香烯、齐墩果酸酮、3 - 表齐墩果酸等。苏合香味辛，性温。归心、脾经。

【药理作用】苏合香具有开窍醒神、辟秽、止痛功效。主治中风痰厥、猝然昏倒、胸腹冷痛、惊痫。《本草正》："疗癫痫，止气逆疼痛。"其功效主要与抗血栓、改善血流变、抗心肌缺血等药理作用有关。

1. 对血液系统的影响 苏合香具有抗凝血、抗血栓、改善血液流变学的作用。苏合香可以使家兔体外血栓形成长度缩短，重量减轻，延长体外血浆复钙时间、凝血酶原时间和白陶土部分凝血时间，提高纤溶酶活性，提高血小板内 cAMP 含量。苏合香可以抑制体内血栓形成，降低血液黏度和红细胞压积，降低血小板聚集率，对大鼠血液流变学有改善作用。苏合香脂、桂皮酸对胶原和 ADP 诱导的兔、大鼠血小板聚集有抑制作用，桂皮酸强于苏合香脂。桂皮酸可以使大鼠血浆 TXB_2 水平下降，但对 6 - keto - $PGF_{1\alpha}$ 水平无影响，表明桂皮酸具有血栓素合成酶抑制作用。

2. 抗心肌缺血 冠心苏合丸可使实验性心肌梗死犬的冠窦血流量明显增加，使其恢复正常或接近正常，并能明显减慢心率，降低心肌耗氧量；对于非心肌梗死犬的冠窦血流量无明显影响，但可减慢心率，降低心肌耗氧量。拆方研究表明冠心苏合丸组成中药中仅苏合香及冰片具有上述作用，另外几味药无效。苏合香与冰片两药组成的苏冰滴丸具有显著的抗心肌缺血的效果，对于游泳应激及垂体后叶素所致小鼠心肌缺血性超微结构改变有明显的保护效果，并能对抗垂体后叶素所致心肌营养性血溶量的降低，对抗去甲肾上腺素所致的主动脉收缩。

表 19 - 4　　　　　　　　　　苏合香药理作用以及主要物质基础小结

功效	药理作用	主要有效成分、部位或提取物
芳香开窍	抗凝血、抗血栓、改善血液流变学	苏合香、苏合香脂、桂皮酸
	抗心肌缺血	苏合香

【现代应用】

冠心病、心绞痛 苏合香制剂如冠心苏合丸、苏冰滴丸等，对解除胸闷、缓解心绞痛，改善心电图有一定疗效。苏冰滴丸在发病时立即含服 1 ~ 2 粒，能迅速缓解症状。

石菖蒲

本品为天南星科植物石菖蒲 *Acorus tatarinowii* Schott. 的干燥根茎。石菖蒲含挥发油，已经发现 40 余种成分，主要为 α - 细辛醚、β - 细辛醚，其次为石竹烯、欧细辛醚、细辛醛等。石菖蒲味辛、苦，性温。归心、胃经。

【药动学】小鼠口服石菖蒲挥发油后，β - 细辛醚在体内的药时过程为线性动力学过程，符合一级吸收二室模型，$t_{1/2\alpha}$为 6.5 分钟，$t_{1/2\beta}$为 93.6 分钟。新西兰兔口服石菖蒲挥发油后，β - 细辛醚 $t_{1/2\alpha}$为 18.3 分钟，$t_{1/2\beta}$为 114.5 分钟。

【药理作用】

1. 与功效主治相关的药理作用 石菖蒲具有开窍醒神、化湿和胃、宁神益志功效。主治脘痞不饥、噤口下痢、神昏癫痫、健忘耳聋等。《本经》："主风寒湿痹，咳逆上气，开心孔，补五脏，通九窍，明耳目，出音声。"其功效主要与中枢神经系统、心血管系统、呼吸系统、消化系统的药理作用有关。

（1）对中枢神经系统的影响

①镇静：石菖蒲水煎剂和去油水煎剂可明显降低小鼠的自主活动，并与戊巴比妥钠有协同作用。石菖蒲醇提物、氯仿提取物也有镇静作用。石菖蒲挥发油的镇静作用更强，能够减弱麻黄碱的中枢兴奋作用，与硫喷妥钠有极强的协同作用。挥发油的主要成分 β - 细辛醚可以使大鼠方格间穿行次数明显减少，α - 细辛醚能明显减少小鼠自发活动，作用持续 5 小时以上，表明 α - 细辛醚、β - 细辛醚具有镇静作用。石菖蒲的镇静作用强度与剂量相关，大剂量时可以对中枢产生广泛抑制。

②抗惊厥、抗癫痫：石菖蒲混悬液、水提物、醇提物等能对抗大鼠、小鼠最大电休克发作，延长二甲弗林、戊四氮、士的宁、谷氨酸钠所致小鼠惊厥潜伏期，降低惊厥的发生。石菖蒲挥发油、β - 细辛醚能缩短小鼠睡眠时间，延长士的宁、硫代氨基脲惊厥模型的潜伏期。

石菖蒲挥发油、α - 细辛醚有抗癫痫作用。对美解眠致痫大鼠，石菖蒲挥发油能延长大鼠首次抽搐发作的时间和第一次达到 V 级发作的时间，并能降低鼠脑内 c - fos 基因表达。石菖蒲挥发油对海人酸癫痫模型大鼠，能调节 GABA 和谷氨酸的平衡，产生抗癫痫作用。α - 细辛醚对最大电休克发作模型、戊四氮惊厥阈值发作模型、氯化锂 - 匹罗卡品诱导的急性癫痫模型，能抑制惊厥发作，延长其潜伏期。其相关机制包括：a. 抑制海马区神经元谷氨酸 $NMDAR_1$ 表达而抑制戊四氮诱发的幼鼠癫痫发作。b. 通过增强 Bcl - 2 表达，抑制幼鼠癫痫发作引起的海马神经元凋亡。

③提高学习记忆能力：石菖蒲水提醇沉液能促进正常小鼠的记忆获得和改善东莨菪碱、亚硝酸钠、乙醇造成的记忆获得、巩固和再现障碍。石菖蒲对 $AlCl_3$ 所致痴呆大鼠、NIH 老年小鼠、D - 半乳糖亚急性衰老模型小鼠，均有改善学习记忆作用。对戊巴比妥钠、亚硝酸钠、乙醇三种小鼠模型，石菖蒲去油煎剂、总挥发油、α - 细辛醚、β - 细辛醚均能促进其学习记忆功能，尤以总挥发油、β - 细辛醚、α - 细辛醚作用最为明显。石菖蒲提高学习记忆能力的机制涉及以下几个方面：a. 神经元保护和提高突触可塑性。石菖蒲水提醇沉液可以使痴呆大鼠海马 CA_3 区突触后膜致密性物质增厚。体外试验表明，β - 细辛醚和丁香酚组合能有效减少细胞内 Ca^{2+} 浓度，抑制 NO 的产生，提高细胞存活率，能保护 PC12 细胞免受 $A\beta$ 淀粉样蛋白毒性损伤。b. 提高胆碱能神经活性。石菖蒲提取物能降低脑内乙酰胆碱酯酶活性，提高乙酰胆碱水平。c. 抗氧自由基损伤。

④脑保护：石菖蒲挥发油、β - 细辛醚、乙醚提取物、醋酸乙酯提取液、正丁醇提取液、水提取液均能降低缺血再灌注大鼠脑组织含水量，减轻大鼠脑水肿程度。血脑通透性实

验结果表明，挥发油、β-细辛醚、乙醚提取液、正丁醇提取液能提高小鼠正常血脑通透性，其中以挥发油、β-细辛醚作用最好，可以有效地提高脑部的药物浓度。石菖蒲脑保护作用与下列因素有关：a. 石菖蒲提取液、挥发油能降低大鼠谷氨酸含量，减轻兴奋性氨基酸对神经元的毒性。b. 石菖蒲挥发油、β-细辛醚能抑制 Bax 基因表达，增强 Bcl 基因表达，抑制大鼠脑皮质和海马神经细胞凋亡。c. 石菖蒲挥发油、β-细辛醚能降低高脂血症大鼠脑组织内皮素含量，升高降钙素基因相关肽，舒张血管，改善脑血流量。d. 石菖蒲能降低脑缺血大鼠 MDA 水平，增加 SOD、GSH-Px 活性，减轻过氧化损伤。

⑤抗抑郁：小鼠悬尾试验和大鼠强迫游泳试验中，石菖蒲水煎剂可使动物不动时间显著缩短，并呈一定的剂量依赖性，表明石菖蒲水煎剂有一定的抗抑郁作用。石菖蒲挥发油与水煎剂的作用相反，可明显延长小鼠悬尾绝望不动时间。由此推测，石菖蒲抗抑郁活性成分在水煎剂而不在挥发油部分。石菖蒲醇提物能显著缩短悬尾和游泳的不动时间，能增强 5-HTP、NA 的作用。

⑥抑制吗啡戒断症状：大鼠连续递增皮下注射吗啡，石菖蒲水煎剂灌胃，用纳洛酮催瘾，石菖蒲可见抑制吗啡依赖大鼠咬牙、湿狗样抖动、扭体等六种症状。表明石菖蒲水煎剂能明显抑制吗啡依赖大鼠的戒断症状。

（2）对心血管系统的影响

①抗心律失常：石菖蒲挥发油对乌头碱、肾上腺素及氯化钡诱发的心律失常有对抗作用，治疗量的石菖蒲挥发油能使大鼠心率明显减慢、P-R 间期延长。石菖蒲挥发油能使体外培养的心肌细胞搏动频率减慢。石菖蒲挥发油有奎尼丁样作用，它和醇提物的水溶液对心脏有抑制作用，能降低蛙心收缩频率和幅度，其中β-细辛醚作用强而持久，其非挥发性成分可通过对异位节律点的抑制而达到抗心律失常作用。

②抗血栓、抗凝：石菖蒲水提醇沉物能抑制血小板聚集，增强红细胞变形能力，与丹参作用相似。其作用机制可能是通过作用于血小板 cAMP 系统，增强 AC 活性、抑制磷酸二酯酶（PDE）活性、升高血小板内 cAMP 水平、降低血小板对致聚因子 ADP 的敏感性。石菖蒲还可以降低血小板 α-颗粒膜蛋白 CD62P 和溶酶体颗粒膜蛋白 CD63 的表达率，从而抑制血小板活化，改善血小板的黏附聚集性。石菖蒲挥发油、β-细辛醚能延长凝血酶时间、活化部分凝血活酶时间，改善血液黏滞性，具有抗凝作用。

③降脂、抗动脉粥样硬化、抗心肌缺血：石菖蒲挥发油、β-细辛醚能够降低高脂血症模型大鼠血清胆固醇、LDL-C，降低全血低切黏度和血浆黏度，改善血液流变学；升高 NO，降低内皮素（ET），改善心肌缺血，减轻心肌坏死程度。β-细辛醚在一定浓度下，能使豚鼠冠状动脉扩张。α-细辛醚可明显地抑制脂类的合成和分泌，也具降血脂作用。

（3）对呼吸系统的影响 α-细辛醚能对抗乙酰胆碱、组胺等引起的豚鼠气道平滑肌的收缩，表明α-细辛醚能抑制平滑肌痉挛。β-细辛醚能对抗组胺引起的支气管收缩。α-细辛醚对鸽子在体气管和家兔离体气管均有明显增强纤毛运动的作用，具有祛痰止咳的作用。β-细辛醚、α-细辛醚可以抑制卵白蛋白激发的豚鼠哮喘发作。

（4）调节胃肠运动、促消化、利胆 石菖蒲去油煎剂、总挥发油、α-细辛醚、β-细辛醚能抑制离体家兔肠管自发性收缩，拮抗乙酰胆碱、磷酸组织胺及氯化钡引致的肠管痉挛，但能增强大鼠在体肠管蠕动及小鼠肠道推进功能，还可促进大鼠胆汁分泌，其中以总挥发油的作用最强，去油煎剂最弱。石菖蒲水提液对胃、十二指肠峰电振幅和慢波的频率、振幅以及十二指肠峰电发生率都有不同程度的抑制作用。石菖蒲可增大胃窦环行肌收缩波平均振幅和幽门环行肌运动指数，对大鼠的离体胃窦、幽门环行肌有兴奋作用。β-细辛醚对豚鼠离体回肠有解痉作用，能对抗氯化钡引起的离体肠管的兴奋作用。α-细辛醚可以增高大鼠的胆汁引流量。

石菖蒲水煎剂还可促进消化液的分泌，抑制胃肠异常发酵。

2. 其他药理作用

（1）抗菌：石菖蒲提取液对链球菌、金黄色葡萄球菌、变形杆菌、大肠杆菌、肺炎球菌等致病菌，以及常见皮肤真菌均有抑制作用。甲基异丁香酚对金黄色葡萄球菌和肺炎球菌有一定的抑制作用。

（2）抗肿瘤：石菖蒲挥发油对小鼠肝癌、小鼠 S180 有明显的抑制作用。石菖蒲煎剂在体外能杀死小鼠腹水癌细胞。

表 19 - 5　　　　　　　石菖蒲药理作用以及主要物质基础小结

功效	药理作用	主要有效成分、部位或提取物
开窍	镇静	石菖蒲水煎剂、挥发油、醇提物、氯仿提取物、α-细辛醚、β-细辛醚
	抗惊厥、抗癫痫	石菖蒲挥发油、水提液、醇提物、α-细辛醚、β-细辛醚
	提高学习记忆能力	石菖蒲水提醇沉液、石菖蒲去油煎剂、总挥发油、α-细辛醚、β-细辛醚
	脑保护	石菖蒲挥发油、β-细辛醚、乙醚提取物、醋酸乙酯提取液、正丁醇提取液、水提取液
	抗抑郁	石菖蒲水煎剂、石菖蒲醇提物
	抑制吗啡戒断症状	石菖蒲水煎剂
	抗心律失常	石菖蒲挥发油、β-细辛醚
	抗血栓、抗凝	石菖蒲水提醇沉物、石菖蒲挥发油、β-细辛醚
	降脂、抗动脉粥样硬化、抗心肌缺血	石菖蒲挥发油、β-细辛醚
化湿	镇咳祛痰平喘	α-细辛醚、β-细辛醚
	调节胃肠运动、促消化、利胆	石菖蒲去油煎剂、总挥发油、α-细辛醚、β-细辛醚
其他	抗菌	石菖蒲提取液、甲基异丁香酚
	抗肿瘤	石菖蒲挥发油、石菖蒲煎剂

【毒理与不良反应】 石菖蒲水煎剂小鼠腹腔注射 LD_{50} 为（53 ± 2.5）g/kg，挥发油腹腔注射的 LD_{50} 为（0.23 ± 0.02）mL/kg。α-细辛醚大鼠灌胃 LD_{50} 为 926mg/kg。α-细辛醚对鼠伤寒沙门菌 TA98、TA100 试验，有致突变作用。β-细辛醚以混入饲料中喂养大鼠 59 周后可见到十二指肠部位发生恶性肿瘤。另外，石菖蒲挥发油中的黄樟醚可能有弱的致癌作用。

【现代应用】

1. 癫痫 石菖蒲煎剂（3g/10mL），1 日 3 次，可以用于治疗癫痫大发作，有效率 75%。

2. 肺性脑病、乙型脑炎昏迷 石菖蒲能减轻或消除意识障碍、神经精神症状。

3. 咳喘 石菖蒲能改善支气管哮喘患者的肺通气功能，对久咳不愈的疗效达 89.7%。

蟾 酥

本品为蟾蜍科动物中华大蟾蜍 *Bufo bufo gargarizans* Cantor 或黑眶蟾蜍 *Bufo melanostictus* Schneider 的干燥分泌物。蟾酥的主要成分是蟾蜍配基类及其酯类即蟾蜍毒素类，该类物质均有乙型强心苷元结构，包括蟾蜍它灵、华蟾毒精、华蟾毒灵、蟾毒灵等。其中，华蟾毒灵含量高达 7.2%。此外，尚含有一定药理作用的吲哚碱类成分，如蟾蜍色胺、蟾蜍特尼定等。蟾酥味辛，性温；有毒。归心经。

【药理作用】

1. 与功效主治相关的药理作用 蟾蜍具有破癥结、行水湿、化毒、杀虫、定痛功效。治疗疮、发背、阴疽瘰疬、恶疮、癥瘕癣积、鼓胀。《本草纲目》治："肿毒，破伤风病。"《本草正》："消癖气积聚，破坚癥肿胀。"其功效主要与心血管系统药理作用，以及兴奋中枢、抗炎、镇痛、抗菌、抗肿瘤、增强免疫有关。

（1）兴奋中枢 大鼠注射蟾毒灵可以引起强直性惊厥，同时伴有全脑乙酰胆碱含量的降低。蟾酥水提物能兴奋呼吸，使呼吸振幅增大、频率加快，呼吸兴奋作用为中枢性的。蟾蜍色胺是 5HT 的衍生物，具有致幻作用。

（2）对心血管系统的影响

①强心：蟾毒配基类和蟾蜍毒素类化合物均有强心作用，能直接加强心肌收缩力。脂蟾毒配基能增加大鼠在体心肌收缩力，减慢心率，对抗急性缺氧引起的心衰，以及戊巴比妥钠引起的豚鼠心衰。蟾毒灵低浓度增强豚鼠离体心房收缩力，高浓度可以产生期外收缩，易出现心律失常。蟾毒配基强心机制包括：a. 抑制心肌细胞膜 Na^+-K^+-ATP 酶以及 Ca^{2+}-ATP 酶、Ca^{2+}-Mg^{2+}-ATP 酶。b. 通过 α 受体作用于钾通道，增加蟾蜍离体心脏收缩运动。c. 直接或间接增加心肌细胞内 Ca^{2+} 浓度，提高心肌收缩力。蟾毒配基类的强心作用与强心苷类药物相似，并具有抗心律失常类药物的某些电生理特性，但在一定的条件下，可诱发心律失常。

②升压、抗休克：蟾酥的升压作用与肾上腺素相似，可被 α 受体阻断剂阻断。脂蟾毒配基灌胃，对低血压猫具有明显的长时间的升压效应和兴奋呼吸作用。蟾酥醇提物对内毒素性休克家兔，可使动脉血压升高，其作用与增高外周阻力和每搏输出量有关。酯蟾毒配基对失血性休克大鼠有明显的升压作用，还能升高麻醉开胸及失血性休克家兔的平均动脉压，对后者的升压作用强于正常麻醉兔。蟾酥提取物能抑制休克动物血浆纤联素、降低

ADP诱导的血小板聚集，以上说明，蟾酥的抗休克作用与其强心、升压、改善血小板聚集性有关。

③抗心肌缺血：蟾酥对因血栓形成导致冠状血管狭窄而引起的心肌梗死，能增加心肌营养性血流量，改善微循环，增加心肌供氧。蟾酥可使纤维蛋白原的凝固时间延长，使纤溶酶活化，增加冠状动脉灌流量，与尿激酶作用相似。低温与蟾酥注射液联合，能明显增加血清和心肌SOD的活性，降低血清和心肌游离脂肪酸（FFA）、MDA和乳酸（LD）的合成，显著减少梗死面积，说明蟾酥配合低温对心肌缺血再灌注损伤有保护作用。

（3）抗炎、镇痛、抗菌　蟾酥能抑制醋酸引起的血管通透性增高，蟾蜍提取物对角叉菜胶性大鼠足肿有明显抑制作用，蟾酥对甲醛滤纸球引起的大鼠皮下肉芽肿也有较强的抑制作用。以上表明，蟾酥有较好的抗炎作用。

蟾酥能提高痛阈，具有镇痛作用。其活性成分主要存于氯仿提取物中，分离蟾酥的氯仿提取物得到6种单体化合物，均具有一定的镇痛作用。

蟾酥总苷注射液对铜绿假单胞菌、金黄色葡萄球菌、变形杆菌等有抑制作用。蟾酥注射液能阻止金葡菌、链球菌感染灶的扩散。

（4）增强免疫　蟾酥水溶性成分能增强网状内皮系统吞噬功能，提高机体非特异性免疫功能。蟾酥制剂能提高小鼠脾脏溶血空斑形成细胞活性率，促进巨噬细胞的吞噬功能，增高血清溶菌酶浓度。蟾酥不同溶剂萃取物体外可以协同刀豆蛋白A促进脾淋巴细胞的功能，其机制可能与协同Con A促进DNA合成并活化$CD4^+CD8^-T$细胞表达CD8a抗原、增加兼具辅助和细胞毒作用的$CD4^+CD8^+T$淋巴细胞亚群的数量有关。

（5）抗肿瘤　蟾蜍内酯类物质对小鼠肉瘤S180、兔BP瘤、子宫颈癌、腹水型肝癌等均有抑制作用。蟾蜍提取物对S180荷瘤小鼠，能增加脾脏重量，防止胸腺萎缩，并对肿瘤细胞有直接杀伤作用。蟾毒灵对早幼粒细胞白血病HL-60细胞和肝癌SMMC7721细胞有细胞毒作用，对裸鼠人肝癌原位移植模型有抗肿瘤作用。体外试验中，酯蟾毒配基能抑制人胃癌BCG-813细胞生长，并诱导其凋亡；华蟾素能抑制卵巢癌3AO细胞增殖。

蟾酥抗肿瘤机制主要有以下几个方面：①诱导肿瘤细胞凋亡。对人骨肉瘤细胞系U-20S和U-20S/甲氨蝶呤耐药型细胞，蟾毒灵可通过上调肿瘤抑制蛋白p53的表达和提高Bax/Bcl-2比值诱导骨肉瘤细胞凋亡。研究表明，bcl-2、p53基因和Caspase蛋白等在蟾酥有效成分诱导的多种肿瘤细胞凋亡过程中发挥着重要作用。②抑制肿瘤细胞增殖。华蟾毒配基对人肝癌细胞Bel-7402、宫颈癌细胞HeLa、乳腺癌细胞MCF-7、胃癌细胞BGC-823和白血病HL-60细胞增殖都有明显抑制作用。③促进或增强肿瘤细胞的分化。蟾毒灵可以促使人单核细胞性白血病细胞系THP-1趋向巨噬细胞样分化。④抑制肿瘤血管的形成。华蟾毒配基在体外可以抑制内皮细胞生长，在体内、外均可下调血管内皮生长因子和表皮生长因子的表达，抑制新生血管形成。⑤免疫增强作用。

逆转肿瘤细胞耐药性是蟾酥抗肿瘤的特点。对肝癌Bel-7402/5-氟尿嘧啶耐药细胞株，蟾毒灵不受Bcl-x/Bax比值改变介导的细胞凋亡通路受阻的影响，仍然能够高效的诱导耐药细胞的凋亡。因此，蟾毒灵逆转耐药性的机制可能与改变Bcl-x/Bax比值、激活耐药细胞线粒体参与的凋亡通路有关。

2. 其他药理作用

表面麻醉　蟾酥80%乙醇提取物有表面麻醉作用。蟾酥中以蟾毒灵局麻作用最强。蟾毒灵的局麻作用较可卡因强数十倍，较普鲁卡因强数百倍，而且作用的持续时间长。

表 19-6　　　　　　　　　　　石菖蒲作用以及主要物质基础小结

功效	药理作用	主要有效成分、部位或提取物
开窍	兴奋中枢	蟾毒灵、蟾蜍色胺
	强心	蟾毒配基类、蟾蜍毒素类化合物
	抗心肌缺血	蟾酥注射液
解毒止痛	抗炎、镇痛、抗菌	蟾蜍提取物、蟾酥总苷注射液
	对免疫功能的影响	蟾酥水溶性成分、蟾酥不同溶剂萃取物
	抗肿瘤	蟾蜍内酯类物质、蟾毒灵、酯蟾毒配基、华蟾素
其他	表面麻醉	蟾酥醇提取物

【**毒理与不良反应**】腹腔注射蟾蜍各成分 LD_{50} 为蟾毒灵 2.2mg/kg、华蟾毒配基 4.38mg/kg、蟾酥 36.24mg/kg。

【**现代应用**】

1. 心力衰竭　蟾酥胶囊对 2、3 级心衰有效，大部分病人 48 小时内可以缓解各项症状和体征。

2. 恶性肿瘤　蟾蜍水溶液注射液肌注，对肺癌的总有效率达 67.07%，可以缓解症状、缩小病灶、提高机体免疫功能。

3. 表面麻醉　将蟾蜍酊剂涂于手术局部，用于扁桃体切除术、拔牙的麻醉。

第三节　常用方剂

安宫牛黄丸
《温病条辨》

【**组成**】牛黄、麝香、朱砂、黄连、栀子、冰片、犀角（以水牛角浓缩粉代）、珍珠、雄黄、黄芩、郁金。

【**功效与主治**】清热解毒，镇惊开窍。主治热病、邪入心包、高热惊厥、神昏谵语。

【**药理作用**】安宫牛黄丸具有清热开窍、镇惊解毒的功效。主治温病高热、神昏、中风、口眼歪斜、痰涎壅盛等闭证。其功效与其对中枢神经系统的影响和解热、抗炎作用有关。

1. 对中枢神经系统的影响

（1）镇静、抗惊厥　安宫牛黄丸混悬液灌服、腹腔注射，以及注射液静脉注射后均具有中枢镇静作用，表现为减少小鼠的自主活动，增强戊巴比妥钠或硫喷妥钠对中枢神经系统的抑制作用，明显延长小鼠的睡眠时间。安宫牛黄丸能对抗苯丙胺的兴奋作用，显著延长小鼠戊四氮性惊厥，但对硝酸士的宁诱发的小鼠惊厥无明显的抗惊厥作用，也不能明显降低惊厥动物的死亡数。

（2）促清醒　安宫牛黄丸对各种原因引起的昏迷均具有较好的复苏作用。安宫牛黄丸对氯化铵诱导的氨昏迷家兔，能减轻或抑制其精神症状和皮层脑电图的恶化，并降低动物的死亡率。对亚硝酸钠诱导的小鼠缺氧死亡潜伏期，安宫牛黄丸有明显的延长作用。研究表明，安宫牛黄丸有活化脑干、丘脑、皮层神经元，激活脑干网状上行激活系统的作用。安宫牛黄丸方中朱砂和雄黄能够通过影响 NE、5－HT 系统发挥脑电激活促清醒作用，可能是本方的主要药物。

（3）脑保护　对自体股动脉血注入尾状核脑出血模型大鼠，安宫牛黄丸能明显降低大鼠脑出血后脑含水量，同时使大鼠神经功能障碍明显改善。安宫牛黄丸治疗脑出血的机制与以下因素有关：①抑制星形胶质细胞水通道蛋白的产生，降低血脑屏障通透性，减轻脑出血后水肿的发生。②降低脑出血后 NO 含量和 NOS 活性。③减少脑出血后兴奋性氨基酸的含量。

安宫牛黄注射液对脑外伤大鼠，能降低脑内白细胞介素 -1β、细胞间黏附分子 -1、血清 S100B 蛋白和神经元特异性烯醇化酶等炎性反应因子水平的作用。对静脉注射百日咳杆菌和大肠杆菌内毒素混合液的家兔，安宫牛黄丸混悬液灌服，能够明显抑制其脑脊液乳酸脱氢酶的活性，减轻脑组织含水量和伊文思蓝染色的范围及程度。以上表明，安宫牛黄丸的脑保护作用与减轻中枢炎症反应有关。

2. 解热　安宫牛黄注射液对细菌内毒素、三联菌苗和伤寒菌苗引起的家兔发热均有明显的解热作用。安宫牛黄丸在去掉朱砂和雄黄后，简化方也显示出了一定的解热作用，简化方无论在作用强度，还是在作用持续时间上，均弱于安宫牛黄丸全方，但两者之间无显著性差异。

3. 抗炎、增强非特异性免疫　安宫牛黄丸对大鼠蛋清性关节炎肿胀、二甲苯所致小鼠耳部炎症、血管通透性增加期的炎症均有明显的抑制作用。安宫牛黄丸对小鼠腹腔巨噬细胞的吞噬功能有明显的刺激作用，表现为吞噬百分率及吞噬指数增加，巨噬细胞体积明显增大，吞噬泡面积增加，被吞噬的鸡红细胞数量增多。

4. 保肝　安宫牛黄丸对实验性细胞毒素引起的肝损伤有防治作用，通过促进肝细胞氧化、呼吸、能量代谢及核酸代谢达到保护作用。

5. 对心血管系统的影响　安宫牛黄丸对动物实验性的高血压有明显降压作用。对麻醉犬在体心脏能减慢心率，使血压持续下降，而冠状动脉血流量增加，心肌收缩力加强，提示该药可降压、改善心功能。

表 19 – 7　　　　　　　　　　　　安宫牛黄丸主要药理作用小结

功效	药理作用	主要有效成分、部位或提取物
开窍	镇静、抗惊厥	安宫牛黄丸、注射液
	促清醒、脑保护	安宫牛黄丸、注射液
清热解毒	解热	安宫牛黄注射液
	抗炎、增强非特异性免疫	安宫牛黄丸
	保肝	安宫牛黄丸
其他	改善心功能	安宫牛黄丸

【**毒理与不良反应**】安宫牛黄丸中朱砂含有汞，不宜超量或持久服用，尤其是对肝肾功能不全者，易造成汞中毒。

【**现代应用**】

1. 流行性乙型脑炎、病毒性脑炎　安宫牛黄丸可以缩短乙脑平均热程、意识障碍持续时间，降低后遗症和病死率。配合西医疗法对病毒性脑炎治愈率95.24%，明显优于单纯西医疗法者。

2. 颅脑损伤意识障碍、肝性脑病　在西医常规治疗基础上加服安宫牛黄丸可以提高疗效。

3. 脑血管意外　安宫牛黄丸0.5~1粒鼻饲，1日2次，连用3~7天，对脑出血、脑梗死患者有一定疗效。

第二十章

补 虚 药

导学

本章介绍补虚药的基本药理作用及常用单味中药人参、甘草、党参、黄芪、白术、山药、刺五加、鹿茸、淫羊藿、补骨脂、肉苁蓉、冬虫夏草、当归、熟地黄、何首乌、白芍、枸杞子、麦冬，中药复方四君子汤、当归补血汤和六味地黄丸的药理作用。

学习重点

补虚药的主要药理作用；人参、甘草、当归、鹿茸、淫羊藿的药理作用。

学习要求

1. 掌握补虚药的基本药理作用：①调节中枢神经系统功能；②调节机体免疫功能；③调节内分泌；④增强某些器官和系统功能；⑤补充人体物质不足等。

2. 掌握人参对中枢神经系统、心血管系统、内分泌系统、物质代谢及造血功能的影响；甘草的肾上腺皮质激素样作用、免疫调节、解毒和对消化系统的作用；当归促进造血功能、抑制血小板聚集、抗血栓形成、降血脂作用；鹿茸性激素样作用、促进核酸和蛋白质合成、促进骨生长、增强机体免疫功能、增强造血功能、抗氧化损伤、抗应激；淫羊藿对性腺功能的影响、促进骨生长作用；掌握与这些作用相关的主要物质基础及作用机制。

3. 熟悉补虚药的其他药理作用；熟悉人参、甘草、当归、枸杞子、淫羊藿的现代应用；熟悉党参、黄芪、白术、山药、刺五加、补骨脂、肉苁蓉、冬虫夏草、熟地黄、白芍、何首乌、枸杞子、麦冬的主要药理作用。

4. 熟悉四君子汤、当归补血汤和六味地黄丸的药理作用和现代应用。

5. 了解与虚证相关的主要病理变化；了解何首乌、党参、黄芪、白芍、熟地黄和麦冬的主要现代应用。

第一节 概 述

凡能补充物质、增强功能、提高机体抗病能力、消除虚弱证候的药物，称为补虚药，亦称补益药或补养药。气、血、阴、阳是中医学对人体组成物质和机能的高度概括，当机体物质不足或功能低下时则产生虚证。虚证分为气虚、血虚、阴虚和阳虚四种类型。补虚药也相应分为补气药、补血药、补阴药和补阳药四类。补气药的主要功效是益气健脾、敛肺止咳平喘，如人参、黄芪、甘草及四君子汤等；补血药能促进血液的化生，主要用于治疗血虚证，常用的补血方药有当归、白芍、何首乌、熟地及四物汤等；补阳药主要用于补益肾阳，代表方药有鹿茸、淫羊藿、补骨脂及肾气丸等；滋阴药具有滋养阴液、生津润燥等功效，多用于热病后期及某些慢性病中出现的肺阴虚、胃阴虚及肝肾阴虚等，主要有沙参、麦冬、枸杞子及六味地黄丸。

气虚是指人体的元气耗损、功能失调、脏腑功能减退、抗病能力下降的病理变化，主要表现为脾气虚和肺气虚。现代研究认为脾气虚证是以消化系统分泌、吸收和运动机能障碍为主的全身性适应调节和营养代谢失调的一种疾病状态，与现代医学中功能性消化不良、慢性胃炎、溃疡病及慢性腹泻等诸多消化系统的慢性疾病相似。肺气虚证则表现为肺换气功能障碍，全身氧代谢障碍，免疫功能低下，出现咳、痰、喘及呼吸道炎症反应。补气药对机体的神经内分泌功能、免疫功能、血液及造血功能等均有明显的调节改善作用，故体现补气的功效。血虚证是由于血液不足或血液的濡养功能减退而出现的病理状态，现代医学中的贫血、白细胞减少症、血小板减少性紫癜、再生障碍性贫血是常见的血虚证的表现。补血药可通过改善骨髓造血功能、心血管系统功能及抗缺氧、调节免疫功能等药理作用达到补血养血的功效。阳虚是指机体阳气虚损、机能减退或衰弱、热量不足之证。阳虚以脾肾阳虚为主，而肾阳为一身之元阳，在阳虚中占重要地位。肾阳虚诸证与性功能障碍、遗精阳痿、慢性支气管哮喘、风湿性关节炎等病症相似。补阳药补肾壮阳的药理学基础包括改善性功能、调节性激素、增强免疫功能、改善心血管和神经系统功能。阴虚是指机体精、血、津液等物质亏耗，阴气不足、不能制阳，阳气相对亢盛，出现阴虚内热、阴虚火旺和阴虚阳亢的各种证候。阴虚可见于五脏六腑，但一般以肾阴亏虚为主，常见五心烦热、骨蒸潮热、消瘦、盗汗、咽干口燥以及腰膝酸软、头晕耳鸣、记忆力减退、性欲减退、遗精、早泄等症状。补阴药通过调节改善机体免疫功能、心血管功能、造血功能和物质代谢而产生滋养阴液的功效。补虚药的药理作用广泛，不同类型的补虚药既有相似的药理作用，也有各自的特点。

补虚药主要的药理作用如下。

1. 对机体免疫功能的影响　正常情况下，免疫系统对机体起着保护作用，抵御病原微生物的侵扰，虚证病人常见机体免疫功能低下。补虚药可增强机体免疫功能，产生扶正祛邪的功效。对于防治机体免疫功能低下及肿瘤、感染性疾病等具有重要意义。

（1）增加免疫器官胸腺或脾脏重量，对抗免疫抑制剂引起的免疫器官萎缩。人参、麦冬、鹿茸均可使大鼠脾脏重量和幼年小鼠的胸腺重量增加；党参、黄芪、白芍、四物汤等能对抗环磷酰胺所致的免疫器官脾脏和胸腺重量降低。

（2）升高外周白细胞数并对抗放疗、化疗引起的白细胞减少，如人参、黄芪、党参、灵芝、熟地黄、枸杞子等；增强巨噬细胞的吞噬功能，如人参、党参、黄芪、当归、枸杞子等。

（3）增加外周血 T 淋巴细胞数，提高 E 花环形成率和 T 淋巴细胞酯酶染色阳性率；促进 T 淋巴细胞转化增殖；增强 T 细胞功能。人参、灵芝能提高淋巴细胞的数量；山药、淫羊藿、香菇、桑寄生等可提高外周血中 T 细胞的比例；人参、黄芪、当归等多种补虚药均有提高淋巴细胞转化率的作用；白芍总苷、肾气丸等增强小鼠迟发型超敏反应。

（4）促进抗体生成。人参、黄精、菟丝子、肉桂、冬虫夏草等有促进抗体生成的作用，不同程度地提高血清 IgG、IgA、IgM 等抗体水平。淫羊藿水煎液、山药多糖可显著增加小鼠脾脏溶血空斑形成细胞数。

另外，某些补虚药具有抑制免疫功能的作用，如沙参多糖降低淋巴细胞的增殖转化，对小鼠迟发型超敏反应有显著抑制作用。天门冬能抑制淋巴细胞溶血空斑的形成。还有一些补虚方药具有免疫增强和抑制的双相作用。如六味地黄汤明显提高老龄小鼠 T、B 淋巴细胞转化功能和巨噬细胞活性，但能预防烫伤大鼠过度炎症反应，拮抗巨噬细胞吞噬活性及脾脏淋巴细胞转化增殖，显示免疫抑制作用。

2. 对内分泌系统的影响　大多数虚证患者有不同程度的内分泌功能减退，病理可见内分泌腺体发生变性或萎缩，垂体前叶、肾上腺皮质、甲状腺、睾丸或卵巢均呈现不同程度的退行性变化。补虚药具有改善内分泌功能的作用。

（1）增强下丘脑–垂体–肾上腺皮质轴功能。肾阳虚病人多数伴有下丘脑–垂体–肾上腺皮质轴功能减退，很多补益药都能增强该系统功能，如补气药人参、黄芪、白术、甘草，补血药熟地黄、当归、何首乌，补阴药玄参、生地黄、知母，补阳药巴戟天、淫羊藿、鹿茸、杜仲，以及生脉注射液等均有促进肾上腺皮质分泌功能的作用。

（2）增强下丘脑–垂体–性腺轴功能。补虚药鹿茸、紫河车、补骨脂、冬虫夏草、淫羊藿、人参、刺五加等均有兴奋性腺轴功能的作用。如淫羊藿流浸膏具有雄激素样作用；鹿茸中的雌二醇具有雌激素的作用；人参及人参皂苷具有兴奋垂体分泌促性腺激素样作用。

（3）调节下丘脑–垂体–甲状腺轴功能。甲状腺激素的主要作用是促进物质与能量代谢，促进生长和发育过程。老年人及阳虚患者多伴有甲状腺机能减退，补益药，特别是温肾助阳药能增强垂体–甲状腺分泌系统的功能。紫河车、人参具有增强甲状腺轴功能的作用；人参及补阳药附子肉桂合剂具调节甲状腺轴功能的作用；人参能防治小鼠由甲状腺素引起的"甲亢"症和 6 – 甲硫氧嘧啶导致的"甲低"症。

3. 对中枢神经系统的影响　许多补虚药都具有增强学习记忆功能，如人参、黄芪、党参、何首乌、枸杞子等可显著提高正常小鼠的学习记忆的能力，改善学习记忆过程的三个阶段：记忆获得、记忆巩固和记忆再现。对东莨菪碱、樟柳碱、戊巴比妥钠所致的小鼠记忆获得障碍，蛋白质合成抑制剂环己酰亚胺、亚硝酸钠引起的小鼠记忆巩固障碍以及 40% 乙醇导致的小鼠记忆再现不良均有明显的对抗作用。补虚药对神经系统功能影响作用环节有：调节大脑皮层的兴奋与抑制过程，改善神经活动过程的灵活性；改善神经递质传递功能；提高脑组织抗氧化酶活性，抗氧自由基损伤；改善大脑的血氧和能量供应；增加脑内蛋白质合成，促进大脑的发育，改善学习记忆功能。

4. 对物质代谢的影响　补虚药含有大量营养物质可补充营养、纠正缺失，如四物汤富含维生素 B_{12}、叶酸、多种氨基酸、多种微量元素等，为红细胞和血红蛋白生成提供必需的原料。另一方面，补虚药可影响物质代谢过程：

（1）促进蛋白质和核酸合成。人参中的蛋白质合成促进因子及人参皂苷对生发活动旺盛的组织（如睾丸、骨髓等）的 DNA、RNA 及蛋白质的生物合成有促进作用；黄芪能促进血清和肝脏蛋白质的更新；四君子汤加黄芪有明显改善大黄致脾虚动物肝脏合成 RNA 的能力。

（2）对糖代谢的调节。枸杞子、麦冬、六味地黄汤等对多种原因引起的大鼠或小鼠高血糖均有降低作用，并能减轻多种糖尿病并发症的症状，如枸杞既能降糖，又能补肝明目，有对抗糖尿病大鼠视网膜组织氧化损伤的作用；六味地黄汤可通过降低四氧嘧啶高血糖大鼠坐骨神经山梨醇含量，从而减轻糖尿病神经病变的症状。有些补虚药具有双向调节血糖的作用，如黄芪多糖能明显对抗肾上腺素引起的小鼠血糖升高的反应和苯乙双胍致小鼠实验性低血糖，人参对四氧嘧啶或链脲佐菌素引起的小鼠高血糖有明显的降低作用，对注射胰岛素而降低的血糖又有回升作用。

（3）对脂质代谢的影响。人参、当归、何首乌、枸杞子、淫羊藿以及六味地黄汤能改善脂质代谢的作用，降低高脂血症家兔血清胆固醇和甘油三酯的含量，并能减少脂质在主动脉壁的沉着。

5. 对心血管系统的影响　心血管疾病常用补虚药防治。补虚药对心血管功能的影响比较广泛而且复杂。补气药在一定剂量范围内可产生正性肌力作用，如人参、党参、黄芪、生脉散、参附汤等均具有强心、升压、抗休克的作用。多数补虚药具有调节血压作用，如人参及生脉散均显示双向调节血压作用，升压或降压作用与剂量及机体状态有关，黄芪、刺五加、淫羊藿、当归、杜仲等有扩张血管和降低血压的作用。人参、党参、当归、淫羊藿、补骨脂、麦冬、女贞子等有抗心肌缺血作用，能扩张冠脉，增加冠脉血流量，改善心肌血氧供应，提高心肌抗缺氧能力，缩小心肌梗死面积；甘草、淫羊藿、冬虫夏草、当归、麦冬、生脉散具有抗心律失常作用。

6. 对造血系统的影响　补血药、补气药、补阴药促进造血功能作用显著。如人参、党参、黄芪、菟丝子、鹿茸、熟地黄、灵芝、何首乌、当归、四物汤等对失血性贫血、缺铁性贫血、溶血性贫血有一定的补血作用，不仅能明显升高红细胞数和血红蛋白含量，还能有效地修复化学药品及放射线对造血组织的损伤，促进骨髓造血干祖细胞的增殖。

7. 对消化系统的影响　现代研究认为脾气虚证是以消化系统分泌、吸收和运动机能障碍为主的全身性适应调节和营养代谢失调的一种疾病状态，与现代医学中功能性消化不良、慢性胃炎、溃疡病及慢性腹泻等诸多消化系统的慢性疾病相似。多数补气药及补气方能促进和调节胃肠运动。如人参、党参、黄芪、白术、甘草、四君子汤等均能促进小肠吸收功能，调节胃肠道平滑肌运动，并有抗溃疡，保护胃黏膜的作用。

8. 抗自由基损伤　自由基参与许多疾病的病理生理过程，自由基介导的自由基连锁反应具有病理损害作用。如人参二醇皂苷抗脑缺血损伤与降低脑组织中脂质过氧化产物丙二醛（MDA）有关；甘草黄酮对抗多种实验性肝损伤的作用机理之一是降低肝脏丙二醛含量，减少肝组织还原性谷胱甘肽的消耗；许多补虚药都有延缓衰老的作用，抗氧化损伤是其重要途径之一。如人参、黄芪及四君子汤均有清除自由基及提高超氧化物歧化酶（SOD）活性作用，鹿茸提取物可明显降低老化小鼠脑和肝组织中的 MDA 含量。

9. 抗肿瘤　人参、刺五加、黄芪、甘草、大枣、白术、党参、当归、枸杞子、补骨脂、冬虫夏草、鹿茸、天冬、女贞子、龟甲、紫河车等对实验性动物肿瘤有不同程度的抑制作用。

综上所述，补虚药的药理作用非常广泛，与补充人体物质不足、增强功能、提高机体抗病能力、消除虚弱证候功效相关的药理作用主要有：提高机体免疫功能、调节中枢神经系统及内分泌功能、促进物质代谢、增强某些器官和系统的功能、抗氧化损伤、抗肿瘤等。

表 20－1　　　　　　　　　　　　　补虚药主要药理作用总括表

分类	药名	免疫系统 升高白细胞数	增强吞噬功能	增强细胞免疫	增强体液免疫	健脑益智	内分泌系统 下丘脑-垂体-肾上腺轴	下丘脑-垂体-性腺轴	物质代谢 蛋白质合成	降血糖	降血脂	清除自由基	心血管系统 强心	扩张冠状血管	扩张脑血管	扩张外周血管	降压	增强造血功能	改善消化功能	其他作用
补气药	人参	+	+	+	+	+	+	+	+	+	+	+	+	+	+	+	+	+	+	抗应激、抗肿瘤、延缓衰老
	党参		+	+	+	+	+		+	+	+	+	+					+	+	抗应激、延缓衰老
	黄芪	+	+	+	+	+	+		+	+			+	+	+	+	+	+	+	抗溃疡、延缓衰老
	甘草		+				+				+								+	抗溃疡、解毒、祛痰、抗肿瘤
	白术		+	+	+		+			+		+						+	+	利尿、抑制子宫、抗应激、延缓衰老、抗肿瘤、抗凝血
	山药		+	+	+					+	+	+							+	抗肝损伤
	刺五加		+	+	+	+	+	+	+	+	+	+		+	+		+			抗应激、改善血液流变性、抑制血小板聚集、抗血栓、抗心率失常、抗病原体、抗肿瘤、抗炎、延缓衰老
补血药	当归	+	+	+	+	+					+	+		+	+	+	+	+		子宫双向作用、
	白芍	+	+	+	+									+				+		镇静、镇痛、保肝
	何首乌	+	+							+	+	+	+	+						延缓衰老、镇静
	熟地黄	+		+			+	+				+	+					+	+	利尿、抗溃疡

续表

分类	药名	免疫系统				健脑益智	内分泌系统		物质代谢			清除自由基	心血管系统					增强造血功能	改善消化功能	其他作用
		升高白细胞数	增强吞噬功能	增强细胞免疫	增强体液免疫	健脑益智	下丘脑-垂体-肾上腺轴	下丘脑-垂体-性腺轴	蛋白质合成	降血糖	降血脂	清除自由基	强心	扩张冠状血管	扩张脑血管	扩张外周血管	降压	增强造血功能	改善消化功能	其他作用
补阴药	枸杞子	+	+	+	+		+		+	+	+	+					+	+		抗肿瘤、延缓衰老
	沙参		+	+									+							解热、镇痛、祛痰
	麦冬	+	+				+				+	+	+	+				+		抗休克及心律失常
	女贞子	+	+	+	+	+						+	+	+		+		+	+	利尿、止咳、保肝
补阳药	鹿茸		+	+	+		+	+	+											促骨生长、抗衰老
	淫羊藿	+	+		+		+		+	+	+	+	+	+	+	+	+	+		促骨生长、抗衰老
	冬虫夏草		+	+	+			+		+	+	+	+		+			+		保护肾脏、抗衰老
	肉苁蓉		+	+	+	+	+	+		+		+	+	+			+			延缓衰老、通便
	补骨脂							+					+	+						抑制骨吸收和促进骨形成、雌激素样作用、抗肿瘤、抗菌、致光敏和增加皮肤色素
常用方剂	四君子汤		+	+	+		+	+	+			+						+	+	改善脾虚、调节胃肠运动、抗溃疡、改善肠道菌群失调
	六味地黄丸		+	+	+			+												调节肾脏、保肝、抗心律失常、抗肿瘤
	当归补血汤		+	+	+													+		保护心肌细胞、抗血栓、抑制血小板聚集、保肝

第二节　常用药物

一、补气药

人　参

本品为五加科植物人参 *Panax ginseng* C. A. Mey. 的干燥根和根茎。其主要有效组分为人参皂苷（ginsenosides），多数是达玛烷型皂苷，按苷元分为三类：人参二醇类、人参三醇类和齐墩果酸类等。人参二醇类主要有：$Ra_{1~3}$、$Rb_{1~3}$、Rc、Rd、Rg_3，其中 Rb_1 为活性较强的二醇类人参皂苷；人参三醇类主要有：Re、Rf、Rg_1、Rg_2、Rh_1，其中 Rg_1 为活性较强的三醇型人参皂苷；齐墩果酸类有 Ro。人参中的糖类成分有人参多糖（ginseng polysaccharides）、单糖、寡糖。此外，人参还含有多肽类化合物、氨基酸、蛋白质、酶、有机酸、生物碱、挥发油、微量元素等。人参味甘、微苦，性微温。归脾、肺、心、肾经。

【药动学】

①人参皂苷 Rg_1 口服自上消化道吸收迅速，0.5 小时达高峰，在大鼠胃肠吸收率为 1.9% ~ 20%，分布广泛，在肝、肾含量最高，经胆汁、尿、粪排泄，12 小时经尿积累排泄量为给药量的 23.5%，其在胆汁中排泄较尿中快，2 ~ 4 小时内排泄量最多，4 小时胆汁累积排泄量为给药量的 57.2%。②人参皂苷 Rb_1 从大鼠胃肠道吸收差，未吸收的 Rb_1 主要在大肠被分解代谢，大鼠静脉注射后，在肾、心、肝和肺中分布多（浓度高），在血清和组织中持续时间较长，$t_{1/2}$ 为 14.5 小时，主要经尿液排泄，24 小时累积排泄量为给药量的 44.4%。

【药理作用】

1. 与功效主治相关的药理作用　人参具有大补元气、益气固脱、生津和安神益智等功效。用于气虚欲脱、肢冷脉微、脾虚气少、肺虚喘咳、津伤口渴、内热消渴、久病虚羸、惊悸失眠、阳痿宫冷。《本经》记载人参"补五脏，安静神……止惊悸，除邪气，明目，开心益智"；《本草新编》谓之"补气之圣药，活人之灵苗"。主要与影响中枢神经系统功能、调节心血管系统、增强机体免疫、调节内分泌和物质代谢等药理作用有关。

（1）对中枢神经功能的影响

①调节中枢神经系统功能：人参对中枢神经既有兴奋作用，又有抑制作用。人参通过加强大脑皮质的兴奋过程，使兴奋与抑制过程得到平衡，使紧张造成紊乱的神经活动得以恢复正常，改善神经活动过程的灵活性，提高脑力工作效率。人参对中枢神经功能的作用与其成分和用量有关，人参皂苷 Rg 类有兴奋作用，Rb 类有抑制作用；小剂量主要为兴奋，大剂量则为抑制。

②益智：人参对多种化学药物造成的实验动物记忆获得、巩固和再现障碍均有改善作用。表现为对氢溴酸樟柳碱所引起的小鼠记忆获得障碍，对蛋白质合成制剂环己酰亚胺和亚硝酸所致小鼠记忆巩固不良，以及对 40% 乙醇所致小鼠记忆再现缺损等记忆的各个环节均

有改善作用。人参皂苷对电休克、脑缺血、药物和应激等多种学习记忆障碍模型的学习记忆缺损有保护作用。人参增强学习记忆能力的主要有效成分为人参皂苷 Rb_1 和 Rg_1。人参改善学习记忆作用的主要机制可能是：a. 促进脑内物质代谢，如增加蛋白质、核糖核酸（RNA）和脱氧核糖核酸（DNA）的合成；b. 提高脑内胆碱能神经系统功能和单胺类神经递质活性，如增加脑内神经递质 Ach 的合成和释放，通过促进合成单胺类前体物质苯丙酸血脑屏障通透性增加中枢多巴胺（DA）和去甲肾上腺（NA）含量；c. 促进神经细胞发育和突触传递，增加脑重量及大脑皮层厚度，增加海马 CA_3 区锥体细胞上层的突触数目，提高海马神经元功能；d. 保护神经细胞，抑制神经细胞的凋亡和坏死，降低体外培养神经细胞的死亡率，延长其存活时间；e. 增加脑血流量，改善脑能量代谢。

③抗脑缺血损伤：人参皂苷对脑缺血损伤有保护作用，可明显降低脑缺血引起的海马锥体细胞损伤，延长被动回避实验的反应潜伏期，阻止迟发性神经元死亡。人参皂苷 Rg_3 对缺血脑神经细胞线粒体损伤有保护作用，人参皂苷 Rb_1 与 Rg_1 可促进神经元突起再生，增强神经元抗损伤与凋亡的能力。体外实验，人参皂苷单体成分对缺血培养的小鼠胎鼠皮层神经细胞具有保护作用，且呈浓度依赖性。人参皂苷抗脑缺血缺氧损伤的可能机制是：a. 提高神经细胞抗氧化能力；b. 抑制兴奋性氨基酸毒性，抑制钙超载，保护缺血神经元；c. 抑制脑缺血所致的炎症反应，抑制白细胞浸润和黏附分子表达。

关联提示 20 –1

缺血性脑血管病的病变机制和能量代谢衰竭、离子平衡紊乱、自由基损伤、兴奋性氨基酸毒性、炎症损伤、血小板激活及凋亡等等诸多因素相关。其中兴奋性氨基酸（如谷氨酸）其生理功能是与抑制性神经递质的活动处于动态平衡，参与神经网络联系的建立，与运动调节、感知、学习记忆、情感活动有关。但过量可导致神经元损伤，机制是：①渗透性损伤：脑缺血后神经细胞膜持续去极化，Na^+ 通过离子通道大量内流，Cl^- 在静电电势驱动下进入细胞，于是水大量内流造成神经元急性肿胀。②Ca^{2+} 相关损伤：这是与 Ca^{2+} 内流有关的延迟性损伤，可触发胞质生化级联反应，诱发凋亡的产生。

（2）对心血管系统的影响

①强心、抗休克：人参治疗剂量有增强心功能作用，可增加多种动物的心肌收缩力，减慢心率，增加心排出量和冠脉流量；大剂量则减弱心肌收缩力和减慢心率。其强心作用机理与促进儿茶酚胺的释放及抑制心肌细胞膜 $Na^+ - K^+ - ATP$ 酶活性，增加细胞内 Na^+，促进 $Na^+ - Ca^{2+}$ 交换，使 Ca^{2+} 内流增加有关，作用与强心苷相似。人参强心活性成分是人参皂苷，人参三醇型皂苷的强心作用明显强于人参二醇型皂苷。人参皂苷在增强麻醉猫心肌收缩力的同时，可使冠脉血流量增加，动静脉氧分压降低，而对血压影响不明显。人参三醇型皂苷 Rg_2 具明显强心作用，静脉注射能改善心功能不全兔的血流动力学。人参对各种原因造成的休克有防治作用，可延长过敏性休克和烫伤性休克动物的生存时间，提高心源性休克家兔存活率，增加失血性循环衰竭动物心脏收缩力和频率，并明显增加心率。

②扩张血管、调节血压：人参对整体动物的冠状动脉、脑血管、椎动脉、肺动脉均有扩张作用，可增加和改善这些器官的血液循环。人参扩张血管的主要有效成分是人参皂苷 Re、Rb_1、Rg_1、Rc，作用机理可能与诱导一氧化氮（NO）产生、调节血管平滑肌细胞功能有关。用红参粉饲喂大鼠，对正常大鼠、自发性高血压大鼠、去氧皮质酮所致高血压大鼠和肾

性高血压大鼠，均有显著的降压作用。人参对血压有双向调节作用，并与剂量和机体机能状态有关。小剂量可使麻醉动物血压升高，大剂量使血压下降。人参既可使高血压病人血压降低，又可使低血压或休克病人血压回升。

③抗心肌缺血：人参注射液对垂体后叶素引起的心肌缺血有改善作用。用双重结扎家兔冠状动脉前降支造成心肌梗死模型，腹腔注射人参皂苷可减轻心电图 ST 段抬高，降低病理性 Q 波出现率，缩小心肌梗死范围，加速心肌缺血性损伤的恢复；人参皂苷 Rb_1 可抑制急性心肌梗死大鼠心室重构，提高心脏舒张功能，减小左心室梗死面积。静脉注射人参皂苷对心肌缺血后再灌注损伤有保护作用，人参皂苷 Rb_1、Re 和 Rg_2 可拮抗心肌缺血再灌注损伤后细胞凋亡作用，人参皂苷 Re 还可抑制心肌中性粒细胞的浸润和活化和髓过氧化物酶的释放，减轻心肌缺血再灌注损伤。离体实验表明，人参总皂苷及组分 Rb、Ro 对乳鼠心肌细胞缺氧、再供氧及心肌缺血再灌流引起的损伤有保护作用。

④抗心律失常：人参皂苷抗心律失常作用的主要活性成分为 Re、Rb、Rh、Rg 和 Ro 等，对多种原因造成的心律失常如早搏、心动过速、心室颤动、心室扑动与室性停搏等均有保护作用。人参皂苷抗心律失常作用主要与钙通道阻滞、减轻心肌肥厚和重构作用有关。如人参皂苷 Rg_1 和 Rh_1 可阻滞大鼠心肌细胞 L、T 型钙通道，缩短钙通道开放概率和开放时间。人参皂苷减轻心脏重构作用主要与对抗氧自由基损伤，降低肾素和血管紧张素 II （Ang II）含量等有关。

⑤抗血栓形成：人参皂苷可抑制 ADP、凝血酶、花生四烯酸诱导的血小板聚集，抑制凝血酶诱导的纤维蛋白原转化为纤维蛋白，从而抑制血栓形成。人参抑制血小板聚集作用机制是通过激活腺苷酸环化酶和抑制磷酸二酯酶活性，使血小板内 cAMP 含量升高，同时也与抑制血小板内环氧化酶和血栓素 A_2 合成酶，拮抗 Ca^{2+} 作用等有关。

（3）调节机体免疫功能　人参皂苷和人参多糖是人参提高免疫功能的有效成分。人参皂苷能增强多种动物的网状内皮系统对胶体炭粒、金黄色葡萄球菌、鸡红细胞的吞噬廓清能力，促进豚鼠血清补体生成；人参皂苷可促进小鼠脾脏 NK 细胞活性，并能在 ConA 存在下诱生 IFN-γ 和 IL-2，增强对病毒的抵抗能力；人参皂苷预处理体内体外均可改善创伤失血性休克大鼠免疫功能，提高大鼠脾淋巴细胞和巨噬细胞的增殖和吞噬能力，增加脾细胞 IL-2 产生和 IL-2R 表达增加，并提高巨噬细胞 MHC II 抗原表达和 TNF-α 释放；人参皂苷 Rg_1 能增加正常小鼠脾脏、胸腺的重量，增强巨噬细胞的吞噬功能，同时能提高正常大鼠血清中 IL-2 及补体 C3、C4 的含量，以上表明人参能提高机体非特异性免疫功能。人参能提高小鼠血清 IgG、IgA、IgM 的水平，提高用绵羊红细胞免疫小鼠血清中溶血素的浓度，促进 T、B 淋巴细胞致分裂原 PHA、ConA、LPS 诱导的淋巴细胞转化，人参皂苷 Rd 和 Re 可能是促进淋巴细胞转化的有效成分，以上表明人参对体液免疫和细胞免疫也有促进作用。人参还能对抗免疫抑制剂引起的免疫功能低下，如人参多糖和人参皂苷可提高环磷酰胺致免疫功能低下小鼠白细胞数，恢复受抑制的巨噬细胞及体液免疫和细胞免疫功能。此外，人参皂苷的免疫增强尚可通过神经内分泌系统的间接作用而得到实现。

（4）调节内分泌系统功能

①增强肾上腺皮质功能：人参对下丘脑-垂体-肾上腺皮质轴表现出兴奋作用，使其功

能增强。人参皂苷 Rb_1、Rb_2 等能使正常和切除一侧肾上腺大鼠的肾上腺重量增加，肾上腺内维生素 C 含量显著降低，血中嗜酸性粒细胞增多，尿中 17 - 羟类固醇排泄量增加，说明人参能促进肾上腺皮质激素合成与分泌。该作用主要是通过促进垂体前叶分泌 ACTH 而实现的。人参对处于应激状态的肾上腺有保护肾上腺皮质功能免于衰竭的作用。慢性束缚致大鼠慢性疲劳模型，人参皂苷灌胃给药 2 周，可拮抗大鼠左侧肾上腺重量指数增加，并减轻肾上腺皮质超微结构发生的病理变化，使肾上腺束状带的胞浆丰富，脂滴、脂质空泡较多，线粒体结构接近正常。

②增强性腺功能：人参有兴奋下丘脑 - 垂体 - 性腺轴功能的作用。人参及人参皂苷具有兴奋垂体分泌促性腺激素样作用，能加速大鼠的性成熟过程，加速未成年雌性小鼠动情期的出现，使子宫和卵巢重量增加、黄体激素分泌增多；也可使雄性幼年动物睾丸及附睾的重量增加、输精管直径扩大，使家兔睾丸中精子数增多、精子活动力增加、精子体外生存期延长，对去势大鼠可使其出现交尾现象。

（5）对物质代谢的影响

①促进核酸和蛋白质合成：人参中的蛋白质合成促进因子及人参皂苷均能促进生发活动旺盛的组织（如睾丸、骨髓等）的 DNA、RNA 及蛋白质的生物合成。人参皂苷激活 RNA 聚合酶的活性，从而可使大鼠肝细胞核 RNA 合成速率明显增加。可提高 ^3H - 亮氨酸的掺入率，增加蛋白质合成。以人参皂苷 Rb_1、Rb_2 和 Rd 促进 RNA 合成的作用最强。

②降血脂：人参具有较强的降血脂和抗动脉粥样硬化作用。红参提取物或人参皂苷灌服可明显降低高脂血症大鼠血清总胆固醇、甘油三酯和非酯化脂肪酸含量，升高血清高密度脂蛋白胆固醇和磷脂含量，肝细胞脂肪性病变有所减轻，可改善轻度脂肪肝，并降低动脉硬化指数。人参对高脂血症家兔也有类似作用。人参降血脂作用机制主要与激活脂蛋白酯酶和脂质代谢酶，促进脂质代谢，影响胆固醇及血中脂蛋白的合成、分解、转化和排泄有关。人参降血脂作用的有效成分是人参多糖及人参皂苷 Rb_2。

③降血糖：人参对注射肾上腺素和高渗葡萄糖引起的高血糖有降糖作用。人参皂苷和人参多糖对四氧嘧啶、链脲佐菌素引起的大鼠和小鼠高血糖均有降低作用。人参糖肽多种途径给药对正常小鼠及四氧嘧啶或链脲佐菌素引起的小鼠高血糖有明显的降低作用，该作用与降低肝糖原和加快糖的氧化利用有关。另外，人参对糖代谢有双向调节作用，对注射胰岛素诱发的血糖降低有回升作用。

（6）增强造血功能 人参对骨髓造血有刺激作用，对骨髓细胞 DNA、RNA、蛋白质及脂质的合成有促进作用，促进骨髓细胞的有丝分裂，增加正常及贫血动物红细胞、白细胞和血红蛋白含量。当骨髓受到抑制时，人参增加外周血细胞数的作用更为明显。人参能显著提高体外人骨髓基质细胞群落的产率，并可促进红系祖细胞和粒系祖细胞的增殖。人参皂苷对小鼠骨髓多功能干细胞具有显著的促进作用，主要表现为促进红系血细胞的分化及促进红系、粒系、巨核系组成的混合集落形成。人参总皂苷可增加 ^{60}Co 照射复合环磷酰胺和氯霉素注射建立的贫血小鼠骨髓有核细胞和红细胞总数，促进血红蛋白和血小板回升。人参的乙醇提取物腹腔注射，可使注射苯肼后产生溶血性贫血的家兔血液摄取 ^{59}Fe 的速率明显增加。人参提取物能抑制 X 线照射引起小鼠、大鼠、豚鼠的血小板数减少和骨髓多功能干细胞损伤，并降低动物死亡率。人参水溶性非皂苷成分对小鼠^{60}Co照射引起的骨髓造血功能抑制亦有恢复作用，人参多糖对髓系造血干（祖）细胞的增殖也有明确的调控作用。体外实验表明，人参总皂苷诱导制备的大鼠骨髓巨噬细胞和人单核细胞株的培养上清液可显著提高大鼠和人的髓系多向造祖细胞、粒细胞－巨噬细胞集落形成单位和红细胞系集落形成单位的集落产率，提高红细胞生成素，粒细胞和巨噬细胞集落刺激因子，IL－3、IL－6的蛋白和mRNA水平。

（7）**抗应激**　人参能维持机体内环境的稳定性，增强机体对物理、化学和生物学等多种有害刺激的非特异性抵抗能力，即具有"适应原样作用"。如人参水煎液和人参皂苷具有明显的抗疲劳作用，可延长小鼠游泳时间，抑制游泳大鼠肌糖原的降低。慢性束缚致疲劳大鼠的肾上腺皮质超微结构发生病理改变，其束状带、线粒体呈管状疏松，并有轻度肿胀，脂滴、脂质空泡减少，因而肾上腺皮质功能受损，机体应激能力下降，可能是产生疲劳的原因之一。人参皂苷可减轻疲劳大鼠的肾上腺皮质超微结构的病理变化，对疲劳大鼠的活动减少、运动能力下降、记忆力下降等各项指标均有改善作用。人参还可提高小鼠耐缺氧、抗寒冷和抗高温的能力。如人参对小鼠在低温（－9℃）或高温（46℃）条件下的死亡率均有显著的降低作用。人参还能对抗应激引起的大鼠肌肉组织ATP、糖原和磷酸肌酸含量的降低及乳酸含量的升高，对抗噪声刺激、光刺激引起的小鼠直肠温度升高，明显提高经X线照射小鼠的存活率，对腹腔注射大肠杆菌内毒素所致大鼠急性感染性中毒反应有保护作用，能明显降低动物死亡率。

（8）**延缓衰老**　人参为强壮、延缓衰老的药物，对体质羸弱、虚损早衰之证效果颇佳。人参皂苷具有延长动物寿命、促进培养细胞的增殖和延长培养细胞存活时间、延缓脑神经细胞衰老等作用。人参皂苷对培养的高代龄（42代）和低代龄（27代）人胚肺纤维细胞和人羊膜细胞具有显著促进增殖的作用，能使衰老细胞群"不分裂"细胞转化为"分裂"细胞，使细胞分裂期缩短。人参皂苷可延缓神经细胞衰老，减轻老龄大鼠海马CA$_3$区神经细胞内脂褐素增加，延缓线粒体及其他细胞器的衰老。人参延缓衰老作用有多种途径：①脑内单胺氧化酶活性增高是促进衰老的因素之一，人参皂苷对老龄动物脑干单胺氧化酶B活性有抑制作用；②人参可提高超氧化物歧化酶和过氧化氢酶的活性，降低脂质过氧化物含量，能清除体内的自由基，保护生物细胞膜免受自由基的损害，以人参皂苷Rb$_1$和Rg$_1$的作用最好；③人参皂苷Rg$_1$对神经细胞衰老伴随着细胞膜流动性增高有抑制作用；④调控影响免疫调节作用的炎性细胞因子。随着老化，由免疫细胞产生并对免疫调节起着重要作用的炎性细胞因子发生了很大变化。老龄（24月龄）大鼠外周血单核细胞产生的炎性细胞因子（IL－1、IL－6和IL－8）的能力明显增高。老龄大鼠灌胃人参皂苷4个月，可使单核细胞分泌IL－1和IL－6的能力显著下降，但对IL－8无明显影响。人参皂苷Rg$_1$可选择性增强老龄大鼠的免疫功能，增强老龄大鼠的T细胞增殖能力，而对幼年大鼠则无明显影响；⑤人参皂苷Rg$_1$可减轻神经细胞氧化损伤，抑制细胞凋亡，提高细胞存活率，减轻细胞内DNA单链损伤及羰基蛋白含量。

2. 其他药理作用　人参具有保护肝肾功能、抗溃疡和抗炎作用。人参皂苷Ro对半乳糖和四氯化碳诱发大鼠肝细胞损伤有抑制作用，齐墩果酸也能抑制半乳糖胺引起的大鼠急性肝损伤。人参皂苷 Rb_1 可减少夹闭双肾动脉致急性缺血/再灌注肾损伤大鼠模型肾小管坏死面积，减轻肾功能损害；人参皂苷 Rg_1 可抑制单侧输尿管梗阻模型大鼠肾小管上皮细胞凋亡、促进上皮细胞增殖、抑制间质纤维化和肾小球硬化。人参多糖对多种实验性大鼠胃溃疡均有抑制作用，如人参皂苷 Ro 对急慢性炎症均有显著地抑制作用，可明显抑制乙酸和角叉菜胶引起的大鼠足肿胀，并可降低炎症组织中的羟脯氨酸浓度。

表 20-2 人参药理作用以及主要物质基础小结

功效	药理作用	主要有效成分、部位或提取物
安神	调节中枢神经功能	Rg（＋）、Rb（－）
	益智	Rb_1（＋）、Rg_1（＋）
大补元气 补脾益肺	增强机体免疫功能	人参总皂苷、人参多糖
	促进造血功能	人参总皂苷、人参多糖
	改善物质代谢	Rb_1、Rb_2、Rd
	增强内分泌功能	Rb_1、Rb_2
	抗应激	人参总皂苷
	延缓衰老	Rb_1、Rg_1
益气固脱	强心、抗休克	Rg_2
	扩张血管，调节血压	Re、Rb_1、Rg_1、Rc
	抗心肌缺血	Rb_1、Re、Rg_2、Ro
	抗心律失常	Re、Rb、Rh、Rg、Ro

【**毒理与不良反应**】人参皂苷 Rb_2、Rc、Rd、Rf、Rg 腹腔注射的 LD_{50} 分别为 30mg/kg、410mg/kg、324mg/kg、1340mg/kg、1250mg/kg；人参皂苷 Rb_1 口服给药、腹腔给药、静脉给药的 LD_{50} 分别大于 5000mg/kg、1208mg/kg、498mg/kg；Re 口服给药、皮下注射、静脉给药的 LD_{50} 分别大于 1000mg/kg、1500mg/kg、130mg/kg。人参可诱发中枢神经系统兴奋症状，出现类似于皮质醇中毒症状，如出现皮疹、食欲减退、低血钾等。人参也可引起性早熟或雌激素样作用。

【**现代应用**】

1. 休克 参附青（红参、附子、青皮）注射液治疗感染性休克，有效率为 84.6%；参附汤加味，联合西药抢救急性心梗合并泵衰竭处于休克状态，升高患者血压，减轻肺水肿，改善微循环，降低死亡率。

2. 心律失常 独参注射液可用于治疗房、室性早搏；人参单味入药加极化液治疗病窦综合征，总有效率为 86.57 %。

3. 冠心病 人参注射液治疗冠心病疗效较佳。

4. 慢性阻塞性肺病 用人参蛤蚧复方治疗，对咳喘的总有效率为 95.74%。

5. 贫血　贫血患者每天服用人参提取物，能增强骨髓造血功能，改善病人全身倦怠、食欲不振、眩晕和心悸等症状。

6. 高脂血症　红参粉连续用药 6 个月，降低患者血中总胆固醇、甘油三酯、游离脂肪酸及过氧化脂质含量，增加高密度脂蛋白胆固醇，并对病人头痛、头重、疲劳等有良好效果。

7. 糖尿病　糖尿病患者口服红参，可降低血糖，并且对耳鸣、手足发冷和多饮等症状有改善作用。

8. 白细胞减少症　人参注射液每日肌内注射，总有效率为 64.2%；人参片总有效率为 33.3%。

甘 草

本品为豆科甘草属植物甘草 *Glycyrrhiza uralensis* Fisch.，胀果甘草 *Glycyrrhiza inflata* Bat. 或光果甘草 *Glycyrrhiza glabra* L. 的干燥根及根茎。甘草主要含三萜皂苷类和黄酮类。三萜皂苷类主要有甘草甜素（glycyrrhizin，又名甘草酸 glycyrrhizic acid）和甘草次酸（glycyrrhetinic acid）。黄酮类主要包括甘草素（liquiritigenin）、甘草苷（liquiritin）、异甘草苷（isoliquiritin）、新甘草苷（neoliquiritin）、异甘草素（2, 4, 4 - trihydroxychalcone；isoliquiritigenin）等。甘草味甘，性平。归心、肺、脾、胃经。功效补脾益气、清热解毒、祛痰止咳、缓急止痛、调和诸药。

【药动学】 甘草甜素口服生物利用度极低，不到 1%，有肠道首过效应；分布广泛，在肝脏最高，其次为肾、皮肤、肺、肠、胃、心等；在肠道和肝脏代谢，主要经胆汁排泄。

【药理作用】

1. 与功效主治相关的药理作用　甘草甘温性平，为益气补中的良药，可用于心脾气虚、脾胃气虚、正气虚损诸证。故《日华子本草》谓其"补五劳七伤，一切虚损……益精养气"。甘草益气补中，扶正固本作用主要与其对消化系统、免疫系统、抗病毒、抗肿瘤作用有关。

（1）肾上腺皮质激素样作用　甘草浸膏、甘草甜素、甘草次酸对多种动物均具有去氧皮质酮样作用，能促进钠、水潴留，排钾增加，显示盐皮质激素样作用；甘草浸膏、甘草甜素使大鼠胸腺萎缩、肾上腺重量增加、血中嗜酸性粒细胞和淋巴细胞减少、尿中游离型17 - 羟皮质酮增加，显示糖皮质激素样作用。甘草能使幼年小鼠胸腺萎缩，大鼠肾上中维生素 C 含量下降，说明其具有兴奋垂体 - 肾上腺皮质能的作用，但却不能延长摘除肾上腺大鼠的存活时间，可见其不具备糖皮质激素样作用；单独用甘草酸对摘除肾上腺的大鼠的胸腺无明显影响，对垂体促肾上腺皮质激素（ACTH）也无明显影响，此时加用一定量的糖皮质激素则甘草酸对胸腺等的抑制作用又可出现（在甘草酸量较大时则对抗可的松的抑制作用）。对轻型阿狄森病人，甘草制剂具有去氧皮质酮样治疗作用，但对重症阿狄森病人和两侧肾上腺切除大鼠均无明显改善水电解质平衡作用。上述结果表明甘草制剂只有在肾上腺皮质功能存在的条件下才表现出皮质激素样作用。甘草具有皮质激素样作用的机制：①促进皮质激素的合成；②甘草次酸在结构上与皮质激素相似，能竞争性地抑制皮质激素在肝内的代谢失活，从而间接提高皮质激素的血药浓度；③两者的化学结构相似，有直接皮质激素样作用。

（2）调节机体免疫功能 甘草具有增强和抑制机体免疫功能的不同成分。甘草葡聚糖能增强机体免疫功能，对小鼠脾脏淋巴细胞有激活增殖作用，表现出致分裂原特性，与刀豆蛋白 A（ConA）合用有协同作用。甘草酸类主要表现为增强巨噬细胞吞噬功能和增强细胞免疫功能的作用，但对体液免疫功能有抑制作用。甘草酸单铵和 LX（除去甘草甜素以外的热稳定成分）有免疫抑制作用，甘草酸单铵抑制 ^{3}H－TdR 掺入大鼠淋巴细胞 DNA，LX 腹腔注射明显抑制免疫小鼠 IgG 的生成。甘草甜素通过抑制前列腺素合成的限速酶——磷脂酶 A_2 的活性来减少前列腺素的产生，并诱导白细胞介素－1（IL－1）、白细胞介素－2（IL－2）的产生，进而促进 γ－干扰素（IFN－γ）的分泌，增加自然杀伤 T 细胞（NK）活性等。

（3）对消化系统的影响

①抗溃疡：甘草粉、甘草浸膏、甘草次酸、甘草素、甘草苷、异甘草苷和 FM_{100} 对多种实验性溃疡模型均有抑制作用，能促进溃疡愈合。甘草叶乙醇提取物中的富黄酮组分能显著抑制胃酸过多。生胃酮（即甘草次酸的琥珀酸半酯二钠盐）具有加速胃溃疡面愈合、改善胃黏膜抵抗力的作用。FM_{100} 灌服给药，能完全抑制结扎幽门引起的大鼠胃溃疡形成，抑制乙酰胆碱和组胺引起的胃酸分泌。甘草抗溃疡作用的机制：a. 抑制胃液、胃酸分泌；b. 直接在胃内吸着胃酸而降低胃液酸度；c. 增加胃黏膜细胞的己糖胺成分，保护胃黏膜使之不受损害；d. 促进消化道上皮细胞再生（如甘草锌）；e. 刺激胃黏膜上皮细胞合成和释放有黏膜保护作用的内源性前列腺素。

②解痉：甘草对胃平滑肌有解痉作用。FM_{100} 和异甘草素等黄酮化合物对乙酰胆碱、氯化钡、组胺引起的肠管痉挛性收缩有显著解痉作用。甘草的解痉作用的有效成分主要是黄酮类化合物，其中以甘草素的作用为最强。

③保肝：甘草有抗多种实验性肝损伤作用。甘草水提取物有抗农药五氯硝基苯造成的肝损伤作用。甘草黄酮组分能显著降低四氯化碳所致急性肝损伤小鼠血清丙氨酸转氨酶（ALT）、乳酸脱氢酶（LDH）活性及肝内丙二醛（MDA）含量，也可抑制乙醇引起的小鼠肝脏丙二醛含量的增加和还原性谷胱甘肽的耗竭。甘草甜素或甘草次酸可抑制四氯化碳引起的实验性肝硬化，降低血清 ALT 水平、血清 γ－球蛋白和肝胶原蛋白含量，抑制肝纤维组织增生和减轻间质炎症反应。甘草甜素能延缓、降低镉引起的血清转氨酶的升高，显著减轻肝细胞肿胀、坏死及肝线粒体、滑面内质网病变的程度，明显减少了染镉初期镉在肝脏的蓄积。甘草酸能够不同程度抑制肝纤维化大鼠肝组织 I 型、III 型前胶原表达。甘草酸二铵具有较强的抗炎、保护肝细胞膜和改善肝功能的作用。

（4）镇咳、祛痰 甘草浸膏片口内含化后能覆盖在发炎的咽部黏膜上，缓和炎症对它的刺激，达到镇咳作用。甘草还能通过促进咽喉和支气管黏膜的分泌，使痰易于咳出，呈现祛痰镇咳作用。甘草流浸膏、甘草次酸、甘草黄酮对氨水和二氧化硫引起的小鼠咳嗽均有镇咳作用，并均有祛痰作用。甘草次酸胆碱盐皮下注射，对豚鼠吸入氨水和电刺激猫喉上神经引起的咳嗽，均有明显的镇咳作用。

（5）抗炎、抗菌、抗病毒、抗变态反应 甘草具有皮质激素样抗炎作用，对小鼠化学性耳郭肿胀、大鼠棉球肉芽肿、甲醛性大鼠足肿胀、角叉菜胶性大鼠关节炎等都有抑制作用。抗炎有效成分是甘草酸单铵盐、甘草次酸和总黄酮（FM_{100}）。其抗炎作用不依赖于垂体－肾上腺皮质系统，而和抑制炎症组织中致炎因子 PGE_2 的生成，拮抗炎性介质组胺、5－羟色胺等的作用有关。

甘草中黄酮类化合物中抗菌成分较多，作用较强，对金葡球菌、枯草杆菌、酵母菌、真菌、链球菌等均有抑制作用。甘草甜素对人体免疫性缺陷病毒、肝炎病毒、水泡性口腔病毒、腺病毒Ⅲ型、单纯疱疹病毒Ⅰ型、牛痘病毒均有明显的抑制作用。

甘草水煎液能抑制大鼠被动皮肤过敏反应，降低小鼠血清 IgE 抗体水平。甘草酸单铵盐可明显抑制豚鼠支气管哮喘的发生，延长引喘潜伏期。甘草甜素能显著抑制鸡蛋清引起的豚鼠皮肤反应，并减轻过敏性休克症状。异甘草素等成分抑制透明质酸酶的活性，并对由免疫刺激所诱导的肥大细胞组胺释放有抑制作用。

（6）解毒 甘草对误食毒物（毒蕈）、药物中毒（敌敌畏、喜树碱、顺铂、咖啡因、巴比妥）均有一定的解毒作用，能缓解中毒症状，降低中毒动物的死亡率。甘草解毒作用的有效成分主要为甘草甜素。甘草解毒作用的机制为：①吸附毒物，甘草甜素水解后释放出的葡萄糖醛酸可与含羧基、羟基的毒物结合，减少毒物的吸收；②通过物理、化学沉淀毒物以减少吸收，如甘草可沉淀生物碱；③肾上腺皮质激素样作用，并改善垂体－肾上腺系统的调节作用，提高机体对毒物的耐受能力；④提高小鼠肝细胞色素 P_{450} 的含量，增强肝脏的解毒功能。

2. 其他药理作用

（1）抗心律失常 炙甘草提取液腹腔注射对氯仿诱发的小鼠心室纤颤、肾上腺素诱发的家兔心律失常、乌头碱诱发的大鼠心律失常、氯化钡和毒毛花苷 K 诱发的豚鼠心律失常均有抑制作用，并能减慢心率、延长麻醉大鼠心电图的 P－R 和 Q－T 间期。甘草总黄酮可延长乌头碱诱发的小鼠心律失常的潜伏期，减少氯仿诱发的小鼠心室纤颤发生率，对抗 $BaCl_2$、哇巴因、冠脉结扎诱发的大鼠和小鼠心律失常。

（2）对血液系统的影响

①降血脂、抗动脉粥样硬化：甘草酸明显抑制大鼠、小鼠、家鸽实验性血脂增高。甘草次酸显著降低家兔或大鼠实验性动脉粥样硬化模型的血清胆固醇、β－脂蛋白及甘油三酯。甘草甜素小剂量（2mg/d）可降低实验性动脉粥样硬化家兔的血清胆固醇含量，减轻动脉粥样硬化程度，大剂量（20mg/d）能抑制大动脉及冠状动脉粥样硬化的发展，更大剂量（40mg/d）时反而无效。自由基主要损害细胞膜包括血管内皮细胞膜及亚微结构并引发一系列有害的生化反应，导致细胞死亡。甘草中黄酮类成分普遍具有抗氧化活性，可以作为自由基清除剂。甘草提取物（主要为甘草总黄酮）能降低病人血浆中的低密度脂蛋白（LDL）被氧化的易感系数，从而具有防止低密度脂蛋白被氧化、凝集、滞留的能力，减少人血浆中胆固醇和甘油三酯的含量，可以用来治疗各种由于高血脂、脂质氧化所引起的疾病。

②抑制血小板聚集：甘草中的异甘草素具有抗血小板聚集作用，在体外的作用强度相当于阿司匹林。甘草叶中富含黄酮的组分对胶原蛋白或二磷酸腺苷（ADP）诱导的血小板聚集具有较强的抑制作用。

（3）抗肿瘤　甘草酸对黄曲霉素和二乙基亚硝胺诱发的大鼠肝癌前病变的发生有明显的抑制作用。从甘草中提取的黄酮类混合物可有效地预防巴豆油对小鼠皮肤的促癌作用。甘草甜素能增强环磷酰胺及长春新碱的抗癌活性，使腹水型肝癌小鼠的瘤块重量明显减轻。甘草甜素水解为甘草次酸单葡萄糖酸苷，对多种原因诱发的小鼠皮肤癌、肺癌有抑制作用。

此外，甘草甜素还有对抗环磷酰胺抑制小鼠骨髓造血功能的作用，使环磷酰胺所致的白细胞、血小板及血红蛋白减少均有明显的回升。甘草锌对顺铂引起的肾脏、血液、生殖系统损害及致死毒物均有一定的保护作用，但对顺铂的抗癌效果无明显影响，因此推荐其为抗癌药的减毒剂应用于临床。

表 20 - 3　　　　　　　　　　　　甘草药理作用以及主要物质基础小结

功效	药理作用	主要有效成分、部位或提取物
补脾益气	肾上腺皮质激素样作用	甘草浸膏、甘草甜素、甘草次酸
	调节机体免疫	甘草葡聚糖、甘草酸、甘草酸单铵、LX
清热解毒	抗菌	甘草黄酮类
	抗病毒	甘草甜素
	抗炎	甘草酸单铵盐、甘草次酸、FM_{100}
	抗变态反应	甘草酸单铵盐、甘草甜素、甘草水煎液、异甘草素
缓急止痛	抗溃疡	甘草粉、甘草浸膏、甘草次酸、甘草素、甘草苷、异甘草苷、FM_{100}
	解痉	甘草黄酮类
	保肝	甘草制剂、甘草甜素
祛痰止咳调和诸药	镇咳、祛痰	甘草次酸、甘草黄酮、甘草流浸膏、甘草次酸胆碱盐
	解毒	甘草甜素
其他	抗心律失常	炙甘草提取液、甘草总黄酮
	抗肿瘤	甘草酸
	抗组织纤维化	甘草酸
	降血脂、抗动脉粥样硬化	甘草次酸
	抑制血小板聚集	异甘草素

【**毒理与不良反应**】家兔连续 40 天口服甘草浸膏，血中钠含量明显增加，肾上腺机能低下，并稍有萎缩；给豚鼠连续 42 天口服 2g/kg 甘草浸膏，每天给药 1 次，给药组体重比对照组稍有增加，肾上腺重量降低。小鼠皮下注射甘草浸膏的 LD_{100} 为 3.6g/kg，甘草甜素给小鼠皮下注射的 MLD 为 1g/kg，甘草次酸小鼠腹腔注射的 LD_{50} 为 308mg/kg。

【现代应用】

1. 内分泌系统疾病

（1）艾迪生病　甘草浸膏可使患者体力增强，血钠增加，血压升高及皮肤色素沉着减退。但对重症患者需同时伍用皮质酮才能奏效。甘草甜素和甘草次酸也同样有效。

（2）尿崩症和席汉综合征　甘草粉对尿崩症有一定疗效。甘草粉同时配伍甲基睾丸素、甲状腺素、葡萄糖及维生素等，对席汉综合征及产后脑垂体前叶机能减退症有较好疗效。

2. 胃及十二指肠溃疡　甘草浸膏、甘草粉对胃及十二指肠溃疡有一定疗效。

3. 传染性肝炎　甘草煎液治疗传染性肝炎有一定疗效。

4. 艾滋病　甘草提取物使 6 例艾滋病毒（HIV）感染者淋巴细胞中的 T_4/T_8 比例升高。甘草中抑制 HIV 有效成分为甘草甜素。甘草甜素注射液（SNMC）使重症艾滋病人 T_8 细胞升高。

5. 其他　甘草制剂滴耳对鼻前庭炎、外耳湿糜、耳郭冻疮均有较好疗效。甘草酸钠溶液、甘草次酸混悬液及甘草浸膏滴眼治疗疱疹性角膜炎、角膜结膜炎及束状角膜炎患者有效。生甘草 20～30g 水煎，治疗过敏性紫癜有效。

党　参

本品为桔梗科植物党参 *Codonopsis pilosula*（Franch.）Nannf.、素花党参 *Codonopsis pilosula* Nannf. var. *modesta*（Nannf.）L. T. Shen 或川党参 *Codonopsis tangshen* Oliv. 的干燥根。党参主要含党参苷（tangshenoside）、葡萄糖（glucose）、菊糖（inulin）、多糖、党参碱（codonopsine）、挥发油、黄酮类、植物甾醇、微量元素等。党参味甘，性平。归脾、肺经。

【药理作用】

1. 与功效主治相关的药理作用　党参性平味甘，有补中益气之功。可用于脾失健运，中气不足之证，为治疗肺脾气虚的要药。《本草从新》谓其："主补中益气、和脾胃、除烦渴。中气微弱，用以调补，甚为平妥。"党参的这一功效主要表现在其对消化系统、免疫系统、应激反应系统的作用。

（1）对消化系统的影响

①调整胃肠运动：党参使正常小鼠胃内残留率增多，能纠正病理状态的胃肠运动功能紊乱，对阿托品造成的胃排空延缓具有明显的拮抗作用。党参煎液可加快小肠对炭末的推进作用，对阿托品和去甲肾上腺素引起的小肠推进抑制有拮抗作用，但不影响异丙肾上腺素的抑制作用。党参制剂明显抑制正常大鼠和用新斯的明增强了的大鼠胃蠕动，表现为降低蠕动波幅度和减慢蠕动波频率。党参液对乙酰胆碱及 5 - 羟色胺引起离体豚鼠回肠收缩有明显拮抗作用。用慢性埋植胃电极的方法，观察到党参水煎醇沉液对应激状态下大鼠胃基本电节律紊乱有调节作用，能部分对抗应激引起的胃蠕动增加和胃排空加快。党参调整胃肠运动的作用可能与选择性作用于胆碱能 M 受体或肾上腺素能 α 受体有关。

②抗溃疡：党参可抑制大鼠基础胃酸分泌，降低胃蛋白酶活性，对应激型、幽门结扎型、消炎痛或阿司匹林所致实验性胃溃疡均有预防和治疗作用，能对抗阿司匹林引起的胃酸增多，对消炎痛、阿司匹林引起的大鼠胃黏膜前列腺素 E_2（PGE_2）和氨基己糖含量下降亦

有抑制作用。党参抗溃疡的作用环节包括：a. 抑制胃酸分泌，降低胃液酸度；b. 促进胃黏液的分泌，增强胃黏液－碳酸氢盐屏障作用；c. 促进胃肠上皮细胞增殖，保护和修复胃肠黏膜；d. 调节胃肠激素水平，调整胃肠功能紊乱。

（2）增强机体免疫功能　党参水煎液可促进刀豆蛋白 A（ConA）活化的小鼠脾脏淋巴细胞 DNA 合成，促进环磷酰胺（Cy）引起的免疫抑制小鼠淋巴细胞的转化，增强抗体产生细胞的功能，提高抗体滴度，并有促进体外培养淋巴细胞的有丝分裂作用。党参提取物可增强体内外动物腹腔巨噬细胞吞噬活性，明显增加小鼠腹腔巨噬细胞数，使细胞体积增大，伪足增多，胞体内核酸、糖类、ATP 酶、琥珀酸脱氢酶（SDH）等多种酶活性增强，从而增强其吞噬作用。党参多糖是党参增强免疫功能的主要有效成分，对 Co－γ 射线照射后小鼠内源性脾结节生成有促进作用，提高绵羊红细胞（SRBC）和卵清蛋白注射后小鼠的抗体生成水平，对正常小鼠的抗体生成也有增强作用。

（3）对血液系统的影响

①增强造血功能：党参煎剂可明显增加家兔和小鼠红细胞和血红蛋白含量。皮下注射党参水浸膏、醇浸膏或喂饲党参粉，可使红细胞数升高，白细胞数下降，口服较皮下注射效力显著，切除动物脾脏后效力明显降低，表明党参有影响脾脏促进红细胞生成的作用。党参多糖对脾脏代偿造血功能有促进作用，对骨髓造血功能无明显增强作用，能显著升高溶血性血虚模型小鼠外周血的血红蛋白含量。

②改善血液流变学：党参液可抑制 ADP 诱导的家兔血小板聚集。党参注射液可明显降低家兔全血比黏度和血浆比黏度、抑制体内外血栓形成。党参水提醇沉液降低大鼠全血黏度，醚提液可提高大鼠纤维蛋白溶解酶活性，显著降低血小板聚集率和血浆血栓素 B_2（TXB_2）水平。党参总皂苷可显著降低 TXB_2 含量而不影响前列环素 PGI_2 的合成。

（4）对心血管系统的影响

①抗心肌缺血：党参水提醇沉物灌胃给药或党参注射液腹腔注射，对异丙肾上腺素引起的心肌缺血有保护作用。党参注射液静脉注射可对抗垂体后叶素引起的大鼠急性心肌缺血。党参改善心肌缺血的作用环节包括：改善心肌能量代谢，明显增高小鼠心肌糖原、琥珀酸脱氢酶（SDH）和乳酸脱氢酶（LDL）含量；显著降低心肌缺血犬左心室舒张终末压升高的绝对值，较好改善心肌的舒张功能，增加心肌的顺应性，有利于左心室心肌的血液供应，从而改善心肌缺血；抗氧自由基损伤，提高实验大鼠抗氧化酶超氧化物歧化酶（SOD）和谷胱甘肽过氧化物酶（GSH－Px）的活性。

②强心、抗休克：党参有增强心肌收缩力、增加心输出量、抗休克的作用。党参注射液可使失血性休克家兔动脉压回升、动物生存时间延长。

③调节血压：党参浸膏、醇提物、水提物均能降低麻醉犬与家兔的血压，党参注射液静脉注射也可引起麻醉犬与家兔短暂的血压降低，重复给药不产生快速耐受性。党参的降压作用主要由于扩张外周血管所致，舒张血管平滑肌的作用可能与内皮细胞释放一氧化氮（NO）有关。

（5）对中枢神经系统的影响

①镇静、催眠、抗惊厥：党参注射液腹腔注射能明显减少小鼠的自主活动，增加异戊巴比妥钠阈下催眠剂量引起的睡眠小鼠数，延长异戊巴比妥钠引起的小鼠睡眠时间，延长乙醚对小鼠麻醉的时间，党参皂苷也可明显延长环己巴比妥所致的小鼠睡眠时间。党参注射液腹腔注射能明显延长硝酸士的宁和戊四氮所致小鼠惊厥潜伏期。

②抗脑损伤：党参明显改善注射 D - 半乳糖引起小鼠大脑组织神经细胞变性坏死、胶质细胞增生等典型病变，减轻模型动物神经退行性病变及神经元丢失现象。党参可改善缺血再灌注脑细胞能量代谢，提高脑组织内 ATP 含量和 $Na^+ - K^+ - ATP$ 酶活性。党参总皂苷是党参治疗脑卒中急性期的主要效应成分，对缺血再灌注损伤后神经细胞的坏死和凋亡过程均具有抑制作用。

③增强学习记忆：党参能增强和改善小鼠的学习记忆能力。党参乙醇提取物的正丁醇萃取物能拮抗东莨菪碱引起的小鼠记忆获得障碍，改善亚硝酸钠引起的小鼠记忆巩固障碍及 40% 乙醇引起的小鼠记忆再现缺损，该萃取物不影响乙酰胆碱的合成，可能与加强乙酰胆碱与 M 受体的结合有关。党参总碱则能对抗东莨菪碱引起小鼠脑内乙酰胆碱含量及胆碱乙酰化酶活性的下降。

2. 其他药理作用 党参可降低高脂血症家兔血清的低密度脂蛋白、甘油三酯和胆固醇的含量；党参无水乙醇提取物能对抗四氯化碳所致小鼠肝损伤；党参多糖增强机体对有害刺激的抵抗能力，此作用主要与兴奋垂体 - 肾上腺皮质轴的功能有关。

表 20 - 4　　　　　　　　　　　党参药理作用以及主要物质基础小结

功效	药理作用	主要有效成分、部位或提取物
补中益气、健脾	增强造血功能	党参多糖
	改善血液流变性	党参总皂苷
	增强机体免疫功能	党参多糖
	抗溃疡	党参水煎醇沉液
	调整胃肠运动	党参水煎醇沉液、党参水煎液
	强心、抗休克	党参液
	抗心肌缺血	党参水煎醇沉液、注射液
	降血脂	党参总皂苷
	抑制血小板聚集	党参液
其他	增强学习记忆	党参乙醇提取物、党参总碱
	镇静、催眠、抗惊厥	党参注射液、水提物、甲醇提物
	抗脑损伤	党参总皂苷

【毒理与不良反应】 小鼠腹腔注射党参注射液的 LD_{50} 为（79.21 ± 3.60）g/kg。党参碱腹腔注射的 LD_{50} 为（666 ~ 778）mg/kg。党参地下部分的总苷小鼠灌胃的 LD_{50} 为 2.7g/kg。

【现代应用】

1. 冠心病 复方党参片口服有效。

2. 预防急性高山反应 口服党参乙醇提取物糖衣片预防急性高山反应，能减轻高山反应急性期症状，稳定机体内环境，改善血液循环，加快对高原低氧环境的早期适应过程。

3. 血液系统疾病 单服或配伍用药，对贫血、白血病、血小板减少症均有一定疗效。

黄 芪

本品为豆科植物蒙古黄芪 *Astragalus membranaceus*（Fisch.）Bge. var. *mongholicus*（Bge.）Hsiao 或膜荚黄芪 *Astragalus membranaceus*（Fisch.）Bge. 的干燥根。黄芪主要含黄芪多糖（astragalus polysaccharide）、多种黄酮类化合物和三萜类（黄芪皂苷I～Ⅳ，astragalosideI～Ⅳ）。另外含有生物碱、葡萄糖醛酸及多种微量元素等。黄芪味甘，性微温。归脾、肺经。功效补气固表，利尿托毒，排脓，敛疮生肌。

【药理作用】

1. 与功效主治相关的药理作用 黄芪具有补气固表、利尿托毒、排脓、敛疮生肌的功效。用于气虚乏力，食少便溏，中气下陷，久泻脱肛，便血崩漏，表虚自汗，痈疽难溃，久溃不敛，血虚萎黄，内热消渴。《本经》记载黄芪"主痈疽，久败疮，排脓止痛。补虚，小儿百病"。《日华子本草》记载其"助气壮筋骨，长肉补血"。主要与其增强免疫功能，强心作用及对肠胃功能的影响有关。

（1）调节免疫功能

①对细胞免疫的影响：黄芪注射液可增加荷瘤小鼠 T 淋巴细胞与辅助性 T 淋巴细胞数。黄芪多糖对博莱霉素致肺纤维化大鼠肺组织具有保护作用，调节 Th1/Th2 型细胞因子平衡及 NO 代谢。

②对体液免疫的影响：黄芪能提高受环磷酰胺抑制小鼠的血清凝集素、溶血素抗体的水平；对抗强的松龙致免疫器官的萎缩及外周白细胞的减少，促进抗体生成，诱导小鼠脾细胞产生 IFN－γ。黄芪注射后，支气管炎、慢性肾炎等慢性感染性疾病患者免疫球蛋白 IgG、IgA、IgM 的含量升高，感冒易感者呼吸道黏膜 IgA 抗体含量升高。黄芪多糖能促进 B 细胞的增殖分化，提高正常与免疫功能低下动物血清抗体水平，增加脾脏抗体形成细胞的数量，促进免疫球蛋白 IgG 的产生。

③对巨噬细胞的影响：黄芪可提高辐射小鼠单核巨噬细胞系统功能。黄芪皂苷甲有增强巨噬细胞酶蛋白合成系统功能，促进溶酶体和巨噬细胞表面 Fc 受体的生成增加。黄芪多糖能促进巨噬细胞 NO 合成，增强小鼠腹腔巨噬细胞对黑色素瘤细胞的杀伤作用。黄芪多糖及黄芪水煎液可使大鼠血小板中 cAMP 增加，cGMP 降低，升高 cAMP/cGMP 比值，增强吞噬细胞的吞噬功能。

④对细胞因子的影响：黄芪和黄芪多糖体外对正常小鼠 IL－2 活性无明显影响，可提高大黄脾虚模型小鼠 IL－2 活性，辅助自发性免疫疾病模型 MRL/Ipr 小鼠淋巴细胞产生较高活性 IL－2，降低 MRL/Ipr 小鼠脾细胞培养上清中肿瘤坏死因子（TNF）的活性。黄芪多糖对

LPS 所致的肠道损伤具有保护作用，呈浓度和时间依赖性地抑制 LPS 诱导小肠上皮细胞 IEC – 6分泌 TNF – α、IL – 8 等细胞因子的 mRNA 的表达水平，并能降低 NF – κB 的表达活性。

⑤对红细胞免疫功能的影响：黄芪可明显增加正常小鼠红细胞 C3b 受体花环形成率和红细胞免疫复合物的花环形成率，提高红细胞免疫黏附促进因子，降低抑制因子。黄芪还可提高老年人红细胞免疫功能，其作用与促进红细胞表面 C3b 受体的表达、改善免疫黏附调节因子的紊乱状态有关。黄芪还可增加人红细胞膜脂流动性，提高膜蛋白中 α – 螺旋的含量，调节膜表面电荷。

（2）促进造血功能　黄芪可升高外周血细胞，防治辐射致小鼠外周血白细胞、骨髓有核细胞数的减少，促进造血干细胞的分化和增殖。黄芪多糖对人骨髓粒 – 巨噬细胞集落刺激因子、红细胞集落的形成均有促进作用，增强小鼠对环磷酰胺毒性的耐受性，促进丝裂霉素 C（MMC）致骨髓抑制小鼠骨髓和脾脏造血祖细胞的增殖和成熟。黄芪多糖对造血系统的作用机制是：①保护和改善骨髓造血微环境。②促进外周造血干细胞的增殖和动员。③促进内源性造血因子的分泌。

（3）对物质代谢影响

①对糖代谢的影响：黄芪对正常小鼠的血糖含量无明显影响，降低葡萄糖负荷后的小鼠血糖水平，对抗肾上腺素引起的小鼠血糖升高和苯乙双胍致小鼠实验性低血糖，但对胰岛素性低血糖无明显影响。黄芪甲苷溶液具有促进糖尿病大鼠血浆胰岛素和 C 肽分泌的作用，并随着作用时间延长，分泌作用增加。

②对脂肪代谢的影响：黄芪水煎液可明显降低高脂血症小鼠血清总胆固醇（TC）、甘油三酯（TG）、低密度脂蛋白胆固醇（LDL – C）的含量。黄芪多糖能降低高脂血症大鼠的血脂，减少肝脏脂质沉积。

③对蛋白质和核酸代谢的影响：黄芪水煎液能显著促进血清和肝脏蛋白质的更新，对体外培养的肝细胞、骨髓造血细胞 DNA 合成均有促进作用，黄芪多糖能明显增加小鼠脾脏 RNA、DNA 和蛋白质含量。

（4）抗应激　黄芪水煎液能增强大鼠游泳耐疲劳的作用，并使游泳应激大鼠血浆皮质醇含量明显增加、肾上腺重量增加、肾上腺皮质增厚、束状带细胞体积增大，表明黄芪增强大鼠抗应激能力是通过增强肾上腺皮质功能来实现的。黄芪多糖对多种缺氧小鼠具有改善作用；促进创伤小鼠细胞免疫功能紊乱的恢复；使正常及虚损小鼠抗寒生存时间延长；对正常及阳虚小鼠具有抗疲劳作用；还能延长氢化可的松耗竭小鼠的游泳时间。

（5）抗氧化　黄芪可明显降低高脂血症小鼠血清过氧化脂质（LPO）水平，增强抗氧化酶超氧化物歧化酶（SOD）、谷胱甘肽过氧化物酶（GSH – Px）的活性。黄芪多糖能增强高脂血症大鼠肝脏和血液的抗氧化能力。还能通过提高中枢儿茶酚胺的水平，升高 SOD 水平，降低血浆脂质过氧化物含量，减少脂褐素形成，清除细胞中已形成的脂褐素，而减少多种老年人疾病的发生。

（6）对心脑血管系统的影响

①强心：黄芪具有强心作用，使心脏收缩振幅增大、输出量增多，对中毒或疲劳衰竭心

脏的作用更为明显。黄芪注射液可增强腹主动脉结扎性慢性心衰动物的心脏收缩功能，使收缩速度加快、收缩时间缩短，但对心脏舒张功能无明显改善。黄芪总皂苷可改善急性心肌梗死犬的心肌收缩、舒张功能，增加冠脉流量，对心功能有保护作用。

②保护心肌细胞：黄芪对病毒性心肌炎有治疗作用，还能对抗缺血再灌注和糖尿病引起的心肌损伤。黄芪多糖可改善糖尿病心肌病变仓鼠心肌胶原沉积，减少心肌局部血管紧张素Ⅱ（AngⅡ）生成。体外实验显示，黄芪总提取物、黄芪多糖对体外培养的心肌细胞具有保护作用，能减轻实验性缺氧/复氧对培养的心肌细胞的损伤作用。黄芪皂苷和黄芪多糖是黄芪抗病毒性心肌炎的主要成分，其作用机制可能是：a. 抑制氧自由基，抗心肌脂质过氧化损伤；b. 降低细胞内游离钙浓度，减轻钙超载；c. 调控病毒性心肌炎心肌组织的 Fas、FasL、bcl－2 等相关凋亡基因转录，减少心肌细胞凋亡和损伤；d. 减轻病毒性心肌炎中心肌穿孔素介导的细胞毒性作用和炎症反应；e. 抑制心肌组织神经生长因子（NGF）和蛋白酶 L 的表达等。

③调节血压：黄芪对多种动物均有降压作用。黄芪注射液长期腹腔给药可以控制自发性高血压大鼠血压的升高，急性静脉给药可以引起短时间内明显的血压下降。当动物血压降至休克水平时，黄芪又可使血压上升且保持稳定。黄芪的降压成分为 γ－氨基丁酸和黄芪皂苷甲。

④抗脑缺血：黄芪提取物对大鼠全脑缺血再灌注损伤有一定的保护作用，减轻脑水肿和病理性损伤，抑制海马迟发性神经元死亡，对缺血脑组织肿瘤坏死因子－α（TNF－α）、IL－1β 的升高和神经元的凋亡也有明显的抑制作用。黄芪多糖能减少缺血再灌注对神经细胞的损害，减少缺血再灌注后神经元迟发性死亡。黄芪甲苷是一种脑组织保护剂，可以降低血脑屏障的通透性，保护脑组织。黄芪抗脑缺血的机制的作用环节包括：a. 减轻缺血性脑损伤后兴奋性氨基酸（EAA）的释放；b. 清除氧自由基，抗脂质过氧化损伤；c. 抑制脑缺血时的 IL－1β、TNF－α、IL－6 的表达，减轻炎症反应；d. 抑制神经细胞凋亡等。

2. 其他药理作用

（1）保肝 黄芪、黄芪注射液、黄芪总黄酮对扑热息痛、硫代乙酰胺、四氯化碳、D－半乳糖胺等所致的肝损伤有一定的保护作用。黄芪对血吸虫、弓形虫、阻塞性黄疸、内毒素血症等所引起的肝损伤亦有保护作用。黄芪注射液可显著降低肝损伤小鼠血清丙氨酸氨基转移酶（ALT）和天门冬氨酸氨基转移酶（AST）的含量。黄芪抗肝纤维化的机制可能是：①改善患者肝脏蛋白质合成功能，保护肝细胞膜；②抗肝细胞脂质过氧化，减少层粘连蛋白产生；③防止肝窦毛细血管化；④抑制肝星状细胞增殖和胶原蛋白的合成，减少了胶原纤维在肝脏内的沉积等。

（2）抗肿瘤 黄芪可作为抗肿瘤药或化疗药物的增效减毒剂，用于治疗肺癌、胃癌、乳腺癌等恶性肿瘤。黄芪水煎液对放疗引起的骨髓抑制具有治疗作用。黄芪注射液能增强树突细胞的抗肿瘤转移作用，有效地促进荷瘤宿主的免疫应答，具有显著的体内抑制肺癌转移的效果。黄芪总提物对荷瘤小鼠化疗引起的白细胞减少和免疫抑制有明显的保护作用。黄芪多糖抗肿瘤的作用与诱发肿瘤细胞凋亡有一定的关系。

表 20 - 5　　　　　　　　　　黄芪药理作用以及主要物质基础小结

功效	药理作用	主要有效成分、部位或提取物
补气固表	增强造血功能	黄芪多糖
	改善物质代谢	黄芪甲苷、黄芪多糖
	增强机体免疫功能	黄芪多糖、黄芪皂苷
	强心、保护心肌细胞	黄芪皂苷、黄芪多糖
	抗应激、抗氧化	黄芪多糖
其他	调节血压	γ-氨基丁酸、黄芪皂苷甲
	抗肿瘤	黄芪多糖
	保肝	黄芪总黄酮
	抗溃疡	黄芪精

【现代应用】

1. 病毒性心肌炎　黄芪注射液静脉滴注有效。

2. 冠心病　黄芪注射液静脉注射治疗冠心病心绞痛有明显的疗效。

3. 心力衰竭　黄芪注射液治疗老年性慢性心力衰竭有一定疗效。

4. 肝炎　黄芪口服液治疗慢性乙型肝炎，能明显改善临床症状，并降低血清 ALT 水平；黄芪注射液用于慢性迁延性和慢性活动性肝炎。

5. 病毒性肠炎　黄芪注射液治疗有一定疗效。

6. 糖尿病肾病　黄芪注射液静脉滴注，治疗后 24 小时尿蛋白排泄量显著下降。

7. 糖尿病　黄芪注射液静脉滴注，同服降糖药物，明显改善临床症状。

白　术

本品为菊科苍术属植物白术 *Atractylodes macrocephala* Koidz. 的干燥根茎。主要成分为苍术醇（atractylol）、苍术醚（atractylon）、杜松脑（juniper camphor）、苍术内酯（atractylenolide）、羟基苍术内酯（hydroxyatractylolide）、倍半萜烯酮（sesquiterpenelon）、β-桉油醇（β-eudesmol）、矛苍术醇（hinesol）、脱水苍术内酯（anhydroatractylolide）、果糖（fructose）、菊糖（synanthrin）。白术味甘、苦，性温。归脾、胃经。

【药理作用】

1. 与功效主治相关的药理作用　白术具有健脾益气、燥湿利水、止汗、安胎的功效。用于脾虚食少、腹胀泄泻、痰饮眩悸、水肿、自汗、胎动不安。《医学启源》记载其"除湿益燥，和中益气，温中，去脾胃中湿，除胃热，强脾胃，进饮食，止渴，安胎"。现代医学研究其补气健脾的作用主要表现在对胃肠功能及免疫功能的影响。

（1）对消化系统的影响

①调整胃肠运动功能：白术水煎液对家兔离体肠管活动的影响与肠管所处机能状态有关。在正常情况下有兴奋作用，当肠管受乙酰胆碱作用而处于兴奋状态时，白术呈抑制作

用；当肠管受肾上腺素作用而处于抑制状态时，白术又呈兴奋作用，皆能使肠管活动恢复至接近正常的水平。白术水煎液可促进小鼠胃排空及小肠推进功能，阿托品能明显抑制白术兴奋肠管的作用，推测其兴奋肠运动的作用主要是通过兴奋 M - 胆碱能受体而产生的。白术水煎液对胃肠运动有兴奋作用，而白术挥发油则有抑制作用。白术挥发油抑制肠管的自发运动及拮抗氯化钡的作用较强，而挥发油中的杜松脑拮抗乙酰胆碱的作用较强。

②抗溃疡：白术可以预防运动应激性胃溃疡，其保护机制可能与降低大鼠胃组织中自由基含量，增强 SOD 活性和提高 HSP70 的表达有关。白术的丙酮提取物灌胃给药，对盐酸 - 乙醇所致大鼠胃黏膜损伤有明显的抑制作用。经十二指肠给药对幽门结扎大鼠胃液分泌量有抑制作用，降低胃液酸度，减少胃酸及胃蛋白酶的排出量。

③保肝：白术水煎液可防治四氯化碳致小鼠肝损伤，减轻肝糖原减少以及肝细胞变性坏死，使升高的 ALT 下降。

（2）增强机体免疫功能　白术能显著增强白细胞吞噬金黄色葡萄球菌的能力。白术多糖在一定的浓度范围内能单独激活或协同 ConA、PHA 促进正常小鼠淋巴细胞转化，并提高 IL - 2 分泌的水平。白术多糖可促进氢化可的松致免疫抑制小鼠淋巴细胞的增殖，并提高免疫抑制小鼠脾脏细胞体外培养的存活率，纠正 T 细胞亚群分布紊乱状态，可使低下的 IL - 2 水平显著提高。

（3）抗应激　白术具有抗疲劳和增强肾上腺皮质功能的作用。白术水煎液能增加体重，增强体力，延长游泳时间，还能增强荷瘤（宫颈癌 U14）小鼠的体力，延长游泳时间。

（4）抑制子宫收缩　白术安胎的功效与其抑制子宫收缩作用有关。白术的醇提取物与石油醚提取物对未孕小鼠离体子宫的自发性收缩，以及对催产素、益母草引起的子宫兴奋性收缩均呈现显著抑制作用。白术醇提取物还能拮抗催产素对豚鼠在体怀孕子宫的紧张性收缩。白术醇提液对离体子宫抑制作用较强，而水提取液抑制作用较弱。

（5）抗氧化　白术能有效抑制脂质过氧化作用，降低组织脂质过氧化物的含量，能提高 12 月龄以上小鼠红细胞 SOD 活性，增强清除氧自由基的作用，减少氧自由基对机体的损害，并抑制小鼠脑单胺氧化酶 B 的活性。白术水煎液可提高老龄小鼠全血 GSH - Px 的活力，明显降低红细胞中 MDA 含量。还可明显改善老龄小鼠的肾脏结构。白术及白术多糖均能提高小鼠脑及肝的 SOD 活力，降低脑、肝 MDA 及脑中脂褐素含量。白术多糖可提高 D - 半乳糖致衰大鼠大脑皮质神经细胞抗氧化物酶的活性，降低自由基代谢产物的含量，减少 DNA 损伤，具有一定的抗衰老作用。

2. 其他药理作用

（1）增强学习记忆　双白术内酯能提高痴呆模型小鼠海马脑区的乙酰胆碱（Ach）含量，且呈剂量依赖性关系。白术及白术多糖均能提高小鼠学习记忆。

（2）抗肿瘤　白术对小鼠 S180 肉瘤组织具有抑制作用，可促进肿瘤细胞的凋亡及坏死。白术挥发油能明显阻止癌性恶病质鼠体重下降，增加其摄食量，延缓肿瘤生长。升高血清 IL - 2 降低 TNF - α。C57BL6 小鼠接种 Lewis（小鼠肺腺癌）建立癌性恶病质动物模型。白术挥发油具有明显的抗癌性恶病质的作用，其机制可能与其能抑制肿瘤生长，调节血清细胞因子 TNF - α、IL - 6 的异常升高有关。

（3）增强造血功能　白术可促进红系造血祖细胞生成。

表 20 – 6　　　　　　　　　　白术药理作用以及主要物质基础小结

功效	药理作用	主要有效成分、部位或提取物
健脾益气	调整胃肠运动	白术水煎液
	增强机体免疫功能	白术多糖
	保肝	白术水煎液
	抗应激	白术水煎液
	抗溃疡	白术丙酮提取物
安胎	抑制子宫收缩	白术醇提物、石油醚提取物
其他	抗氧化	白术多糖
	增强学习记忆	白术多糖
	抗肿瘤	白术挥发油

【现代应用】

1. 肝病　白术可用于治疗肝硬化腹水、迁延性肝炎、原发性肝癌。

2. 小儿流涎症　生白术可治疗婴幼儿流涎。

3. 梅尼埃病　麸炒白术、泽泻、炒薏苡仁防治梅尼埃病人有效。

山　药

本品为薯蓣科薯蓣 *Dioscorea opposita* Thunb. 的干燥根茎，山药块茎中含皂苷、黏液质、胆碱（choline）、尿囊素、多巴胺（dopamine）、山药碱（batasine）、止杈素（abscisin）、淀粉（16%）、淀粉酶、糖蛋白、维生素 C、3,4 – 二羟基丙乙胺、多酚氧化酶、甘露聚糖（mannan）及 17 种以上氨基酸，其中以精氨酸、谷氨酸、天冬氨酸含量较高。山药味甘，性平。归脾、肺、肾经。

【药理作用】《本草纲目》曰："山药，益肾气，健脾，止泻痢、化痰涎、润皮毛。"山药味甘，性平，既能补气，又能养阴，作用和缓。为平补脾胃常用之品。主要与调整胃肠功能、降血糖、抗氧化、调节免疫功能等药理作用有关。

1. 与功效主治相关的药理作用

（1）调整胃肠功能　山药能抑制小鼠胃排空运动；抑制大、小鼠肠管推进运动，对氯化乙酰胆碱、氯化钡引起离体大鼠回肠的强直性收缩作用也有明显的拮抗作用；增强大鼠小肠吸收功能，抑制其血清淀粉酶的分泌，但对胆汁分泌及胃液分泌均无明显影响。提示其健脾作用可能是通过影响神经递质乙酰胆碱的作用及对小肠平滑肌的直接作用。

（2）降血糖　山药水煎剂可以降低正常小鼠的血糖；对抗肾上腺素、葡萄糖引起的小鼠血糖升高及对四氧嘧啶引起的小鼠糖尿病有预防及治疗作用。山药多糖可降低四氧嘧啶糖尿病小鼠血糖和血脂含量，提高肝糖原和心肌糖原含量，促进糖尿病小鼠体重的恢复；山药多糖可降低四氧嘧啶模型糖尿病大鼠血糖，增加胰岛素分泌、改善受损的胰岛 B 细胞功能，抑制血小板的异常激活和聚集。

（3）调节免疫功能 山药粗提液对小鼠脾脏胸腺组织结构有一定的保护作用，增加亚急性衰老小鼠胸腺指数、脾指数，提高胸腺皮质/髓质比例，及脾白髓比例。山药多糖可提高小鼠腹腔巨噬细胞的吞噬百分率和吞噬指数，增强小鼠淋巴细胞增殖能力，提高小鼠外周血 T 细胞百分比，促进小鼠抗体生成，增强小鼠碳廓清能力的作用。山药多糖能提高环磷酰胺致免疫功能低下小鼠腹腔巨噬细胞吞噬能力，增加溶血素和溶血空斑的形成，促进淋巴细胞转化，提高外周血 T 淋巴细胞比率。表明山药多糖具有一定的免疫功能增强作用。

（4）抗氧化 山药能提高 D-半乳糖所致衰老模型大鼠脑中的超氧化物歧化酶（SOD）、谷胱甘肽过氧化酶（GSH-Px）的活性，降低氧化产物丙二醛（MDA）的含量。山药多糖具有明显的体外和体内抗氧化活性，对活性氧自由基具有良好的清除作用，可抑制小鼠肝匀浆脂质过氧化反应。腹腔注射山药多糖 RP 可以增加 D-半乳糖所致代谢衰老模型小鼠体内谷胱甘肽过氧化物酶、过氧化氢酶、超氧化物歧化酶和脑 ATP 酶的活性，并降低过氧化脂质、脂褐质含量以及脑单胺氧化酶 B 活性。

2. 其他药理作用 山药多糖能降低 CCl_4 损伤小鼠血清 ALT、AST 活性，对小鼠肝、肾、心肌、脑组织体内外有抗氧化作用，尤其对心肌、肾脏、肝脏抗氧化作用较强。山药水提物对四氯化碳造成的化学性肝损伤具有保护作用，减轻肝组织损伤坏死，减少粒细胞浸润，降低血清 ALT、AST 活性和肝组织中 MDA、TNF-α、IL-1β 含量，升高肝组织中 SOD 活性，并呈现一定的剂量依赖关系。

表 20-7　　　　　　　　　　　　山药药理作用以及主要物质基础小结

功效	药理作用	主要有效成分、部位或提取物
健脾养胃	调整胃肠运动	山药多糖
补肾涩精	降血糖	山药多糖
	抗氧化	山药多糖
补益肺气	调节免疫	山药多糖

【现代应用】

1. 溃疡性口腔炎 单味怀山药配以冰糖治疗溃疡性口腔炎有效。

2. 小儿疳积 山药内金饼（怀山药、鸡内金、面粉适量加入红糖、芝麻）治疗小儿疳积有效。

3. 婴幼儿腹泻 生怀山药熬成粥状，治疗婴幼儿腹泻。

刺五加

本品为五加科植物刺五加 *Acanthopanax senticosus*（Rupr. et Maxim.）Harms 的干燥根和根茎或茎。刺五加根含有刺五加苷 A、B、C、D、E（eleutheroside A、B、C、D、E），即胡萝卜苷（daucosterine）（A），紫丁香苷（siringine）（B），乙基-α-D-半乳糖苷（ethyl-α-D-galactoside）（C），刺五加苷 D 和 E 皆是紫丁香树脂酚的二葡萄糖苷，二者是异构

体。刺五加味辛、微苦，性温。归脾、肾、心经。

【药理作用】

1. 与功效主治相关的药理作用 刺五加性温，归心肾两经，有较好的补肾安神功效，用于肾精亏虚、心神不宁之证。《名医别录》谓其"补中益精，坚筋骨，强意志"。《本草纲目》谓其能"进饮食，健气力，不忘事"。刺五加补肾安神功效主要与其对中枢神经系统作用有关。

（1）保护脑功能 刺五加可促进小鼠脑内蛋白质、DNA、RNA 的生物合成，防止脑衰老及增强记忆。刺五加对单胺氧化酶 – B（MAO – B）有抑制作用，降低老年大鼠纹状体、中脑和延脑的 MAO – B 活性，增强学习记忆。五加皂苷能改善 VD 模型大鼠学习记忆功能，减轻海马 CA_1 区神经元丢失。刺五加苷总提取物 ETS 能改善喹啉酸致衰老模型大鼠学习记忆能力，并呈明显的剂量依赖趋势，其作用机制可能与以下因素有关：增强海马胆碱能神经功能，活化海马神经元胆碱乙酰化酶，加速 ACh 的合成；增强 SOD 活性，加速氧自由基的清除，减轻海马神经元损伤；抑制 MAO 活性，减少儿茶酚胺的代谢，改善脑功能活动。刺五加有效部位对 MPTP 致 C57BL/6 小鼠帕金森病（PD）模型有脑保护作用，增强 γ – 氨基丁酸（GABA）、黑质酪氨酸羟化酶（TH）的阳性表达，而对海马区胶质原酸性蛋白（GFAP）则无影响。刺五加多糖能够增强 DNA 修复基因 OGG1mRNA 的表达，并对海马神经元氧化损伤有保护作用。

（2）增强免疫功能 刺五加根乙醇提取物可增强小鼠网状内皮系统吞噬炭粒的功能。刺五加苦杏仁苷水溶液能增强小鼠在安静、饥饿和冷冻状态下腹腔巨噬细胞的吞噬功能。在T 细胞受到其他刺激因素如植物血凝素或氢化可的松作用时，刺五加注射液可显著增加淋巴细胞 Ea 花环形成百分率和淋巴细胞转化率。刺五加多糖可增加幼年及荷瘤小鼠脾脏重量，抑制荷瘤小鼠肿瘤生长，增加脾脏巨噬细胞数，并可减少由环磷酰胺引起的脾萎缩；促进异基因骨髓移植小鼠免疫功能，增强异基因移植小鼠对刀豆蛋白 A 和细菌脂多糖（LPS）的增殖反应；增加 rIL – 2 激活的杀伤细胞（LAK）抗肿瘤活性；增强细胞毒 T 淋巴细胞（CTL）杀伤靶细胞的活性，同时对小鼠全脾细胞及去 T 细胞后的脾细胞有促有丝分裂作用，并能促进 ConA 刺激的小鼠脾细胞分泌白细胞介素 – 2（IL – 2）。

（3）抗应激 刺五加水浸膏及醇浸膏能增加小鼠对高温和低温的耐受力，降低高温或低温应激刺激引起的小鼠死亡率。刺五加乙醇提取物对 X 线照射引起的白细胞减少有预防作用，对遭受一次急性 X 线照射或多次慢性照射大鼠，刺五加有延长生命、保护骨髓和胸腺组织作用。刺五加还可提高机体对磷酸二甲苯酚酯和士的宁的解毒能力。刺五加多糖可提高模拟失重大鼠腔骨生长速率，提高大鼠股骨硬度，增强股骨抵抗外力的强度，提高钙、磷和蛋白质在骨中的百分含量，促使大鼠恢复期骨钙的沉积。

（4）对物质代谢的影响

①对能量代谢和糖代谢影响：刺五加对糖的有氧代谢、无氧代谢均有一定的影响，在静止状态促进肌肉和肝中糖原的合成，在运动状态促进糖的代谢。刺五加能增加正常家兔肌肉和肝中糖原，升高血糖及血清中无机磷。刺五加苷能预防长时间游泳大鼠肌肉中 ATP、糖原减少，对乳酸、丙酮酸的增加均有部分阻止作用，通过有氧氧化为肌肉活动提供能量。刺五加煎剂能增加小鼠肌肉中琥珀酸脱氢酶（SDH）、苹果酸脱氢酶（MDH）活性，还能提高氧

化酶活性并增加其有氧代谢的代谢率。

②对蛋白质和核酸代谢的影响：刺五加对蛋白质、DNA 和 RNA 的生物合成有促进作用。五加提取物能使游泳 2 小时大鼠肌肉中蛋白水解酶活性增强，血中总氮和氨含量升高，尿素氮含量增加。腹腔注射刺五加总皂苷能刺激部分肝切除小鼠肝细胞的再生能力，促进 DNA 合成及肝细胞有丝分裂。

③对脂代谢的影响：刺五加提取物能使游泳 2 小时大鼠血中没酯化的脂肪酸、磷脂及脂中总脂肪含量增高，增加肌肉中脂肪量。刺五加可抑制雌性豚鼠肝细胞微粒体及小肠黏膜羟甲基戊二酰辅酶 A 还原酶（HMGR）活力，增加肝脏微粒体胆固醇 7α – 羟化酶活性，提高胆固醇在肝脏中的生物合成。刺五加叶皂苷对实验性高脂血症大鼠的 TGs、总胆固醇（TC）、VLDL – C 有降低作用，升高 HDL 及亚组分 HDL_2 的作用。

（5）对心脑血管系统的影响

①改善血液流变性、抗血栓形成：刺五加提取物对花生四烯酸（AA）、腺苷二磷酸（ADP）诱导的血小板聚集有明显的抑制作用，抑制花生四烯酸诱发的血小板血栓烷 B_2（TXB_2）的生成。刺五加茎叶乙醇提取物对胶原、肾上腺素诱导的小鼠血栓形成具有保护作用，延长小白鼠断头后的喘气时间及小白鼠双侧颈总动脉结扎后的存活时间。刺五加提取液、刺五加茎叶醇提取液可抑制 ADP、胶原诱导的血小板聚集，延长家兔血浆复钙时间，降低细胞内钙浓度。刺五加叶皂苷能改善高脂血症大鼠的血流状态，降低全血高切变率及低切变率黏度、血沉和血沉方程常数，尚能明显防止高脂血症大鼠血小板的形态改变，抑制血小板聚集。

②抗心肌缺血：刺五加能减轻异丙肾上腺素造成的大鼠心肌超微结构的损伤。对垂体后叶素、异丙肾上腺素致大鼠心肌缺血心电图的 ST 段偏移有对抗作用，保护 SOD 活性和减少 MDA 生成。刺五加茎叶皂苷可降低冠脉阻力，降低血压，减慢心率，增加实验性心肌梗死犬心肌血流量；降低左室压力（LVP）、心室内压最大下降速率（$-dp/dt_{max}$）及左室舒张末期压（LVEDP）升高幅度；同时减少心肌耗氧量及心肌耗氧指数。刺五加提取物 EC 对 NE、KCl 及 $CaCl_2$ 收缩兔主动脉条的量效曲线呈非竞争性拮抗作用，提示 EC 扩血管作用机制可能与其钙通道阻滞有关。

③抗心律失常：刺五加浸膏可降低室颤和室性心动过速发生率。刺五加茎叶总皂苷对乌头碱所致大鼠心律失常能推迟其出现时间，但不能转复窦性心律；对氯化钡所致大鼠多源性室性心动过速有预防和治疗作用；亦能提高哇巴因诱发豚鼠心律失常及心室纤颤的用量。

④降压：刺五加醇提液可降低麻醉狗与猫血压，重复给药无快速耐受现象。刺五加总黄酮亦有降压和扩张末梢血管的作用。刺五加还能使猫的低血压恢复正常，并使肾上腺素引起的高血压兔血压降至正常范围。

⑤抗脑缺血：刺五加对缺血性脑血管病有一定的疗效，其主要表现：a. 扩张血管，改善大脑供血状况，降低脑组织耗氧量，增加脑组织对缺血缺氧的耐受性；b. 清除自由基，刺五加能明显抑制机体内自由基产生，显著增加机体 SOD 活性；c. 改善血脂代谢及血液流变学，改善血小板黏附功能，降低血黏度；d. 钙通道阻滞作用，刺五加皂苷的单体 Sc1、Sc3、Sb 均具有钙通道阻滞作用。

2. 其他药理作用

（1）抗病原体，抗肿瘤　刺五加多糖可减轻感染人型结核菌Ⅱ37RO豚鼠脾、肺病变程度；抑制小鼠肉瘤S180细胞、人白血病K562细胞体外增殖；用化学致癌物（3′-me-DAB）诱发大鼠肝癌，刺五加多糖可推迟肝脏发病时间，降低肝细胞γ-谷氨酰基转移酶（γ-GT）阳性强度。刺五加皂苷对肝癌细胞株Takahasi、Hep-3B有较强的抑制肿瘤细胞增殖和阻止DNA的合成作用。刺五加皂苷对肺癌细胞株亦有明显抑制作用。

（2）抗炎　刺五加地上茎浸膏抑制二甲苯致小鼠耳部炎症、大鼠甲醛性、角叉菜胶性足跖肿胀和大鼠棉球肉芽组织增生，还可抑制佐剂致大鼠足部早期渗出性炎症和后期迟发变态反应性炎症。

（3）对内分泌系统的影响　刺五加既能阻止促肾上腺皮质激素引起的肾上腺增生，又能减少由可的松引起的肾上腺皮质萎缩；既可防止甲状腺素引起的甲状腺肥大，又可防止甲基硫脲嘧啶引起的甲状腺萎缩；既能使食物性及肾上腺素性高血糖降至正常，也可使胰岛素引起的低血糖恢复。刺五加对性腺功能起着一定的调节作用。刺五加根的干粉能促进成年和老年大鼠的生殖能力。刺五加提取物及刺五加苷B、B_1、E均能增加雄性幼鼠体重、精囊和前列腺重量，预防去势大鼠精囊和前列腺萎缩。刺五加叶制剂既能防止兔进食氧化葵花籽油造成的性功能低下，又能防止雌兔的自然流产和死亡。

（4）抗衰老　刺五加水煎液可明显延长果蝇寿命。刺五加能增加冷暴露大鼠机体SOD活性，提高红细胞膜抗氧化系统作用，减轻MDA对机体的损伤，显著提高老龄小鼠红细胞、心脏中SOD活性，降低血清、心脏中过氧化脂质（LPO）含量。

表20-8　　　　　　　　刺五加药理作用以及主要物质基础小结

功效	药理作用	主要有效成分、部位或提取物
补肾安神 益气固表 活血通络	保护脑功能	刺五加苷总提物、刺五加多糖
	增强机体免疫功能	刺五加多糖
	对代谢的影响	刺五加皂苷、刺五加提取物
	抗应激	刺五加多糖
	抗心肌缺血	刺五加茎叶皂苷
	抗心律失常	刺五加茎叶皂苷
	降压	刺五加总黄酮
	抗脑缺血	刺五加多糖、刺五加皂苷
其他	抗病原体、抗肿瘤	刺五加多糖、刺五加皂苷
	抗炎	刺五加地上茎浸膏
	对内分泌系统的影响	刺五加苷
	抗衰老	刺五加水煎液

【毒理与不良反应】　刺五加流浸膏灌LD_{50}为14.5g/kg。小鼠腹腔注射刺五加总黄酮的LD_{50}为89.8mg/kg。

【现代应用】

1. 神经衰弱症、精神抑郁症　刺五加的片剂、町剂治疗神经官能症，可消除全身虚弱、头痛、睡眠不良、食欲不振等症状。刺五加注射液治疗抑郁症有效。

2. 冠心病　刺五加总黄酮制成的冠心宁胶囊对冠心病有较好的治疗效果，能缓解冠心病、心绞痛，降低胆固醇、甘油三酯。

3. 周围血管病　刺五加注射液治疗血栓闭塞性脉管炎，对患者肢体血流、微循环、纤维蛋白原等检测均有较好改善作用。

4. 高脂血症　刺五加、香薷制成合剂治疗高脂血症，可降低血清中 β - 脂蛋白（β - LP）、高密度脂蛋白 - 胆固醇（HDL - C），升高 HDL - C/TC 比值和 HDL - C/ LDL - C（低密度脂蛋白 - 胆固醇）比值，降低动脉硬化指数。

5. 白细胞减少症　刺五加片治疗因放射治疗、化疗引起白细胞减少的肿瘤患者有效。

6. 脑血管病　刺五加注射液可增加脑部血流量，改善脑细胞供氧，降低血液黏稠度，对动脉硬化和脑血栓形成有很好地预防和治疗作用；刺五加注射液有利于脑梗死急性期病人肢体瘫痪恢复，降低血液黏度和促进脑生物电恢复正常活动，还可用于糖尿病并发脑梗死。刺五加注射液联合降纤酶治疗急性脑梗死，可改善血液流变学指标及血脂代谢；刺五加注射液联合丹参注射液、黄芪注射液治疗脑出血病人有效，三药联合可纠正脑缺氧、改善血液流变学、恢复脑部再灌注，对脑血管意外有效；刺五加注射液治疗中老年眩晕有效，可明显扩张冠状动脉和脑血管。

7. 其他　刺五加根治疗风湿性关节炎，可改善症状和缓解疼痛。刺五加片剂治疗急性高原反应有效。

二、补阳药

鹿　茸

本品为鹿科动物梅花鹿 *Cervus nippon* Temminck 或马鹿 *Cervus elaphus* Linnaeus 的雄鹿未骨化密生茸毛的幼角。前者习称"花鹿茸"，后者习称"马鹿茸"。鹿茸含多种氨基酸，其中以甘氨酸含量最高。还含有胆固醇、卵磷脂、脑磷脂、神经磷脂、次黄嘌呤、雌二醇、雄激素以及多胺、多糖、多肽、脂肪酸等。此外，鹿茸中还含有大量的无机元素，如氮、钙、磷、硫、镁、钠、钾以及锰、锌、铜、铁、硒、钼、镍、钛、钡、钴、锶等多种微量元素。鹿茸味甘、咸，性温。归肝、肾经。具有壮肾阳、益精血、强筋骨、调冲任、托疮毒的功效。

【药理作用】

1. 与功效主治相关的药理作用　鹿茸具有较好的温肾壮阳作用，常用于治疗肾阳不足、精血亏虚的阳痿早泄、宫寒不孕、头晕耳鸣、腰膝酸痛等证。《本经逢原》谓其"专主伤中劳绝，腰痛羸瘦，取其补火助阳、固精摄便，下元虚人，头旋眼黑，皆宜用之"。鹿茸温肾壮阳功效主要与其对生殖系统的作用有关。

（1）性激素样作用　鹿茸兼有雄激素和雌激素样作用。鹿茸中性激素成分主要是雌二醇、睾酮。鹿茸乙醇提取液可使大鼠睾丸精原细胞数目增多，生精细胞层数增多。鹿茸乙醇提取物可使老化小鼠血浆睾丸酮含量明显增加，但对正常小鼠血浆睾丸酮含量的影响不明显。鹿茸精促进未成年雄性大鼠前列腺、贮精囊和包皮腺的生长，也能促进去势大鼠前列腺、精囊和包皮腺的生长。对未成年雌性小鼠皮下注射鹿茸精可促进子宫的发育，增加卵巢重量，还可使去势大鼠子宫、阴道代偿性增生。研究认为鹿茸的雄激素作用并非介导内源性雄激素的生成，可能是通过诱导颌下腺内生理活性物质的活性。这些生理活性物质介导雄激素及各种类固醇激素与甲状腺激素的调节，而呈现出雄激素样作用。此外，鹿茸可兴奋垂体性腺轴，使雄性激素和生长素分泌增加。

（2）促进核酸和蛋白质合成　鹿茸能提高机体的工作能力，对全身虚弱、久病之后的病人，呈现复壮作用。饲喂含有鹿茸的饲料可使小鼠、大鼠体重显著增加，加速未成年小鼠的生长发育。鹿茸促进 ^{14}C - 亮氨酸和 ^{14}C - 尿嘧啶核苷掺入老化小鼠肝和肾组织的蛋白质和 RNA 的合成，鹿茸促进核酸和蛋白质合成的有效成分主要为多胺类物质，如腐胺、精脒等，机制可能与激活 RNA 聚合酶有关。鹿茸中神经节苷脂能促进小鼠脑内蛋白质合成，对小鼠记忆获得、记忆再现、记忆巩固三个不同阶段均有明显的促进作用。

（3）促进骨生长　鹿茸能够促进转化生长因子（$TGF-\beta_1$）在骨痂组织中表达，增加大鼠骨折端骨痂厚度，提高骨折愈合质量。鹿茸中至少含有 4 种参与局部调节骨生长的活性因子。鹿茸多肽具有很强的促进骨细胞和软骨细胞增殖的生物活性，明显刺激软骨细胞和成骨样细胞的增殖，对骨、软骨细胞分裂及骨折修复作用明显，可加速完全缺损性桡骨骨折大鼠的骨痂形成，促进骨折愈合。鹿茸多肽还能促进家兔软骨细胞、表皮细胞的有丝分裂。

（4）增强机体免疫功能　鹿茸提取物可增强氨甲蝶呤（MTX）致免疫功能低下小鼠迟发性超敏反应，增加脾细胞的 RFC（玫瑰花结细胞）数量。鹿茸精可增强正常小鼠和氢化可的松、环磷酰胺致免疫功能低下小鼠的巨噬细胞吞噬功能，鹿茸多糖可增强小鼠网状内皮系统的吞噬功能，但灌胃给药无效。

（5）增强造血功能　含鹿茸饲料饲育小鼠，能增加小鼠的红细胞数、网织红细胞数及血红蛋白含量。健康成年家兔饲喂鹿茸粉或注射鹿茸浸出物，其红细胞数、血红蛋白含量、网织红细胞数均增加。鹿茸精注射液能促进乙酰苯肼所致溶血性贫血小鼠和肾脏大部分（5/6）切除所致肾性贫血大鼠的骨髓造血功能，加速红细胞和血红蛋白的生成。

（6）抗氧化损伤　鹿茸提取物可提高环磷酰胺免疫抑制小鼠清除自由基的能力，降低细胞脂质过氧化水平和生物膜受损程度，对老化小鼠脑和肝组织中的丙二醛（MDA）含量也有明显降低作用，但对正常小鼠影响不明显。鹿茸水提取物、鹿茸磷脂也可降低心肌脂褐素、血清胆固醇和甘油三酯含量，升高脑和肝组织的超氧化物歧化酶（SOD）含量。

（7）抗应激　鹿茸具有抗疲劳、耐缺氧、耐高温、耐低温等多种抗应激作用。鹿茸液增加小鼠体重，明显延长小鼠的游泳时间和在 $-20℃$ 环境中的存活时间。鹿茸精可延长小鼠游泳时间，增强抗疲劳、耐低温、耐高温能力，给药后增加肾上腺重量和降低维生素 C 含量，其抗应激作用可能与增强肾上腺皮质功能有关。鹿茸多糖可抑制应激性溃疡及结扎胃幽门引起的胃溃疡。此外，鹿茸精可改善强力应激引起家兔行动不安、兴奋状态以及脑电图，肌电图和眼球震颤电图的变化。此外，对受损伤家兔颈髓部的己糖酸激酶、甘油磷酸激酶、GPT 等酶活性降低也有改善作用。

关联提示 20 -2

机体遭受有害刺激（如感染、中毒、创伤、失血、手术、冷冻、饥饿、疼痛、惊恐等）时，导致垂体 - 肾上腺皮质轴活动增强称为应激反应，应激反应是以 ACTH、糖皮质激素分泌增加为主，多种激素（GH、ADH、PRL、醛固酮等）参与的非特异性反应。而紧急情况（如失血、剧痛）时，导致交感 - 肾上腺髓质轴活动增强，称为应急反应。在面临有害刺激时，二种反应是相辅相成，共同提高机体对有害刺激的抵抗力。

2. 其他药理作用

（1）抗心律失常　鹿茸精对氯仿诱发的小鼠心室纤颤，氯化钡诱发的大鼠心律失常均有治疗作用。其作用环节有：扩张冠脉血管，增加冠脉流量；提高对缺血心肌的能量供应，提高 $Ca^{2+} - Mg^{2+} - ATP$ 酶和 $Na^+ - K^+ - ATP$ 酶活性；维持再灌注损伤心肌细胞膜和微粒体膜的稳定性。

（2）抗肿瘤　鹿茸蛋白提取物显著延长 S180 肿瘤小鼠生存时间。鹿茸蛋白质肽类物质对大鼠肾上腺嗜铬细胞瘤株有促分化作用，可以抑制肿瘤细胞的增殖。鹿茸精对 HL - 60 细胞（白血病细胞）具有较明显的诱导分化作用。此外，鹿茸多糖在免疫功能低下的机体内，可激活免疫机制杀伤肿瘤细胞，促进抗肿瘤免疫应答，有利于肿瘤治疗。

（3）抗炎　鹿茸提取物腹腔注射对右旋糖酐、蛋清致大鼠足肿胀均有抑制作用，但灌胃给药无效。鹿茸多肽静脉注射对棉球肉芽肿等炎症也有抑制作用。

（4）抗溃疡　鹿茸多糖对应激性胃溃疡及结扎胃幽门引起的胃溃疡有抑制作用，其抗溃疡作用主要是促进前列腺素 E_2（PGE_2）的合成。

（5）保肝　鹿茸口服液有抗小鼠实验性肝损伤作用，降低急性肝损伤模型小鼠血清谷丙转氨酶（SGPT）活性，增加 CCl_4 肝损伤模型小鼠肝组织 RNA、蛋白质、糖原含量。

表 20 -9　　　　　　　　　　　鹿茸药理作用以及主要物质基础小结

功效	药理作用	主要有效成分、部位或提取物
壮肾阳 益精血 壮筋骨	性激素样作用	鹿茸精
	促进核酸、蛋白质合成	鹿茸多胺类物质、神经节苷脂
	促进骨生长	鹿茸多肽
	增强造血功能	鹿茸精
	增强机体免疫功能	鹿茸精、鹿茸多糖
	抗应激	鹿茸精、鹿茸多糖
	抗氧化	鹿茸磷脂
其他	保肝	鹿茸口服液
	抗心律失常	鹿茸精
	抗肿瘤	鹿茸蛋白质肽类物质
	抗炎	鹿茸提取物、鹿茸多肽
	抗溃疡	鹿茸多糖

【毒理研究】 给大鼠按3mL/kg，9mL/kg，27mL/kg连续84天腹腔注射鹿茸精时，9mL/kg和27mL/kg剂量组引起明显的纤维性腹膜炎。血液和生化学检查表明，大剂量鹿茸精可引起血红素、红细胞容积、血总蛋白及白蛋白/球蛋白比值轻度降低。但使雌性大鼠血中碱性磷酸酶和SGOT活性增高。

【现代应用】

1. 血液病 鹿茸血酒对血小板减少症、再生障碍性贫血、白细胞减少症等引起的眩晕、头痛、乏力、齿龈出血、鼻衄、失眠等症状和血象均有改善。

2. 低血压 鹿茸精对原发性低血压症的眩晕、头重、头痛、失眠和恶心等有明显疗效。

3. 治疗宫颈糜烂 鹿茸的托毒、祛腐生肌作用对宫颈糜烂有较好疗效。

4. 治疗化疗后骨髓抑制 采用常规化疗方案，加用鲜鹿茸粉，对化疗后的骨髓抑制有较好的疗效。

5. 治疗顽固性鼓膜穿孔 鹿茸多肽治疗顽固性鼓膜穿孔有效。

6. 其他 鹿茸对脑部外伤、头颈部外伤后遗症有效。另外还可以用于脑神经外科以及胆石症、高脂血症、神经官能症、更年期综合征、甲状腺机能低下、风湿性关节炎等。

淫羊藿

本品为小檗科植物淫羊藿 *Epimedium brevicornu* Maxim.、箭叶淫羊藿 *Epimedium sagittatum* (Sieb. et Zucc.) Maxim.、柔毛淫羊藿 *Epimedium pubescens* Maxim. 等的干燥地上部分。箭叶淫羊藿茎叶含淫羊藿苷（icariin, Ica）、去氧甲基淫羊藿苷（Des - o - methy - icariin）、β - 去氢甲基淫羊藿素（β - anhydroicaritine）。还含有异槲皮素、木脂素、木兰素、金丝桃苷和多糖等20多种单体化合物。其中主要的有效成分是黄酮、多糖、生物碱及木脂素。淫羊藿味辛、甘，性温。归肝、肾经。具有补肾阳、强筋骨、祛风湿的功效。

【药动学】 淫羊藿苷对大鼠灌胃及肝门静脉给药符合单室开放动力学模型。灌胃及肝门静脉给药体内绝对生物利用度为12%和45.17%。淫羊藿苷静脉注射给药符合二室开放模型。静脉注射后2小时可广泛分布各组织中，主要集中在肺和血浆中，其次为心、肝、肾。淫羊藿苷与血浆蛋白结合率为80%。从尿、胆汁和粪中排泄。

【药理作用】

1. 与功效主治相关的药理作用 淫羊藿具有较好的温肾壮阳作用，多用于真阳亏虚的阳痿遗精、筋骨痿软之证。《本经逢原》谓其"辛以润肾、温以助阳……真阳不足者宜之"。《本草备要》谓其是"治绝阳不兴、绝阴不产"的要药。淫羊藿温肾壮阳作用主要与其对生殖系统、免疫系统作用有关。

（1）性激素样作用 淫羊藿对垂体 - 性腺轴的功能有促进作用，淫羊藿水煎液可升高雄性小鼠血浆睾丸酮（T）含量；修复大鼠睾丸间质细胞损伤，维持睾丸曲精管上皮正常生精周期；增加睾丸、提肛肌重量和雌性大鼠腺垂体的重量。淫羊藿水煎液能明显改善氢化可的松所致阳虚大鼠的阳虚症状，显著增加模型大鼠前列腺、贮精囊、提肛肌、海绵球肌、子宫、肾上腺及胸腺的重量，升高血浆睾丸酮和雌二醇的水平。淫羊藿多糖及淫羊藿苷是淫羊藿性激素作用的主要物质基础。淫羊藿苷明显促进离体培养的大鼠睾丸间质细胞睾丸酮基础分泌，直接刺激卵泡颗粒细胞分泌雌二醇，高剂量时还能促进肾上腺皮质细胞分泌皮质酮。淫羊藿多糖对脑垂体内分泌功能有影响，提高性腺激素的水平，主要是提高促卵泡激素水平，可能是直接作用，也可能是通过调节免疫功能刺激分泌。此外，淫羊藿中含有微量元素锰，易被人体吸收，而锰在人体中有促进性腺功能和性器官发育的作用。

（2）改善骨代谢　淫羊藿对骨质疏松有良好的防治作用。淫羊藿可抑制醋酸泼尼松引起的大鼠肾上腺皮质萎缩，同时表现明显的促进骨形成的作用，提高成骨细胞的数量和活性，使骨小梁面积及骨密度增加。淫羊藿总黄酮能明显提高大鼠股骨表观面密度和骨密度，有提高骨钙、骨磷趋势，但不升高子宫系数及血清雌二醇水平。淫羊藿苷可促进成骨细胞的分化、矿化功能，并能促进基质细胞向成骨细胞分化。淫羊藿黄酮磷脂复合物，也可有效改善骨质疏松大鼠的骨密度。此外，淫羊藿次苷、淫羊藿定B、淫羊藿定C也均具有促进体外培养的成骨细胞增殖和矿化的作用。淫羊藿影响骨代谢的作用环节有：①提高动物DNA合成率，促进DNA、RNA和蛋白质的合成。②淫羊藿提取液具有抑制破骨细胞的活性，同时又有促进成骨细胞的功能，使钙化骨形成增加。③增强下丘脑－垂体－性腺轴及下丘脑－垂体－肾上腺轴等内分泌系统的功能，进而影响骨代谢。

（3）增强免疫功能　淫羊藿水煎液增加醋酸强的松龙致阳虚证模型小鼠红细胞溶血素和血清抗体滴度，还可使免疫功能低下小鼠脾脏淋巴细胞数、脾脏溶血空斑形成细胞反应恢复。淫羊藿及其提取物对免疫器官、免疫细胞、免疫因子等均具有调节作用。有效成分主要为淫羊藿苷和淫羊藿多糖。淫羊藿多糖、淫羊藿总黄酮均可显著提高巨噬细胞对鸡红细胞的吞噬率和吞噬指数，拮抗环磷酰胺所致小鼠单核巨噬细胞吞噬功能降低，促进淋巴细胞转化，明显提高老年大鼠的自然杀伤细胞（NK）活性。淫羊藿多糖还具有刺激T细胞、B细胞增殖，诱生γ－干扰素（γ－IFN）的作用，提高小鼠胸腺和脾脏细胞产生白细胞介素－2（IL-2）的能力。淫羊藿苷也可显著提高小鼠胸腺和脾脏细胞产生IL-2的能力，提高胸腺细胞对刀豆蛋白A（ConA）的刺激反应。

（4）抗氧化　淫羊藿总黄酮可使D－半乳糖致亚急性衰老模型小鼠T和B淋巴细胞增殖反应的功能显著恢复，明显提高衰老小鼠脾脏SOD活性，减少心、肝组织过氧化脂质和脂褐素形成。淫羊藿多糖明显提高老龄小鼠血液及组织中SOD和谷胱甘肽过氧化物酶（GSH-Px）的活性，并能明显降低老龄小鼠血清、肝组织和心肌组织中的脂褐素含量。

（5）对心血管系统的作用

①对心脏的作用：淫羊藿水煎液及醇浸出液可恢复戊巴比妥钠致动物衰竭心脏的心肌收缩力。淫羊藿提取物可明显缩短毒毛花苷K及肾上腺素诱发的豚鼠实验性心律失常的持续时间。淫羊藿苷对心肌收缩能力有明显抑制的作用，尤其是抑制心室压力上升速率（ $+\mathrm{d}p/\mathrm{d}t$ ），降低心肌耗氧量，同时降低外周阻力，减轻心脏负荷。

②扩张血管：淫羊藿水煎液及醇浸出液明显增加麻醉犬的冠脉流量。淫羊藿可以扩张外周血管，降低外周血管阻力，给家兔、大鼠、猫静脉注射，呈现降压作用，腹腔注射淫羊藿

黄酮苷可抑制自发性高血压大鼠血压的上升，降低中风死亡率。淫羊藿苷静脉注射可增加家兔和犬的脑血流量，降低脑血管阻力。淫羊藿总黄酮静脉注射后也能显著增加脑血流量和降低脑血管阻力，有阻抑缺血性脑损伤的作用。不同浓度的淫羊藿苷对去甲肾上腺素（NE）、KCl 及 $CaCl_2$ 收缩兔主动脉条的量效曲线呈非竞争性拮抗作用，且与阻断 α 受体或激动 β 受体无相关性，提示淫羊藿苷的扩血管作用机制可能与其对钙通道的阻滞作用有关。

（6）对血液系统的影响

①增强造血功能：淫羊藿苷可促进小鼠脾脏淋巴细胞产生集落刺激因子（CSF）样活性。CSF 是促进人和动物骨细胞增殖、分化、成熟及存活的一类糖蛋白，促进骨髓造血和刺激成熟。淫羊藿苷也可以诱生白细胞介素 -2、3、6（IL-2、IL-3、IL-6），IL-3 可作用于骨髓多能干细胞促进多种血细胞的分化增殖，IL-6 协同 IL-3 支持多能干细胞的增殖，因而可促进造血的功能。

②抗血栓形成：淫羊藿抗血栓形成，抑制家兔体外血栓形成。淫羊藿总黄酮也能降低家兔全血黏度、抑制血小板聚集，体外给药显著抑制血小板聚集反应，延长凝血酶原时间。

2. 其他药理作用

（1）抗炎　淫羊藿甲醇提取物皮下注射显著抑制大鼠蛋清性足肿胀，降低组织胺所致家兔毛细管通透性增高。淫羊藿总黄酮对巴豆油致小鼠耳肿胀、醋酸致小鼠腹腔毛细血管通透性增强、角叉菜胶致大鼠足肿胀及巴豆油致肉芽组织增生均具有明显抑制作用，对佐剂性关节炎大鼠的原发性足肿胀和继发性足肿胀也有明显的抑制作用。淫羊藿总黄酮是淫羊藿抗炎作用的主要物质基础，其抗炎作用可能不依赖于下丘脑-垂体-肾上腺轴，而与显著降低炎症渗出物中前列腺素 E 和丙二醛的含量，提高小鼠红细胞过氧化氢酶活力有关。

（2）抗肿瘤　淫羊藿苷具有诱导肿瘤细胞凋亡和分化的作用，对培养的鼻咽癌 KB 细胞、人白血病 K562 细胞和人急性早幼粒白血病细胞均具有显著抑制作用。淫羊藿总黄酮可恢复荷瘤小鼠低下的细胞免疫功能和红细胞免疫功能，发挥辅助抗肿瘤作用。

（3）降血脂、降血糖　淫羊藿水煎液可降低实验性高脂血症家兔 β-脂蛋白胆固醇和甘油三酯含量。淫羊藿提取液可降低实验性高血糖大鼠血糖作用。

（4）提高学习记忆　淫羊藿可延缓自然衰老动物下丘脑神经递质的老年性变化。淫羊藿多糖和总黄酮复合物可改善老龄大鼠和小鼠的学习记忆能力，提高老龄雄性大鼠下丘脑单胺类神经递质，抑制老龄小鼠脑内胆碱酯酶活性，增加脑神经递质乙酰胆碱的含量。

表 20-10　　　　　　　　　　　淫羊藿药理作用以及主要物质基础小结

功效	药理作用	主要有效成分、部位或提取物
壮肾阳、强筋骨	性激素样作用	淫羊藿苷、淫羊藿多糖
	改善骨代谢	淫羊藿总黄酮、淫羊藿苷、淫羊藿磷脂复合物
	增强造血功能	淫羊藿苷
	增强机体免疫功能	淫羊藿苷、淫羊藿多糖
	抗氧化	淫羊藿多糖、总黄酮

续表

功效	药理作用	主要有效成分、部位或提取物
其他	强心	淫羊藿水煎液、淫羊藿醇浸出液
	扩张血管	淫羊藿总黄酮、淫羊藿苷
	增强造血功能，抗血栓形成	淫羊藿总黄酮、淫羊藿苷
	提高学习记忆	淫羊藿多糖和总黄酮复合物
	抗炎	淫羊藿总黄酮
	降血糖、降血脂	淫羊藿水煎液
	抗肿瘤	淫羊藿苷、淫羊藿总黄酮

【现代应用】

1. 阳痿 淫羊藿、菟丝子各 15g，研成粉末，黄酒送服，可治疗阳痿。

2. 骨质疏松 含淫羊藿的复方治疗绝经后骨质疏松、老年类风湿性关节炎所致的骨质疏松。也可治疗股骨头坏死。

3. 神经衰弱 淫羊藿浸膏片、总黄酮片、淫羊藿苷胶囊明显改善失眠症状。

4. 治疗缓慢性心律失常 淫羊藿、黄芪配伍治疗病态窦房结综合征、窦性心动过缓、房室传导阻滞等缓慢性心律失常有较好的治疗效果。

5. 冠心病 淫羊藿片和淫羊藿浸膏片可以改善心绞痛患者症状。

6. 白细胞减少症 淫羊藿冲剂对白细胞减少症有较好的疗效。

7. 慢性气管炎 淫羊藿片口服对慢性气管炎有一定的治疗效果。

补骨脂

本品为豆科植物补骨脂 *Psoralea coryli folia* L. 的干燥成熟种子。含有香豆精、黄酮和挥发油类化合物。主要包括：补骨脂素（psoralen）、异补骨脂素（angelicin）、补骨脂甲素（coryfolin）、补骨脂乙素（corylifolinin）、异补骨脂双氢黄酮（lsobavahin）、补骨脂查尔酮（bavachalcone）、补骨脂异黄酮（corylin）、柠檬烯（limonene）、萜品醇－4（terpineol－4）等。补骨脂味苦、辛，性温。归肾、脾经。

【药动学】补骨脂素药物动力学。给小鼠 1 次灌胃补骨脂素 50mg/kg，属于一室模型，测定小鼠血清中补骨脂素 $t_{1/2} = 3.64$ 小时，$K_a = 4.04\ h^{-1}$，$k = 0.17 h^{-1}$，$C_{max} = 3.77 mg/L$，$AUC = 26.52 mg/(L \cdot h)$。给小鼠灌胃补骨脂素 50mg/kg 的绝对生物利用度为 62.09%。给小鼠 1 次尾静脉注射补骨脂素后，属二房室模型，数学模型为 $C = 9.83 e^{0.55\tau} + 3.05^{-0.138\tau}$，血浓峰值（$t_{1/2}$）= 11.70mg/L，$AUC = 42.72 mg/(L \cdot h)$。

8－甲氧补骨脂素药物动力学。给小鼠口服 250mg/kg 剂量 8－甲氧补骨脂素后，该药可自胃肠道很快地吸收，1 小时后血中浓度达高峰，在血中的生物半衰期为 6 小时。分布以皮肤最多，肝脏次之，能通过血脑屏障。48 小时内总排泄量只有 1.13%，主要排泄途径是尿，其次是粪便。

【药理作用】

1. 与功效主治相关的药理作用 补骨脂大温，可温肾助阳，用于阳痿、腰膝冷痛。《本草纲目》记载补骨脂可"治肾泄，通命门，暖丹田"。其功效与其改善骨代谢和性激素样作用关系密切。

（1）改善骨代谢 补骨脂水提物可防治雌激素依赖性骨丢失。补骨脂水煎剂升高去卵巢骨质疏松大鼠骨密度、血清 $1,25$ – 二羟基维生素 D_3、骨钙素水平，降低血清肿瘤坏死因子 α 水平。补骨脂乙酸乙酯提取物和乙醇提取物均能促进大鼠颅骨成骨细胞增殖，提高碱性磷酸酶（ALP）的含量。补骨脂异黄酮和补骨脂二氢黄酮可促进成骨细胞的增殖，抑制骨的吸收；补骨脂丙酮提取液的非极性部分能增加大鼠骨强度，提高血中无机磷酸盐水平。

（2）性激素样作用 补骨脂具有雌激素样作用，增加雌鼠阴道角化，使成熟雌鼠阴道开放，持续喂 $33\sim77$ 天，能伤害成年雌鼠生育力，此作用为可逆性。补骨脂的水提液能提高雄性大鼠睾丸体重比，精子数量，但精子的活性却比对照组低，研究表明，补骨脂是通过诱导环磷酸腺苷应答元件调节器的表达来影响精子的聚集和再生能力。通过小鼠子宫增重法筛选出补骨脂雌激素样作用的活性部位为补骨脂酚。采用 MTT 细胞增殖实验及流式细胞术检测补骨脂等 6 味中药活性成分对雌激素受体阳性细胞系乳腺癌 MCF – 7 增殖的影响，发现补骨脂素、异补骨脂素等成分对 MCF – 7 细胞增殖具有明显的促进作用，升高 MCF – 7 细胞增殖指数，增加 S 期细胞的比例。

（3）抗肿瘤 研究证明，补骨脂及其部分化学成分可以通过抑制拓扑异构酶 II 和 DNA 聚合酶、细胞毒性等发挥抗肿瘤活性。补骨脂中的抗癌成分为补骨脂素和异补骨脂素。补骨脂素可抑制多种小鼠肉瘤、艾氏腹水瘤、肝癌等的生长；对人红白血病细胞株 K562、人淋巴白血病细胞株 Raji 和人早幼粒细胞白血病细胞株 HL – 60 均有一定程度的杀伤作用；对乳腺癌细胞 EMT6 的生长有明显抑制作用，可使 EMT6 细胞膜消失，线粒体减少或变性，内质网肿胀空泡化；降低氨基甲酸乙酯诱发肺腺癌小鼠肺组织的支气管及肺泡上皮增生性改变，增加肺腺癌小鼠腹腔吞噬指数和 E – 玫瑰花环形成百分率。当补骨脂素被 365 nm 波长光激发后，能与细胞内 DNA 双链形成交联，并释放单态氧等活性物质，使其抗肿瘤活性得到显著增强。

（4）对心血管系统的影响 补骨脂乙素具有强心和扩张冠状动脉的作用。扩张大鼠、豚鼠、兔、猫等动物的冠状动脉，对抗脑神经垂体素对冠状动脉的收缩，但对总外周血管阻力影响不大。增强豚鼠、大白鼠的心肌收缩力，对抗乳酸引起的蛙心衰竭。增加犬冠脉血流量，降低冠脉阻力，增加每搏心排出量及做功量，心肌耗氧量则增加不明显。补骨脂乙素可明显增加实验性心动过缓家兔的心率，其强度可与阿托品相当。补骨脂甲素开环生成的查耳酮也有扩张冠脉的作用。

2. 其他药理作用

（1）抗溃疡 补骨脂对活动性胃炎、胃糜烂、胃溃疡及十二指肠溃疡有良好的治疗作用。具有抗幽门螺旋杆菌作用，可治疗幽门螺旋杆菌感染引起的胃炎、消化性溃疡等疾病。

（2）致光敏和增加皮肤色素 补骨脂乙醇提取物对酪氨酸酶有明显的激活作用，而酪氨酸酶是人体内黑素合成的关键酶，因此认为补骨脂系通过提高酪氨酸酶的活性使黑色素的生成速度和数量增加。补骨脂中补骨脂素、异补骨脂素均能促进皮肤黑色素的新生，尤其是补骨脂素活性较强，口服后，增加皮肤对紫外线的敏感性，经 UVA 照射，可与表皮角质层细胞的 DNA 形成光加合物，抑制 DNA 合成，减低表皮细胞的过速增生，其用于银屑病治疗的疗效已为临床所肯定。

表 20 - 11 　　　　　　　　　　　　补骨脂药理作用以及主要物质基础小结

功效	药理作用	主要有效成分、部位或提取物
温肾助阳	改善骨代谢	补骨脂异黄酮、补骨脂二氢黄酮
	对心血管系统	补骨脂乙素
	性激素样作用	补骨脂酚、补骨脂素、异补骨脂素
	抗肿瘤	补骨脂素、异补骨脂素
其他	抗溃疡	补骨脂
	致光敏、增加皮肤色素	补骨脂素、异补骨脂素

【毒理与不良反应】　在紫外线照射下，8 - 甲氧基补骨脂可引起某些哺乳类动物细胞表现型的变异（引起细胞生长特征发生形态学的变化），并且可在某些哺乳动物的细胞中刺激产生内源性鼠白血病病毒。8 - 甲氧补骨脂素在 $1.0 \mu g/mL$ 浓度下，加长波紫外线照射下，诱发的人体外周血淋巴细胞姐妹染色单体交换频率发生变化，补骨脂素和异构补骨脂素无此作用。

补骨脂素作为光敏剂，可能造成眼干、急性角膜和结膜细胞毒性，尤其引人注目的是，补骨脂素作为抗癌剂可引发正常细胞发生基因突变，最终导致肿瘤的发生。小鼠急性毒性实验测得的补骨脂总油、补骨脂酚和异补骨脂素的口服 LD_{50} 分别为：$(38.0 \pm 3.5) g$（生药）$/kg$、$(2.3 \pm 0.18) mL/kg$ 和 $(180 \pm 29.6) mg/kg$。

【现代应用】

1. 皮肤疾病　补骨脂素联合长波紫外线照射作为光化学疗法治疗银屑病、白癜风等皮肤病有效。8 - 甲氧补骨脂素片口服结合长波紫外线和窄谱中波照射治疗寻常性斑块型银屑病有效。

2. 白血病　补骨脂素在逆转白血病多药耐药方面有一定的作用。补骨脂素胶囊降低患者外周血 P - 170 糖蛋白表达，推测补骨脂素逆转白血病细胞多药耐药机制可能是作用于 P - 170 糖蛋白，使其外排泵功能减弱，致使细胞内化疗药物浓度升高而提高化疗疗效。

3. 慢性支气管炎　扶正固本丸（补骨脂、党参、紫河车等）治疗慢性支气管炎有效。

4. 子宫出血　止血灵片（补骨脂、赤石脂等）治疗各种妇科出血有效。

肉苁蓉

本品为列当科植物肉苁蓉 *Cistanche deserticola* Y. C. Ma 或管花肉苁蓉 *Cistanche tubulosa*

（*Schrenk*）*Wight* 的干燥带鳞叶的肉质茎。肉苁蓉中含有 D–甘露醇、β–谷甾醇、肉苁蓉苷（cistanoside A、B、C、D、E、F 等）、麦角甾苷（acteoside）、琥珀酸、甜菜碱、β–谷甾醇–β–D–葡萄糖苷、苏尼平苷酸（geniposidic acid）、8–表马钱子酸葡萄糖苷、多种氨基酸、肉苁蓉多糖，肉苁蓉中还含有性激素类似物睾丸酮和雌二醇，K、Na、Ca、Zn、Mn、Cu 等微量元素。肉苁蓉味甘、咸，性温。归肾、大肠经。

【药理作用】

1. 与功效主治相关的药理作用   肉苁蓉性温味甘咸，归肾经，具有良好的温肾壮阳作用，常用于肾精亏虚、肾元不固等证。《本草备要》谓其"补命门相火，滋润五脏，益髓筋，治五劳七伤，绝阳不兴，绝阴不产，腰膝冷痛，崩带遗精"。《本草汇言》谓其"养命门，滋肾气，补精血之药也"。其作用主要与其对生殖系统、免疫系统的作用有关。

（1）对中枢神经系统的影响   肉苁蓉水煎液能增加正常大鼠 5–羟色胺、多巴胺、3，4–二羟基苯乙酸及 5–羟基吲哚乙酸比值；升高可的松致阳虚大鼠多巴胺含量；提高利血平化小鼠下丘脑 NE、纹状体 DA 和脑干 5–HT 的含量，降低 5–羟基吲哚乙酸含量。肉苁蓉乙醇提取物能增加大鼠下丘脑去甲基肾上腺素和 5–羟基吲哚乙酸的含量，提高去甲肾上腺素与二羟基苯乙酸的比值，对纹状体二羟基苯乙酸也有一定增加作用。从肉苁蓉属植物中分离出来具有神经保护作用的单体有 4 个，即类叶升麻苷、松果菊苷、管花苷 B 和紫葳新苷。

①抗凋亡：凋亡在神经退行性病变中起重要作用。紫葳新苷、管花苷 B、类叶升麻苷均具有抗神经毒剂 1–甲基 –4–苯基吡啶离子（MPP^+）诱导小脑颗粒细胞凋亡的作用。管花苷 B 能减轻肿瘤坏死因子 α（TNF – α）诱导的神经细胞凋亡。类叶升麻苷抗神经元凋亡的机制在于抑制半胱氨酸蛋白酶（caspase）3 的活性。苯乙醇苷类可通过抑制 caspase – 3、caspase – 8 减轻大鼠小脑颗粒细胞凋亡，并对 MPTP 致 C57 小鼠黑质多巴胺能神经元损伤具有保护作用。肉苁蓉另一有效成分松果菊苷也具有抗凋亡的作用。

②抗脑缺血再灌注损伤：肉苁蓉总苷可缩小脑缺血再灌注 24 小时小鼠脑梗死范围，保护海马 CA_1 区细胞形态，减少神经元凋亡，增强脑缺血组织 SOD 活性，减少 MDA 含量，降低 NOS 的活性，提示肉苁蓉阻抑缺血再灌注损伤机制主要与清除氧自由基及抗脂质过氧化对脑组织的损害有关。

③提高学习记忆：肉苁蓉能提高细胞 α3 及 α7 烟碱型乙酰胆碱受体亚单位蛋白质表达水平；并能对抗 Aβ25 – 35 引起的 α3 和 α7 受体亚单位蛋白质水平降低；同时能减弱 Aβ25 –35引起的细胞损伤和脂质过氧化水平升高，提示肉苁蓉能对抗 Aβ25 –35 的神经毒性作用，在阿尔采末病（AD）的治疗中可能起到一定作用。肉苁蓉总苷可提高三氯化铝（$AlCl_3$）皮下注射致 AD 模型小鼠及 β–淀粉样肽致 AD 小鼠学习记忆能力。此外，肉苁蓉总苷还可改善氢化可的松致阳虚小鼠学习记忆障碍，防治双侧颈总动脉结扎大鼠认知功能障碍，其作用机制除与增强自由基清除酶活性，抗脂质过氧化，抑制细胞凋亡有关以外，还可能与通过抑制 AchE 活性，维持脑内乙酰胆碱（Ach）的正常水平有关。

（2）对生殖系统的影响   肉苁蓉可促进孕激素分泌，增强雌激素和孕激素受体的表达，抑制卵巢及间质的 IL－2 受体表达。肉苁蓉可增强下丘脑－垂体－卵巢的促黄体功能，提高垂体对 LRH 的反应性及卵巢对 LH 的反应性，而不影响生殖周期的内分泌平衡。下丘脑内的单胺类神经递质通过垂体和各靶腺对机体各器官起着重要调节作用，肉苁蓉可升高下丘脑 NA 水平和 DA/DOPAC 比值。NA 有促黄体生成素释放激素的作用。低剂量 NA 可以易化雌性大鼠的性行为。因此，肉苁蓉对周围靶腺的影响，不单纯是对垂体的直接作用，而是对下丘脑单胺类神经递质的作用。提示肉苁蓉可能参与了大鼠下丘脑－垂体－性腺轴功能的调节。肉苁蓉中含有的苯丙基糖苷类化合物肉苁蓉苷（cistanoside）A 和 Cs－5 等提取部位能明显增加负荷小鼠舔吻、爬跨、交配及射精等性行为的频率；减少小鼠的错误行为，表明这些物质能提高小鼠的性功能。

（3）对免疫系统的影响　肉苁蓉的水提液可增加免疫器官（胸腺、脾脏）重量，提高淋巴细胞转化率，增强小鼠腹腔吞噬细胞的吞噬能力，使巨噬细胞内 cAMP 上升而 cGMP 下降，从而使 cAMP/cGMP 比值升高。同时它能增加小鼠脾细胞对绵羊红细胞 IgM 空斑形成细胞（PFC）及抗体分泌细胞功能。肉苁蓉多糖能增加小鼠脾、胸腺淋巴细胞的增殖反应。

（4）促进代谢、增强体力　肉苁蓉可增强羟基脲致阳虚小鼠体力，提高肝、脾 DNA 的合成水平。肉苁蓉水煎液使小白鼠游泳时间延长，降低负荷运动后血清肌酸激酶升高幅度，增加肌糖原，提高运动后线粒体数目，使线粒体体积增大、嵴完整。提示肉苁蓉能够增加糖原储备，减少运动后肌肉蛋白质分解，促使线粒体发生适应性肥大与增生以满足肌肉收缩和康复所需要的能量。

（5）抗氧化　肉苁蓉可延长果蝇的寿命、半数致死天数和最高寿命。肉苁蓉的醇提物能抑制大鼠的脑、肝、肾、睾丸组织过氧化脂质的生成，并呈现良好的量效关系。从肉苁蓉的水溶液中提取出的多糖和 D－甘露醇，能延缓动物的皮肤衰老。肉苁蓉苯乙醇苷降低 D－半乳糖致衰老模型小鼠的学习、记忆的错误次数，提高小鼠血清、脑 SOD 活力，降低肝脏、血清 MDA 活力。管花肉苁蓉麦角甾苷可降低 D－半乳糖衰老小鼠心、肝和脑组织中丙二醛（MDA）含量，升高端粒酶活性，增强淋巴细胞增殖反应、腹腔巨噬细胞吞噬功能和外周血 IL－2 含量免疫功能。肉苁蓉多糖能明显延长臭氧吸入致肺衰老小鼠耐缺氧时间，提高血清中 SOD 活力，降低 MDA 含量，延缓衰老小鼠肺细胞线粒体、板层小体等超微结构的退变。此外，肉苁蓉多糖能提高 D－半乳糖致衰大鼠肝脏 ATP 酶活性、肝线粒体膜流动性及呼吸链复合体活性，显著降低肝线粒体 MDA 含量、磷脂酶 A_2 活性。

（6）调节胃肠运动　肉苁蓉的水溶液能增强肠蠕动，提高小鼠小肠推进功能，抑制大、小肠对水分的吸收，缩短小鼠排便时间。可引起大鼠胃底条和豚鼠回肠条的收缩，该作用能被阿托品所抑制。肉苁蓉所含主要有效成分之一甜菜碱与胆碱结构极为相似。故肉苁蓉润肠通便的机理与胆碱有关。

2. 其他药理作用

肉苁蓉可增加负荷运动小鼠肝糖原含量，降低 LDH5 同工酶活性，对肝脏具有保护作用。采用盲肠结扎穿孔术复制感染性休克大鼠模型，肉苁蓉提取物对模型大鼠胸腺细胞有保护作用，其机制可能是提高 ATP 酶活力，维持细胞线粒体膜电位，增强实验性感染性休克大鼠线粒体能量代谢功能。

表 20 – 12　　　　　　　　肉苁蓉药理作用以及主要物质基础小结

功效	药理作用	主要有效成分、部位或提取物
温肾壮阳补肾益精强身延年	对生殖系统的影响	肉苁蓉苷
	抗凋亡	类叶升麻苷、松果菊苷、管花苷 B、紫葳新苷
	抗脑缺血再灌注损伤	肉苁蓉总苷
	改善学习记忆	肉苁蓉总苷
	免疫系统作用	肉苁蓉多糖
	促进代谢、增强体力	肉苁蓉水煎液
	抗氧化	肉苁蓉多糖
润肠通便	调节胃肠运动	甜菜碱

【现代应用】

1. 老年慢性便秘　肉苁蓉治疗老年慢性便秘有效。

2. 子宫肌瘤　肉苁蓉有较好的消子宫肌瘤的作用。

冬虫夏草

本品为麦角菌科真菌冬虫夏草 *Cordyceps sinensis*（Berk.）Sacc. 寄生在蝙蝠蛾科昆虫幼虫上的子座及幼虫尸体的干燥复合体。含粗蛋白、脂肪、粗纤维素、碳水化合物、灰分，多种氨基酸，总量达 22.7%。还含有虫草酸（cordycepic acid）、冬虫夏草素（cordycepin）、虫草多糖等。冬虫夏草味甘，性温。归肺、肾经。具有补肺益肾、止血化痰之功效。

【药理作用】

1. 与功效主治相关的药理作用　冬虫夏草具有补肺益肾、止血化痰的功效。用于久咳虚喘，劳嗽咯血，阳痿遗精，腰膝酸痛。《本草从新》记载冬虫夏草"保肺益肾，止血化痰，已劳嗽"。《药性考》记载"秘精益气，专补命门"。其作用与其性激素样作用及调节机体免疫功能关系密切。

（1）调节机体免疫功能

①增强非特异性免疫：冬虫夏草、虫草菌浸液可明显增加小鼠脾脏重量，并拮抗强的松龙或环磷酰胺引起的小鼠脾脏重量减轻。

②调节体液免疫：冬虫夏草对体液免疫有增强和抑制的双向作用，与所含不同成分有关。冬虫夏草水煎液可提高小鼠的抗体形成细胞数和血清溶血素 IgM 水平，并拮抗环磷酰胺的抑制作用。而虫草多糖在高浓度几乎完全抑制 PHA 诱导的健康人外周血淋巴细胞产生 IL – 2 和 γ – TNF，但对 IL – 2R 的表达仍有促进作用。

③调节细胞免疫：注射硫唑嘌呤引起小鼠胸腺和脾脏细胞的 SPA 花环百分率降低，冬虫夏草水提物可使其恢复至正常水平，表明冬虫夏草对 T 细胞受抑制的动物，有保护或提升 T 细胞的作用。虫草多糖可剂量依赖性地促进 ConA 或 LPS 诱导的小鼠脾脏淋巴细胞转化，

对 ConA 诱生 IL-2 也有促进作用。家兔服用冬虫夏草或虫草菌后可使 PHA 刺激的淋巴细胞转化率升高。小鼠腹腔注射冬虫夏草的醇提取物可使小鼠脾脏 NK 细胞活性增强，并可拮抗环磷酰胺对 NK 细胞活性的抑制。但是，Balb/c 纯系小鼠灌胃冬虫夏草水煎液，能抑制小鼠脾脏细胞对 ConA 或 LPS 诱导的小鼠脾脏淋巴细胞增殖效应，抑制小鼠产生 IL-1 和 IL-2。

（2）性激素样作用　冬虫夏草可增加正常雄性大鼠体重、包皮腺、精囊、前列腺的重量，提高血浆睾丸酮和皮质醇含量。冬虫夏草还能增加去势幼年雄性大鼠精囊-前列腺的重量，促进兔睾丸的生精作用，使兔睾丸重量、睾丸重量指数及精子数增加。冬虫夏草还具有雌激素样作用，增加雌性大鼠受孕百分率和产子数。

（3）平喘　冬虫夏草和虫草菌丝的水提液可明显扩张支气管，增强肾上腺素扩张支气管作用。较小剂量对乙酰胆碱引起的豚鼠哮喘有保护作用，并与氨茶碱有协同作用，较大剂量腹腔注射时，能增加小鼠气管酚红分泌量。冬虫夏草水提液在兔急性呼吸窘迫综合征模型中具有抗脂质氧化作用，提高 SOD 水平，降低 MDA 水平。冬虫夏草菌粉在一定程度上抑制肺功能的进行性恶化和改善其通气功能，有效阻止阻塞性肺气肿病理改变的进一步发展。

（4）保护肾脏功能　冬虫夏草对肾炎、肾功能衰竭、药物和缺血造成的肾损伤均有防治作用，可延迟尿蛋白的出现，降低尿素氮和血清肌酐含量，增加肌酐清除率，提高尿渗量。冬虫夏草还能降低肾脏大部分（5/6）切除致慢性肾功能不全大鼠的死亡率。冬虫夏草水提液明显减轻庆大霉素、环孢素 A 致急性肾功能衰竭大鼠肾小管损伤。从冬虫夏草子实体的甲醇提取物中分离得到的麦角甾醇类化合物，可显著改善 IgA 肾病模型小鼠的症状，显著抑制 IgA 肾病模型小鼠肾系膜细胞的增殖，减少系膜区 IgA 免疫复合物的沉积。冬虫夏草保护肾脏功能的作用可能与下列机制有关：降低血清尿素氮和肌酐含量，增加肌酐清除率；稳定肾小管上皮细胞溶酶体膜，防止溶酶体的破裂；促进肾小管内皮细胞生长因子的合成释放，使肾小管组织破坏减少而恢复加快；抑制肾系膜细胞的增殖，减少系膜区 IgA 免疫复合物的沉积。

（5）增强造血功能　冬虫夏草结晶制剂能明显提高骨髓造血干细胞（CFU-E）和骨髓红系祖细胞（BFU-E）产率，对抗三尖杉酯碱对造血功能的损害。

（6）抗氧化　冬虫夏草提取物能增强衰老小鼠的学习记忆能力，提高肝、脑、红细胞 SOD 及全血 GSH-Px 和 CAT 活性，降低肝、脑 MDA 含量。

（7）抗疲劳　冬虫夏草具有抗疲劳作用，增强小鼠运动能力如延长负重游泳时间和常压耐缺氧时间。

2. 其他药理作用

（1）保肝　冬虫夏草可有效防止四氯化碳诱导的大鼠肝纤维化，抑制肝内储脂细胞的增殖和转化，减轻狄氏间隙胶原纤维沉积。虫草菌丝可减少肝内胶原总量及 I 型、III 型胶原在肝内沉积。

（2）抗器官移植排斥反应　冬虫夏草和虫草菌丝具有抗移植排斥反应作用。虫草菌粉可使同种异体皮肤移植小鼠的移植皮片存活时间延长。虫草菌丝口服液可明显延长异位心脏移植大鼠的存活时间。

（3）抑制红斑狼疮　系统性红斑狼疮是多器官参与的自身免疫性疾病，其特征是产生大量的自身抗体，引起Ⅱ型和Ⅲ型变态反应，导致多器官组织损伤。冬虫夏草提取液能延长狼疮小鼠（NZB/NZWF1）的存活时间。冬虫夏草化合物 HI－A，可抑制狼疮小鼠自身免疫性疾病的进程，对并发症状淋巴结肿大和肾炎有显著改善作用。

（4）抗心律失常　冬虫夏草水提液具有抗多种心律失常的作用，尤其适用于难治性缓慢型心律失常，传导阻滞。推测其机制可能是激动L－型钙通道，促进心肌细胞钙内流。

表 20－13　　　　　　　　　冬虫夏草药理作用以及主要物质基础小结

功效	药理作用	主要有效成分、部位或提取物
补肺益肾	性激素样作用	冬虫夏草
	增强机体免疫功能	虫草多糖、虫草菌浸液
	平喘	冬虫夏草、虫草菌丝水提液
	保护肾脏功能	麦角甾醇类化合物
	增强造血功能	冬虫夏草结晶制剂
	抗氧化	冬虫夏草提取物
其他	抑制器官移植排斥反应	虫草菌丝
	抑制红斑狼疮	冬虫夏草化合物 HI－A
	抗心律失常	冬虫夏草水提液

【毒理与不良反应】病理学检查发现，冬虫夏草有增高睾丸指数和生精作用。

【现代应用】

1. 性功能低下症　冬虫夏草治疗性功能低下症有一定疗效。

2. 肾功能衰竭　冬虫夏草治疗慢性肾功能衰竭患者。

3. 慢性乙型病毒性肝炎　冬虫夏草（心肝宝）胶囊可治疗慢性迁延性肝炎和慢性活动性肝炎。

4. 心律失常　冬虫夏草（心肝宝）胶囊，对室性早搏和房性早搏有效。

当 归

本品为伞形科植物当归 *Angelica sinensis*（Oliv.）Diels 的干燥根。含挥发油及水溶性成分。挥发油的主要成分是藁本内酯（ligustilide），其他有正丁烯酰内酯（n－butylidene phthalide）、当归酮（angelic ketone）、月桂烯（myrcene）以及蒎烯类等多种成分。水溶性部分含有阿魏酸（freulic acid）、琥珀酸（succinic acid）、烟酸（nicotinic acid）、尿嘧啶（u-racil），另含当归多糖（angelica sinensis polysaccharide）、黄酮类化合物、多种氨基酸、维生素及无机元素等。当归味甘、辛，性温。归肝、心、脾经。功效补血活血、调经止痛、润肠通便。

【药理作用】

1. 与功效主治相关的药理作用　当归补血活血、调经止痛，主治血虚萎黄、月经不调、经闭痛经、崩中漏下等症。《景岳全书·本草正》记载"当归，其味甘而重，故专能补血；其气轻而辛，故又能行血。补中有动；行中有补，诚血中之气药，亦血中之圣药也"。《本经》言当归"主妇人漏下绝子，诸恶疮疡，金疮"。其功效与当归促进机体造血功能、抑制血小板聚集、抗血栓、降血脂，抗心肌缺血、抗心律失常和扩张血管、降低血压、调节子宫平滑肌功能，以及增强免疫功能等作用关系密切。

（1）对血液系统的影响

①促进造血功能：当归能增加外周血细胞、白细胞、血红蛋白及骨髓有核细胞数，这种作用在外周血细胞减少和骨髓受到抑制时尤为明显。当归促进造血功能的主要有效成分为当归多糖。当归多糖能增加正常小鼠的白细胞、网织红细胞、血红蛋白，对化学药物苯肼及$^{60}Co\gamma$射线照射引起的贫血小鼠造血功能也有促进作用，能刺激多能造血干细胞、造血祖细胞增殖、分化，使粒、单系祖细胞和晚期红系祖细胞的产率升高。研究表明，当归可通过保护和改善造血微循环，直接或间接刺激造血微循环中的巨噬细胞和淋巴细胞，使其分泌较高活性的红系造血调控因子，以促进红系造血。此外，当归的抗贫血作用可能与其所含维生素B_{12}、烟酸、叶酸、亚叶酸及生物素有关。

②抑制血小板聚集：当归及阿魏酸钠体内、外均能抑制各种诱导剂（ADP、肾上腺、胶原、凝血酶等）诱导的血小板聚集和释放。阿魏酸抑制血小板聚集的作用与其抑制血小板释放反应，升高血小板内环磷酸腺苷/环磷酸鸟苷（cAMP/cGMP）比值，抑制血小板膜磷脂酰肌醇磷酸化过程等环节有关。当归注射液还能通过调整前列环素/血栓素（PGI_2/TXA_2）比值，使之趋于平衡，而抑制血小板聚集。

③抗血栓形成：当归和阿魏酸钠还具有明显抗血栓作用，抑制大鼠体外颈总动脉－颈外静脉旁路血栓的形成，使血栓重量明显减轻。当归可降低血黏滞性，延长大鼠血浆凝血酶及凝血活酶时间，使血瘀模型大鼠、老年雌性大鼠全血比黏度降低，红细胞电泳加速。当归注射液能减轻病毒（麻疹活疫苗）激发的慢性血管内凝血，降低急性脑缺血大鼠血浆 TXB_2 水平，纠正脑缺血 TXA_2/PGI_2 比值。临床药理学研究表明：急性脑血栓患者经当归治疗后，血液流变学特性明显改善，血液黏度降低，血浆纤维蛋白原含量降低，凝血酶原时间延长，红细胞及血小板电泳时间缩短。

④降血脂及抗动脉粥样硬化：当归注射液加入高脂饲料，可显著降低高脂模型家兔血中甘油三酯水平，减少主动脉斑块面积和血清丙二醛（MDA）含量，但总胆固醇、高密度脂蛋白胆固醇和低密度脂蛋白胆固醇无明显变化。阿魏酸添加到高脂饲料中喂饲大鼠，可显著抑制大鼠血清胆固醇水平的升高，对甘油三酯和磷脂则无影响。阿魏酸降胆固醇作用机制之一为抑制肝脏合成胆固醇的限速酶甲羟戊酸－5－焦磷酸脱羧酶，使肝脏内胆固醇合成减少，进而降低血浆胆固醇含量。

当归及其成分阿魏酸的抗氧化作用具有保护血管壁内膜不受损伤；其降胆固醇作用可抑制脂质沉积于血管壁；抗血小板功能作用又可阻止附壁血栓形成，当归及阿魏酸的这三种药理作用互相协调，从而取得抗动脉粥样硬化的效应。近来研究发现，血管平滑肌细胞（SMC）的增殖是动脉粥样硬化形成的关键因素，氧自由基能明显增强血管平滑肌细胞的 sis 基因表达，促使 SMC 增殖。当归提取液可能通过增加超氧化物歧化酶

（SOD）活性，降低脂质过氧化物水平，升高 PGI$_2$、cAMP 水平，从而抑制 SMC 增殖，改善动脉粥样硬化。

关联提示 20 - 3

动脉粥样硬化的特点是指动脉发生了非炎症性、退行性和增生性的病变，导致管壁增厚变硬，失去弹性和管腔缩小。动脉粥样硬化的病理变化主要累及体循环系统的大型弹力型动脉（如主动脉）和中型肌弹力型动脉（以冠状动脉和脑动脉罹患最多），受累动脉的病变从内膜开始，先后有多种病变同时存在，包括局部有脂质和复合糖类积聚，出血和血栓形成，纤维组织增生和钙质沉着，并有动脉中层的逐渐退化和钙化。

（2）对心血管系统的作用

①抗心肌缺血：当归可增加心肌氧的供给，减少氧的消耗，显著减轻麻醉犬因阻断冠脉时的心肌梗死范围。当归流浸膏有显著扩张豚鼠冠脉、降低冠脉阻力、增加冠脉血流量的作用，能拮抗垂体后叶素引起的兔心肌缺血和结扎引起的急性心肌梗死。当归注射液能明显增加麻醉犬的冠脉血流量，降低冠脉阻力，减少心肌耗氧量，缩小结扎冠状动脉左前降支引起心肌梗死犬的心肌梗死面积，改善缺血性心电图。当归有效成分阿魏酸能缓解垂体后叶素引起的心肌缺血，增加小鼠心肌对 ^{86}Rb 的摄取能力，改善心肌营养性血流量。离体大鼠心脏缺血再灌注实验证明，当归及阿魏酸钠可减少心肌细胞内 Ca^{2+}、Na^{+} 蓄积，减少脂质过氧化产物 MDA 生成及磷酸肌酸激酶（CPK）、乳酸脱氢酶（LDH）、谷草转氨酶（AST）释放，降低冠状血管阻力和心肌含水量，明显改善心功能及心肌超微结构。

②抗心律失常：当归及其制剂对多种实验性心律失常模型有不同程度的对抗作用。当归流浸膏的乙醚提取物具有奎尼丁样作用，延长平台期。当归注射液对肾上腺素、乙酰胆碱引起的心律失常有一定对抗作用，降低氯仿、肾上腺素诱发大鼠室颤和异位心律的出现率，降低大鼠心肌缺血再灌注模型室性早搏发生率和心律失常总发生率。当归总酸也有抗氯仿、肾上腺素、乌头碱和氯化钡等诱发动物心律失常作用。当归抗心律失常的作用可能是减慢传导、延长有效不应期、消除折返、延长平台期、抑制异位节律点、提高致颤阈等多方面作用的结果。

③保护心肌细胞：当归对心肌细胞缺氧性损伤有保护作用。其作用可能是通过稳定缺糖缺氧心肌细胞膜，保护线粒体及溶酶体的功能，增加抗缺氧的能力，从而保护心肌细胞，减轻细胞损伤程度。此外，当归还能使心肌细胞团减慢搏动频率，降低耗氧量，减轻心肌损伤。

④改善血流动力学：当归对冠状血管、脑血管、肺血管及外周血管均有扩张作用，降低血压，改善心脏功能和血流动力学。当归对肺动脉高压模型大鼠动脉有扩张作用，减轻慢性缺氧所致小鼠的肺动脉高压及右心室肥厚。当归注射液和挥发油能明显降低麻醉犬血压，并且减小冠脉、脑、股动脉及外周血管阻力，增加血流量，大剂量能缓解去甲肾上腺素引起的血管痉挛和血流量减少，对颈动脉注射花生四烯酸造成的大鼠急性脑缺血模型，当归注射液可明显改善脑缺血症状。当归注射液还可提高心肌缺血再灌注家兔的左室内压、左室压最大上升及下降速率。

（3）调节子宫平滑肌　当归挥发油对多种动物未孕、早孕、晚孕及产后离体子宫均有直接抑制作用，使节律性收缩逐渐变小。对垂体后叶素、肾上腺素或组胺引起的子宫平滑肌收缩有对抗作用；而当归水溶性及醇溶性的非挥发性成分对麻醉动物未孕、早孕及产后在体子宫主要呈兴奋作用。

（4）增强免疫 当归及多种活性成分对机体免疫功能有促进作用。当归水浸液不仅能使正常小鼠巨噬细胞吞噬功能增强，而且还可对抗环磷酰胺对小鼠腹腔巨噬细胞的抑制作用。当归注射液可提高小鼠巨噬细胞吞噬功能，激活淋巴细胞产生抗体和促进溶菌酶的产生。当归、当归多糖及阿魏酸钠静脉注射均能显著提高单核细胞对刚果红的廓清率。当归多糖能拮抗强的松龙引起的小鼠免疫器官胸腺、脾脏重量减轻和外周血中白细胞数量下降，并能提高小鼠 E 花环形成率及 ANAE（α-醋酸萘酯酶）阳性率，促进脾淋巴细胞的增殖，对刀豆蛋白 A（ConA）活化的小鼠胸腺细胞的增殖也有促进作用。此外当归尚有诱生干扰素（IFN）作用。当归多糖腹腔注射能增加溶血空斑形成细胞（PFC）数，显著增加 IgM，而皮下注射或静脉注射对抗体的产生无明显作用。

2. 其他药理作用

（1）保肝 当归对小鼠及大鼠四氯化碳（CCl_4）肝损伤有保护作用，减轻炎症反应；对 D-氨基半乳糖大鼠肝损伤也有保护作用，能改善肝脏病理改变，增强肝糖原、葡萄糖-6-磷酸酶、5′-核苷酸酶、三磷酸腺苷酶及琥珀酸脱氢酶的活性或反应，促进肝细胞功能的恢复。当归提取物对多种肝损伤模型具有保护作用，可减轻肝纤维化程度，提高肝细胞超氧化物歧化酶（SOD）和降低 MDA。

（2）抗辐射、抗损伤 当归对神经损伤、肌肉萎缩及关节软骨损伤均有一定的保护作用。利用家兔关节软骨细胞体外培养的方法，通过同位素示踪探讨当归的保护作用，结果显示，当归能促进软骨细胞 DNA、蛋白多糖及胶原的合成并促进软骨细胞代谢。

当归多糖可对抗小鼠因 ^{60}Co 照射引起的骨髓造血功能损伤和免疫功能降低。当归注射液可保护受辐射雌性小鼠卵巢，提高受照射雌性小鼠的受孕率。

表 20－14　　　　　　　　　　当归药理作用以及主要物质基础小结

功效	药理作用	主要有效成分、部位或提取物
补血活血调经止痛	促进机体造血	当归多糖
	抑制血小板聚集	当归水煎液
	抗血栓	阿魏酸钠
	降血脂、抗动脉粥样硬化	阿魏酸
	抗心肌缺血、抗心律失常	阿魏酸
	改善血流动力学	挥发油
	调节子宫平滑肌	挥发油
	增强免疫	当归多糖、阿魏酸钠
其他	抗辐射，抗损伤	当归多糖
	保肝	当归提取物

【现代应用】

1. 心律失常 当归注射液对冠心病引发室性早搏患者有一定疗效。

2. 血栓闭塞性脉管炎 当归注射液治疗血栓闭塞性脉管炎，可使患者肢体血流图明显好转，患者症状及体征同时得到改善。

3. 妇科病 当归或用当归酊治疗痛经，当归芍药散治疗阴道出血有效。

4. 腰腿痛及肩周炎 当归注射液治疗继发性髋关节痛病，当归注射液局部穴位注射治疗肩周炎。

5. 皮肤病 当归四逆汤治疗风瘾疹、赤白游风、多形性红斑、类银屑病等，均获显著疗效。

6. 突发性耳聋 当归注射液对无眩晕者效佳，有眩晕者较差。

熟地黄

本品为玄参科植物地黄 *Rehmannia glutinosa* Libosch. 干燥的块根经炮制而成。熟地黄化学成分与生地黄基本相同，主要含有梓醇（catalpol），地黄素（rehmannin），桃叶珊瑚苷（aucubin），地黄苷（rehmannioside）A、B、C、D，益母草苷（leonuride）等；此外尚含多种糖类、氨基酸及微量元素。与生地黄比较，熟地黄水煎所含单糖量增加，而梓醇含量减少，此与炮制过程有关。熟地黄味甘，性微温。归肝、肾经。功效补血滋阴，益精填髓。

【药理作用】

1. 与功效主治相关的药理作用 熟地黄具有滋阴补血、益精填髓之功效。主治肝肾阴虚，腰膝酸软，骨蒸潮热，盗汗遗精，内热消渴，血虚萎黄，心悸怔忡，月经不调，崩漏下血，眩晕，耳鸣，须发早白。《珍珠囊》云："主补血气，滋肾水，益真阴。"主要与增强机体免疫功能、抗甲状腺作用、降血糖、促凝血和造血功能、抗氧化、降压等作用有关。

（1）增强免疫功能 熟地黄可增强猕猴细胞免疫功能。熟地黄醚溶性物质能对抗氢化可的松引起的小鼠血液中 T 淋巴细胞的减少；地黄提取液还能诱生人干扰素，使之效价明显提高。熟地黄有效成分地黄多糖，在体内外实验中能明显提高正常小鼠 T 淋巴细胞的增殖反应能力，促进 IL-2 的分泌，显示免疫增强作用。

（2）降血糖 地黄低聚糖对正常大鼠血糖无明显影响；可降低四氧嘧啶性糖尿病大鼠血糖水平，增加肝糖原含量；对葡萄糖及肾上腺素引起之高血糖，有一定程度的预防作用。

（3）促凝血与促造血功能 熟地黄能缩短凝血酶时间，有促进凝血的作用。地黄多糖可促进正常小鼠骨髓造血干细胞（CFU-S）、粒单系祖细胞（CFU-CM）和早期、晚期红系祖细胞（CFU-E、BFU-E）的增殖分化。

（4）抗脑损伤 熟地黄可改善谷氨酸单钠毁损下丘脑弓状核大鼠的学习记忆，其作用机制可能与提高大鼠海马 c-fos 和 NGF 的表达有关；熟地黄能改善 D-半乳糖衰老模型大鼠学习记忆能力，提高模型大鼠脑组织 SOD、NOS 活性，减少 MDA、LPO 含量，并能促进细胞周期从 G_0/G_1 期向 S 期进展，减缓脑细胞衰老的进程；皮下注射 D-半乳糖制成衰老模型小鼠，熟地黄氯仿提取液、乙醇提取液和水提取液，均能显著提高小鼠脑组织 SOD 活力。熟地黄可减少 $AlCl_3$ 拟痴呆模型小鼠跳台训练期、测验期错误反应次数，延长测验期触电潜伏期，降低模型小鼠脑内胆碱酯酶活性、Al^{3+} 含量，使脑内 Glu/GABA 维持在正常水平；熟地黄对脑内注射 Aβ1 –40 或雌激素缺乏所致的学习记忆障碍和海马神经元凋亡具有保护作用，改善大鼠学习记忆功能，降低海马 Caspase – 3 含量，抑制细胞核 DNA 降解。此外，熟地黄水提液及熟地黄多糖可降低小鼠自主活动，熟地黄水提液与阈下催眠剂量的戊巴比妥钠及硫喷妥钠有协同作用，同时可拮抗异烟肼对小鼠的兴奋惊厥作用，有一定的中枢抑制作用。

2. 其他药理作用

（1）抗溃疡 熟地黄水煎液十二指肠给药，能降低胃液和总酸排出量，抑制大鼠幽门结扎型胃溃疡的发生率和溃疡指数。

（2）对内分泌系统的影响 给大鼠灌胃三碘甲状腺原氨酸（T_3），形成甲亢型阴虚动物模型，熟地黄水煎液可使模型大鼠血浆 T_3 降低，而 T_4 升高，饮水量及尿量明显减少，使体重减轻得到缓解。

（3）降压 熟地黄（酒、蒸）能改善高血压引起的失眠、头痛、头晕、手足麻木等症状，并使心率减慢。对高血压引起的心肌劳损、左室高压及心肌供血不足均有改善作用。

表 20 – 15 熟地黄药理作用以及主要物质基础小结

功效	药理作用	主要有效成分、部位或提取物
滋阴补血 益精填髓	增强免疫功能	地黄多糖
	降血糖	地黄低聚糖
	促凝血、促造血功能	地黄多糖
	抗脑损伤	地黄多糖
其他	对内分泌系统的影响	熟地黄水煎液
	抗溃疡	熟地黄液

【现代应用】熟地黄较少单独应用，常与人参、何首乌、白芍、黄连等配伍用于临床。

1. 糖尿病 黄连地黄汤治疗非胰岛素依赖型糖尿病属气阴两虚、燥热兼瘀血者有效，该方能显著改善糖尿病临床症状，对糖尿病多种并发症也有一定的疗效。

2. 银屑病 熟地黄注射液肌肉注射银屑病有效。

白 芍

本品为毛茛科植物芍药 *Paeonia lactiflora* Pall. 的干燥根。主要成分包括芍药苷（paeoniflorin）、羟基芍药苷（oxypaeoniflorin）、芍药内酯苷（albifeorin）、苯甲酰芍药苷（benzoylpaeoniflorin）、芍药花苷（paeonin）及牡丹酚（paeonol）。芍药苷的含量为 3.3% ~ 5.7%。此外还含有挥发油及三萜类化合物等。白芍味苦、酸，性微寒。归肝、脾经。功效养血调经，敛阴止汗，柔肝止痛，平抑肝阳。

【药动学】犬静脉注射芍药苷 11.25mg/kg，体内药动学过程符合二室开放模型，分布广，排泄快，$t_{1/2\alpha}$ 为 6.29 分钟，$t_{1/2\beta}$ 为 133.41 分钟，分布容积为 539.2mL/kg，清除率为 3.41mL/（kg·min）。兔灌胃芍药苷的生物利用度较低，为（7.34 ± 4.15）%。芍药苷主要以原形从肾脏排泄，胆汁及粪排泄量较少，本品不易通过血脑屏障。

【药理作用】

1. 与功效主治相关的药理作用 白芍具有平肝止痛、养血调经、敛阴止汗之功效。主治头痛眩晕，胁痛，腹痛，四肢挛痛，血虚萎黄，月经不调，自汗，盗汗。《本草备要》云："白芍补血，泻肝，益脾，敛肝阴，治血虚之腹痛。"《珍珠囊》言其用有六："安脾经，一也；治腹痛，二也；收胃气，三也；止泻痢，四也；和血脉，五也；固腠理，六也。"白芍平肝止痛，养血调经，敛阴止汗功效的实质是保肝、镇痛、镇静、解痉、抗炎、抗血栓、抗心肌缺血、增强免疫功能、抗应激等药理作用。

（1）保肝 白芍提取物及有效成分对实验性肝损伤有显著保护作用。白芍水提物对 D - 半乳糖胺致肝损伤有保护作用，降低谷丙转氨酶（GPT），减轻肝细胞变性坏死程度。白芍醇提取物对黄曲霉毒素 B_1（AFB_1）引起的轻度大鼠急性肝损伤有预防或逆转作用，降低血清乳酸脱氢酶（SLDH）及血清乳酸脱氢酶同工酶（SLDH5）的活性。白芍总苷可预防 D - 半乳糖胺或四氯化碳引起的肝损伤。降低血浆 GPT 含量，提高血清白蛋白及肝糖原含量，减轻肝脏病理形态学的改变。

（2）镇静、镇痛、抗惊厥 白芍不同炮制品均可提高小鼠痛阈，抑制醋酸扭体反应。白芍注射液抑制小鼠自发活动，延长戊巴比妥钠引起的小鼠睡眠时间，白芍总苷可延长正常大鼠慢波睡眠持续时间，促进咖啡因致失眠大鼠的睡眠参数恢复。白芍有效成分白芍总苷及芍药苷均有一定的镇痛作用，白芍总苷肌内注射，呈剂量依赖性地抑制小鼠热板痛反应。白芍总苷能加强吗啡的镇痛效果，但纳洛酮对白芍总苷的镇痛作用无明显影响，提示白芍总苷的镇痛作用与阿片受体没有关系。白芍对戊四氮、士的宁引起的惊厥有对抗作用。白芍总苷能对抗士的宁引起的小鼠、大鼠的惊厥，剂量依赖性地对抗小鼠电惊厥，但对戊四氮致小鼠惊厥无影响。

（3）解痉、抗溃疡 白芍单用或与甘草合用能抑制在体兔肠平滑肌的收缩，且合用效果显著。芍药苷对豚鼠离体小肠自发活动有抑制作用，降低肠管紧张性。白芍还可抑制胃肠道运动。芍药或芍药苷能对抗氯化钡引起的肠管收缩，但对乙酰胆碱引起的肠管收缩无明显影响。芍药苷能抑制豚鼠离体小肠自发收缩，降低肠管张力。白芍总苷可延长豚鼠离体结肠收缩时间，增强结肠收缩幅度，该作用可被阿托品阻断，提示白芍总苷可能通过兴奋 M 受体起作用。此外，白芍对大鼠应激性溃疡及幽门结扎引起的胃溃疡均有一定保护作用，此种作用常见于白芍与甘草合用，二者有协同作用。

（4）抗炎 白芍提取物能对抗急性渗出性炎症及增生性炎症，如抑制蛋清致大鼠足肿胀和棉球肉芽肿。白芍总苷可降低胶原性关节炎（CIA）大鼠滑膜细胞的过度增殖反应，有效改善 CIA 大鼠滑膜细胞超微结构的变化，对佐剂性关节炎大鼠和 CIA 大鼠滑膜细胞过度分泌白介素 - 1（IL - 1）、肿瘤坏死因子（TNF）及前列腺素 E_2（PGE_2）均有抑制作用。此外，白芍总苷可抑制慢性非细菌性前列腺炎大鼠前列腺组织炎症细胞的浸润；抑制 LPS 诱导的巨噬细胞 NF - κB 的活化。

（5）对心脑血管系统的影响

①抗血栓：白芍提取物有抗血栓作用，减轻血小板血栓的湿重，对抗 ADP 及花生四烯酸诱导的血小板聚集。白芍总苷可改善血瘀大鼠血液流变学，抑制体内外血栓形成，降低血

栓湿重和干重，延长血栓形成时间。

②抗心肌缺血：白芍水提物对实验性心肌缺血有保护作用，延长异丙肾上腺素致心肌缺血小鼠的存活时间，对抗垂体后叶素引起的大鼠缺血性心电图的改变，增加心肌营养性血流量。白芍总苷对杂种犬实验性急性心肌缺血具有保护作用，减轻心肌缺血程度，降低血清磷酸肌酸激酶、乳酸脱氢酶活性，作用机理之一为白芍总苷降低游离脂肪酸和过氧化脂质含量，提高心肌抗氧化酶活性。

③抗脑缺血：白芍总苷对大鼠全脑和局灶性脑缺血再灌注损伤模型具有明显的保护作用，提高缺血大鼠脑组织皮层、海马、纹状体中 SOD 活性，降低 MDA 含量。

（6）调节免疫功能　白芍水煎剂可提高小鼠腹腔巨噬细胞的吞噬百分率和吞噬指数；促进脾细胞抗体生成，增强小鼠对绵羊红细胞的体液反应性；拮抗环磷酰胺对小鼠外周血 T 淋巴细胞抑制作用，使之恢复正常水平。白芍总苷对环磷酰胺引起的抗体减少有一定的恢复作用，但对正常小鼠抗体生成或地塞米松引起的抗体生成抑制均无影响。此外，白芍总苷可通过调节血清中 TNF - α 及 IL - 8 水平而起到治疗银屑病作用。

2. 其他药理作用

（1）抗应激　白芍对大鼠应激性胃溃疡有保护作用，能提高机体对缺氧、高温应激的抵抗能力，延长动物存活时间。

（2）保护肾脏功能　白芍提取物能有效对抗右旋糖酐诱发的小鼠 IgA 肾炎，抑制小鼠体重减轻，降低尿蛋白和血尿素氮的含量。白芍总苷可对抗主动型 Heymann 肾炎大鼠的氮质血症、蛋白尿、低蛋白血症。白芍总苷还可保护系膜增生性肾小球肾炎大鼠的肾功能，减轻部分受损肾小球的病理改变。

表 20 - 16　　　　　　　　　　白芍药理作用以及主要物质基础小结

功效	药理作用	主要有效成分、部位或提取物
平肝止痛 养血调经 敛阴止汗	保肝	白芍总苷
	镇痛、镇静、抗惊厥	白芍总苷
	解痉、抗溃疡	白芍总苷
	抗血栓、抗心肌缺血、脑缺血	白芍总苷
	调节免疫功能	白芍总苷
	抗炎	白芍总苷
其他	抗应激	白芍水煎剂
	保护肾功能	白芍总苷

【现代应用】

1. 乙肝　白芍总苷对乙型肝炎有一定治疗作用，可明显改善病人的食欲减退、乏力、睡眠障碍等。

2. 类风湿性关节炎　白芍总苷可缓解风湿病患者病情，使之异常升高的免疫球蛋白（IgA、IgG）、类风湿因子（RF）、外周血 IL - 1 水平，以及异常降低的外周血淋巴细胞增殖反应恢复至正常对照水平。

3. 系统性红斑狼疮 白芍总苷对系统性红斑狼疮有一定治疗效果。

4. 偏头痛 白芍与川芎、甘草、荜茇等合用，治疗偏头痛肝有效。

5. 颈椎骨质增生症 白芍木瓜汤治疗颈椎骨质增生症有效。

何首乌

本品为蓼科植物何首乌 *Polygonum multiflorum* Thunb. 的干燥块根。何首乌块根主要含磷脂、蒽醌类、葡萄糖苷类等。磷脂中卵磷脂为 3.7%，蒽醌类含量达 1.1%，其中大黄酚与大黄素含量最多。葡萄糖苷主要为二苯乙烯苷，含量高达 1.2% 以上，为主要水溶性成分。何首乌中尚含有 β-谷甾醇、胡萝卜素、没食子酸及多种微量元素等。何首乌味苦、甘、涩，性微温。归肝、心、肾经。制何首乌具有补肝肾、益精血、乌须发、强筋骨、化浊降脂之功效。生何首乌具有解毒、消痈、截疟、润肠通便之功效。

【药动学】二苯乙烯苷给家兔一次静脉注射及灌胃，其药动学过程均符合二室开放模型。静脉注射体内分布极快，消除亦迅速，$t_{1/2\alpha}$ 为 4.1 分钟，$t_{1/2\beta}$ 为 1.28 小时；灌胃时在体内分布和消除均较慢，$t_{1/2\alpha}$ 为 2.15 小时，$t_{1/2\beta}$ 为 9.70 小时。口服的生物利用度为 29.1%。

【药理作用】

1. 与功效主治相关的药理作用 何首乌具有补肝肾，益精血、乌须发、强筋骨之功效。主治精血亏虚、头晕眼花、须发早白、腰酸脚软、遗精、崩带等证。《本草备要》记载何首乌"补肝肾，涩精，养血祛风，为滋补良药"。《开宝本草》云："益气血，黑髭鬓，悦颜色，久服长筋骨，益精髓，延年不老。"其功效与促进造血功能、提高机体免疫功能、降血脂、抗动脉粥样硬化、保肝、延缓衰老、影响内分泌功能等药理作用关系密切。

（1）抗脑损伤 何首乌水煎液使老年小鼠脑和肝中蛋白质含量明显增加，提高老年大鼠的外周淋巴细胞 DNA 损伤修复能力，调节中枢神经活动，延缓大脑的衰老。何首乌明显改善 D-半乳糖致衰大鼠学习记忆能力，降低突触体内钙离子浓度，提高 P38 含量。大鼠海马内注射 $A\beta_1$-40 建立 AD 模型，何首乌可改善模型大鼠学习记忆能力，提高海马线粒体膜流动性，增高细胞色素氧化酶活性。何首乌中的二苯乙烯苷对 β 淀粉样蛋白和过氧化氢所致神经细胞存活率下降及乳酸脱氢酶漏出增多有明显拮抗作用，具有神经保护作用。采用 6-羟基多巴胺（6-OHDA）单侧脑内黑质致密部（SNC）和中脑腹侧被盖区（VTA）两点注射法制备 PD 大鼠模型后，二苯乙烯苷可改善 PD 大鼠的行为学改变，增加黑质-纹状体多巴胺及其代谢物含量并提高黑质多巴胺能神经元的残存率，对 PD 具有一定的神经保护作用。用百草枯引起的黑质多巴胺系统损伤模型，何首乌提取物可明显抑制小鼠自主活动数的减少和脑黑质内多巴胺神经元数目的降低。

（2）降血脂，抗动脉粥样硬化 何首乌提取物能有效降低高脂血症大鼠血清总胆固醇（TC）、甘油三酯（TG）含量以及高脂血症鹌鹑血清 TC 含量，提高高密度脂蛋白与总胆固醇的比值。何首乌总苷能防止载脂蛋白 E 基因缺陷小鼠动脉粥样硬化病变形成。

（3）促进造血 何首乌促进小鼠粒系祖细胞的生长。何首乌提取液明显增加小鼠骨髓造血干细胞和粒－单系祖细胞产生率,并使骨髓红系祖细胞值明显升高。

(4)增强免疫 何首乌明显对抗强的松龙和环磷酰胺致老年小鼠脾、胸腺改变,提高脾巨噬细胞的吞噬率和吞噬指数。首乌乙醇浸膏能明显提高老年大鼠外周淋巴细胞 DNA 损伤的修复能力。何首乌水煎醇提物对小鼠 T 淋巴细胞及 B 淋巴细胞免疫功能均有增强作用,但对 T 淋巴细胞作用更为显著。何首乌提取物腹腔注射,可提高正常小鼠对 ConA 诱导的胸腺和脾脏 T 淋巴细胞增殖反应,皮下注射可增加正常小鼠脾脏抗体形成细胞数。

(5)抗氧化损伤 何首乌乙醇提取物、何首乌多糖能够降低 D－半乳糖模型小鼠脑组织和肾组织的过氧化脂质(LPO)含量,升高血清、肝、肾组织中 SOD、GSH－PX 酶的活力。提示何首乌可能通过提高体内抗氧化酶活性,清除氧自由基,以达到抗衰老的目的。此外何首乌提取物可对抗脑缺血再灌注损伤,抑制脑缺血再灌注损伤后 SOD 活性的下降及 MDA、NO 含量的升高,呈现良好的量效关系。

2. 其他药理作用

(1)润肠通便 何首乌生用,润肠通便作用强,其有效成分大黄酚可促进动物肠管运动。

(2)抗炎、镇痛 何首乌乙醇提取物具有抗炎作用,能明显抑制二甲苯致小鼠耳急性炎症肿胀和角叉菜胶致足跖肿胀,对醋酸所致小鼠腹腔毛细血管通透性亢进也具有显著抑制作用。有一定的镇痛作用,能抑制小鼠的醋酸扭体反应。

(3)抗骨质疏松 何首乌对环磷酰胺致小鼠骨质疏松模型有明显的防治作用,其水煎剂对去卵巢大鼠骨丢失也有一定的预防作用。

此外,何首乌具有肾上腺皮质激素样作用,明显提高摘除双侧肾上腺小鼠的应激能力,减少冷冻引起的小鼠死亡率。制首乌对去甲肾上腺素饥饿小鼠肝糖原积累,有促进作用,使肝糖原明显增加。

表 20－17　　　　　　　　　何首乌药理作用以及主要物质基础小结

功效	药理作用	主要有效成分、部位或提取物
补肝肾 益精血 乌须发 强筋骨	抗脑损伤	二苯乙烯苷
	增强免疫功能	首乌乙醇浸膏、何首乌水煎醇提取物
	降血脂、抗动脉粥样硬化	何首乌总苷、何首乌提取物
	抗氧化	何首乌醇提物、何首乌多糖
	促进造血功能	何首乌提取液
其他	润肠通便	大黄酚
	抗炎、镇痛	何首乌乙醇提取物
	抗骨质疏松	何首乌水煎剂

【毒理与不良反应】实验研究表明长期灌胃(3~3.5 个月)何首乌对大鼠肝脏有一定的毒副作用。

【现代应用】

1. 高脂血症 制首乌煎服或首乌片对高胆固醇血症均有一定的治疗效果。

2. 血管性痴呆 何首乌浸膏片明显提高血管性痴呆患者学习记忆能力。

3. 抗衰老 以何首乌为主药组成的多种中成药广泛用于防治衰老。

4. 脱发 首乌发生丸治疗斑秃。

5. 其他 何首乌还用于失眠以及各种皮肤病的治疗。

枸杞子

本品为茄科植物宁夏枸杞 *Lycium barbarum* L. 的干燥成熟果实。枸杞子主要含有甜菜碱（betaine）、枸杞多糖（lycium barbarum polysaccharide，LBP）、莨菪亭（scopoletin）、游离氨基酸、维生素和胡萝卜素及多种微量元素等。枸杞子味甘，性平。归肝、肾经。功效滋补肝肾，益精明目。

【药理作用】

1. 与功效主治相关的药理作用 枸杞味甘性平，有良好滋阴益气作用，用于肝肾阴虚、气虚精亏之证。多用来滋阴益气、扶正固本。《本草经集注》谓其"补益精气，强盛阴道"。《本草备要》谓其能"润肺清肝、滋肾益气、生精助阳、补虚劳、强筋骨"。枸杞滋阴益气的功效，主要表现为增强免疫功能。

（1）调节机体免疫功能 枸杞子明显增强刀豆蛋白 A（ConA）激发的 T 淋巴细胞增殖反应；拮抗环磷酰胺对小鼠脾脏 T 细胞、自然杀伤性 T 细胞（NK）的抑制作用；还能促进 B 细胞分化增殖，提高血清 IgG、IgM 及补体 C_4 含量。枸杞子水提物及醇提物能促进网状内皮系统的吞噬功能，提高巨噬细胞吞噬率及吞噬指数。枸杞煎剂、枸杞注射液可提高小鼠红细胞、C_3b 受体花环率及红细胞免疫复合物花环率。枸杞子中含有的枸杞多糖是促进免疫功能的有效成分。枸杞多糖可作用于 T 细胞、B 细胞、巨噬细胞（Mφ）等主要免疫活性细胞，调节机体的免疫功能。枸杞多糖对环磷酰胺及 ^{60}Co 照射致白细胞数量减少有对抗作用；拮抗环磷酰胺对巨噬细胞 C_3b、Fc 受体及抗体形成的抑制作用；对 T 淋巴细胞具有选择性免疫效应，低剂量可促进 T 淋巴细胞的转化，高剂量则抑制 T 淋巴细胞的转化。

（2）保肝 枸杞子水浸液对四氯化碳（CCl_4）损伤小鼠肝脏有保护作用，能抑制脂肪在肝细胞内沉积，促进肝细胞新生。枸杞多糖对肝脏有较好的保护作用，可明显抑制 CCl_4 引起小鼠血清丙氨酸转氨酶（ALT）和门冬氨酸转氨酶（AST）的升高，使肝小叶损伤面积缩小，促进粗面内质网及线粒体形态结构恢复，肝细胞中脂滴减少，RNA 增多，糖原增加。枸杞多糖保护肝脏的作用环节包括：阻止脂质过氧化以保护肝细胞膜结构不受破坏；促进蛋白质合成；解毒作用，减少肝细胞损伤、促肝细胞再生、恢复肝功能。

（3）降血脂 枸杞子液明显降低血清总胆固醇（TC）、甘油三酯（TG）、低密度脂蛋白胆固醇（LDL－C）及肝内 TC、TG 的含量。枸杞多糖可降低高脂血症小鼠血脂。

（4）降血糖 枸杞具有明显的降血糖作用，可修复受损胰岛 B 细胞并促进胰岛 B 细胞再生。枸杞子提取物可降低大鼠血糖，增高糖耐量，这与枸杞子中含有胍的衍生物有关。枸杞多糖可降低正常动物血糖，对四氧嘧啶引起的动物糖尿病有明显的预防作用，能减少糖尿病小鼠饮水量，缓解症状。此外，枸杞多糖对 α - 葡萄糖苷酶具有较强的非竞争性抑制作用。

（5）抗氧化损伤 枸杞子具有抗糖尿病大鼠视网膜组织氧化损伤作用，使糖尿病大鼠视网膜组织中维生素 C 含量，超氧化物歧化酶（SOD）及脂质过氧化物（LPO）的含量均接近正常。枸杞子煎剂可使老年大鼠降低的 SOD 活力显著升高，血浆过氧化脂质含量显著下降。枸杞醇提物明显提高 D - 半乳糖所致衰老小鼠的学习记忆能力，减少心、肺、脑组织脂褐质浓度，提高红细胞 SOD 活力。枸杞子提取液可显著提高小鼠皮肤中 SOD 的活性，增加皮肤中胶原蛋白含量，减少脂质过氧化产物丙二醛的含量，具有延缓皮肤衰老的作用。枸杞不同组分对 H_2O_2 致大鼠红细胞膜脂质过氧化均有不同程度抑制作用。枸杞多糖可显著降低肝组织的脂质过氧化程度，显著提高肝组织中 SOD 的活性，维持机体氧化及抗氧化系统的动态平衡，从而使组织的细胞免受自由基的侵害。

（6）抗生殖系统损伤 枸杞多糖对雄性大鼠睾丸组织损伤具有良好的保护作用，降低高温引起的生精细胞损伤、改善生精功能障碍、提高性激素水平、促进睾丸生殖细胞正常发育。其可能机制为：①对下丘脑 - 垂体 - 性腺轴产生多层次的调节作用，纠正热应激状态下所引起的下丘脑 - 垂体 - 性腺轴功能紊乱，使受不良因素刺激后的大鼠性激素水平提高。②清除自由基，抑制脂质过氧化链式反应的启动和扩展。保护细胞膜免受氧化应激损伤，进而能在一定程度上降低活性氧自由基诱导的睾丸细胞 DNA 损伤，有利于维护睾丸细胞的正常结构和功能。

2. 其他药理作用

（1）抗肿瘤 枸杞多糖能延长腹水型（U14 小鼠宫颈瘤，S180 纤维肉瘤）荷瘤小鼠的生存时间，对移植性肿瘤 S180 的生长也有抑制作用，增强荷瘤鼠巨噬细胞率和吞噬指数，增加脾细胞抗体生成，提高荷瘤鼠的脾细胞转化功能和细胞毒 T 淋巴细胞（CTL）的杀伤能力。枸杞多糖与环磷酰胺合用可提高后者的抑瘤率，有明显协同作用，并可拮抗环磷酰胺引起白细胞减少的毒副作用。枸杞多糖抗肿瘤作用的机制之一，可能与其降低血管内皮生长因子（VEGF）的水平，使肿瘤间质血管生成减少，进而引起肿瘤细胞死亡。

（2）抗辐射损伤 枸杞多糖对辐射的防护作用，除增强机体免疫功能外，还可因降低造血细胞对射线的敏感性。

表 20 - 18　　　　　　　　**枸杞子药理作用以及主要物质基础小结**

功效	药理作用	主要有效成分、部位或提取物
滋补肝肾 益精明目	提高机体免疫功能	枸杞多糖
	抗氧化损伤	枸杞多糖
	降血脂	枸杞多糖
	降血糖	枸杞多糖
	保肝	枸杞多糖
	抗生殖系统损伤	枸杞多糖
其他	抗肿瘤	枸杞多糖
	抗辐射损伤	枸杞多糖

【现代应用】

1. 老年保健 口服枸杞子或枸杞子提取物可不同程度地提高机体免疫功能，降低胆固醇含量，改善睡眠。

2. 肿瘤 枸杞多糖可减少化疗对造血系统的抑制及胃肠道反应，并能改善免疫功能低下状态。

3. 高脂血症 枸杞液治疗高脂血症有一定效果。

4. 糖尿病 枸杞对糖尿病视网膜病变患者有一定疗效。

5. 男性不育症 枸杞子对精液异常不能生育者有效。

6. 萎缩性胃炎 枸杞空腹吞服治疗萎缩性胃炎。

麦 冬

本品为百合科植物麦冬 Ophiopogon japonicus（Thunb.） Ker－Gawl. 的干燥块根。麦冬中含有多种甾体皂苷、β－谷甾醇（β－sitosterol）、豆甾醇（stigmasterol）、黄酮类化合物，还含有麦冬多糖、氨基酸、维生素等。麦冬味甘、微苦，性微寒。归心、肺、胃经。具有养阴生津、润肺清心功效。

【药理作用】

1. 与功效主治相关的药理作用 麦冬具有养阴生津、润肺清心之功效。用于肺燥干咳、虚痨咳嗽、津伤口渴、心烦失眠、内热消渴、肠燥便秘等症。《本经疏证》曰："麦门冬，其味甘中带苦，胃得之而能输精上行，肺得之而能敷布四脏，洒陈五腑……谷神旺而气随之充也。"麦冬增强免疫功能、改善心功能、抗心肌缺血、抗心律失常、抗过敏、平喘、镇静、抗氧化的药理作用是其养阴生津、润肺清心功效的药理学基础。

（1）对心血管系统的作用

①改善心功能：麦冬可防止因结扎犬左冠状动脉前降支而造成的心脏泵血功能减退，对左室压力上升速率、主动脉根部流量、心输出量及左心室做功等指标有改善作用。麦冬注射液对失血性休克大鼠有抗休克、增强左心室功能的作用；能逆转失血大鼠心脏功能的抑制，改善循环而使血压回升，具有量效关系。此外，麦冬可抑制心肌纤维增生和胶原沉积，明显减少肾血管结扎造成的高血压模型大鼠心肌中左心室重量与体重比（LVW/BW）及胶原的含量。

②抗心肌缺血：麦冬有促进心肌损伤愈合和缩小梗死范围的作用，明显减轻缺氧小鼠心肌亚微结构变化。麦冬总糖和总皂苷可显著增加小鼠心肌营养血流量，使缺血缺氧的心肌细胞较快获得修复和保护。

③抗心律失常：麦冬对多种实验性心律失常有预防和治疗作用。麦冬注射液使 $BaCl_2$ 引起的大鼠双向性心动过速或心室扑动转变成正常的窦性心律，作用持续时间短，但反复用药仍有效。麦冬活性多糖可拮抗垂体后叶素、冠脉结扎引起的大鼠 S－T 段抬高。麦冬总皂苷还可作用于心肌细胞的钠、钙通道，减少细胞外 Na^+、Ca^{2+} 的内流，降低自律性，减慢传导，有利于单向阻滞变成双向阻滞而消除折返激动。

（2）增强免疫 麦冬具有免疫促进作用，增加小鼠的脾脏重量，增强巨噬细胞的吞噬作用，对抗环磷酰胺引起的小鼠白细胞减少。麦冬多糖能增强小鼠碳粒廓清能力，刺激小鼠血清溶血素的产生，对抗环磷酰胺和^{60}Coγ照射引起的小鼠白细胞数下降，抑制 S180 肉瘤和腹水瘤的生长。

（3）抗过敏、平喘 麦冬多糖能拮抗乙酰胆碱和组胺混合液刺激引起的正常豚鼠和卵白蛋白引起的致敏豚鼠的支气管平滑肌收缩，抑制致敏豚鼠哮喘的发生。

（4）镇静 麦冬煎液及其正丁醇粗提物、乙酸乙酯粗提物均有镇静作用。麦冬煎液对戊巴比妥钠阈下催眠量有协同作用，增强戊巴比妥钠的催眠作用，对氯丙嗪的镇静作用也有协同增强作用，还能拮抗咖啡因引起小鼠的兴奋作用。

（5）抗氧化 麦冬水提物可增加 D - 半乳糖致衰老大鼠 SOD、GSH - Px 活性，降低MDA 含量，麦冬注射液可提高氟哌啶醇致痴呆大鼠脑组织 SOD、GSH - Px 含量。

（6）降血糖 麦冬多糖可拮抗四氧嘧啶、肾上腺素升高血糖作用，对正常小鼠的血糖亦有明显的降低作用。口服葡萄糖耐量试验表明，麦冬多糖可能通过阻止葡萄糖在小鼠肠道的吸收而产生降血糖作用。临床研究证实麦冬多糖可提高 2 型糖尿病病人对胰岛素的敏感性，降低周围组织对胰岛素的抵抗。

表 20 - 19　　　　　　　　　　　　麦冬药理作用以及主要物质基础小结

功效	药理作用	主要有效成分、部位或提取物
养阴生津润肺清心	提高机体免疫功能	麦冬多糖
	抗过敏、平喘	麦冬多糖
	改善心功能	麦冬注射液
	抗心肌缺血	麦冬多糖、总皂苷
	抗心律失常	麦冬多糖、总皂苷
	抗氧化	麦冬注射液
	降血糖	麦冬多糖
	镇静	麦冬水煎液、正丁醇粗提物、乙醇乙酯粗提物

【现代应用】

1. 冠心病、急性心肌梗死　参麦注射液配合硝酸甘油静滴能有效地治疗急性心肌梗死。

2. 心律失常　麦冬制剂治疗心律失常患者，疗效肯定。

3. 干燥综合征　麦冬汤（麦冬，半夏等）有一定疗效。

4. 呼吸系统疾病　麦门冬汤治疗老年慢性呼吸系统疾病患者咯痰困难有效，还可用来治疗咯血、喘息、肺不张等多种肺部疾病。

第三节　常用方剂

四君子汤

《太平惠民和剂局方》

【组成】人参、白术、茯苓、炙甘草。

【功效与主治】益气健脾。主治脾胃气虚证。

【药理作用】

1. 对消化系统的影响

（1）调节胃肠运动　四君子汤能抑制正常大鼠的胃肠推进功能，对利血平或甲基硫酸新斯的明所致胃肠运动亢进的大鼠，其抑制胃肠推进作用尤为明显，但对肌注阿托品的大鼠胃肠推进作用无明显的影响。该方明显减少脾虚豚鼠在体胃肠肌电快波出现率及回肠的快波频率和振幅；促进^{60}Co照射致腹泻大鼠小肠移行肌电复合波缺乏的恢复，减少腹泻大鼠数；对食醋法造成的脾虚小鼠小肠推进运动减慢也有促进恢复作用。离体肠平滑肌试验表明，该方煎剂对家兔十二指肠自发活动呈抑制性影响，可拮抗乙酰胆碱引起的离体小肠的强直性收缩，也能部分解除肾上腺素所致肠道的抑制。四君子汤不同提取物对家兔离体肠管运动的影响有类似水煎剂的作用，但作用强度不同，以乙醇提取物的药理作用最强。

（2）促进消化和吸收　四君子汤保护胃黏膜细胞，调整胃肠激素分泌，促进胃肠道对营养物质吸收。改善利血平、大黄、饥饿等多种方法致脾虚模型的症状。增加脾虚小鼠胃主细胞内酶原颗粒的含量，升高脾虚大鼠血清 D - 木糖和血浆促胃液素含量，促进脾虚动物上皮细胞微绒毛生长，使脾虚模型家兔代偿性升高的胰高血糖含量下降至正常水平，从而改善消化吸收功能，调节机体的能量代谢状况。注射利血平造成脾虚模型，血浆胃泌素和胃动素含量减少，小肠胃动素含量减少，大肠中前列腺素 E_2（PGE_2）含量增加，四君子汤可提高利血平造成脾虚模型大鼠的血浆和小肠胃动素含量，增强胃肠蠕动，同时又降低大肠中增高的 PGE_2 水平，抑制亢进的大肠运动，促进食物在肠道的消化吸收。四君子汤还可促进脾虚小鼠的胃肠推进，促进脾虚大鼠胃液体排空，对小承气汤合并半量饮食造成小鼠小肠糖吸收功能低下，体重下降，自主活动能力减弱，用四君子汤治疗后各项指标均有明显改善，提示四君子汤具有纠正胃肠功能紊乱的作用。

（3）抗胃肠黏膜损伤　四君子汤可明显改善脾虚大鼠胃黏膜细胞形态受损，增强胃肠黏膜的屏障作用，其作用环节包括：增加脾虚动物胃肠细胞表面黏液糖蛋白；促进脾虚动物肠上皮细胞微绒毛生长，改善黏膜细胞增殖能力；明显提高空肠细胞膜 $Na^+ - K^+ - ATP$ 酶的活性；增加胃黏膜血流量，扩张脾虚动物肠系膜微动脉，增加毛细血管开放数；明显降低脾虚动物胃肠黏膜自由基损伤程度。

2. 提高免疫功能　四君子汤促进限食致营养不良小鼠萎缩胸腺的恢复及增加胸腺组织中 DNA、RNA 合成。明显提高大黄致脾虚小鼠腹腔巨噬细胞的吞噬功能。四君子汤可以从多个方面增强机体的细胞免疫功能和促进一些淋巴因子的生成能力，研究表明四君子汤对正常小鼠外周血 T 淋巴细胞数及非特异性酯酶阳性淋巴细胞比率无显著影响，但能促进免疫抑制剂环磷酰胺致 T 淋巴细胞转化率下降或地塞米松引起的小鼠外周血 T 细胞数量下降的恢复，对抗氢化可的松抑制体外淋巴细胞的增殖，增强 ^{60}Co 照射大鼠的迟发超敏反应，促进辐射损伤大鼠脾 T 细胞的增殖。四君子汤对处于不同免疫状态机体的体液免疫产生不同的效应，对正常小鼠血清抗 SRBC 抗体产生水平影响不大，用 SRBC 免疫小鼠并加用环磷酰胺后，本方显著提高抗体水平。此外，四君子汤对正常小鼠 NK 细胞活性影响不大，但可促进受环磷酰胺抑制的 NK 细胞、K 细胞细胞毒活性的恢复，尤其对后者作用更明显。

3. 改善造血功能 四君子汤可提高贫血大鼠红细胞数、血红蛋白含量并增加血清中微量元素的含量；对环磷酰胺致小鼠血小板减少和脾虚兼血小板减减少症模型，本方有明显提高血小板数，缩短出血时间及保护肝脏作用；和四物汤组成的八珍汤可使失血造成的贫血家兔红细胞数、血红蛋白、网织红细胞的增长率提高。此外，该方对粒细胞系、单核细胞系及骨髓造血功能也有促进作用。

4. 促进代谢 四君子汤能提高小鼠的肝糖原的含量，对限制饲料小鼠的肝重、肝脏系数及肝脏 RNA 含量下降有明显改善作用。四君子汤加黄芪明显改善大黄致脾虚动物肝脏合成 RNA 的能力。该方能明显提高利血平脾虚小鼠的能量代谢率。对过劳和饮食失节造成脾虚模型大鼠的能量供应不足，线粒体及氧化酶减少以及无氧酵解酶活性异常升高的变化有明显纠正作用。

5. 抗氧化 利用荧光偏振技术和荧光法，观察四君子汤对小鼠红细胞膜流动性和血清过氧化脂质及肝组织脂褐素的影响，结果表明该方能降低红细胞膜荧光偏振度，即提高红细胞膜的流动性，减少血清过氧化脂质和肝脏中脂褐素的含量。对小鼠吸入臭氧诱发的自由基反应，四君子汤有促进自由基清除，增强超氧化物歧化酶活力，抑制和降低单胺氧化酶 B 和血浆、脑、肝脂质过氧化物形成的作用。

6. 其他 四君子汤可增强垂体－肾上腺皮质系统功能，明显对抗外源性激素对垂体－肾上腺皮质系统的抑制作用，使大鼠肾上腺组织中抗坏血酸含量降低接近正常水平。此外，四君子汤有抗肿瘤、抗诱变效应，改善学习记忆等功效。

【现代应用】

1. 慢性胃炎 本方加枳壳、鸡内金、黄芪治疗慢性浅表性胃炎；本方合丁香柿蒂汤治疗胆汁反流性胃炎患者有效。

2. 消化性溃疡 四君子汤加减治疗脾胃气虚型胃脘痛 、胃及十二指肠溃疡、胃黏膜脱落有效。

3. 结肠炎 以本方加黄芪、当归、元胡、木香等制成健脾灵片剂，治疗慢性溃疡性结肠炎 、肠道易激综合征有效。

4. 慢性肝炎 以本方加柴胡、当归、白芍、治疗慢性肝炎，用本方加黄芪为基础方治疗慢性活动性肝炎有效。

当归补血汤

《内外伤辨惑论》

【组成】 黄芪、当归。

【功效与主治】 补气养血。主治劳倦内伤，气弱血虚，阳浮外越，肌热面赤，烦渴欲饮，脉洪大而虚，以及妇人行经、产后血虚发热头痛，或疮疡溃后，久不愈合者。

【药理作用】

1. 促进造血功能 当归补血汤能提高正常小鼠红细胞数及血红蛋白，对动物实验性溶血性贫血及失血性贫血均有明显的保护作用，可使 X 线照射与苯肼腹腔注射致小鼠溶血性贫血模型红细胞数量和血红蛋白含量增加。对环磷酰胺所致的白细胞和血小板减少有促进其恢复作用，并增加网织红细胞和骨髓有核细胞数。其中，以芪归 5：1 配伍作用优于两药等量配伍和单味药作用。采用乙酰苯肼和环磷酰胺联合造成小鼠的血虚状态，当归补血汤能增加模型小鼠的红细胞、白细胞、骨髓有核细胞，改善网织红细胞在外周血中的比例及骨髓超微结构，并能延长模型小鼠的游泳时间，升高体温，提高血浆 cAMP/cGMP 比值。当归补血汤能够促进骨髓细胞增殖并抑制其凋亡，促进抗凋亡基因 bcl－2 和促细胞增殖基因 cmy－c mRNA 表达。当归补血汤的多糖组分和非多糖组分均能显著增加乙酰苯肼与环磷酰胺致血虚小鼠红细胞数，减少网织红细胞数；多糖组分可显著增加血虚小鼠的白细胞数。与等剂量非多糖组分相比，当归补血汤多糖组分作用更强。多糖部分中的当归多糖能促进血虚动物骨髓有核细胞 DNA 的合成，增加骨髓有核细胞数量，提高骨髓造血细胞的总量，并刺激造血干/祖细胞集落形成，加快血细胞的分化与成熟，促进血虚动物外周血细胞数量恢复正常。黄芪多糖虽能够增加血虚动物的骨髓有核细胞数量，但对骨髓有核细胞 DNA 合成和造血干/祖细胞集落形成却无明显影响，由此看来当归多糖对血细胞生成的直接影响大于黄芪多糖，补血作用较强。在非多糖部分中，阿魏酸、黄芪异黄酮、黄芪异黄烷、黄芪甲苷、黄芪皂苷等成分在不同浓度时均有促进造血功能的作用，其中以阿魏酸的作用最为显著，它能通过促血虚动物骨髓有核细胞 DNA 合成而增加骨髓有核细胞的数量，其作用强于其他非多糖成分。当归补血汤含药血清对小鼠骨髓粒系－巨噬系集落形成单位（CFU－GM）的增殖有促进作用，且呈量效正相关；单味当归水煎液的含药血清亦有明显的促进作用，等剂量条件下单味当归比当归补血汤的作用高近 1 倍，而单味黄芪的含药血清却表现抑制作用，提示当归补血汤刺激粒系－巨系造血祖细胞增殖的作用主要源于当归。在体外培养体系中有无外源性集落刺激因子两种情况下，等剂量的当归、黄芪、当归补血汤 1：5 和 1：1 的含药血清均能明显促进红系集落形成单位（CFU－E）、暴增式红系集落形成单位（BFU－E）的增殖，归芪 1：5 的作用强于 1：1 的作用。上述研究结果提示，当归、黄芪对不同的造血祖细胞的作用各有侧重，共同调节机体的造血、补血功能。

2. 对心血管作用

（1）保护心肌细胞 当归补血汤对心肌细胞缺糖缺氧性损伤有直接保护作用，减少乳酸脱氢酶（LDH）释放，使大部分心肌细胞核正常，少数核粒稍有内褶，染色质均匀分布，粗面内质网及糖原颗粒丰富，仅部分线粒体肿胀、嵴少。大鼠皮下注射 D 半乳糖（D－

gal），结扎冠状动脉左前降支，造成衰老大鼠急性心肌缺血模型，当归补血汤提高血清VEGF 浓度，促进 VEGF 表达，增加缺血心肌微血管密度和冠脉侧支血管生成，对缺血心肌具有保护作用。采用高脂饲料，同时用一次性静脉注射牛血清白蛋白的方法复制兔动脉粥样硬化模型，当归补血汤可降低实验动物 TC、LDL 及丙二醛（MDA）的含量，升高 SOD 活性，并可减少主动脉粥样硬化斑块面积及厚度。

（2）改善心功能　当归补血汤水煎浓缩液能提高大鼠动脉收缩压、舒张压、平均动脉压、心肌张力 - 时间指数，对心率无明显影响。当归补血汤可增加小鼠心肌环磷酸腺苷（cAMP）含量，而对环磷酸鸟苷（cGMP）含量无明显影响，升高 cAMP／cGMP 比值，该方正性肌力作用可能与此有关。体外给药，当归补血汤可减慢培养的心肌细胞搏动频率，并使搏动振幅明显升高。

（3）抗血栓、抑制血小板聚集　当归补血汤注射液可明显降低大鼠体内血栓形成率。当归补血汤体外对人血制备的血小板血浆及大鼠体外血小板聚集均有抑制作用。当归补血汤抑制血小板聚集作用与影响体内花生四烯酸代谢有关，该方能提高血浆 6 - Keto - $PGF_{1\alpha}$ 的浓度，降低血浆 TXE_2 的浓度，升高 6 - Keto - $PGF_{1\alpha}$／TXB_2 比值。

3. 保肝　当归补血汤对四氯化碳所致小鼠肝损伤有明显保护作用，降低 SGPT，减轻肝细胞点状坏死及气球或脂肪样变性，明显缩小坏死灶。大剂量氢化可的松造成大鼠肝脏损伤，肝脏的超微结构发生改变，核和粗面内质网受到损害，线粒体肿胀、融合，功能下降，基质颗粒减少，细胞内正常钙代谢调节发生障碍。当归补血汤加味人参对大鼠肝损伤有保护作用，可使线粒体数量增加，线粒体形态趋于正常，基质颗粒增加，粗面内质网密集平排。当归补血汤保肝作用可能与其抑制肝脏过氧化脂质（LPO）生成有关。小鼠灌胃当归补血汤能降低小鼠肝细胞 LPO 含量；当归补血汤含药血清可抑制肝组织 LPO 生成，具有一定的量效关系和时效关系。

4. 对免疫功能影响　当归补血汤水煎剂及醇提剂对正常小鼠腹腔巨噬细胞功能有明显增强作用，能提高巨噬细胞的吞噬百分率和吞噬指数。本方还能明显提高溶血素血清抗体的效价，对小鼠腹腔巨噬细胞的 Fc 受体及 C_3b 受体均有明显的刺激作用，增加 B 淋巴细胞和 T 淋巴细胞数。当归补血汤能提高 ICR 小鼠红细胞 C_3 受体花环率，降低 CIC 受体花环率，还能对抗强的松龙引起的 C_3 受体花环及 CIC 受体花环形成的抑制作用，且复方作用优于单味黄芪或当归作用。

5. 其他　当归补血汤可延长小鼠常压缺氧条件下的存活时间，延长断头后呼吸持续时间，显示抗缺氧作用。当归补血汤可升高环磷酰胺或乙酰苯肼引起的小鼠血浆 Fe、Cu 元素含量。当归补血汤对化疗药物 5 - 氟尿嘧啶（5 - Fu）抗小鼠 H22 肝癌具有增效减毒作用。提高 5 - Fu 对小鼠肝癌 H22 的抑瘤率，对抗化疗药物致脾脏、胸腺萎缩，白细胞（WBC）、血小板（PLT）和骨髓有核细胞减少，降低化疗后 H22 小鼠脾脏 NO 和小肠 MDA 的含量。

【现代应用】

1. 放化疗引起骨髓抑制　在应用利血生或鲨肝醇的基础上加用当归补血汤治疗，比单用生血药者，减轻骨髓抑制。

2. 白细胞减少症及血小板减少性紫癜　本方加味治疗原因不明的白细胞减少症，可使外周血白细胞数明显增加；治疗慢性原发性血小板减少性紫癜有效。

3. 溃疡性结肠炎 本方治疗慢性溃疡性结肠炎有效。

4. 功能性子宫出血 当归补血汤随证加味治疗功能性子宫出血有效。

5. 产后非感染性发热 当归补血汤随证加减治疗产后非感染性发热有效。

六味地黄丸
《小儿药证直诀》

【组成】熟地黄、山萸肉、山药、泽泻、茯苓、丹皮。

【功效与主治】滋补肝肾。主治肝肾阴虚、虚火上炎之证。证见腰膝酸软，头目眩晕，耳鸣耳聋，盗汗遗精，骨蒸潮热，手足心热，消渴，虚火牙痛，舌燥喉痛，舌红苔少，脉细数。

【药理作用】

1. 对心血管系统的影响 六味地黄煎剂降低正常大鼠的血压，但对其心肌收缩力及心率无明显影响。显著减慢阴虚大鼠的心率。六味地黄丸提取物对氯仿、乌头碱及异丙肾上腺素致小鼠、大鼠在体、离体心脏的心律失常均有对抗作用，还能明显提高小鼠常压耐缺氧的能力。六味地黄汤调节并改善半乳糖加地塞米松致衰老、阴虚、血瘀模型大鼠体内的凝血和纤溶状态，降低纤维蛋白原含量，减少血浆纤溶酶原激活抑制物，增加组织纤溶酶原激活物水平。临床研究也表明六味地黄丸可改善冠心病患者血液流变学异常，降低患者红细胞压积、全血黏度、血浆黏度、纤维蛋白原含量。对血脂调节的影响实验结果表明，六味地黄汤有明显降血脂的作用，提高 HDL – C（高密度脂蛋白胆固醇）与 TC（总胆固醇）比值。此外，六味地黄能降低心肌羟脯氨酸浓度，减少脂质沉着在主动脉壁的作用，为防治心血管损害提供了一定的依据。

2. 降血糖 六味地黄汤增加正常小鼠肝糖原的含量，对正常小鼠血糖无明显降低作用，但能降低四氧嘧啶高血糖小鼠的血糖，改善口服糖负荷耐量。本方能减轻多种糖尿病并发症的症状，对链脲佐菌素（STZ）诱导的早期糖尿病大鼠不仅可以降低糖尿病大鼠的空腹血糖，还可以减轻肾脏肥大，其作用机制主要是：降低肾组织中的过氧脂质（LPO）的含量，提高超氧化物歧化酶（SOD）的活性。六味地黄汤还能降低链脲佐菌素所致大鼠糖尿病性白内障模型中晶体及血清中脂质过氧化物（LPO）含量，提高抗氧化酶超氧化物歧化酶（SOD）活性，在降低糖尿病大鼠血糖的同时，延迟白内障的发生发展。此外，六味地黄汤还可降低四氧嘧啶高血糖大鼠坐骨神经山梨醇含量，从而减轻糖尿病神经并发症的症状。

3. 调节免疫 六味地黄汤可从多个途径对抗环磷酰胺和地塞米松的免疫抑制作用，对环磷酰胺致小鼠胸腺、脾脏重量减轻，血清特异性抗体水平和淋巴细胞转化功能下降，六味地黄汤可使其恢复至接近正常对照组水平；对地塞米松所致免疫功能低下模型小鼠，可使小鼠腹腔巨噬细胞吞噬功能下降和外周血淋巴细胞酸性醋酶阳性细胞比率降低提高至正常水平。免疫功能低下是衰老的重要标志之一，六味地黄汤能明显提高老龄小鼠外周血淋巴细胞 α – 醋酸萘酯酶（ANAE）阳性百分率、脾脏体外空斑形成细胞（PFC）数量，还能增加老年小鼠 T、B 淋巴细胞转化功能和巨噬细胞 Fc 及 C_3b 受体的活性。六味地黄汤还能预防过度炎症反应，对烫伤大鼠巨噬细胞吞噬活性以及脾脏淋巴细胞转化、增殖、分泌功能有不同程度的拮抗作用，血清 IL－6、IL－2、TNF 水平降低。此外六味地黄汤还可纠正免疫功能平衡失调，明显减轻空肠弯曲杆菌致敏造成的自身免疫模型小鼠的免疫炎症反应，降低血清抗核抗体和抗双链 DNA 抗体的水平，同时对模型小鼠异常亢进的抗体生成反应和脾细胞增殖反应也有明显的调节作用。

4. 抗肿瘤 六味地黄丸（汤）具有防治肿瘤的作用，可明显抑制 N－亚硝基氨酸乙酯诱发小鼠前胃鳞癌，降低胃癌的发生率。显著延长移植性子宫颈癌小鼠的半数死亡时间，但对瘤体的大小无明显影响。六味地黄丸还能降低小鼠自发肿瘤的发生率和自发突变率。在对六味地黄汤降低氨基甲酸乙酯对小鼠肺腺瘤诱发率的机制研究表明，六味地黄汤能够通过一定的途径维持 P_{53} 基因的表达，从而降低氨基甲酸乙酯对小鼠肺腺瘤的诱发率。

5. 对性腺功能的影响 六味地黄汤明显改善快速老化模型亚系小鼠睾丸间质细胞分泌睾酮能力低下，对抗雷公藤多苷致孕鼠胎仔数降低和损伤精子的作用。机理研究表明六味地黄汤对中老龄大鼠下丘脑－垂体－性腺轴系统的器官及血清性激素水平有一定的影响，可升高血清黄体生成素（LH，luteinizing hormone）和睾酮的浓度，降低血清促卵泡生成素的浓度，增加垂体精囊的重量，对睾丸虽无增重作用，但能改善睾丸间质细胞及曲细精管的结构。

6. 抗氧化 随年龄的增长，机体清除自由基的能力逐渐减退。六味地黄汤明显改善老年小鼠的自由基代谢紊乱。增加红细胞过氧化氢酶、血清中超氧化物歧化酶（SOD）的活性，降低氧化脂质的含量，有明显的延缓衰老作用。巨噬细胞活性自由基是巨噬细胞在吞噬异物时释放的高活性的杀菌物质，产生过量可引起机体组织的损伤，导致多种疾病的发生。六味地黄汤可抑制水浸应激和异丙肾上腺素所致腹腔巨噬细胞活性自由基产生亢进。

7. 增强学习记忆 六味地黄丸（汤）可改善学习记忆能力，提高快速老化模型小鼠 SAMP8 记忆获得和记忆保持能力，改善其空间记忆能力并部分改善其条件性回避反应能力。应用血清药理学方法结合膜片钳技术观察六味地黄汤含药血清对原代培养胚胎大鼠海马神经元的保护作用研究发现，六味地黄汤含药血清可提高海马神经元的存活率，稳定海马神经元线粒体膜电位，调节海马神经元的兴奋性，易化突触传递。进一步研究发现，六味地黄汤可显著降低快速老化亚系小鼠血浆皮质酮水平，提高海马糖皮质激素受体、盐皮质激素受体表达水平，提示调节下丘脑－垂体－肾上腺轴的平衡是六味地黄汤益智作用的重要机制之一。

8. 保肝 本方对 CCl_4、强的松龙、硫代乙酰胺诱导小鼠谷丙转氨酶活性升高有显著抑制作用。明显促进 CCl_4 中毒小鼠肝脏功能的恢复，改善肝脏正常解毒排泄功能。此外，六味地黄汤明显缩短正常小鼠和 CCl_4 中毒小鼠戊巴比妥钠的睡眠时间，提示本方可能具有酶诱导作用。

9. 抗 DNA 损伤 以小鼠活体骨髓细胞 MN 和姐妹染色体单体互换（SCE）为指标，研究六味地黄丸抗环磷酰胺（CPP）诱导 DNA 损伤作用，结果表明六味地黄丸有良好的抗 DNA 损伤作用。

10. 对老年小鼠肾脏的保护作用 六味地黄汤能改善老年小鼠肾脏的病理改变，使肾小球系膜组织明显减少，肾小球局灶性间质性炎症、肾小球硬化等现象均减轻。

11. 延缓老年小鼠皮肤衰老 六味地黄汤对小鼠皮肤表皮 DNA 含量及真皮中多糖、蛋白质、胶原纤维、弹性纤维的含量均有不同程度的增加，改善老化表皮细胞的再生能力，对抗真皮组织的萎缩过程。

12. 对钙、磷代谢的影响 六味地黄汤减少尿钙、尿羟脯氨酸的排泄，提高血清骨钙含量，增加骨矿物质及骨中钙、磷含量，减少破骨细胞数，增加骨小梁数目，使骨小梁面积变大。提示六味地黄汤能拮抗骨质丢失，抑制骨吸收，有促进骨形成的作用。

此外，研究发现六味地黄丸有影响甲状腺素和生长激素合成的作用，其作用机理与药物含有的微量元素锌、锰、铜、铁有关，其中锌广泛存在于人体的各内分泌（肾上腺、甲状腺、垂体）介质合成部位和下丘脑中，影响甲状腺素和生长激素的合成。

【现代应用】

1. 肾脏疾病 用本方加减治疗肾盂肾炎、慢性肾炎、肾病综合征、肾结石。

2. 消化系统疾病 本方治疗五更泄泻、顽固性呃逆有一定疗效。

3. 糖尿病 用本方加减治疗多种类型糖尿病均收到良好疗效。

4. 生殖系统疾病 用本方治疗男子不育症、遗精、倒经、闭经、盆腔炎、崩漏。

5. 心血管疾病 用本方加减治疗室性早搏、高血压等有一定疗效。

6. 防治肿瘤 六味地黄口服液，可明显减轻放、化疗引起的不良反应，减轻白细胞下降并提高机体的免疫功能。六味地黄丸对食管，胃贲门癌前病变重度增生有一定治疗作用。

7. 其他 六味地黄汤加减治疗粉刺、中心视网膜炎、青少年牙周炎、胃结核盗汗、老年性痴呆、慢性疲劳综合征、糖尿病等均取得了一定疗效。

第二十一章

收 涩 药

导学

本章介绍收涩药的基本药理作用，重点介绍常用单味中药五味子、山茱萸及中药复方四神丸的主要药理作用和现代应用。

学习重点

收涩药的主要药理作用；五味子的主要药理作用。

学习要求

1. 掌握收涩药的基本药理作用：收敛、止血、止汗、止泻、抗菌等。

2. 掌握五味子保肝作用机制，熟悉五味子对中枢神经系统、呼吸系统、心血管系统、免疫系统的作用以及抗氧化、延缓衰老作用；了解其现代应用。

3. 熟悉山茱萸的主要药理作用：对心血管系统的影响、对免疫系统的影响、抗炎、抗菌、抗应激、抗氧化、降血脂。

4. 了解四神丸的药理作用和现代应用；了解五味子、山茱萸的不良反应及其药动学内容。

第一节 概 述

凡以收敛固涩为主要功效的药物，称为收涩药，又称固涩药。此类药具有敛汗、止泻、固精、缩尿、止血、止带和止咳功效，适用于气血精津滑脱耗散之证，如自汗、盗汗、久咳虚喘、久泻脱肛、遗精、滑精、遗尿、尿频、崩带不止等病证。本类药味多酸涩，性温或平，主入肺、脾、肾、大肠经。收涩药分为固表止汗药、敛肺涩肠药、固精缩尿止带药三类。

研究表明，收涩药的药理作用主要表现在收敛、止泻、镇咳、抑制腺体分泌、止血、抗病原微生物方面。

1. 收敛 本类药中植物类药物多含鞣质、有机酸，如五倍子、诃子、石榴皮中的鞣质含量分别高达 84.3%、35.5%、50.2%，矿物类药物如明矾、赤石脂、禹余粮中含无机盐，这些成分均有收敛作用，与创面、黏膜、溃疡面等部位接触后，可凝固表层蛋白质，形成较为致密的保护层，减轻创面刺激。鞣质还可使血液中的蛋白质凝固，堵塞小血管，有助于局部止血。鞣质与腺细胞结合，可减少分泌和渗出，有助于创面愈合。鞣质可凝固汗腺、消化腺、生殖器官等分泌细胞中的蛋白质，使细胞功能改变，减少分泌，使黏膜干燥。

2. 止泻 诃子、肉豆蔻、金樱子、赤石脂、禹余粮等有较明显的止泻作用，该类药具有的收敛作用，可减轻肠内容物对神经丛的刺激，使肠蠕动减弱。赤石脂、禹余粮等口服后能吸附于胃肠黏膜起保护作用，还能吸附细菌、毒素及其代谢产物，减轻刺激作用。此外，鞣质能凝固细菌体内蛋白质而产生抑菌作用。罂粟壳含吗啡，可提高胃肠平滑肌张力，减少小肠及结肠的蠕动。以上均是收涩药缓泻止痢的作用环节。

3. 镇咳 收涩药中的五味子、乌梅、五倍子、罂粟壳都具有敛肺的功效，用于肺虚久咳。五味子醚提取物、挥发油和五味子素均有镇咳作用，五味子还具有祛痰作用。罂粟壳含有吗啡、可待因和罂粟碱，可抑制咳嗽反射，产生明显的镇咳作用。

4. 抑制腺体分泌 本类药物常具有敛汗、固精、止带的功效。如五味子、五倍子、浮小麦、糯稻根须、麻黄根、山茱萸具有敛汗止汗的功效，可用于自汗、盗汗。五味子、五倍子、莲子、芡实、山茱萸、金樱子、桑螵蛸、覆盆子、乌贼骨具有止带的功效，可用于妇女赤白带下。其抑制腺体分泌作用可能与收涩药中的鞣质等收涩成分使汗腺及消化道、生殖器官的分泌腺细胞的蛋白质凝固，引起分泌抑制，产生黏膜干燥有关。

5. 止血 收涩药中的五倍子、椿皮、赤石脂、禹余粮、乌贼骨、刺猬皮、石榴皮、明矾等具有收涩止血的功效，可用于崩漏下血、肺胃出血、便血、痔漏出血、创伤出血等。这类药中的鞣质等成分，可使出血创面的蛋白质凝固，成为不溶解的化合物，阻塞小血管，并形成一层被膜覆盖于出血创面起保护、止血作用。此外，有些药物还可收缩小血管、影响血液的凝固因子。

6. 抗病原微生物

本类药中所含的鞣质及有机酸均具有抗菌活性，对金葡菌、链球菌、伤寒杆菌、痢疾杆菌等有抑制作用，还有一定的抗真菌作用，如乌梅、石榴皮、诃子能抗真菌。

综上所述，与收涩药止泻、止血、敛汗、止带功效相关的药理作用为收敛、止泻和抗病原微生物作用，其主要有效成分为鞣质和有机酸。

常用收涩药的药理作用见表 21 –1。

表 21 –1 收涩药主要药理作用总括表

药物	收敛	止泻	镇咳	止汗	止血	抗菌	其他作用
五味子	+	+	+	+		+	保肝降酶、抗衰老、调节神经系统功能、调节免疫功能、兴奋呼吸、改善心功能、抗溃疡
山茱萸	+			+		+	强心、升压、抗休克、降血糖、抗衰老、抗炎、调节免疫功能
乌梅	+	+	+			+	驱虫、抗过敏、抗衰老、抗肿瘤、抗辐射、促消化、保肝、解毒、止血
石榴皮	+	+			+	+	抗病毒、降血脂、驱虫

续表

药物	收敛	止泻	镇咳	止汗	止血	抗菌	其他作用
肉豆蔻		+			+	+	抗氧化、麻醉、镇静、抗炎、保肝
诃子	+	+				+	抗动脉硬化、强心、抗氧化、保肝利胆、抗溃疡
金樱子	+	+		+		+	抗衰老、抗病毒、降脂、降血糖、抗氧化
罂粟壳	+	+	+				镇痛、镇咳、呼吸抑制
五倍子	+	+	+	+	+	+	化学解毒剂、杀精子、抑制胃液分泌
海螵蛸	+	+				+	促骨缺损修复、抗辐射、抗胃溃疡
赤石脂	+	+			+		抗血栓形成
禹余粮	+	+			+	+	促红细胞生成、促凝血、抗氧化

第二节　常用药物

五味子

本品为木兰科植物五味子 *Schisandra chinensis* （Turcz.）Baill.（习称"北五味子"）或华中五味子（南五味子）*S. sphenanthera* Rehd. et Wils. 的干燥成熟果实。主要成分为联苯环辛烯型木脂素，含量达18.1%~19.2%，从中已分离出五味子素（schisandrin），去氧五味子素（deoxyschisandrin，即五味子甲素 schisandrin A），γ-五味子素（γ-schisandrin，即五味子乙素 schisandrin B），五味子醇甲、醇乙（schisandrol A、B），五味子丙素（schisandrin C），五味子酯甲（schisantherain A），五味子酯乙（schisantherain B）及戈米辛A等。果实中含多种挥发油及有机酸、维生素C、维生素E和少量糖类。五味子味酸、甘，性温。归肺、心、肾经。

【**药动学**】用小鼠急性死亡率法估测五味子水煎液的药代动力学参数，测得其按一级动力学消除，呈一室模型分布，$t_{1/2}$为10.18小时。小鼠灌胃^{3}H-五味子酯甲吸收差，生物利用度低。静脉给药在血中分布迅速，主要分布在肝、胆、脾。主要在肝脏代谢，形成大量脂溶性代谢产物，排泄缓慢。药时曲线呈开放型二室模型。五味子醇甲胃肠道吸收快而完全，组织分布广，肺浓度最高，其次为肝、心、脑、肾、肠、脾，脑内分布以下丘脑、纹状体、海马浓度最高。代谢与排泄均较快，静脉给药药时曲线亦呈开放型二室模型。

【**药理作用**】

1. 与功效主治相关的药理作用　五味子具有收敛固涩、益气生津、补肾宁心之功效。主治久咳虚喘，梦遗滑精，遗尿尿频，久泻不止，自汗，盗汗，津伤口渴，短气脉虚，内热消渴，心悸失眠。《本草备要》曰："专收敛肺气而滋肾水，益气生津，补虚明目，强阴涩精，止呕住泻，宁嗽定喘。"

（1）对中枢神经系统的影响　五味子"补肾宁心"功效和临床治疗心神不安失眠的疗效，是基于其对神经系统功能的调节作用。五味子乙醇提取液有明显的镇静作用，能减少小鼠自发活动，与戊巴比妥钠有协同作用，对抗苯丙胺的中枢兴奋作用。五味子甲素、乙素、丙素、醇乙、酯乙能减少小鼠自主活动，明显延长小鼠戊巴比妥钠或环己巴比妥钠的睡眠时间。五味子可兴奋脊髓反射，加强条件反射的兴奋和抑制过程，使两种过程趋于平衡，提高大脑皮层的调节作用，从而提高工作效率，产生抗疲劳作用。

五味子素具有益智作用，能改善东莨菪碱所致的小鼠记忆障碍。五味子醇提物可提高小鼠脑内蛋白质含量，促进脑内 DNA 和 RNA 合成。五味子醇甲对 6 - 羟基多巴胺诱导的 PC12 细胞死亡具有保护作用。

（2）对消化系统的影响

①保肝：五味子，味酸甘。药性理论认为酸能补肝、缓肝。研究表明，五味子醇提物能保护化学毒物如 CCl_4、硫代乙酰胺、对乙酰氨基酚等引起的动物肝脏细胞损伤，减轻肝细胞的坏死，防止脂肪性变，抗纤维化，并能使血清 ALT 活性降低。五仁醇、五味子乙素等能降低血清 ALT 和 AST 水平。合成五味子丙素的中间产物联苯双酯具有明显的降酶和改善肝功能作用，临床用于治疗慢性肝炎。联苯双酯还可诱导肿瘤细胞分化及凋亡，防治肝细胞癌。

五味子保肝作用的机理，涉及如下几个环节：a. 抗脂质过氧化，五味子能提高 SOD、CAT 和 GSH - Px 的活性，抑制脂质过氧化反应，减少肝细胞内 MDA 的生成，保护肝细胞膜，提高肝细胞的存活率。b. 五味子甲素、乙素、丙素能促进肝细胞内蛋白质、糖原的生物合成，加速肝细胞的修复与再生。c. 五味子中的多种成分，如挥发油，五味子甲素、乙素、丙素、醇乙及五味子酚均能诱导肝微粒体细胞色素 P_{450} 酶，增加其含量和活性，从而增强肝脏的解毒功能。d. 肾上腺皮质激素样作用，改善细胞膜功能，降低其通透性。e. 五味子粗多糖能促进胆汁分泌，加速肝内有毒物质的排泄。

②抗溃疡：五味子甲素可抑制水浸法应激性、幽门结扎、阿司匹林、组胺等胃溃疡模型胃液分泌，降低胃液酸度，促进溃疡愈合。脱水五味子素对水浸法应激性胃溃疡有对抗作用。

（3）对呼吸系统的影响　五味子"收敛肺气"，"治嗽以之为君"。五味子水煎液 0.5g/kg 静脉注射对呼吸中枢有兴奋作用，能明显缓解戊巴比妥钠致家兔呼吸抑制，使呼吸波振幅增大，节律整齐，频率略增，还能对抗吗啡所致的呼吸抑制。五味子水煎液能减少小鼠气管腺中性黏多糖和酸性黏多糖的含量，具有祛痰和镇咳作用。氨水引咳法及酚红排泌法实验证实五味子乙醇提取物有镇咳、祛痰作用，能提高慢性支气管炎小鼠支气管上皮细胞内 RNA 含量，增强支气管上皮细胞功能。"酸"能收敛耗散之肺气，调痰引嗽，五味子所含多种有机酸是上述作用产生的物质基础。

（4）对心血管系统的影响　五味子水提取物可抑制在体兔及蛙心的收缩性，减慢心率，降低心肌耗氧量。五味子及其木脂素成分能增加豚鼠离体心脏及麻醉犬的冠脉流量，并能对抗 $PGF_{2\alpha}$、NA、$CaCl_2$ 等引起的动脉血管收缩，舒张血管平滑肌。五味子粉能增强家兔心血管功能，扩张血管，降低血压，增加心肌细胞内 RNA 含量，提高 ATP、碱性磷酸酶（ALP）

的活性，加强心肌细胞的能量代谢，改善心肌的营养和功能；为其"养心"及用于气阴两伤所致"心悸怔忡"提供了药理依据。

（5）抗氧化、延缓衰老

①抗氧化：五味子酚、五味子乙素、五味子多糖具明显的抗氧化作用，对氧自由基引起的脂质过氧化有明显的对抗作用，五味子酚还有直接清除活性氧自由基的能力。对 Fe－半胱氨酸所致的脑突触体和线粒体及心脏、肝脏的微粒体和线粒体脂质过氧化有抑制作用。对阿霉素引起的心肌线粒体毒性，五味子酚也有抑制作用，使 MDA 生成减少。五味子提取液对兔脑缺氧－复氧性损伤造成的脂质过氧化有保护作用，可使血液及大脑皮质的 SOD 活性显著升高。

②延缓衰老：五味子水提液 4g/kg、2g/kg 连续灌胃 10 天可使老化小鼠血清总胆固醇含量明显降低，4g/kg 水提液还可增加老化小鼠脑及肝组织蛋白质的含量，还能促进老化兔生殖细胞的增生和增强排卵功能，说明五味子确有一定的延缓衰老作用。五味子多糖可明显促进衰老小鼠脑神经细胞胞体增大，恢复已发生退行性变的脑神经细胞功能。

（6）对免疫功能的影响　五味子粗多糖可提高机体非特异性免疫功能，升高外周白细胞数量，对环磷酰胺所致外周白细胞减少有明显保护作用。五味子油乳剂有促进细胞免疫的作用，对^{3}H－TdR 掺入人外周血淋巴细胞 DNA 合成有明显促进作用，使淋巴母细胞生成增多。五味子醇能增强肾上腺皮质激素的免疫抑制作用，能对抗同种异体组织移植排斥反应。

2. 其他药理作用　五味子还有抗病原微生物、抗过敏、兴奋子宫、抗癌、影响代谢等作用。

综上所述，与五味子酸涩收敛、益气生津、补肾功效相关的药理作用为对神经系统的调节作用、保肝、抗溃疡、改善呼吸系统机能、抗氧化与延缓衰老，以及调节免疫功能和心血管功能作用。

表 21－2　　　　　　　　　　　　五味子药理作用以及物质基础小结

功效	药理作用	主要有效成分、部位或提取物
收敛固涩	保肝	五味子甲素、五味子乙素、五味子丙素、五味子酚
	抗溃疡	五味子甲素
	镇咳、祛痰	有机酸
益气生津	兴奋呼吸中枢	五味子水提物
	增强机体免疫功能	五味子多糖
补肾宁心	镇静	五味子甲素、乙素、丙素
	益智	五味子醇甲
	抗氧化、延缓衰老	五味子酚、乙素、多糖
	强心、抗心律失常	木脂素

【毒理与不良反应】五味子挥发油灌胃给药 LD_{50} 为（8.75±2.41）g/kg。五味子脂肪油灌胃给药 10～15g/kg 灌胃，出现呼吸困难，运动减少，1～2 天内死亡。五仁醇灌胃给药 LD_{50} 为 5.1g/kg。五味子乙素小鼠灌胃给药 2g/kg 无死亡，200mg/kg 连续灌胃 30 天，对器官

组织、血象均无明显影响。

因酸性较重，少数患者服药后有胃部不适感。口服五味子乙醚提取物后胃部有烧灼感、泛酸及胃痛，并有打呃、困倦、肠鸣等不良反应。临床有五味子致窦性心动过速、致呼吸抑制的个案报道。五味子酸偶有过敏反应。

【现代应用】

1. 肝炎 五味子核油胶囊、五味子蜜丸、五味子核仁醇提物片剂和胶囊剂，以及联苯双酯对慢性活动性肝炎、迁延型肝炎、急性无黄疸型肝炎均有明显的治疗作用，降酶近期疗效好，停药过早有反跳现象。

2. 神经官能症 五味子汤用治失眠 68 例，有较好疗效。

3. 儿童遗尿症 五味子、乌药等量研末，每次 5g，用酒精调糊敷脐部，治疗儿童遗尿症 38 例，总有效率为 92.1%。

4. 盗汗、自汗 双五子糊剂（五味子、五倍子等量共研，酒精调糊）贴脐部，治疗盗汗、自汗患者 50 例，总有效率为 91%，尤宜小儿使用。

5. 腹泻 山药五味子粉（山药、五味子 4:1 磨粉）冲服，治疗婴幼儿腹泻 26 例，新生儿 5g/次，1 岁以下 10g/次，1~2 岁 15g/次，每日 3~4 次，总有效率为 100%。

6. 哮喘 五味子配伍地龙、鱼腥草煎服，治疗重度哮喘 50 例，有较好的疗效。

7. 梅尼埃病 五味子汤（五味子配伍山药、枣仁等）治疗梅尼埃病 25 例，可加速患者眩晕、耳鸣等症状的消退，总有效率达 88%。

山茱萸

本品为山茱萸科植物山茱萸 Cornus officinalis Sieb. et Zucc. 的干燥成熟果肉。主要成分有山茱萸苷（即马鞭草苷，cornin 或 verbenalin）、莫罗忍冬苷（morroniside）、马钱素（即番木鳖苷，loganin）、獐牙菜苷（sweroside）、山茱萸新苷（cornuside），还有鞣质、熊果酸（ursolic acid）、没食子酸、苹果酸、齐墩果酸、酒石酸及维生素 A。山茱萸味酸、涩，性微温。归肝、肾经。

【药动学】小鼠灌服山茱萸提取液，胃肠道吸收不规则，血药浓度较低，药动学曲线经拟合后出现 3 个吸收峰，不符合房室模型。小鼠静脉注射山茱萸注射液后，药动学符合二室模型。

【药理作用】

1. 与功效主治相关的药理作用 山茱萸具补益肝肾、收敛固涩功效，主治眩晕耳鸣、腰膝酸痛、阳痿遗精、遗尿尿频、崩漏带下、大汗虚脱、内热消渴。《雷公炮炙论》曰："壮元气，秘精。"《药性论》曰："止月水不定，补肾气，兴阳道，添精髓，疗耳鸣。"

（1）对心血管系统的作用

①强心、抗休克：山茱萸有强心作用，山茱萸注射液 2~8g/kg 静脉注射可改善心功能，增加心肌收缩性和心输出量，提高心脏效率。犬注射后，动脉收缩压、舒张压及平均血压、左心室内压均升高。山茱萸注射液能对抗家兔、大鼠晚期失血性休克，使休克动物血压升高，肾血流量增加，延长动物存活时间。马钱素能缓慢升高失血性休克家兔血压，改善肾血流量。山茱萸总有机酸可抑制乌头碱诱发的大鼠心律失常。

②降血脂：山茱萸醇提物有降血脂作用，可降低血清甘油三酯、胆固醇的含量，抗动脉硬化。山茱萸鞣质可抑制肾上腺素和肾上腺皮质激素促进脂肪分解的作用。

（2）对免疫系统的影响　山茱萸不同组分的免疫效应不同，即使同一类组分间作用也不相同。山茱萸水煎液 10g/kg 和 20g/kg 给小鼠连续灌胃 5 天，可使胸腺明显萎缩，网状内皮系统的吞噬功能降低。山茱萸总苷是一种免疫抑制剂，能明显抑制 T 淋巴细胞增殖、转化，抑制 LAK 细胞（淋巴因子激活的杀伤细胞）生成和白细胞介素 - 2 的产生。每日腹腔注射山茱萸总苷 500mg/kg，连续给药 6 天，可明显延长小鼠移植心脏后的存活时间，对抗排斥反应。

山茱萸水煎液 5g/kg 和 10g/kg 可使血清抗体 IgG 含量升高，并能抑制绵羊红细胞（SR-BC）或 DNCB（2,4 - 二硝基氯苯）所致迟发型超敏反应。山茱萸多糖可提高大鼠淋巴细胞转化率，促进溶血空斑形成，激活自然杀伤细胞（NK），提高巨噬细胞活性，促进 IL - 1、IL - 2、TNF 和 IFN - γ 的分泌。山茱萸中的马钱子素对免疫反应有双向作用。

（3）降血糖　山茱萸降血糖作用明显，对四氧嘧啶、肾上腺素性糖尿病大鼠有治疗作用。所含成分熊果酸和齐墩果酸对链脲佐菌素致糖尿病大鼠也有治疗作用。醇提物 20g/kg 还可降低正常小鼠血糖值。

（4）抗炎、抗菌　山茱萸水煎剂对二甲苯、蛋清、醋酸等致炎物引起的炎性渗出和组织水肿及肉芽组织增生均有明显抑制作用，同时能降低大鼠肾上腺内维生素 C 的含量，减轻肾上腺细胞损害，但对肿胀组织中 PGE 含量无明显影响。提示其抗炎机理与增强垂体 - 肾上腺皮质功能有关，对 PGE 合成释放无明显抑制作用。山茱萸对表皮葡萄球菌有较强的抑制作用；对肠球菌、金黄色葡萄球菌、痢疾杆菌等也有抑制作用。

（5）抗应激、抗氧化　山茱萸能增强机体的抗应激能力，提高小鼠耐缺氧、抗疲劳能力，增强记忆力。山茱萸多糖、熊果酸、马钱素具有较强的抗氧化能力，可降低肝、脑组织的过氧化脂质含量，清除氧自由基。

2. 其他药理作用

对血液系统的影响　山茱萸注射液可降低血黏度，明显抑制 ADP、胶原或花生四烯酸诱导的血小板聚集，抗血栓形成，对因血小板聚集而诱发的肺栓死有对抗作用。

综上所述，山茱萸补益肝肾的功效主要与强心、抗休克、免疫调节、降血糖、抗应激、抗氧化等药理作用有关，收敛固涩功效主要与抗炎、抗菌药理作用有关。

表 21 - 3　　　　　　　　　　山茱萸药理作用以及主要物质基础小结

功效	药理作用	主要有效成分、部位或提取物
补益肝肾 收敛固涩	强心、抗休克	马钱素、山茱萸总有机酸
	降血糖	熊果酸、齐墩果酸
	免疫调节	山茱萸总苷、山茱萸多糖、马钱子素
	抗应激、抗氧化	多糖、熊果酸、马钱素
	抗炎、抗菌	山茱萸水煎剂

【毒理与不良反应】 山茱萸毒性很低，小鼠灌服山茱萸果肉、果核水煎剂的 LD_{50} 分别为 53.5g（生药）/kg、90.8g（生药）/kg。

【现代应用】

1. 复发性口疮 山茱萸研末，陈醋调糊敷贴双足涌泉穴，治疗单纯性口腔溃疡 92 例，总有效率为 87%。

2. 肩周炎 山茱萸（去核）35g，水煎服或代茶泡服，治疗肩周炎 29 例，效果好，肩关节活动功能得以改善或恢复，疼痛消失。

3. 糖尿病 胜甘汤（山茱萸、五味子、乌梅、苍术）饭前温服，治疗 110 例，总有效率为 85.4%，可使患者血糖、尿糖均改善，体重增加。

4. 白细胞减少 配伍女贞子、枸杞子等能使白细胞升高。

第三节　常用方剂

四神丸
《证治准绳》

【组成】 肉豆蔻 60g、补骨脂 120g、五味子 60g、吴茱萸 30g。

【功效与主治】 温肾暖脾，涩肠止泻。用于肾阳不足所致的泄泻，症见肠鸣腹胀、五更溏泻、食少不化、久泻不止、面黄、肢冷。

【药理作用】 四神丸有抑制胃肠运动、止泻、调节肠道菌群及抗应激等作用。

1. 抑制胃肠运动 四神丸可明显抑制胃肠道平滑肌运动，使肠管紧张性下降，收缩幅度减小，频率减慢。四神丸对家兔离体小肠的自发性活动有抑制作用，能对抗乙酰胆碱及氯化钡引起的肠管痉挛收缩，抑制副交感神经过度兴奋。四神丸能抑制正常小鼠小肠推进运动；拮抗溴吡啶斯的明所致的小鼠小肠运动亢进；增加大黄脾虚泄泻大鼠血浆胃泌素、胃动素含量；对正常小鼠的小肠推进功能有明显抑制作用，抑制大黄脾虚小鼠小肠推进的加快。

2. 止泻 四神丸能抑制大黄所致小鼠腹泻次数；降低蓖麻油所致腹泻小鼠的稀便率、稀便级与腹泻指数。

3. 调节肠道菌群 四神丸能降低大黄脾虚小鼠粪便与结肠内容物的肠杆菌、肠球菌数量，增加双歧杆菌、乳酸杆菌、类杆菌数量。

4. 抗应激 本品能增加小鼠平均游泳时间及小鼠耐寒时间；增加小鼠胸腺、脾脏的脏器指数。

此外，四神丸还可显著增强机体免疫功能，促进胆汁分泌，调节糖代谢，抑制多种病原微生物，还具有收敛和镇静作用。

综上所述，四神丸抑制胃肠平滑肌运动、止泻、调节肠道菌群等作用为其治疗五更溏泄、食少不化、久泻不止提供了药理学依据。

【现代应用】

本方常用于治疗肠道易激综合征、结肠炎、肠结核、糖尿病并发顽固性腹泻、脂肪泻等属脾肾虚寒者。用四神丸加味（补骨脂、吴茱萸、肉豆蔻、五味子各 10g，黄芪、枳壳各 30g，党参 20g，白术、肉桂、附片、焦三仙各 10g）治疗慢性腹泻 31 例，结果除 2 例直肠癌死亡外，治愈 26 例，显效 3 例。

附录

英文缩略词表

英文缩写	英文全称	中文全称
$\pm \mathrm{d}p/\mathrm{d}t_{max}$	the maximum rate of left ventricle pressure change	左心室内压变化最大速率
$^3\mathrm{H}-\mathrm{TdR}$	$^3\mathrm{H}-\mathrm{Thymidine}$	$^3\mathrm{H}$-胸腺嘧啶脱氧核苷
5 – Fu	5 – flucytosine	5 – 氟胞嘧啶
5 – HT	5 – hydroxytryptamine	5 – 羟色胺
$6-\mathrm{keto}-\mathrm{PGF}_{1\alpha}$	$6-\mathrm{keto}-\mathrm{prostaglandin}\ \mathrm{F}_{1\alpha}$	$6-$酮$-$前列腺素 $\mathrm{F}_{1\alpha}$
6 – OHDA	6 – hydroxydopamine	6 – 羟多巴
17 – OHCS	17 – hydorxycorticosteroids	17 – 羟皮质类固醇
AA	arachidonic acid	花生四烯酸
AC	adenylate cyclase	腺苷酸环化酶
ACE	angiotensin converting enzyme	血管紧张素转化酶
Ach	acetylcholine	乙酰胆碱
AChE	acetylcholinesterase	乙酰胆碱酯酶
ACTH	adrenocorticotrop(h)ic hormone	促肾上腺皮质激素
ADP	adenosine diphosphate	二磷酸腺苷
ADR	adriamycin	阿霉素
AFB	aflatoxin	黄曲霉毒素 B
AFP	α – fetoprotein	甲胎蛋白
ALP	alkaline phosphatase	碱性磷酸酶
ALT	alanine aminotransferase	丙氨酸转氨酶
ANAE	α – naphtyl acetate esterase	α – 醋酸萘酯酶
ANF	atrial natriuretic factor	心房利钠因子（心钠素）
Ang II	angiotensin II	血管紧张素 II
APD	action potential duration	动作电位时程
Apo	apolipoprotein	载脂蛋白
APTT	activated partial thromboplastin time	部分凝血活酶时间

续表

英文缩写	英文全称	中文全称
AQP	aquaporin	水通道蛋白
AR	aldose reductase	醛糖还原酶
AS	atherosclerosis	动脉粥样硬化
AS	ankylosing spondylitis	强直性脊柱炎
AST	aspartate aminotransferase	门冬氨酸转氨酶
AT	antithrombin	抗凝血酶
ATP	adenosine triphosphate	三磷酸腺苷
AUC	area under the concentration – time curve	（血药浓度 – 时间）曲线下面积
AZT	azidothymidine	叠氮胸苷
BALB	binaural alternate loudness balance（test）	两耳交替响度平衡（试验）
BBB	blood brain barrier	血脑屏障
BCG	Bacillus Calmette – Guerin	卡介苗
BFU – E	burst forming unit – erythroid	早期红系祖细胞
BMSC	bone marrow mesenchymal stem cell	骨髓间充质干细胞
BSA	bovine serum albumin	牛血清白蛋白
BUN	blood urea nitrogen	血清尿素氮
CA	catecholamine	儿茶酚胺
cAMP	cyclic adenosine monophosphate	环磷酸腺苷
CAT	catalase	过氧化氢酶
CCB	calcium channel blockers	钙通道阻滞剂
CCK	cholecystokinin	胆囊收缩素
CCl_4	carbon tetrachloride	四氯化碳
CCO	cytochrome oxidase	细胞色素氧化酶
CFU – E	colony forming unit – erythroid	晚期红系祖细胞
CFU – GM	colony forming unit – granulocyte/monocyte	粒单系祖细胞
cGMP	cyclic guanosine monophosphate	环磷酸鸟苷
ChAT	choline acetyltransferase	胆碱乙酰基转移酶
CI	cardiac index	心脏指数
CIC	circulating immune complex	循环免疫复合物
CK	choline kinase	胆碱激酶

英文缩写	英文全称	中文全称
CK	creatine kinase	肌酸激酶
CL	clearace	清除率
C_{max}	maximum concentration	峰浓度
CO	cardiac output	心输出量
CO II	collagen II	胶原 II
ConA	concanavlin A	刀豆蛋白 A
CoQ10	Coenzyme Q10	辅酶 Q10
COX	cyclooxygenase	环氧酶
CPK	creatine phosphokinase	磷酸肌酸激酶
CPK – MB	MB isoenzyme of creatine phosphokinase	肌酸磷酸激酶 MB 同工酶
Cr	creatinine	肌酐
CRH	corticotropin releasing hormone	促肾上腺皮质激素释放素
CSF	colony – stimulating factor	集落刺激因子
CTL	cytotoxic T lymphocyte	细胞毒 T 淋巴细胞
CY	cyclophosphamide	环磷酰胺
Cyt – C	cytochrome C	细胞色素 C
DA	dopamine	多巴胺
DAG	diacylglycerol	二酰基甘油
D – Gal	D – galactose	D – 半乳糖
DIC	disseminated intoravascular coagulation	弥散性血管内凝血
DMN	dimethylnitrosamine	二甲基亚硝胺
DNA	deoxyribonucleic acid	脱氧核糖核酸
DNCB	dinitrochlorobenzene	二硝基氯苯
DNFB	dinitrofluorobenzene	二硝基氟苯
DTH	delayed type hypersensitivity	迟发型超敏反应
DβH	dopamine β hydroxylase	多巴胺 β 羟化酶
E_2	estradiol	雌二醇
EAA	excitatory amino acid	兴奋性氨基酸
EC	endothelial cell	内皮细胞
ECG	electrocardiogram	心电图

续表

英文缩写	英文全称	中文全称
ECHO	Echovirus	埃可病毒
ECM	extracellular matrix	细胞外基质
ED_{50}	50% effective dose	半数有效量
EDRF	endothelium derived relaxing factor	内皮细胞衍生舒张因子
EEG	electroencephalogram	脑电图
ELT	euglobulin – lysis time	优球蛋白溶解时间
ERP	effective refractory period	有效不应期
ET	endothelins	血管内皮素
ET – 1	endothelin – 1	内皮素 – 1
ETX	endotoxin	内毒素
Fbg	fibrinogen	纤维蛋白原
FCP – β	F – actin capping protein beta subunit	纤维型肌动蛋白加帽蛋白 β
FDP	fibrin degradation products	纤维蛋白降解产物
FFA	free fatty acid	游离脂肪酸
FSH	folliclestimulating hormone	促卵泡生成素
GABA	gamma – aminobutyric acid	γ – 氨基丁酸
GAS	gastrin	胃泌素，促胃液素
G – CSF	granulocyte colony stimulating factor	粒细胞集落刺激因子
GH	gonadotropin	促性腺激素
GLP	good laboratory practice	药品非临床研究质量管理规范
Glu	Glutamate	谷氨酸
GM – CSF	granulocyte – macrophage colony stimulating factor	粒细胞巨噬细胞集落刺激因子
GSH – Px	glutathione peroxidase	谷胱甘肽过氧化物酶
GST	glutathione S – transferase	谷胱甘肽 S 转移酶
GVHR	graft – versus – host reaction	移植物抗宿主反应
HA	hyaluronic acid	透明质酸
Hb	haemoglobin	血红蛋白
HBeAg	hepatitis B core antigen	乙型肝炎病毒 e 抗原
HBsAg	hepatitis B surface antigen	乙型肝炎病毒表面抗原
HBV	hepatitis B virus	乙型肝炎病毒

英文缩写	英文全称	中文全称
HCV	hepatitis C virus	丙型肝炎患者细胞内
HDL	high density lipoprotein	高密度脂蛋白
HFRSV	hemorrhagic fever with renal syndrome virus	出血热肾病综合征病毒
HGF	hepatocyte growth factor	肝细胞生长因子
HIV	human immunodeficiency virus	人体免疫性缺陷病毒（艾滋病）
HIV – 1	human immunodeficiency virus I	人类免疫缺陷病毒 I
HIV – 1RT	HIV – 1 reverse transcriptase	免疫缺陷病毒逆转录酶
HIV – 1RT	HIV – 1 reverse transcriptase	免疫缺陷病毒逆转录酶
HPAA	hypothalamic – pituitary – adrenal axis	下丘脑 – 垂体 – 肾上腺轴
HPV	human papilloma virus	人乳头状瘤病毒
HSC	hematopoietis stem cell	骨髓造血干细胞
HSV	herpes simplex virus	单纯疱疹病毒
HYP	hydroxyproline	羟脯氨酸
IBO	ibotenic acid	鹅膏蕈氨酸
IBS	irritable bowel syndrome	肠易激综合征
IC	immune complex	免疫复合物
ICAM	inter cellular adhesion molecule	细胞间黏附分子
IFN – γ	γ – interferon	干扰素 – γ
Ig	immunoglobulin	免疫球蛋白
I_K	delayed rectifier K^+ current	延迟整流钾电流
IL	interleukin	白细胞介素
IP_3	inositol triphosphate	三磷酸肌醇
LA	lactic acid	乳酸
LAK	lymphokine activated killer cells	淋巴因子激活的杀伤细胞
LCAT	lecithin cholesterol acyltransterase	卵磷脂胆固醇酰基转移酶
LCT	lymphocyte conversion test	淋巴细胞转化试验
LD_{50}	50% of lethal dose	半数致死量
LDH	lactate dehydrogenase	乳酸脱氢酶
LDL	low – density lipoprotein	低密度脂蛋白
LH	luteinizing hormone	黄体生成素

续表

英文缩写	英文全称	中文全称
LN	laminin	层粘连蛋白
LP	leukocytic pyrogen	白细胞致热原
LPC	lysophosphatidyl choline	溶血磷脂酰胆碱
LPF	lipofuscin	脂褐素
LPO	lipid peroxidation	脂质过氧化物
LPS	lipopolysaccharide	脂多糖
LRH	luteinizing hormone releasing hormone	促黄体生成素释放激素
LT	leukotriene	白细胞三烯
LVEDP	left ventricular end – diastolic pressure	左心室舒张末期压力
LVP	left ventricular pressure	左心室内压
LVSP	left ventricular systolic pressure	左心室内压峰值
MAO	monoamine oxidase	单胺氧化酶
MAP	monophasic action potential	单相动作电位
MC	mononuclear cell	单核细胞
MDA	malondialdehyde	丙二醛
MHC – II	major histocompatibility complex – II	主要组织相容复合体 II
MIC	minimum inhibitory concentration	最小抑菌浓度
MLR	mixed lymphocyte reaction	混合淋巴细胞反应
MMC	mitomycin C	丝裂霉素 C
MMP9	matrix metalloproteinase 9	基质金属蛋白酶 9
MODS	multiple organ dysfunction syndrome	多器官功能障碍综合征
MOT	motilin	胃动素
MPO	myeloperoxidase	髓过氧化物酶
mRNA	messenger ribonucleic acid	信使核糖核酸
MTD	maximum tolerance dose	最大耐受量
Mφ	macrophage	巨噬细胞
NA/NE	noradrenaline	去甲肾上腺素
NADPH	reduced form of nicotinamide – adenine dinucleotide phosphate	还原型烟酰胺腺嘌呤二核苷酸磷酸
NAP	neutrophil alkaline phosphatase	中性粒细胞碱性磷酸酶

续表

英文缩写	英文全称	中文全称
NBF	nutritional blood flow	营养性血流量
NGF	nerve growth factor	神经生长因子
NIM	network of neuroen – docrine – immuno – modulation	神经内分泌免疫调节网络
NK	natural killer cell	自然杀伤细胞
NMDA	N – methyl – D – aspartic acid	N – 甲基 – D – 天门冬氨酸
NO	nitrogen monoxide	一氧化氮
NOS	nitric oxide synthase	一氧化氮合成酶
NREM	nonrapid eye movement	非快速眼球运动睡眠相
NT – 3	nerve nutrients – 3	神经营养素 – 3
OFR	oxygen free radical	氧自由基
OHDA	hydroxydopamine	羟基多巴胺
OPN	osteopontin	骨桥蛋白
Ox – LDL	oxidized low density lipoprotein	氧化型低密度脂蛋白
PAF	platelet activating factor	血小板活化因子
PAF – R	platelet – activating factor receptor	血小板活化因子受体
PAI	plasminogen activator inhibitor	纤溶酶原激活剂抑制剂
PAPS	pilose antler polysaccharides	鹿茸多糖
PC	procollagen	前胶原
PC Ⅲ	procollagen Ⅲ	Ⅲ型前胶原
PCA	passive cutaneous allergic reaction	皮肤被动过敏反应
PD	Parkinson disease	帕金森病
PDE	phosphodiesterase	磷酸二酯酶
PFC	plaque forming cell	溶血空斑形成细胞
PFN	plasma fibronectin	血浆纤维联合蛋白
PG	prostaglandin	前列腺素
PHA	phytohemagglutinin	植物血凝素
PHA	phenylacetate	醋酸苯酯
PKC	protein kinase C	蛋白激酶C
PLA	phospholipase A	磷脂酶A
PLT	platelet count	血小板计数

续表

英文缩写	英文全称	中文全称
PMN	neutrophils	中性粒细胞
PRL	prolactin	泌乳素
PT	prothrombin time	凝血酶原时间
PTA	Pinellia ternate agglutinin	半夏凝聚素
PTZ	pentetrazol	戊四氮
RCA	reversed cutaneous anaphylaxis	反向皮肤过敏反应
REMS	rapid eye movement sleep	快动眼睡眠
RNA	ribonucleic acid	核糖核酸
ROC	receptor operated channel	受体依赖性钙通道
RSV	respiratory syncytial virus	呼吸道合孢病毒
RT – PCR	reverse transcriptase – PCR	逆转录聚合酶链反应
SAM	senescence accelerated mouse	快速老化小鼠
SBP	systolic blood pressure	收缩压
SDH	succinate dehydrogenase	琥珀酸脱氢酶
SE	sheep erythrocyte	绵羊红细胞
SGPT，SALT	serum glutamate pyruvate transaminase，serum alanine transaminase	血清谷丙转氨酶
SHR	spontaneous hypertensive rat	自发性高血压
SOD	superoxide dismutase	超氧化物歧化酶
SP	substance P	P 物质
SRBC	sensitized red blood cell	致敏红细胞
SRBC	sheep red blood cell	绵羊红细胞
SRS	slow reaction substance	慢反应物质
SRS – A	slow reacting substance of anaphylaxis	过敏反应迟缓反应物质
STZ	streptozocin	链脲佐菌素
SWS – I	slow wave sleep I	轻度慢波睡眠 I
SWS – II	slow wave sleep II	轻度慢波睡眠 II
$t_{1/2}$	hale life time	半衰期
T_3	3,5,3 – triiodothyronine	三碘甲状腺原氨酸
T_4	thyroxin	甲状腺素

英文缩写	英文全称	中文全称
TA	tyrosine aminotransferase	酪氨酸转氨酶
TAA	thioacetamide	硫代乙酰胺
T－AOC	total anti－oxidative capacity	总抗氧化能力
t－BHP	tertbutyl－hydroperoxide	三丁基过氧化氢
TC	total cholesterol	总胆固醇
TG	triglyceride	甘油三酯，三酰甘油
TGF－β_1	transforming growth factor－β1	转化生长因子 β_1
Th	T helper cell	辅助 T 细胞
TIMP－1	tissue inhibitors of metalloproteinase－1	组织金属蛋白酶抑制因子
T_{max}	the time reach maximum concentration	达峰时间
TNF	tumor necrosis factor	肿瘤坏死因子
t－PA	tissue－type plasminogen activator	纤溶酶原激活剂
TK	tyrosine kinase B	酪氨酸激酶 B
Ts	suppressor T cell	抑制 T 细胞
Ts	testosterone	睾酮
TSH	thyroid stimulating hormone	促甲状腺激素
TT	thrombin time	凝血酶时间
TXA_2	thromboxane A_2	血栓素 A_2
TXB_2	thromboxane B_2	血栓素 B_2
UN	urea nitrogen	尿素氮
VA	ventricular arrhythmia	室性心律失常
VCAM－1	vascular cell adhesion protein 1	血管黏附分子－1
V_d	volume of distribution	分布容积
VE	ventricular extrasystole	室性早搏，室性期前收缩
VEGF	vascular endothelial growth factor	血管内皮生长因子
VF	ventricular fibrillation	室性纤颤
VIP	vasoactive intestinal peptide	血管活性肽
VLDL	very low－density lipoprotein	极低密度脂蛋白
VSMC	vascular smooth muscle cell	血管平滑肌细胞

续表

英文缩写	英文全称	中文全称
VT	ventricular tachycardia	室性心动过速
α – SMA	α – smooth muscle actin	平滑肌肌动蛋白
β – EP	beta – endorphin	β – 内啡肽

主要参考文献

1. 国家药典委员会 . 中华人民共和国药典一部 . 北京：中国医药科技出版社，2010

2. 沈映君 . 中药药理学 . 第 2 版 . 北京：人民卫生出版社，2011

3. 侯家玉 . 中药药理学 . 第 2 版 . 北京：中国中医药出版社，2007

4. 侯家玉 . 中药药理学 . 北京：中国中医药出版社，2002

5. 张永祥 . 中药药理学新论 . 北京：人民卫生出版社，2004

6. 徐晓玉 . 中药药理与应用 . 第 2 版 . 北京：人民卫生出版社，2010

7. 陈长勋 . 中药药理学 . 上海：上海科学技术出版社，2006

8. 王本祥 . 中药现代药理研究与临床应用 . 第 2 版 . 天津：天津科学技术出版社，2004

9. 周秋丽 . 现代中药基础研究与临床 . 第 1 版 . 天津：天津科学技术出版社，2012

10. 李晓玉 . 免疫药理学新论 . 北京：人民卫生出版社，2004

11. 骆和生 . 免疫中药学 . 北京：北京医科大学中国协和医科大学联合出版社，1999

12. 向继洲 . 药理学 . 北京：人民卫生出版社，2002.

13. 高学敏 . 中药学 . 北京：中国中医药出版社，2007

14. 顾学箕 . 中国医学百科全书 . 上海：上海科学技术出版社，1992

15. 竺心影 . 药理学 . 第 2 版 . 北京：人民卫生出版社，1990

16. 欧阳钦 . 临床诊断学 . 北京：人民卫生出版，2005

17. 姚泰 . 生理学 . 北京：人民卫生出版社，2005

18. 陈主初 . 病理生理学 . 北京：人民卫生出版社，2005

19. 张建国，等 . 十八味中药组方对雄性大鼠不育模型生殖激素及生殖器官药理作用研究 . 中华中医药杂志，2007，22（8）：528

20. 文乐兮，等 . 方剂中药物量 - 效 - 毒关系的研究 . 中国实验方剂学杂志，2009，15（5）：84

21. 王英豪 . 从化学、药理学和炮制的角度探讨附子、川乌和草乌的传统应用 . 光明中医，2009，24（9）：1805

22. 朱建华，等 . 雷公藤甲素对大鼠肾上腺皮质毒性作用的时间节律性研究 . 中国药理学通报，2010，26（2）：1622

23. 周茂万 . 大黄的药理作用探讨 . 中华实用中西医杂志，2011，4：26

24. 师凌云，等 . 小檗碱对脂质代谢相关基因 PPARα 和 CPTIA 表达的影响 . 中国药理学通报，2008，24（11）：1461

25. 陈三妹，等 . 小檗碱对 2 型糖尿病大鼠巨噬细胞 MMP - 9 和 TIMP - 1 表达的影响 . 中国病理生理杂志，2008，24（8）：1644

26. 周明学，等 . 黄连提取物对 ApoE 基因敲除小鼠主动脉易损斑块 Perilipin 和 PPAR - γ 基

因表达的影响. 中国中西医结合杂志, 2008, 28 (6): 532

27. 李锋, 等. 黄连碱对应激所致小鼠胃黏膜损伤的保护作用. 华西药学杂志, 2007, 22 (6): 713

28. 来丽娜, 等. 小檗碱对 HeLa 细胞凋亡及其凋亡相关蛋白表达的影响. 中草药, 2008, 39 (2): 24

29. 王玲, 等. 黄连等6味中药提取物对皮肤癣菌的抗真菌活性研究. 中国皮肤性病学杂志, 2008, 22 (8): 498

30. 周乾坤, 等. 黄芩苷对脑出血大鼠脑内氨基酸递质含量的影响. 中国中医药信息杂志, 2009, 16 (4): 35

31. 孙明睿, 等. 黄芩苷锌对 PC12 细胞缺氧缺糖损伤的保护作用. 云南中医学院学报, 2009, 32 (3): 13

32. 叶红, 等. 黄芩茎叶总黄酮对 Aβ 引起痴呆大鼠学习记忆的影响. 时珍国医国药, 2009, 20 (4): 879

33. 周晓霞, 等. 黄芩茎叶总黄酮对高脂血症大鼠脂代谢的影响. 中药新药与临床药理, 2009, 20 (2): 99

34. 刘威, 等. 黄芩苷对博莱霉素诱导的肺纤维化的影响. 中国应用生理学杂志, 2009, 25 (2): 145

35. 周泠, 等. 黄芩苷对卡氏肺孢子虫肺炎大鼠 SOD 和 MDA 影响. 中国公共卫生 2009, 25 (6): 71

36. 谢建伟, 等. 黄芩素对胃癌细胞血管生成的作用研究. 中国现代医生, 2009, 47 (6): 36

37. 黄毅, 等. 黄芩苷抑制 CA46 细胞增殖和诱导凋亡的作用机制探讨. 中国病理生理杂志, 2009, 25 (5): 88

38. 马燕, 等. 栀子总苷对小剂量阿司匹林致胃黏膜损伤大鼠的保护作用. 安徽医药, 2008, 12 (12): 1136

39. 王磊, 等. 栀子苷预处理对家兔急性胰腺炎 TNF－α、IL－6 的影响. 中国中医急症, 2008, 17 (5): 664

40. 刘磊, 等. 黄连解毒汤的化学及药理学研究进展. 中草药, 2008, 39 (6): 935

41. 张丽美, 等. 黄连解毒汤的药理及药理学研究进展. 时针国医国药, 2007, 18 (7): 1635

42. 肖学凤, 等. 黄连解毒汤中三种成分在大鼠体内的药代动力学研究. 中国医药导报, 2008, 5 (3): 13

43. 龙伟, 等. 基于 CADD 方法的黄连解毒汤抗炎药效物质基础多靶导向作用的研究. 计算机与应用化学, 2009, 26 (7): 948

44. 王娅, 等. 白虎汤配伍谱效关系研究. 药学与临床研究, 2010, 18 (3): 226

45. 胡仲纯. 柴胡疏肝散的临床应用. 现代中西医结合杂志, 2008, 17 (18): 2909

46. 张宏武, 等. 柴胡疏肝散的临床应用及现代研究进展. 时珍国医国药, 2007, 18

（5）：1234

47. 聂晶，等．柴胡疏肝散在妇科的临床运用．陕西中医，2011，32（3）：370

48. 安金龙，等．雷公藤在肾脏病中的应用．实用中医内科杂志，2011，25（4）：44

49. 林燕，等．雷公藤多苷治疗原发性肾病综合征的回顾性研究．中国中西医结合肾病杂志，2011，12（10）：897

50. 姜泉，等．雷公藤提取物治疗类风湿关节炎的系统评价．中国中药杂志，2009，34（20）：2637

51. 董志华．雷公藤甲素的抗肿瘤活性研究．实用临床医药杂志，2011，15（1）：36

52. 姚佳，等．6 种秦艽镇痛和抗炎活性的比较．现代生物医学进展，2010，10（24）：4642

53. 靳皓文，等．甘肃秦艽提取物抗类风湿关节炎作用及其机制研究．医药卫生，2008，35（2）：225

54. 汪海英．秦艽总苷抑瘤作用研究．山东中医杂志，2011，29（10）：704

55. 王亚东，等．五加皮酒抗疲劳作用的实验研究．中国卫生检验杂，2009，19（6）：1404

56. 杨功旭，等．五加皮对去卵巢大鼠骨质疏松防治作用的生物力学研究．药物研究，2008，16（6）：30

57. 刘国龙．红毛五加多糖对荷人喉癌裸鼠抗癌作用的研究．时珍国医国药，2008，19（8）：1964

58. 石楸鸣．独活寄生汤的药理作用及临床应用．中国医院用药评价与分析，2010，10（6）：575–576

59. 李刚．独活寄生汤对颈性眩晕脑血流影响的临床研究．中华全科学，2011，9（12）：1908

60. 朱东海，等．野生与栽培苍术对鼠胃溃疡模型的药理研究．中国中药杂志，2010，35（13）：1758

61. 塔西斯，等．北苍术炮制前后水提液和多糖部位保肝作用比较研究．现代中药研究与实践，2011，25（3）：45

62. 宁海容，等．苍术合剂抗大鼠溃疡性结肠炎的作用及抗氧化机制研究．中山大学学报，2008，29（3）：169

63. 唐裕芳，等．苍术挥发油的提取及其抑菌活性研究．西北植物学报，2008，28（3）：588

64. 吴经耀，等．厚朴归脾、胃、肺经及相关药理作用研究进展．亚太传统医药，2011，7（2）：148

65. 杨铁城，等．脓毒症大鼠小肠动力障碍及厚朴酚干预实验研究．首都医科大学学报，2009，30（6）：849

66. 朱元元，等．厚朴总生物碱对豚鼠离体气管平滑肌的影响．中草药，2009，40：190

67. 陆敏，等．藿香正气散中药配方颗粒治疗寒湿泄泻的临床研究．中医药导报，2008，14（7）：7

68. 潘玉梅．藿香正气散中药配方颗粒加减治疗轮状病毒性肠炎疗效观察．辽宁中医药大学

学报，2011，13（9）：154

69. 胡晓燕，等．藿香正气散在耳鼻喉科临床中的应用．陕西中医，2012，33（1）：104

70. 商玉凤．藿香正气散治疗溃疡性结肠炎38例．黑龙江中医药，2008，（2）：37

71. 刘瑶，等．藿香正气散对湿困脾胃型亚健康动物免疫及代谢功能的影响．时珍国医国药，2011，22（5）：1190

72. 李江，等．川芎嗪对肺纤维化大鼠Ⅲ型胶原及层粘连蛋白的干预作用．实用儿科临床杂志，2007：22（4）：290

73. 李海强．中药川芎的现代基础研究及临床应用近况．现代医药卫生，2008，24（13）：1999

74. 白雪，等．延胡索总生物碱对D–半乳糖所致衰老模型小鼠相关指标的影响．贵州医药，2008，5：17

75. 于华芸，等．益母草的毒性毒理研究概况．湖南中医杂志，2008，（2）：112

76. 王晓东，等．四神丸对脾虚小鼠肠道菌群调整及肠保护作用的实验研究．牡丹江医学院学报，2007，28（1）：1